实用医学影像诊断精要

SHIYONG YIXUE YINGXIANG ZHENDUAN JINGYAO

主编 张　叶　高　娜　孙景云　王成娟
刘志伟　何　鑫　马立宝　王晓妹

上海科学技术文献出版社
Shanghai Scientific and Technological Literature Press

图书在版编目（CIP）数据

实用医学影像诊断精要 / 张叶等主编. -- 上海 : 上海科学技术文献出版社, 2024. -- ISBN 978-7-5439-9173-6

Ⅰ. R445

中国国家版本馆CIP数据核字第2024C47G17号

组稿编辑：张　树
责任编辑：王　珺
封面设计：宗　宁

实用医学影像诊断精要
SHIYONG YIXUE YINGXIANG ZHENDUAN JINGYAO
主　　编：张　叶　高　娜　孙景云　王成娟
　　　　　刘志伟　何　鑫　马立宝　王晓妹
出版发行：上海科学技术文献出版社
地　　址：上海市长乐路746号
邮政编码：200040
经　　销：全国新华书店
印　　刷：山东麦德森文化传媒有限公司
开　　本：787mm×1092mm 1/16
印　　张：22.5
字　　数：576 千字
版　　次：2024年7月第1版　2024年7月第1次印刷
书　　号：ISBN 978-7-5439-9173-6
定　　价：208.00 元

Editorial Committee 编委会

主　编

张　叶　高　娜　孙景云　王成娟

刘志伟　何　鑫　马立宝　王晓妹

副主编

刘传梅　丁圣玉　张　鑫　王美芹

徐又军　张海东

编　委（按姓氏笔画排序）

丁圣玉（内蒙古自治区满洲里市人民医院）

马立宝（滨州市无棣县海丰街道社区卫生服务中心）

王成娟（山东省临朐县人民医院）

王美芹（山东省济宁市兖州区人民医院）

王晓妹（湖南省结核病防治所）

刘传梅（山东中医药大学附属医院）

刘志伟（寿光市中医医院）

刘茂林（栾川县人民医院）

刘德永（清远市中医院）

孙景云（无棣县中医院）

李子园（河南省人民医院）

何　鑫（河北省石家庄市第二医院）

张　叶（东营市人民医院）

张　鑫（北京肿瘤医院）

张海东（湖北医药学院附属襄阳市第一人民医院）

徐又军（宜城市人民医院）

高　娜（昌乐县人民医院）

高慧娟（聊城市东昌府人民医院）

前言

FOREWORD

随着医学技术飞速发展，医学影像诊断已成为现代医疗体系中不可或缺的一环，以其直观、无创、高效的特点，为疾病的早期发现、准确诊断及治疗提供了重要支持。然而，我们也应看到，医学影像诊断技术发展带来的一些挑战：技术的不断更新换代、操作人员的专业技能培训、患者信息的隐私保护等问题，都需要我们不断去探索和解决。因此，我们需要加强对医学影像诊断技术的研究和应用，推动其与临床实践的深度融合，为医疗事业的发展贡献更多的力量。《实用医学影像诊断精要》正是基于这样的背景而诞生的。

本书从医学影像诊断的基础理论入手，系统介绍了X线、CT、MR等多种影像技术的原理、特点及应用范围。同时，结合临床实际工作，详细阐述了各系统疾病的影像表现、诊断要点及鉴别诊断，力求使读者全面、深入地掌握医学影像诊断的精髓。在编写过程中，我们特别注重实用性和可操作性，书中不仅包含了大量的图像分析，还附有详细的解读，使读者能够更好地理解和掌握知识。此外，我们还特别邀请了业内专家对本书进行了严格的审稿和修订，以确保内容的准确性和权威性。本书可帮助广大医学影像领域的医师在繁忙的临床工作中迅速、准确地把握影像诊断的精髓。

我们以高度的事业心、责任感及传承、求实、创新的精神编成本书，谨希望本书的出版，能够对提高影像科医师诊断水平起到推动作用。然而，由于时间紧迫，书中难免存在疏漏之处，望各位读者批评指正，以期再版时修正完善。

《实用医学影像诊断精要》编委会

2024年3月

目录

CONTENTS

第一章 X线影像学基础

第一节 X线成像的基本原理

一、X线影像信息的传递

(一)摄影的基本概念

1.摄影

将光或其他能量携带的被照体的信息状态二维形式加以记录,并可表现为可见光学影像的技术。

2.影像

反映被照体信息的不同灰度(或光学密度)及色彩的二维分布形式。

3.信息信号

由载体表现出来的单位信息量。

4.成像过程

光或能量→信号→检测→图像形成。

5.成像系统

将载体表现出来的信息信号加以配制,就形成了表现信息的影像,此配制称为成像系统。即从成像能源到图像形成的设备配置。

(二)X线影像信息的形成与传递

1.X线影像信息的形成

由X线管焦点辐射出的X线穿过被照体时,受到被检体各组织的吸收和散射而衰减,使透过后X线强度的分布呈现差异;到达屏-片系统(或影像增强管的输入屏),转换成可见光强度的分布差异,并传递给胶片,形成银颗粒的空间分布,再经显影处理成为二维光学密度分布,形成光密度X线照片影像。

2.X线影像信息的传递

如果把被照体作为信息源、X线作为信息载体,那么,X线诊断的过程就是一个信息传递与转换的过程。下面以增感屏-胶片体系作为接受介质,说明这一过程的五个阶段。

(1)第一阶段:X线对三维空间的被照体进行照射,形成载有被照体信息成分的强度不均匀分布。此阶段信息形成的质与量，取决于被照体因素（原子序数、密度、厚度）和射线因素（线质、线量、散射线）等。

（2）第二阶段：将不均匀的X线强度分布，通过增感屏转换为二维的荧光强度分布，再传递给胶片形成银颗粒的分布（潜影形成）；经显影加工处理成为二维光学密度的分布。此阶段的信息传递转换功能取决于荧光体特性、胶片特性及显影加工条件。此阶段是把不可见的X线信息影像转换成可见密度影像的中心环节。

（3）第三阶段：借助观片灯，将密度分布转换成可见光的空间分布，然后投影到人的视网膜。此阶段信息的质量取决于观片灯的亮度、色温、视读观察环境及视力。

（4）第四阶段：通过视网膜上明暗相间的图案，形成视觉的影像。

（5）第五阶段：最后通过识别、判断做出评价或诊断。此阶段的信息传递取决于医师的资历、知识、经验、记忆和鉴别能力。

二、X线照片影像的形成

X线透过被照体时，由于被照体对X线的吸收、散射而减弱。含有人体密度信息的射线作用于屏-片系统，经加工处理后形成了密度不等的X线照片。

X线照片影像的五大要素：密度、对比度、锐利度、颗粒度及失真度，前四项为构成照片影像的物理因素，后者为构成照片影像的几何因素。

（一）光学密度

1.透光率

透光率指照片上某处的透光程度。在数值上等于透过光线强度与入射光线强度之比，用 T 表示：T＝透过光线强度/入射光线强度＝I/I_0。

T 值的定义域为(0,1)，透光率表示的是照片透过光线占入射光线的百分数，T 值大小与照片黑化的程度呈相反关系。

2.阻光率

阻光率指照片阻挡光线能力的大小。在数值上等于透光率的倒数，用 O 表示：$O=1/T=I_0/I$。O 的定义域为$(1,\infty)$。

3.光学密度

照片阻光率的对数值称作照片的光学密度值，用 D 表示：$D=\lg O=\lg(I_0/I)$。光学密度也称黑化度。密度值是一个对数值，无量纲。

（二）影响X线照片密度值的因素

1.照射量

在正确曝光下，照射量与密度成正比，但在曝光过度或不足时，相对应的密度变化小于照射量变化。这说明影像密度的大小不仅取决于照射量因素，还取决于X线胶片对其照射量的反应特性。

2.管电压

管电压增加使X线硬度增强，使X线穿透物体到达胶片的量增多，即照片的密度值增加。由于作用于X线胶片的感光效应与管电压的 n 次方成正比，所以当胶片对其响应处于线性关系时，密度的变化则与管电压的 n 次方成正比例。管电压的变化为40～150 kV时，n 的变化从4降到2。

3.摄影距离

X线强度的扩散遵循平方反比定律，所以作用在X线胶片上的感光效应与摄影距离(FFD)的平方成反比。

4.增感屏

胶片系统在X线摄影时，增感屏与胶片组合使用，其相对感度提高，影像密度增大。

5.被照体厚度、密度

照片密度随被照体厚度、密度的增高而降低。肺脏不能单以厚度来决定其吸收程度，吸气程度不同，从而对照片密度的影响也不同。肺的吸气位与呼气位摄影要获得同一密度的影像，X线量差30%～40%。

6.照片冲洗因素

X线照片影像密度的变化，除上述因素之外，与照片的显影加工条件有密切关系，如显影液特性、显影温度、显影时间、自动洗片机的显影液、定影液的补充量等。

(三)照片影像的适当密度

符合诊断要求的照片密度应适当，一般在0.20～2.00。

三、X线对比度

(一)概念

1.X线对比度的定义

X线照射物体时，如果透过物体两部分的X线强度不同，就产生了X线对比度K_X，也称射线对比度。

$$K_X=\frac{I}{I'}=\frac{I_0 e^{-\mu d}}{I_0 e^{-\mu' d'}}=e^{\mu' d'-\mu d}$$

式中：I_0为入射线量，I、I'为不同部位的透过X线强度，μ、μ'为物体不同部位的吸收系数，d、d'为物体不同部位的厚度。

2.X线对比度按指数规律变化

从表达式看K_X只与$d'(\mu'-\mu)$有关系，但实际上围在$\mu' d'$周围的μd滤过板的作用，使X线质变硬；另外，μd产生散射线，使对比度受到损失。

3.影响X线对比度的因素

影响X线对比度的因素有X线吸收系数μ、物体厚度d、人体组织的原子序数Z、人体组织的密度ρ、X线波长λ。

4.人体对X线的吸收

人体对X线的吸收按照骨、肌肉、脂肪、空气的顺序而变小，所以在这些组织之间产生X线对比度。而在消化道、泌尿系统、生殖系统、血管等器官内不产生X线对比度，无法摄出X线影像，但可以在这些器官内注入原子序数不同或者密度不同的物质(对比剂)，即可形成X线对比度。

(二)X线对比度指数

在$K_X=e^{d'(\mu'-\mu)}$表达式中的指数$(\mu'-\mu)$，即吸收系数之差是形成X线对比度的原因，把$(\mu'-\mu)$称为对比度指数。

对比度指数特点：管电压上升，对比度指数下降，软组织之间的对比度指数亦变小。软组织的对比度指数在管电压为 40 kV 时仅是 0.07，30 kV 时上升到 0.14。若管电压下降，指数上升很快。肺组织的对比度指数在管电压上升时下降很快，但在 60～80 kV，对比度指数几乎不变化。

(三)X 线对比度观察法

1.透视法

通过荧光板，将波长为$(0.1\times10^{-8})\sim(0.6\times10^{-8})$cm 的 X 线转换成波长为$(5\times10^{-5})\sim(6\times10^{-5})$cm 的可见影像。

2.摄影法

胶片接受 X 线照射形成潜影，通过显影处理而成为可见影像的方法。但胶片感光膜对 X 线的吸收很少，99%的 X 线穿过胶片，因而需将 X 线通过荧光物质制成的增感屏转变为荧光，使胶片感光(医用 X 线摄影几乎都用这个方法)。

四、X 线照片的光学对比度

(一)概念

1.定义

X 线照片上相邻组织影像的密度差称为光学对比度。照片对比度依存于被照体不同组织吸收所产生的 X 线对比度及胶片对 X 线对比度的放大结果。

X 线胶片由双面药膜构成，所以观察到的对比度是一面药膜对比度的 2 倍。

2.照片上光学对比度(K)与 X 线对比度(K_X)的关系

光学对比度是依存于被照体产生 X 线对比度 K_X 的。利用胶片特性曲线可以得出：$K=D_2-D_1=\gamma\lg I_2/I_1=\gamma\lg K_X=\gamma(\mu_1d_1-\mu_2d_2)\lg e$，式中，$\gamma$ 表示 X 线胶片特性曲线的斜率，μ_1、μ_2、d_1、d_2 分别表示被照体两部分的线性吸收系数和厚度。

(二)影响照片对比度的因素

主要为胶片 γ 值、X 线质和线量及被照体本身的因素。

1.胶片因素

胶片的反差系数(γ 值)直接影响着照片对比度，因 γ 值决定着对 X 线对比度的放大能力，故称其为胶片对比度。应用 γ 值不同的胶片摄影时，所得的照片影像对比度是不同的，用 γ 值大的胶片比用 γ 值小的胶片获得的照片对比度大。

此外，使用屏-片系统摄影，与无屏摄影相比，增感屏可提高照片对比度。同样，冲洗胶片的技术条件也直接影响着照片对比度。

2.射线因素

(1)X 线质的影响：照片对比度的形成，实质上是被照体对 X 线的吸收差异，而物质的吸收能力与波长(受管电压影响)的立方成正比。在高千伏摄影时，骨、肌肉、脂肪等组织间 X 线的吸收差异减小，所获得的照片对比度降低；在低千伏摄影时，不同组织间 X 线的吸收差异大，所获得的照片对比度高。

(2)X 线量(mAs)的影响：一般认为 mAs 对 X 线照片的对比度没有直接影响，但随着线量的增加，照片密度增高时，照片上低密度部分影像的对比度有明显好转。反之，密度过高，把线量适当减少，也可使对比度增高。

(3)灰雾对照片对比度的影响：由 X 线管放射出的原发射线，照射到人体及其他物体时，会产生许多方向不同的散射线，在照片上增加了无意义的密度，使照片的整体发生灰雾，造成对比度下降。

灰雾产生的原因：胶片本底灰雾；焦点外 X 线和被检体产生的散射线；显影处理。

3.被照体本身的因素

(1)原子序数：在诊断放射学中，被照体对 X 线的吸收主要是光电吸收。特别是使用低 kV 时，光电吸收随物质原子序数的增加而增加。人体骨骼由含高原子序数的钙、磷等元素组成，所以骨骼比肌肉、脂肪能吸收更多的 X 线，它们之间也就能有更高的对比度。

(2)密度：组织密度愈大，X 线吸收愈多。人体除骨骼外，其他组织密度大致相同。肺就其构成组织的密度来讲与其他脏器相似，但活体肺是个充气组织，空气对 X 线几乎没有吸收，因此肺具有很好的对比度。

(3)厚度：在被照体密度、原子序数相同时，照片对比度为厚度所支配，如胸部的前、后肋骨阴影与肺部组织形成的对比度不一样，原因是后肋骨厚于前肋骨。另外，当组织出现气腔时相当于厚度减薄。

（孙景云）

第二节　X 线成像的主要检查方法

X 线的检查方法可分为普通检查、特殊检查和造影检查三类。普通检查包括透视和 X 线摄影，是 X 线检查中最早应用和最基本的方法。后来，在普通检查方法的基础上又创造了多种特殊摄影和各种造影检查方法，特别是近些年来更为突出，从而为人体各部位的结构和器官显影开辟了新的途径。

一、普通检查

(一)荧光透视

荧光透视简称透视，是一种简便而常用的检查方法。透视时，需将检查的部位置于 X 线管和荧光屏之间。除观察形态外还可观察器官的活动，如呼吸运动，心脏和大血管的搏动，胃肠道的蠕动和排空等。

一般透视在荧光屏上所显示阴影的亮度不够强，较轻微和细致的结构或改变不易显示，较厚和较密实的部位则因基本不易透过而显影不清，所以透视最适用于胸部以观察肺、心脏和大血管。在骨骼系统一般限于观察四肢骨骼的明显病变如骨折、脱位等；对颅骨、脊柱、骨盆等均不适用。对腹部病变，除观察膈下积气和胃肠道梗阻，积气、积液及致密的异物外，一般不做透视，但在进行胃肠钡餐检查和钡剂灌肠时就必须用透视。

透视的优点在于比较经济方便，而且当时即可得出初步结果，还可以直接观察器官的运动功能。其主要缺点为不能显示轻微改变和观察较厚的部位，而且不能留有永久的记录以供随时观察或复查时比较。

一般透视工作在暗室中进行，故在工作开始前应充分做好眼的暗适应，否则轻微改变会被遗漏。暗适应需时 11 分钟左右。使用影像增强装置，荧光屏亮度大大提高，透视可不在暗室中进行。

在检查前，应简单告诉被检查者透视的步骤和目的，并尽量脱去有扣子或较厚的衣服，除去一切外物（如饰物、膏药、敷料等），以免产生混淆阴影引起误诊。

（二）摄影

摄影也是一种常用的主要检查方法。摄影时，需将受检部分置于X线管与胶片之间，并贴近胶片，固定不动。胸部和腹部摄片时需停止呼吸，否则会导致影像模糊。摄片时，也须将外物（如饰物和敷料等）除去，以免造成混淆的阴影。

摄影可用于人体任何部位。常用的投照位置为正位，其次为侧位；在不少部位如四肢和脊柱等，需要同时摄正、侧位，其他的投照位置包括斜位、切线位和轴位等。摄影的优点在于能使人体厚、薄的各部结构较清晰地显示于X线片上，并可作永久记录，以便随时研究或在复查时对照、比较，以观察病情的演变。缺点是检查的区域受限于胶片大小，不能观察运动功能而且费用较大。

在实际工作中，透视和摄影是相互辅助而应用的，一方的优点即是另一方的缺点，因此，常常两者并用，取长补短，以使诊断更为全面正确。

二、特殊摄影检查

（一）体层摄影

普通X线照片是X线投照路径上所有影像重叠在一起的总和投影。感兴趣层面上的影像因与其前、后影像重叠，而不能清晰显示。体层摄影则可通过特殊的装置和操作获得某一选定层面上组织结构的影像，而不属于该选定层面的结构则在投影过程中被模糊掉。体层摄影常用于明确平片难以显示，重叠较多和处于较深部位的病变，多用于了解病变内部结构有无破坏、空洞或钙化，边缘是否锐利及病变的确切部位和范围，显示气管、支气管腔有无狭窄、堵塞或扩张；配合造影检查以观察选定层面的结构与病变。

（二）荧光缩影

荧光缩影是将被检查部位的阴影显示于荧光屏上，再以照相机将屏上的影像摄成缩小的照片。在荧光屏上产生明亮的影像需要毫安较大的X线机（100～500 mA）。缩影片大小可为35 mm、70 mm和100 mm。在35 mm和70 mm的小片上，不易看到细节，须用适当的放大设备来观察。在缩影片上发现问题，还需摄大片详细研究。荧光缩影最常用于大量的肺部集体检查，这种方法可以代替常规透视检查，包括医院和诊疗机构中的胸部透视。它不仅比透视的效率高，使被检查者和工作人员所受的射线量远为减少，并且还可留作记录。

（三）放大摄影

放大摄影是根据投影学原理，将检查部位和X线片之间的距离增加，使投照的影像扩大，但较模糊失真。应用小的X线管焦点（0.3 mm），可以减少X线束的扩散作用，使扩大的阴影比较清晰。摄片时，X线管同胶片的距离为100～150 cm，检查部位同胶片间距依所需要的放大率而定。放大率可以列公式计算：

$$放大率=\frac{靶片距}{靶物距}$$

这种放大摄影可用于显示细致结构，从而观察有无早期和细微的改变。

（四）记波摄影

常规X线摄片只能记录器官某一瞬间的状态，而不能显示其活动情况。记波摄影的目的是使器官的活动如心脏大血管的搏动、膈的升降、胃的蠕动等在片上成为波形而加以观察。记波摄影的特殊装置是一个由许多横行宽铅条所组成的格栅，每个铅条宽12 mm，中间隔有0.4 mm的裂隙(木条)。将此格栅置于身体和胶片之间，摄片时胶片在格栅后等速均匀向下移动 11 mm 距离，这时格栅前的器官活动如心脏大血管的搏动，在每裂隙间都呈现为锯齿状波记录在 X 线片上。这种方法称为阶段性记波摄影，常用于心脏大血管的检查。对胃肠蠕动、膈运动也可应用。

另一种记波方式是胶片固定而格栅移动，称为连续性记波摄影。它所记录的波形为不同时期不同点综合而成。因此，不能用以观察同一点在不同时期的改变。

(五)高千伏摄影

高千伏摄影是用高于 120 kV 的管电压进行摄影，常为 120～150 kV。需用高电压小焦点 X 线管，特殊的滤线器和计时装置。由于 X 线穿透力强，能穿过被照射的所有组织，可在致密影像中显示出隐蔽的病变。

(六)软 X 线摄影

软 X 线摄影是用钼靶、铜靶或铬靶 X 线管，用低的管电压以产生软 X 线进行摄影。由于波长长，软组织的影像分辨率高，软 X 线摄影多用于女性乳腺摄影，显影效果好。

(七)硒静电 X 线摄影

硒静电 X 线摄影又称干板摄影，是利用半导体硒的光电导特性进行摄影；用充电的特制硒板代替胶片，然后进行摄影；用特制的显影粉显影，再转印在纸上，加温固定，即于纸上出现与 X 线片上影像相似的影像。在观察软组织方面具有优势，例如乳腺。由于手续繁，不稳定，受辐射线量大且效果不如胶片，而未被推广使用。

(八)立体 X 线摄影

立体 X 线摄影是应用两眼同时视物而产生立体感的原理来摄一对照片，再通过立体镜进行观察。应用较少。

三、造影检查

普通 X 线检查是依靠人体自身的天然对比，而造影检查则是将对比剂引入器官内或其周围，人为地使之产生密度差别而显影的方法。造影检查显著地扩大了 X 线检查的范围。

对比剂可分两类：①易被 X 线透过的气体，常称之为阴性对比剂；②不易被 X 线透过的钡剂和碘剂，常称之为阳性对比剂。对比剂引入人体的途径与方法有直接引入和生理积聚两种。

(一)直接引入

除胃肠钡餐造影可以口服外，大多需要借助工具，如导管、穿刺针等，将对比剂引入管道或空腔脏器中。例如，经气管内导管将碘剂注入支气管内，以行支气管造影；经尿道内导尿管将碘水剂注入膀胱中以行膀胱造影；经肛管将钡剂注入结肠中，以行钡剂灌肠；经心室内导管注入碘水剂以行心血管造影；穿刺血管或向血管内插入导管注入碘水剂以行血管造影；穿刺脑室，注入对比剂以行脑室造影；行腰穿，向脊柱蛛网膜下腔中注入对比剂以行脊髓造影等。

(二)生理积聚

生理积聚是对比剂在体内的生理吸收与排泄，也就是将碘剂通过口腔或经血管注入体内后，使其选择性地从一个器官排泄，暂时存于其实质或其通道内而显影。经静脉肾实质或肾盂造影、口服胆囊造影和静脉胆管造影是常用的利用生理积聚的造影方法。

四、X 线检查方法的选择和综合应用

X 线检查方法繁多，如何选择和综合应用以达到诊断目的十分重要。检查方法选择的原则应以临床要求和检查部位为依据，一般是先简单、后复杂，但也有灵活性，根据具体情况综合应用。透视是最简单的方法，如胸部检查可首先采用。又如肠梗阻，往往需要透视与摄片结合采用。在厚度大的部位，如颅骨、脊椎等，应该摄片。特殊摄影应在其他检查方法的基础上做进一步研究时应用，如胸部体层摄影。

某些疾病仅作普通检查（透视或摄片）即可做出诊断，如长骨骨折；另一些疾病则需采用特殊检查或造影检查才能达到诊断目的，如检查胆囊需做胆囊造影。有时需采用特殊检查与造影检查相结合，如胆囊造影时，并用体层摄影。在选择检查方法和综合应用时，必须从实际出发，既要解决诊断问题，又要减少患者负担，诊断一经确定，就无须再做多种检查。

（孙景云）

第二章　CT影像学基础

第一节　CT 成像的基本原理

一、CT 成像基本原理

计算机断层扫描(CT)是根据人体对 X 线吸收率不同,使用计算机重建方法得到人体二维横断面图像的影像设备。CT 是计算机和 X 线相结合的一项影像诊断技术,主要特点是密度分辨率高,能准确测量各组织的 X 线吸收衰减值,通过计算进行定量分析。

CT 成像的基本过程:X 线→人体→采集数据→重建图像→显示图像。CT 球管产生的X 线经准直器校准后,穿过具有密度差异的被检体组织,部分能量被吸收,衰减后带有组织的信息由探测器接收,通过数据采集系统进行模数转换,数据转换后由计算机重建成横断面图像,最后由显示器显示图像(图 2-1)。

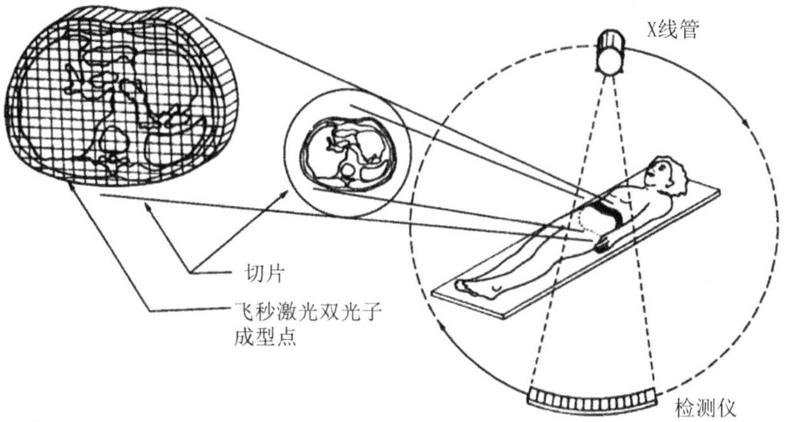

图 2-1　CT 成像原理

因此,CT 成像是以 X 线为能源,以 X 线的吸收衰减特性为成像依据,以数据重建为成像方式,以组织的密度差为 CT 成像的基础,以数据采集和图像重建为重要环节的 X 线成像技术。

(一)数据采集

单层 CT 图像数据采集的基本原理如图 2-2 所示,CT 球管与探测器成对称排列,每排探测器由500～1 000个探测器单元组成。当X射线以扇形束的形式穿过患者横断面时被检体衰减，每个探测器单元会接收透过该层面的X射线并测量其衰减后的强度。单个探测器单元在每个角度每条射线上探测到的X射线信号强度可通过衰减定律方程进行计算：

$$I=I_o \cdot e^{-\mu d}$$

式中，I_o 代表X线在空气或未进入物体前的初始强度，I 为衰减后X线强度，d 为物体厚度，μ 为物体的线性衰减系数，e是自然对数的底。

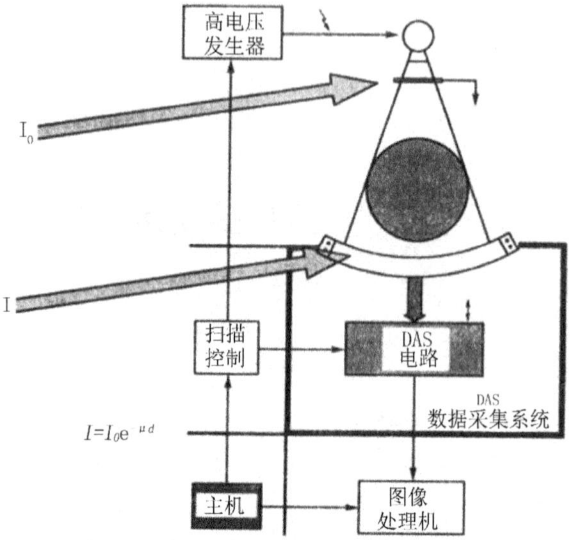

图 2-2　CT 数据采集

单层CT图像重建多采用滤波反投影法，利用平行线束几何学原理进行断层图像重建，要求在图像重建前要把所获的扇形线束投影数据转换为平行线束投影数据。在滤波反投影法的应用中，"重建函数核"代表对投影的高通滤波法，它决定图像的锐利度和噪声。重建图像用像素的数字矩阵来代表(通常像素为512×512)，每个像素代表被X线束透射的体内欲成像层面的衰减系数。每个像素的X线束衰减系数需要转换为Hounsfield(HU)单位。范围－1 024～3 071，作为以灰阶或彩色阶代表图像的基础。

(二)图像重建

CT图像重建的基本算法可分为3种。

1.直接反投影法

直接反投影法又称总和法，是将众多的投影近似地复制成二维分布的方法。其基本原理是把与各向投影强度成正比的量沿投影反方向投影回矩阵里，并将它们累加起来，组成该物体的层面图像。该方法是CT成像算法的基础。

2.迭代法

迭代法又称近似法，是将近似重建所得图像的投影同实测的层面进行比较，再将比较得到的差值反投影到图像上，每次反投影之后可得到一幅新的近似图像。通过对所有投影方向都进行上述处理，一次迭代便可完成；再将上一次迭代的结果作为下一次迭代的初始值，继续进行迭代。迭代重建技术有三种方法：联立迭代重建法(SIRT)、代数重建法(ART)和迭代最小二乘法(ILST)。该方法图像较为真实准确，但耗时较多，现已不采用。

3.解析法

解析法是目前CT图像重建技术中应用最广泛的一种方法，它利用傅里叶转换投影定理。主要有三种方法：二维傅里叶转换重建法、空间滤波反投影法和褶积反投影法。其中褶积反投影法目前应用最多，其无须进行傅里叶转换，速度快，转换简单，图像质量好。解析法的特点是速度快，精度高。

普通CT每个探测器单元的宽度、焦点的大小、每转的投影数决定图像的空间分辨率，患者长轴的扇形束厚度则决定图像层厚及长轴的空间分辨率。普通CT只支持一排探测器单元，球管每旋转一圈只扫描一层，扫描时探测器获得的是平面投影数据，而每一层的投影数据是一个完整的闭合环。

二、单层螺旋CT成像原理

螺旋CT扫描是在球管-探测器系统连续旋转的基础上，患者随检查床一起纵向连续运动，CT球管连续产生X线，探测器同步采集数据的一种CT检查方法。螺旋CT采用滑环技术，去除了CT球管与机架相连的电缆，球管-探测器系统可连续旋转，使扫描速度加快。由于螺旋CT扫描时检查床连续单向运动，球管焦点围绕患者旋转的运行轨迹类似一个螺旋管形(图2-3)，故称为螺旋扫描。扫描时，螺旋CT探测器采集到的不是某一层面的数据，而是一个部位或一个器官的容积数据，故又称为容积扫描。

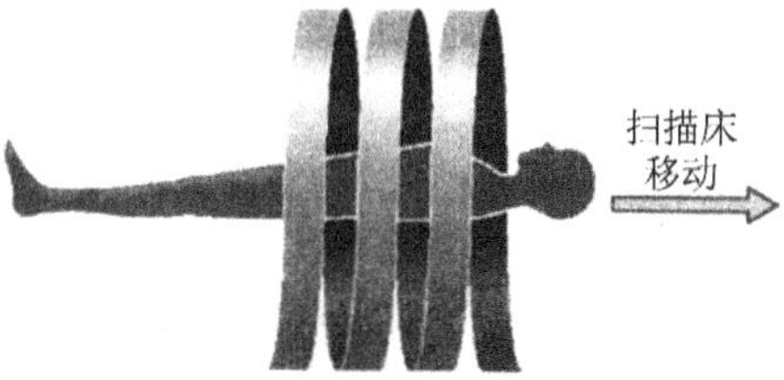

图2-3　螺旋扫描

滑环技术和检查床连续运动技术的应用是单层螺旋CT在硬件上的重要改进，使用热容量大于3 M的CT球管，可满足进行较大范围的容积扫描。

用滑环代替电缆传递信号的方法，称为滑环技术。螺旋CT扫描机架内有多组平行排列的滑环和电刷，CT球管通过电刷和滑环接触实现导电。X线球管的滑环部分根据传递电压的不同，分为高压滑环和低压滑环。前者传递高压发生器输出的电压为几万伏，高压发生器安置在扫描机架外；后者为几百伏，高压发生器安置在扫描机架内。高压滑环上的高压经铜环和碳刷摩擦传递进入转动部分时，易发生高压放电，产生高压噪声，影响数据系统采集，进而影响图像质量。低压滑环的X线发生器需与X线球管一起旋转，增加了旋转部分重量。因而要求X线发生器体积小、重量轻。现在的螺旋CT普遍采用低压滑环技术。螺旋CT的高压发生器体积小，可安装在机架内，并可产生80～140 kV的高压。

单层螺旋CT与非螺旋CT相比有以下优点：①扫描速度快，检查时间短，对比剂利用率高；②一次屏气可完成一个部位检查，克服了呼吸运动伪影，避免了小病灶的遗漏；③利用原始数据，可进行多次不同重建算法或不同层间距的图像重建，提高了二维和三维图像的质量。螺旋CT扫描无明确层厚概念，扇形线束增宽，使有效扫描层厚增大。

(一)基本原理

CT图像重建的理论基础是二维图像反投影重建原理,该原理要求被重建的一幅二维图像平面上的任意点,必须采用360°的全部扫描数据。螺旋扫描是在检查床移动过程中进行的。数据采集系统获得的信息为非平面数据。由于只有平面数据才能重建无伪影的二维图像,为了消除伪影,螺旋CT常采用线性内插的数据预处理方法把螺旋扫描的非平面数据合成平面数据,再采用非螺旋扫描的图像重建方法重建一幅螺旋扫描的平面图像。线性内插(LI)是指螺旋扫描数据段上的任意一点可采用相邻两点的扫描数据进行插补。数据内插的方式有360°线性内插和180°线性内插两种。360°线性内插法采用360°扫描数据向外的两点,通过内插形成一个平面数据,优点是图像噪声较小,缺点是实际重建层厚比标称层厚大30%~40%,导致层厚响应曲线(SSP)增宽,图像质量下降。180°线性内插法则采用靠近重建平面的两点扫描数据,通过内插形成新的平面数据。180°线性内插与360°线性内插的最大区别是前者采用第二个螺旋扫描数据,并使第二个螺旋扫描数据偏移180°,从而能够更靠近被重建的数据平面。180°线性内插法重建改善了层厚响应曲线,图像分辨率较高,但噪声增加。

(二)成像参数

由于螺旋CT与普通CT的扫描方式不同,产生了一些新的成像参数,如扫描层厚与射线束宽度、床速、螺距、重建间隔与重建层厚等。

1.扫描层厚与射线束宽度

扫描层厚是CT扫描时被准直器校准的层面厚度,或球管旋转一周探测器测得Z轴区域的射线束宽度。单层螺旋CT使用扇形X线束,只有一排探测器,其射线束宽度决定扫描的厚度,扫描层厚与准直器宽度一致。

2.床速

床速是CT扫描时扫描床移动的速度,即球管旋转一圈扫描床移动的距离,与射线束的宽度有关。若扫描床移动的速度增加,则射线束宽度不增加,螺距也增大,图像质量下降。

3.螺距

螺距是扫描旋转架旋转一周,检查床移动的距离与层厚或准直宽度的比值。公式为:

$$\text{Pitch}=\frac{\text{TF}}{\text{W}}$$

式中,TF是扫描旋转架旋转一周检查床移动的距离,单位是mm;W是层厚或准直宽度,单位是mm;螺距是一个无量纲。

单层螺旋CT的准直器宽度与层厚一致,其螺距定义为球管旋转一周扫描床移动的距离与准直器宽度的比值。若单层螺旋CT的螺距等于零时,扫描方式为非螺旋扫描。通过被检体的X射线在各投影角相同,可获得真实的横断面图像数据;螺距等于0.5时,球管旋转2周扫描一层面,类似于重叠扫描;螺距等于1时,数据采集系统(DAS)可获取球管旋转一周的扫描数据;螺距等于2时,DAS只获取球管旋转半周的扫描数据。扫描剂量恒定不变时,采用大螺距扫描,探测器接收的X线量较少,可供成像的数据相应减少,图像质量下降。采用小螺距扫描,探测器接收的X射线量较多,成像数据增加,图像质量得到改善。常规螺旋扫描的螺距用1,即床速与层厚相等;如病灶较小,螺距可小于1;病灶较大,螺距可大于1。

三、多层螺旋CT成像原理

普通CT和单层螺旋CT的球管-探测器系统围绕人体旋转一圈只获得一幅人体断面图像,

而多层螺旋 CT 的球管-探测器系统围绕人体旋转一周，能同时获得多幅横断面原始图像(图 2-4)，故称为多层螺旋 CT(MSCT)。由于多层螺旋 CT 探测器在 Z 轴上的数目由单层 CT 的一排增加到几十排至几百排，故又称为多排 CT(MDCT)。多层螺旋 CT 是指 2 层及以上的螺旋 CT 扫描机，目前临床普及机型为16 层，16 层以上的有 64 层、256 层、320 层等。

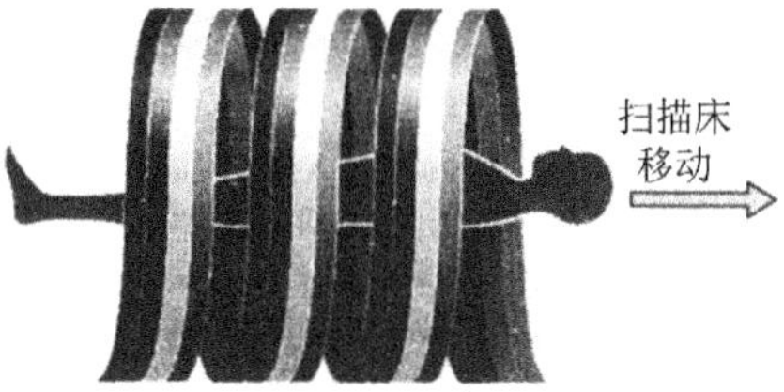

图 2-4 多层螺旋扫描

多层螺旋 CT 使用锥形线束扫描，采用阵列探测器和数据采集系统(DAS)获取成像数据。锥形线束和阵列探测器的应用，增宽了每次扫描的线束覆盖范围，实现了多排探测器并行采集多排图像的功能，降低了采集层厚，增加了采集速度，为复杂的影像重组奠定了基础。多层螺旋 CT 的优势是薄层(高分辨)、快速、大范围扫描。

(一)数据采集

多层螺旋 CT 与单层螺旋 CT 相比，X 线束由扇形改为锥形，线束宽度在 Z 轴方向从 1 cm 增加到几厘米。探测器在 Z 轴方向从单层 CT 的一排增加到几排至几百排。探测器排列有两种类型，一种是 Z 轴方向上所有探测器的宽度一致，即探测器宽度均等分配的等宽型(对称型)；另一种是探测器宽度不均等分配的非等宽型(非对称型)。探测器的绝对宽度决定多层螺旋 CT 容积覆盖范围，探测器单元的大小决定图像的层厚。探测器单元越小，获得的图像分辨率越高。16 层以上 CT 的采集单元可达 0.625 mm，实现了“各向同性”的数据采集。各向同性是指 Z 轴分辨率与 XY 轴的分辨率一致或相近，体素为一正方体，任意重建平面(冠、矢状位)的图像质量保持高度一致。

多层螺旋 CT 主要是采用多排探测器和多个数据采集系统，探测器排数大于图像层数。如 4 层螺旋 CT 探测器排数最少为 8 排，最多可达 32 排。DAS 的数目决定采集获得的图像数目，探测器的组合通过电子开关得以实现，目前 DAS 系统有 4 组、16 组、64 组、256 组和 320 组，选择合适的层厚可获得与 DAS 对应的图像数。

Siemens 64 层 CT 采用的 Z-Sharp 技术又称 Z 轴双倍采样技术，球管周围的偏转线圈无极调控偏转电子束，灵活改变 X 线焦点大小和在 Z 轴方向上的位置；每一个焦点投影可读出 2×32 层图像数据；每两个 32 层投影融合得到一个在 Z 轴采样距离 0.3 mm 的 64 层投影；每 150°旋转应用自适应多平面重建(AMPR)方法可重建64 层图像。Z-Sharp 技术的特点在于 Z 轴飞焦点使到达每一个探测器单元的 X 线投影数加倍，两次相互重叠的投影导致 Z 轴方向上的重叠采样，即 Z 轴双倍采样。GE 使用的共轭采集技术是根据系统设置最佳螺距，在插值求解某重建标准层面上不同投影角位置的数据时，自动根据当前的扫描数据结果，动态采集所需的插值数据点。

(二)图像重建

多层螺旋 CT 的重建原理是用多列探测器的数据来重建一个标准层面的图像。若在 Z 轴某位置重建图像，则把与此重建位置同一投影角的 Z 轴上相邻两个探测器阵列的数据用于插值，并以此作为重建标准层面的投影数据，最后用二维反投影重建算法(2DBP)进行图像重建。

多层螺旋CT使用锥形线束扫描，在图像重建前，需要对扫描长轴方向的梯形边缘射线进行必要的修正。多层螺旋CT图像重建预处理是线性内插的扩展应用，4层以下的CT大部分采用不考虑锥形线束边缘的图像预处理。常用的图像重建预处理方法有以下几种。

1.优化采样扫描

优化采样扫描是通过扫描前的螺距选择和调节缩小Z轴间距，使直接成像数据与补充数据分开，故又称为扫描交迭采样修正。

2.Z轴滤过长轴内插法

Z轴滤过长轴内插法是在扫描获得的数据段内选定一个滤过段，并对该段内所有扫描数据作加权平均化处理。滤过段的范围称为滤波宽度(Fw)，滤波参数、宽度和形状可影响图像质量。

3.扇形束重建

扇形束重建是将锥形束射线平行分割模拟成扇形束后，再使用扇形束算法进行图像重建的方法。16层以上CT则都已将锥形线束边缘的射线一起计算，各生产厂家采用不同的图像重建预处理方法。常用的方法有以下几种。

(1)自适应多平面重建(AMPR)法：是将螺旋扫描数据中两倍的斜面图像数据分割成几部分，采用各自适配螺旋的轨迹和240°螺旋扫描数据，并辅以适当的数据内插进行图像重建。

(2)加权超平面重建法：是将三维的扫描数据分成二维的系列，采用凸起的超平面做区域重建的方法。

(3)Feldkamp重建法：是沿扫描测量的射线，把所有测量的射线反投影到一个三维容积，并以此计算锥形束扫描射线的方法。

(4)心脏图像重建方法：多层螺旋CT心脏图像重建方法主要有单扇区重建法(CHR)和多扇区重建法(MSR)。单扇区重建法(CHR)是用回顾性心电门控获得螺旋扫描原始数据，利用半重建技术进行影像重建。多扇区重建法(MSR)是利用心电门控的同期信息，从不同的心动周期和不同列的检查器采集同一期相，但不同角度半重建所需的原始数据来进行影像重建。单扇区与多扇区重建的主要区别是单扇区重建的时间分辨率仅由X线管的旋转速度决定，而多扇区重建的时间分辨率不仅受X线管的旋转速度的影响，同时也受心率的影响。

四、电子束CT成像原理

电子束CT(EBCT)由大功率的电子枪产生电子束，电子束通过电磁偏转打击固定于机架上的靶环产生X射线，实现CT扫描。由于没有机械运动，电子束CT一次曝光扫描的时间可以达到50毫秒。

EBCT从1982年开始应用于冠状动脉疾病的诊断成像。现在仍在使用的EBCT有两排探测器和四排钨靶阳极，对受检者的不同检查部位进行8层图像数据的扫描采集。在采用“容积模式”进行扫描时，可以在300～400毫秒的成像周期内只需曝光50～100毫秒就可以获得8幅图像。在进行钙化积分、冠状动脉CT成像或者心功能评价时，EBCT采用“电影模式”或“流动模式”进行扫描成像，这两种扫描模式分别采用单排探测器(C-150/C-300)和双排探测器的采集方式。电影模式的曝光时间是50毫秒，以每秒17次的扫描频率对同一解剖结构进行扫描；流动模式是在扫描时，根据心跳周期时相对同一解剖结构曝光50～100毫秒进行扫描采集。由于

EBCT 的扫描模式是非螺旋的，因此，要在受检者一次屏住呼吸的情况下完成整个心脏的扫描，扫描层厚受到了限制。当采用单层数据采集模式(C-150/C-300)时，图像厚度是 3 mm，采用双层数据采集模式时，成像厚度是 1.5 mm。进行钙化积分时，EBCT 的纵轴分辨率是足够的，但要实现冠状动脉的三维可视化显示则纵轴分辨率还不够。

EBCT 扫描过程由电子束及四个钨靶环的协同作用完成，避免传统 CT 的 X 线球管、探测器(扫描机架)，甚至扫描床的机械运动。电子束 CT 的成像原理与常规 CT 的主要区别在于 X 线产生的方式不同。由于电子束 CT 采用电子束扫描技术代替 X 线球管的机械运动，消除了 X 线球管高速旋转运动产生的离心力，使扫描速度大为提高，将扫描速度缩短为 50 毫秒或更短(17～34 幅/秒)，成像速度是普通 CT 的40 倍、螺旋 CT 的 20 倍(需 500 毫秒)，从而减少了呼吸和运动伪影，有利于运动脏器的检查。

当然，目前高档的多层螺旋 CT 扫描机的扫描速度和扫描范围取得了很大进步，在某些方面甚至超过了电子束 CT 的成像水平，促使电子束 CT 扫描机需要在扫描速度、图像信噪比和空间分辨率等方面进一步提高。

五、双源 CT 成像原理

双源 CT(DSCT)采用双球管和双探测器系统，扫描速度为 0.33 秒，时间分辨率达到 83 毫秒，使心脏 CT 成像不受心率约束；两个球管的管电压设置不同时，可做功能性 CT 检查。

(一)球管与探测器系统

双源 CT 配置了两个球管和与之对应的探测器，这两套数据获取系统(球管-探测器系统)放置在旋转机架内，互呈 90°排列(图 2-5)。CT 球管采用电子束 X 线管，单个球管的功率为80 kW，扫描速度0.33 秒，最大扫描范围 200 cm，各向同性的空间分辨率≤0.4 mm，使用高分辨率扫描时可达到 0.24 mm。

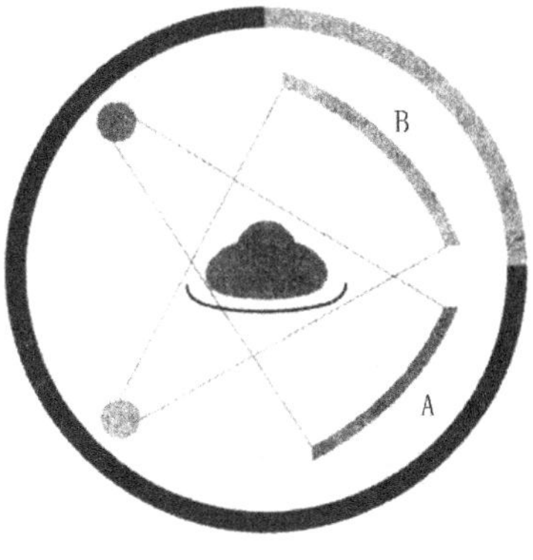

图 2-5　双源 CT 示意图

两套探测器系统中，一套探测器系统(A)覆盖整个扫描野(直径 50 cm FOV)，另一套探测器系统(B)主要用于覆盖扫描中心视野(直径 26 cm FOV)。每组探测器各有 40 排，中间部分准直为 32 排宽度 0.6 mm；两边各有 4 排探测器，准直是 8 排宽度 1.2 mm。在机架等中心处，两组探测器的 Z 轴覆盖范围都是 28.8 mm。通过对采集信号数据的正确组合，两组探测器都可以实现 32×0.6 mm 或 24×1.2 mm 的扫描。

(二)数据采集

通过 Z 轴飞焦点技术，32 排 0.6 mm 准直宽度的探测器能同时读取 64 层的投影数据，采样数据的空间间隔是等中心的 0.3 mm。通过使用 Z-Sharp 技术,双源 CT 机架旋转一周。每组探测器都能获取相互重叠的 64 层 0.6 mm 的图像数据。

双源 CT 扫描系统内,两组呈 90°排列的互相独立的数据获取系统(球管-探测器系统),只需同时旋转 90°,就可以获得平行于射线投影平面的整个 180°图像数据,这 180°的图像数据由两个 1/4 的扫描扇区数据组成。由于机架只需旋转 1/4 的扫描扇区,扫描时间只有机架旋转时间的 1/4,即获得半圈扫描数据的时间分辨率只有机架旋转时间的 1/4;而机架的旋转时间是0.33 秒,那么数据采集的时间分辨率就是83 毫秒,和受检者的心率无关,在一次心跳周期内就可以完成单扇区数据的采集。

(三)图像重建

双源 CT 的基本扫描重建模式是单扇区重建,这是双源 CT 和单源 CT 最主要的区别。双源 CT 也可采用双扇区重建方法来进一步提高时间分辨率,在采用双扇区重建的方法时,每组探测器采集的 1/4 扫描扇区数据来自相邻连续的两个心跳周期,在每个心跳周期内采集的扇区数据都小于 1/4 扫描扇区数据,这和传统单源多层 CT 的双扇区重建方法相似。双源 CT 在使用双扇区重建方法时,时间分辨率是心率的函数,随着心率的变化而变化,机架旋转时间为 0.33 秒时,在某些特定心率条件下,时间分辨率可以达到 42 毫秒。由于心率的小变化都会引起时间分辨率的大变化,在双扇区重建的条件下,时间分辨率的平均值是 60 毫秒。在考虑进行高级的心功能的评估时,可以考虑使用双扇区重建扫描方式,比如在评价异常的心肌运动或者是计算射血分数的峰值时。在进行冠状动脉的检查或者进行心脏功能大体评估时,单扇区重建扫描模式就已能够在临床任何心率条件下提供足够的时间分辨率。

双源 CT 在进行常规 CT 检查时,可以只运行一套 X 线系统,方法与普通 64 层 CT 相同。特殊临床检查,如心脏扫描、心电门控血管成像,全身大范围全速扫描,以及双能量减影成像等,则需使用两套射线/探测器系统的双源组合。

两套 X 线系统由球管和一体化高压发生器组成,可以分别调节相应的 kV 和 mAs。由于每个球管的 kV 都可独立设置为 80 kV、100 kV、120 kV 和 140 kV,当两个球管的管电压不一致时,如一个球管设置为 80 kV,另一个球管设置为 140 kV,双源 CT 就可以实现双能量扫描,从而获得双能量的扫描数据。

(张　叶)

第二节　CT 成像的适应证与禁忌证

一、适应证

CT 图像由于密度分辨率高、组织结构无重叠,有利于病变的定位、定性诊断,在临床上应用十分广泛。可用于全身各脏器的检查,对疾病的诊断、治疗方案的确定、疗效观察和预后评价等具有重要的参考价值。

(一)颅脑

CT 对颅内肿瘤、脑出血、脑梗死、颅脑外伤、颅内感染及寄生虫病、脑先天性畸形、脑萎缩、脑积水和脱髓鞘疾病等具有较大的诊断价值。多层螺旋 CT 的脑血管三维重组可以获得精细清晰的血管三维图像，对于脑血管畸形的诊断有较大诊断价值。

（二）头颈部

对眼眶和眼球良恶性肿瘤、眼肌病变、乳突及内耳病变、鼻窦及鼻腔的炎症、息肉及肿瘤，鼻咽部肿瘤尤其是鼻咽癌、喉部肿瘤、甲状腺肿瘤及颈部肿块等均有较好的显示能力；多平面重组、容积重组等后处理技术可以从任意角度、全方位反映病变密度、形态、大小、位置及相邻组织器官的改变，对外伤、肿瘤等病变的显示可靠、清晰、逼真，可以更有效地指导手术。

（三）胸部

CT 对肺肿瘤性病变、炎性病变、间质性病变、先天性病变等均可较好地显示。对支气管扩张诊断清晰准确。对支气管肺癌，可以进行早期诊断，显示病灶内部结构，观察肺门和纵隔淋巴结转移；对纵隔肿瘤的准确定位具有不可取代的价值。可显示心包疾病、主动脉瘤、大血管壁和心瓣膜的钙化。冠状动脉 CT 血管造影可以清晰显示冠状动脉的走行、狭窄，对临床评价冠心病和进行冠脉介入治疗的筛查有重要的价值。

（四）腹部和盆腔

对于肝、胆、脾、胰、肾、肾上腺、输尿管、前列腺、膀胱、睾丸、子宫及附件，腹腔及腹膜后病变的诊断具有一定优势。对于明确占位性病变的部位、大小及与邻近组织结构的关系、淋巴结有无转移等亦有重要的作用。对于炎症性和外伤性病变能较好显示。对于胃肠道病变，CT 能较好显示肠套叠等，亦可较好地显示肿瘤向胃肠腔外侵犯的情况，以及向邻近和远处转移的情况。但目前显示胃肠道腔内病变仍以胃肠道钡剂检查为首选。

（五）脊柱和骨关节

对椎管狭窄，椎间盘膨出、突出，脊椎小关节退变等脊柱退行性病变，脊柱外伤、脊柱结核、脊椎肿瘤等具有较大的诊断价值。对脊髓及半月板的显示不如 MRI 敏感。对骨关节病变，CT 可显示骨肿瘤的内部结构和肿瘤对软组织的侵犯范围，补充 X 线片的不足。

二、禁忌证

妊娠妇女不宜进行 CT 检查。急性出血病变不宜进行增强或 CT 造影检查。CT 检查时应注意防护生殖腺和眼睛。

（张　叶）

第三节　CT 成像的检查方法

一、CT 检查前准备

为使 CT 检查取得较好的效果，扫描前的准备工作必不可少。检查前的主要准备有以下几个方面。

（一）了解病情

扫描前应详细询问病史，了解患者携带的有关影像学资料和实验室检查，以供扫描时定位及诊断时参考。

(二)解释说明

对患者耐心做好扫描说明解释工作,以消除其顾虑和紧张情绪。

(三)胃肠道准备

进行腹部、盆腔、腰骶部检查者,扫描前一周,不进行胃肠道钡剂造影,不服含金属的药物,如铋剂等。扫描前两日少吃多渣食物。腹部检查前 4 小时禁饮食,扫描前口服对比剂,使胃肠道充盈。盆腔检查前晚口服甘露醇等泻剂清洁肠道,若行清洁灌肠更佳。扫描前 2 小时口服对比剂充盈肠道(图 2-6)。

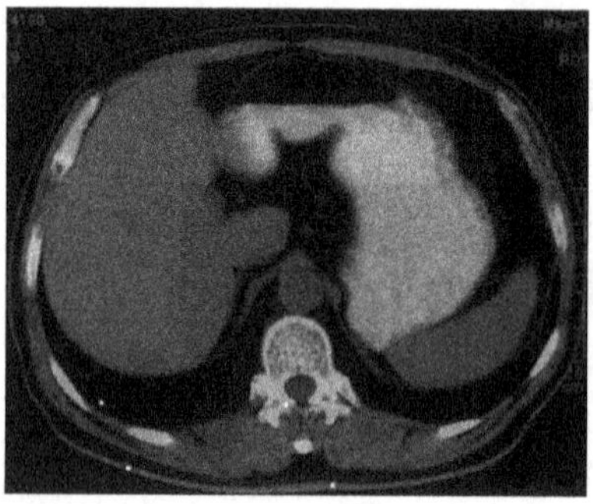

图 2-6 CT 扫描胃肠道内对比剂

(四)制动

根据不同检查部位的需要,确保检查部位的固定,是避免漏扫及减少运动伪影的有效措施。另外,胸腹部检查前应做好呼吸训练,使患者能根据语音提示配合平静呼吸或吸气、屏气;腹部检查前可口服或肌内注射山莨菪碱注射液 20 mg 以减少胃肠道蠕动;喉部扫描时嘱患者不要做吞咽动作;眼部扫描时嘱患者两眼球向前凝视或闭眼不动;儿童或不合作的患者可口服 10%水合氯醛 0.5 mL/kg(不超过10 mL)以制动。

(五)除去金属物品

摆位时去除扫描范围内患者穿戴及携带的金属物品,如钥匙、手机、发卡、耳环、项链、金属拉链、义齿、带金属扣的皮带、硬币、带金属的纽扣等,以防伪影产生。

(六)增强扫描及造影检查准备

行增强扫描及血管造影检查的患者检查前 4 小时禁食、水,以防发生变态反应时发生呕吐或呛咳将胃内容物误吸入肺;检查前应询问有无过敏史,并做碘过敏试验,试验阴性者请患者或家属在碘对比剂检查说明书上签名。少数低渗型非离子型对比剂变态反应发生率极低,不需做变态反应,但应在增强或造影过程中严密监控,以防意外。

(七)注意监护

危重患者检查时,需请临床科室的医护人员陪同并监护。

(八)防尘

患者更衣、换鞋或穿着鞋套进入扫描室,以防灰尘带入机房,进入机器内部。

(九)注意患者家属防护

患者家属非特殊情况下不要滞留在扫描室内,以避免辐射线损伤。

二、CT 检查步骤

(一)对患者的接待与登记

仔细审查 CT 检查申请单是否填写完整，检查部位是否明确和符合要求，并根据病情的轻、重、缓、急和本部门的工作流程合理安排患者的检查时间。给患者做好解释和说明工作以便做好配合，通知患者做好检查前准备。由专门人员进行检查项目的登记和归档。

(二)输入患者的一般资料与扫描相关信息

将患者的姓名、性别、出生年月、CT 号等资料输入 CT 机。有放射科信息系统(RIS)和图像存储与传输系统(PACS)的医院，输入患者资料由工作列表完成。选择扫描方向和患者的体位；如果是增强扫描，要注明 C+，其他特殊扫描方式，必要时也注明。

(三)患者体位的处置

根据检查的要求确定是仰卧还是俯卧，头先进还是足先进；根据检查的需要采用适当的辅助装置，固定检查部位；按不同检查部位调整检查床至合适位置，开启定位指示灯，将患者送入扫描孔内。

(四)扫描前定位

定位就是确定扫描的范围，通常先进行定位像扫描，即球管与探测器位置不变，曝光过程中，检查床载患者匀速移动，扫描图像类似高千伏摄影平片。在该定位像上制订扫描计划，确定扫描范围、层厚、层距等。定位较明确的部位(如颅脑)，也可利用定位指示灯直接从患者的体表上定出扫描的起始位置，该方法节省时间，缺点是定位不如通过定位像定位准确。

(五)扫描

选择扫描条件，设计扫描程序，按下曝光按钮。在整个扫描过程中，要密切观察每次扫描的图像，必要时调整扫描的范围或作补充扫描，如肺内发现小病灶，最好加扫小病灶部位的高分辨力 CT。

(六)照相和存储

根据不同的机器情况，可自动照相或手工照相。自动拍摄是指在 CT 机上可预先设置，扫描完毕 CT 机会自动根据设置依次将所有扫描的图像拍摄完成。手工拍摄是扫描完成后，由人工手动照相。一般扫描完毕的 CT 图像都暂存于 CT 机的硬盘上，如需永久存储，可选择磁带、光盘等存储介质。

三、CT 检查注意事项

主要注意事项有以下几个方面。

(1)CT 检查必须注意放射线的防护，要正确、合理地应用 CT 检查，避免不必要的曝光。对育龄妇女及婴幼儿更应严格掌握适应证，非特殊必要，孕妇禁忌 CT 检查。CT 机及机房本身结构需达到防护标准，以减少被检者、工作人员和与 CT 机房相邻地区人员的 X 线辐射剂量。重视个人防护，减少被检者、工作人员的受照剂量。

(2)应认真了解病史、其他检查结果及既往影像检查资料，借以指导本次检查，以免检查范围或扫描参数设置不当。

(3)增强扫描使用的碘对比剂量较大，注射速度快，有引起不良反应，甚至变态反应的可能，碘过敏试验阳性者禁忌增强扫描。过敏体质的患者可选用非离子型对比剂以减少不良反应，使用过程中要严密观察，一旦出现变态反应应及时处理、抢救，否则可能危及生命。为避免迟发型变态反应的发生，检查后应让患者留CT室观察30分钟后再离开。CT室应常备必需的急救药品、器械，以备抢救之用。注意药品的有效期，定时添补更新。

(4)危重患者，过多搬动有生命危险者，临床应先控制病情，可待病情较为稳定后再做CT检查。对危重患者的搬动及检查应迅速、轻柔，检查以满足诊断需要为标准，不宜苛求标准延误抢救时间。

(张　叶)

第三章 MR影像学基础

第一节 MR 成像的基本原理

生物体组织能被电磁波谱中的短波成分（如 X 线）穿透，但能阻挡中波成分如紫外线、红外线及微波。令人惊异的是，人体组织允许磁共振产生的长波成分如无线电波穿过，这是磁共振能用于临床的基本条件之一。

磁共振（MR）实际上是指核磁共振（NMR）。由于害怕“核”字引起某些人的误解与疑惧，目前通称为磁共振（MR）。核子自旋运动是自然界的普遍现象，也是核磁共振的基础。1946 年美国科学家 Bloch 与 Purcell 几乎同时独立地完成了核磁共振试验，这一科研成果获得了 1952 年诺贝尔物理学奖。自从揭示了“化学位移”现象以来，磁共振学迅速发展起来。1967 年 Jasper Jackson 在活的动物身上首次获得 MR 信号，1972 年 Lautebru 利用水模成功地获得了氢质子二维的 MR 图像，从 20 世纪 80 年代开始 MR 进入了医学临床应用阶段。

根据 19 世纪的 Gauss 学说，电与磁是一回事，可统称为电磁。电荷沿一导线运动或质子沿轴自旋即可产生磁场，而导线切割磁力线又可产生电流。自然界任何原子核的内部均含有质子与中子，统称核子，都带正电荷。核子像地球一样具有自旋性，并由此产生自旋磁场。具有偶数核子的许多原子核其自旋磁场相互抵消，不能产生核磁共振现象。只有那些具有奇数核子的原子核在自旋中才能产生磁矩或磁场，如^{1}H（氢）、^{13}C（碳）、^{19}F（氟）、^{31}P（磷）等。因此，可被选用为核磁共振成像术中的靶子，而氢原子更是其中的佼佼者。氢原子是人体内数量最多的物质，原子核中只含 1 个质子而不含中子，最不稳定，最易受外加磁场的影响而发生核磁共振现象，所以，现阶段临床应用的磁共振成像主要涉及氢质子。氢质子带 1 个正电荷，又能自旋，其周围自然形成一个小磁场，整个氢原子核实际上是一个自旋的小磁体。“核”的意思是指核磁共振成像主要涉及原子核（尤其是氢原子核），与核周围的电子层关系不大。“磁”有两个含义：①磁共振过程发生在一个巨大外磁体的孔腔内，它能产生一个恒定不变的强大的静磁场（B_0）；②在静磁场上按时叠加另外一个小的射频磁场以进行核激励并诱发核磁共振（B_1），还要叠加一个小的梯度磁场以进行空间描记并控制成像。“共振”是借助宏观世界常见的自然现象来解释微观世界的物理学原理。例如，一个静止的音叉在另一个振动音叉的不断作用下即可能引起同步振动，先决条件是两个音叉固有的振动频率相同。核子间能量的吸收与释放亦可引起共振，处于低能级的氢质子吸收的能量恰好等于能级差即跃迁到高能级水平，释放的能量恰好等于能级差又可跌落回低能级水平，核子这种升降波动是在一个磁场中进行的，故称之为“核-磁共振”(图 3-1)。

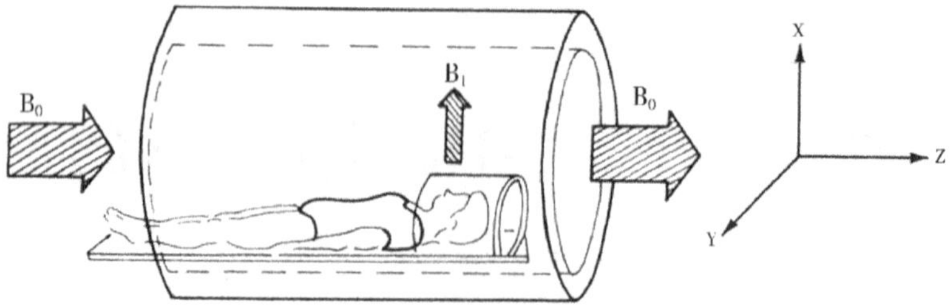

图 3-1 磁共振示意图

从人体进入强大的外磁场(B_0)，到获得清晰的 MR 图像，人体组织与受检部位内的每一个氢质子都经历了一系列复杂的变化。①氢质子群体的平时状态：在无外磁场 B_0 的作用下，平常人体内的氢质子杂乱无章地排列着，磁矩方向不一，相互抵消；②在外加磁场中的氢质子状态：人体进入强大均匀的外加磁场 B_0 中，体内所有自旋的混乱的氢质子，其磁矩将重新定向，按量子力学规律纷纷从杂乱无章状态变成顺着外磁场磁力线的方向排列，其中多数与 B_0 磁力线同向(处于低能级)，少数与 B_0 磁力线逆向(处于高能级)，最后达到动态平衡；③通过表面线圈从与 B_0 磁力线垂直的方向上施加射频磁场(RF 脉冲)，受检部位的氢质子从中吸收了能量并向 XY 平面上偏转；④射频磁场(RF 脉冲)中断后氢质子放出它们吸收的能量并回到 Z 轴的自旋方向上；⑤释出的电磁能转化为 MR 信号；⑥在梯度磁场(由梯度线圈发出)辅助下 MR 信号形成 MR 图像。

一、氢质子群体的平时状态

某些原子核(如氢原子核)可以看成是一个具有自旋能力的小星球，因为它带有电荷，自旋进动必然产生磁矩声，$\vec{U}$ 代表着该原子核周围小磁场的大小与方向。由这种磁偶极产生的小磁场颇似一个旋转着的小磁棒(图 3-2)。平时人体内的氢原子核处于无规律的进动状态，无数的氢原子核杂乱无章地进动着，漫无方向地排列着，其磁矩与角动量相互抵消，整个人体不显磁性(图 3-3A)。

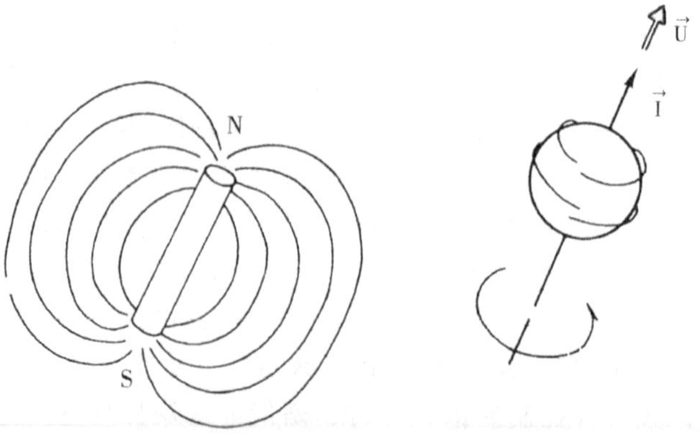

图 3-2 磁偶极产生的小磁场示意图

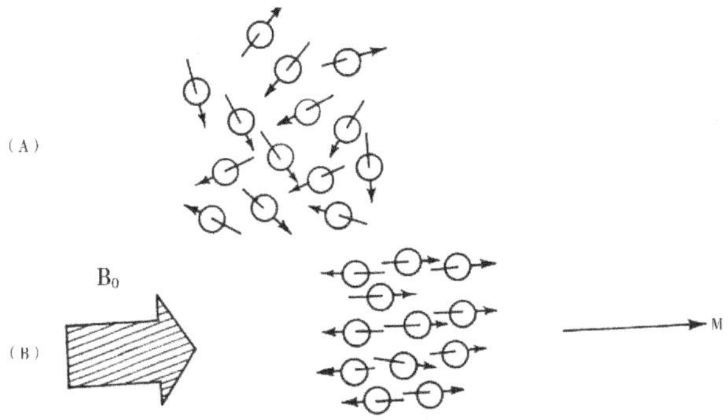

图 3-3 原子活动示意图

二、在外加静磁场中的氢质子状态

人体进入强大均匀的磁体空腔内，在外加静磁场 B_0 的作用下，原来杂乱无章的氢原子核一齐按外磁场方向排列并继续进动，整个人体组织处于轻度磁化状态（图 3-3B）。由于氢质子的自旋量子数 I=1/2，只有两种基本的排列方向，一是顺向排列（向上自旋），二是逆向排列（向下自旋），前者与静磁场磁力线方向相同，相应的磁化量子数 m=+1/2，处于低能级状态；后者与静磁场磁力线方向相反，相应的磁化量子数m=−1/2，处于高能级状态。在静磁场中氢质子自旋矢量的方位角 $\theta=\text{arc Cos m}\sqrt{I(I+1)}$。

在静磁场中自旋（磁动量）矢量有一个转矩或电偶，它们环绕静磁场的纵轴进动，其速率可用 Larmor 公式算出：

$$f=\omega/2\pi=\gamma B_0/2\pi$$

式中，f 为共振频率（Hz），ω 为每秒的角频率（弧度），γ 为旋磁比，B_0 为静磁场。对每一种原子核来说 γ 是一个常数。

一大群原子核在静磁场中进动，每一个原子核的磁矩其位相是杂乱无章的。也就是说，它们在进动的圆环中其磁化矢量的顶端处于不同的位置，但联合起来可形成一个总的磁矩 $\overrightarrow{M}$。这个净磁矩 $\overrightarrow{M}$ 是接收线圈产生 MR 信号的根据。

对 MR 成像作用最大的核子是质子，尤其是氢质子。因为它在人体内数量最大，其重量小而磁动量大，在水溶液中氢原子核的数量级为 $10^{23}/cm^3$，其中半数以上与静磁场 B_0 的磁力线方向相同，处于低能级状态。每个氢原子核磁矩的总矢量（Σ）可用以下公式计算：

$$\overrightarrow{M}=\sum \text{Pi}\mu\text{i}$$

式中，$\overrightarrow{M}$ 为净磁矩，μi 为氢原子核的磁矩，Pi 为氢原子核的数量。由于能量差极小，因此在两个能级状态中自旋=1/2 的氢原子核数目基本相等。例如，在 1.5 T 的静磁场中处于同向低能级状态的氢原子核比处于逆向高能级状态者仅多 1×10^{-5}。

在低能级与高能级状态之间根据静磁场场强大小与当时的温度，势必要达到动态平衡，称为“热平衡”状态。此时，从低能级转入高能级的氢原子数恰好等于从高能级转入低能级的氢原子数，最后的磁化状态 M，称为“平衡”状态或“静息”状态。

三、施加射频(RF)脉冲后的氢质子状态

MR 信号的产生分两个步骤，一是磁共振的激励过程，二是磁共振的弛豫过程。如前面所

述，氢质子是一群处于一定能量级与方向上不断自旋进动的微粒，它们类似于一般磁体，具有磁性、角动量与旋转性。在MR扫描机的孔腔内，人体内所有的氢质子小磁体都将顺着强大静磁场B_0的方向排列，其中较多的氢质子其磁矩方向与静磁场B_0相同(处于低能级)，较少的氢质子其磁矩方向与静磁场B_0相反(处于高能级)。人体内大量氢质子的小磁极相加，形成一个微弱的小磁场，其总磁化矢量M仅为静磁场B_0的几百万分之一，但方向相同。在常温的"热平衡"状态下顺静磁场B_0排列的氢质子数毕竟比逆向排列者多10^6倍，因此人体磁化矢量M与静磁场B_0方向一致。

通过射频(RF)线圈中的电流对MR孔腔中的人体组织施加一个垂直方向的交变磁场B_1，诱发氢质子产生核磁共振，这就是磁共振的激励过程。交变磁场B_1是由射频线圈发出的，所以B_1又称为射频磁场。B_1交变地发出与中断，按磁共振所需要的频率工作，所以又称为射频脉冲。射频磁场B_1与静磁场B_0有两点不同：①B_1十分微弱，为B_0的万分之一，例如，B_0的场强为1.0 T，而B_1仅为0.000 1 T即足以诱发核磁共振；②静磁场B_0不仅强大，而且恒定，其磁力线方向与MR扫描机的孔腔平行。B_1磁场迅速交变，其磁力线方向总是与静磁场方向垂直。

B_1磁场的交变振动频率具有严格的选择性，必须准确地选择B_1磁场的频率，使之相当于Larmor共振频率，才能诱发受检组织内氢质子的磁共振现象。Rabi发现，在静磁场B_0的垂直方向上施加一个交变磁场B_1，只有在Larmor频率时，交变磁场的能量才会突然大量地被吸收，这种现象称为共振吸收现象。按照量子力学理论，氢质子在磁场中只能采取两种能级状态：高能级与低能级(图3-4)。通过原子间的热运动相互碰撞，能量相互传递，氢质子可在2个能级间跃迁；通过吸收电磁场的光子氢质子也能从低能级跃迁到高能级，因为光子只能整个地被吸收，所以在一定的场强下能级差也是一定的，射频磁场B_1发射的电磁能(射频能量)必须恰好等于能级差才会被处于低能级状态的氢质子吸收，并借助于这个射频能量跃迁到高能级状态。在一定的场强条件下射频磁场的交变频率必须符合Larmor频率，它所发出的射频电磁能才恰好等于能级差。

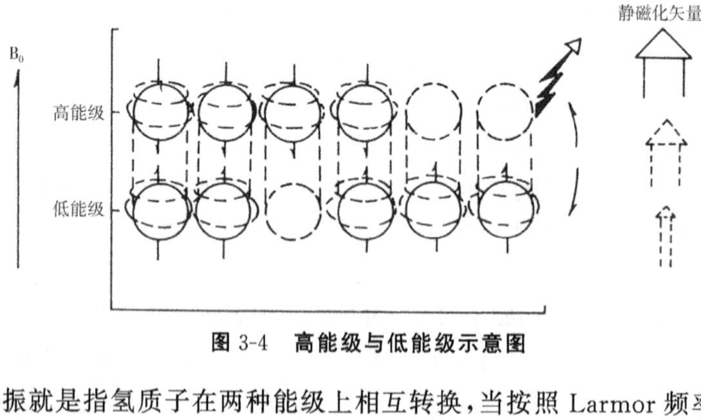

图3-4 高能级与低能级示意图

所谓核磁共振就是指氢质子在两种能级上相互转换，当按照Larmor频率施加射频能量时，迫使氢质子的磁矩从m=+1/2低能级跃迁到m=−1/2高能级状态。二者的能级差E1/2−E−1/2=rhB_0，rhB_0(=h/2π)是一个常数。

磁共振的能量吸收只能在垂直于静磁场B_0的横向上查出来。因为横向上的磁化矢量M_{XY}具有时间依赖性，按照法拉第感应定律，M_{XY}在进动过程中切割静磁场B_0的磁力线，可在接收线圈上感应出相应的电压。与此相反，在热运动平衡状态下的纵向磁化矢量是静止的，它不切割磁力线，因而不产生感应电流。当施加射频(RF)磁场B_1时，随着氢质子自旋进动的同步旋转，即会产生横向磁化矢量(图 3-5)。射频磁场 B_1 垂直于静磁场 B_0,其作用是旋转磁化矢量 M 偏离静息状态,M 在纵向上逐渐缩短,在横向上逐渐延长。如果射频磁场 B_1 施加的时间足够长,净磁化矢量 M 可俯垂 90°,在横向上垂直于静磁场 B_0 而不断转动。旋转角度 θ 称为 RF 偏转角,$\theta=\gamma B_1 T_2$,该公式中 B_1 是射频磁场的大小,T 是施加的时间。由此可见,RF 偏转角度可通过 B_1 磁场的强弱与施加时间加以控制。

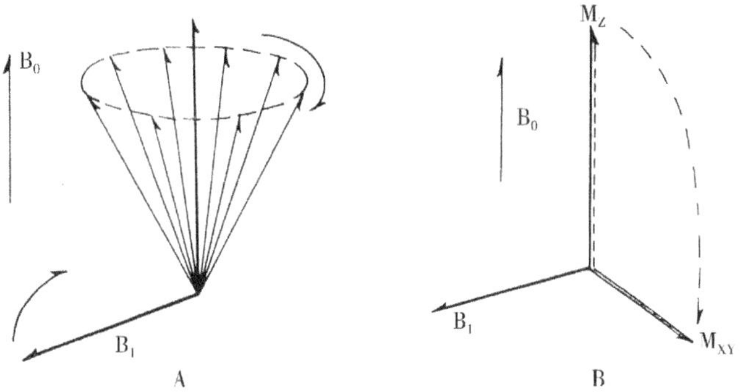

图 3-5 磁化矢量示意图

从图 3-5(B)可以看出,在射频磁场 B_1 的作用下,磁化矢量 M 开始转动,随着时间的延长 M 在横向上逐渐增大,从原来的 Z 轴上向 XY 平面贴近(图 3-6)。

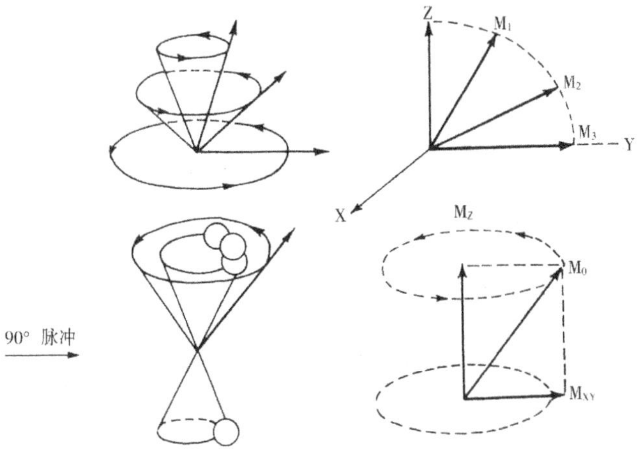

图 3-6 磁场形成示意图

(1)射频磁场 B_1 是以无线电波的频率提供的,所以又称为射频脉冲。施加射频脉冲会使氢质子旋转在同一相位上,称为同步。同步化可以看作净磁化矢量 M 在静磁场 B_0 中的相对性同步转动。

(2)控制射频磁场 B_1 的幅度与时限,可准确地控制 M 与静磁场 Z 轴(纵轴)的夹角,使之转至 90°、180°或其他角度(图 3-7)。

(3)使磁化矢量 M 产生 90°或 180°转动的射频脉冲分别称为 90°脉冲或 180°脉冲。

(4)磁化矢量的转动角度可以通过 Larmot 公式加以计算,即 $V_1=\frac{1}{2\pi}\gamma\cdot B_1$。这个公式说明在激发脉冲后磁化矢量的进动过程,$V_1$ 是旋进的频率,B_1 是射频脉冲的幅度。在单位时间内(tp)磁化矢量转动的周数为 rB_1tp,每周 360°,所以磁化矢量的转动角度为 $\theta=\frac{\gamma}{2\pi}B_1tp\cdot 360°$。根据标准射频频率的理论，一个长度为 t 的射频脉冲可以覆盖其频率范围的 1/2，也就是说，100 微秒脉冲可以覆盖 5 kHz。

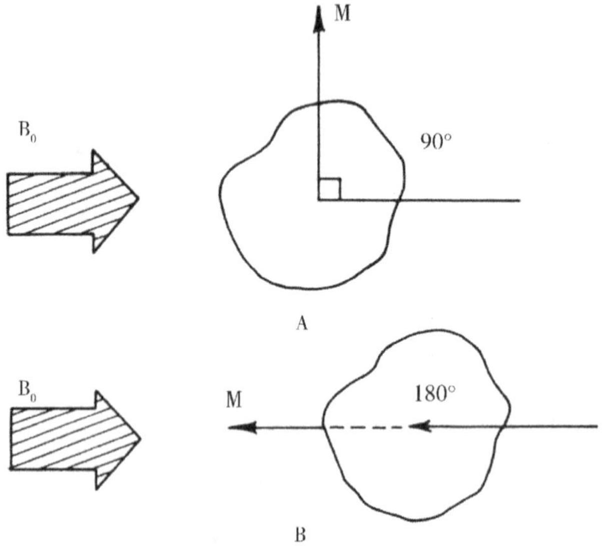

图 3-7　磁场形成示意图

总之，施加 90°、180°或其他角度的射频脉冲后，人体组织内受检部位的氢质子因接收了额外的电磁能，其磁化矢量偏离了静磁场的方向而转动 90°或 180°，部分处于低能级的氢质子因吸收了能量而跃迁到高能级状态。这一接收射频磁场电磁能的过程就称为磁共振的激励过程。在激励过程中氢质子吸收了额外的电磁能，由低能级升入高能级，从而进入了磁共振的预备状态。

四、射频脉冲停止后的氢质子状态

一旦射频(RF)磁场 B_1 停止，净磁化矢量 M 就仅受静磁场 B_0 的作用，并环绕着 B_0 进动。如果在静磁场 Y 轴方向上安置一个线圈，净磁化矢量 M 在盘旋转动时必将在该线圈中感应出一个 AC 电压，$V=M_{XY}°Cos\ \omega t_2$，该公式中 $M_{XY}°$是 90°射频脉冲中止时横向上的磁化矢量，t 是从 90°盘旋转动至电压测量时的间隔，由此引起的信号强度是一个余弦，其大小与磁化矢量呈正比，其频率相当于 Larmor 频率。当横向磁化矢量从缩短至消失，信号也衰减至零，这种衰减呈指数衰减，需要恒定的时间 t_2 *，与此同时线圈上测出的电压也递减至零。因此，感应电压比较准确的表达公式应为：$V=M_{XY}°e-^{t/t2\ *}Cos\omega t_2$。上述现象称为“自由感应衰减”或称 FID 信号。无论吸收或释放电磁能，都必须在 Larmor。共振频率的特殊条件下才能进行。氢原子核等在 Larmor 共振频率条件下这种电磁能的吸收与发射过程，就是核磁共振。

如果知道静磁场 B_0 的场强大小，即可计算出 Larmor 共振频率，Larmor 方程式为 $\omega_0=\gamma B_0$，即共振频率(MHz)＝γ・静磁场场强(T)，式中，ω_0 为共振频率(MHz)；B_0 为静磁场场强(T)；γ 为一个常数，称为旋磁比，氢原子核的旋磁比为 42.58 MHz/T_2。以超导型 MR 扫描机为例，当静磁场场强为 0.5 T 时，$\omega_0=42.58\times0.5=21.3$ MHz；当场强为 1.0 T 时，$\omega_0=42.58\times1.0=42.58$ MHz；当场强为 1.5 T 时，$\omega_0=42.58\times1.5=63.9$ MHz。上述频率非常接近于自动电话机与民用无线电收音机的波频，因此通常称 B_1 磁场为射频磁场，称产生这一波频的线圈为射频(RF)线圈。

对 MRI 来说，Larmor 方程有以下实用价值。

(1)静磁场场强的大小决定了 MR 扫描机工作时所需要的射频频率，静磁场场强与共振频率之间呈线性关系(表 3-1)。

表 3-1 氢原子核在不同静磁场中的共振频率

MR 扫描机的场强(T)	共振频率(MHz)
0.15	6.4
0.3	12.8
0.5	21.3
0.6	25.5
1.0	42.6
1.5	63.9
2.0	85.3

(2)除氢核子外还有某些核子亦可产生核磁共振，但其旋磁比有所不同(表 3-2)。

表 3-2 某些顺磁性物质的旋磁比

原子核	旋磁比 γ(MHz/T)
^{1}H	42.58
^{19}F	40.05
^{31}P	17.23
^{23}Na	11.26
^{13}C	10.76

(3)静磁场的微小变化将使共振频率发生相应的微小变化，梯度线圈产生的微小磁场叠加在静磁场上，会引起频率与时相的微小变化，通过频率编码与相位编码，可以确定每一个像素的空间位置，这是 MR 成像的基础。

当射频磁场 B_1 中断时，激励过程即告完成，弛豫过程随之开始，受激励的氢质子将释放出它们吸收的能量，重新回到静磁场原先排列的平衡位置上。在回返过程中转动的净磁化矢量 M 将感应出一个电磁波，通过接收线圈检测出来，就是呈指数衰减的 MR 信号。

总而言之，激励的氢质子释放能量并回返原先排列方位的过程就称为弛豫。释放的能量以无线电磁波的形式发射出来，是 MR 成像的基础(图 3-8)。

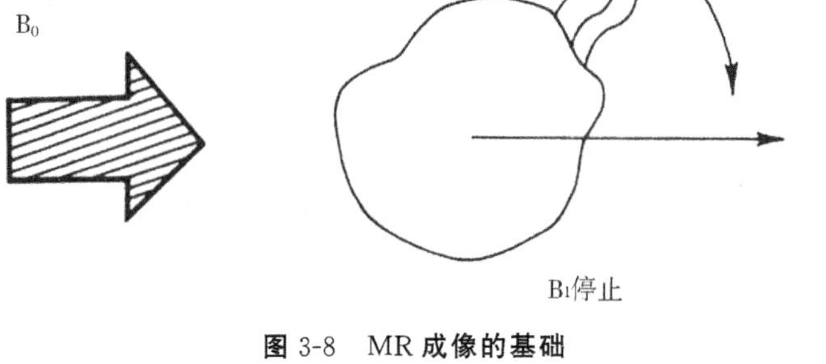

图 3-8 MR 成像的基础

弛豫过程伴随着能量释放，只有在发射频率与吸收频率相同的条件下，即在 Larmor 共振频率时吸收的能量才能释放出去。能量释放会伴发下列情况：①射频线圈可兼做天线接收器（接收线圈），释放的能量以无线电波的形式发射，被接收线圈接收并记录成 MR 信号；②能量不可逆性地散布于人体周围组织“晶格”中，化为热量或诱发分子运动（T_1 弛豫）；③能量可逆性地转移到其他正在共振的氢质子上，使其相位的一致性丧失（T_2 弛豫）。

射频线圈（接收线圈）只能记录与静磁场 B_0 方向垂直的能量成分；与静磁场 B_0 平行的能量成分因变化太慢，不能在 RF 线圈内诱发出有意义的 MR 信号。受检部位每个小的组织体素（容积）所发出的 MR 信号均有细微的差异，利用梯度磁场的频率编码与相位编码方法，足以破译出 MR 信号的细微差异，通过傅立叶转换，可将组织内每个 MR 信号的位置及强度计算出来，并重建成电视屏幕上的亮点，信号越强则亮点越白。

净磁化矢量 M 回返的过程由两个时间常数所决定，分别称为 T_1 弛豫时间与 T_2 弛豫时间。净磁化矢量先从静磁场 B_0 的垂直面上开始衰减，称为横向弛豫（T_2 弛豫）；继之逐步返回静磁场 B_0 的方向，称为纵向弛豫（T_1 弛豫）。

净磁化矢量 M 在弛豫过程中是不断转动的，在垂直于静磁场 B_0 的 XY 平面上转动的半径越来越短（T_2 弛豫），在平行于静磁场 B_0 的 Z 轴上逐渐延长（T_1 弛豫）。

在 MR 技术中仍然沿用横断面（轴面）、冠状面及矢状面代表人体的三维空间。Z 轴代表静磁场 B_0 的磁力线方向，人体进入磁体圆孔腔内，组织形成的净磁化矢量 M_0 与 Z 轴平行，这一过程需时几秒钟。施加 90°射频脉冲后，净磁化矢量 M 偏转 90°，在 XY 平面上转动（M_0）。90°脉冲中断后弛豫开始，此后随着弛豫时间的延长 M_{XY}缩短，而 M_Z 延长，如图 3-9，图 3-10 所示。

弛豫过程中纵向磁化矢量的增长（T_1 延长）与横向磁化矢量的缩短（T_2 缩短）均呈指数函数关系，在一定的静磁场中 T_1 与 T_2 是两个时间常数。

T_1（纵向弛豫）……$M_2 = M_0(1 - e\frac{t}{t_1})$

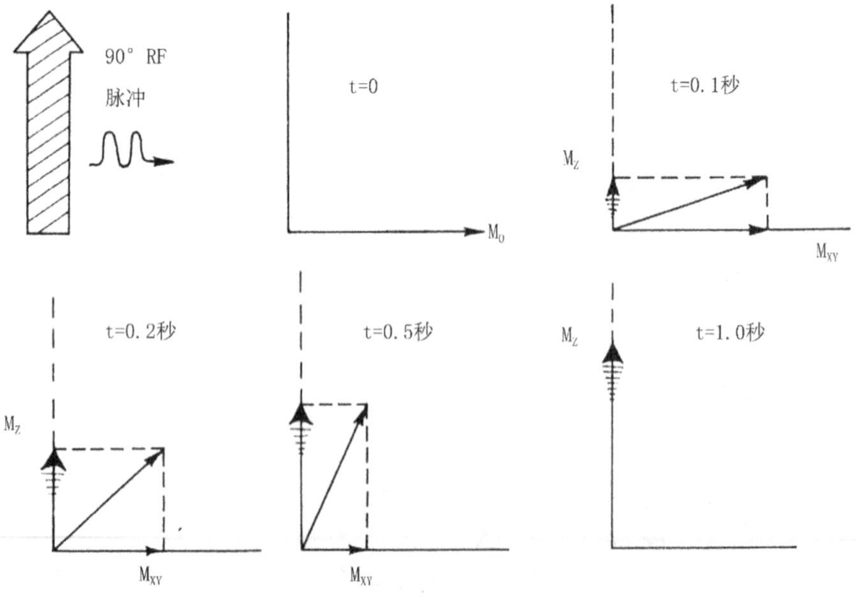

图 3-9　弛豫过程中 M_{XY}、M_Z 与时间的关系

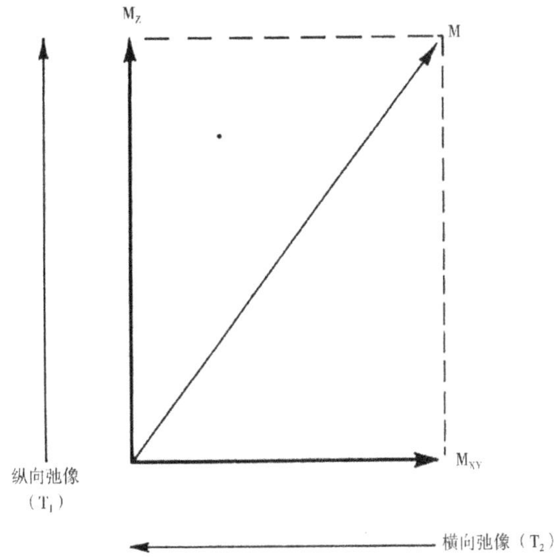

图 3-10　T_1 **弛豫与** T_2 **弛豫的方向**

T_2（横向弛豫）……$M_{XY}=M_0\,e\,\dfrac{t}{t_2}$

90°脉冲后净磁化矢量 M 与静磁场 B_0 呈 90°，此时 M_1（M_Z）成分为 0；纵向弛豫开始后 M 矢量偏转，并回返至平衡状态，此时 M_1（M_Z）最长并与静磁场 B_0 的方向平行。M_1（M_Z）方向上的纵向弛豫过程呈指数增长曲线，其特征性的时间常数 T_1 在磁共振学上被定义为从零增长到 $1-1/e$ 所需要的时间，即从零到达其最终最大值 63%所需要的时间。

T_2 弛豫代表 90°脉冲之后在均一静磁场 B_0 中共振氢质子脱离相位（丧失相位一致性）所需要的时间。90°脉冲中断的瞬间，M 矢量的 M_Z（M_{XY}）成分最大，弛豫开始后横向上的 M_Z（M_{XY}）成分向零递减，达到平衡状态时横向磁化矢量 M_Z（M_{XY}）不复存在，此刻共振质子间的相位一致性丧失殆尽。M_Z（M_{XY}）递减过程也是一个指数递减曲线，其特征性的时间常数 T_2 在磁共振学上被定义为最大值递减至 $1/e$ 所需要的时间，即从最初最大值到达 37%所需要的时间（图 3-11）。

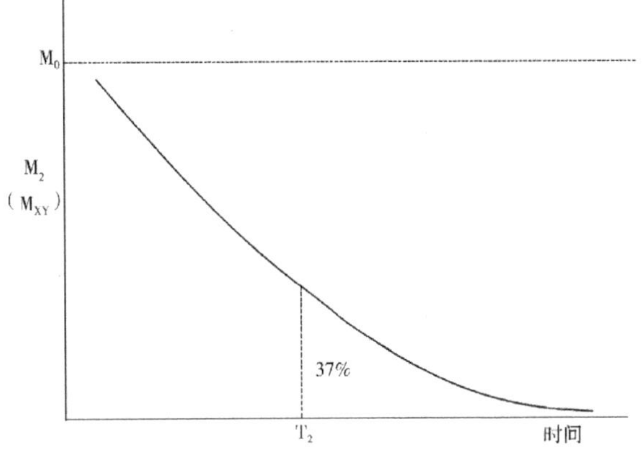

图 3-11　T_2 **弛豫曲线**

T_1 弛豫方向平行于外磁场 B_0 方向，在此过程中能量从共振氢核向周围晶格中散失。T_2 弛豫方向垂直于外磁场 B_0，在此过程中不涉及从共振氢核向周围晶格的能量散失，共振质子失去相位的一致性，共振核之间有彼此的能量交换，但无能量丢失。T_1 与 T_2 弛豫过程是理解人体组织 MR 成像的关键。目前 MR 成像中常见的 T_1 与 T_2 加权像即表现了组织的 T_1 与 T_2 弛豫特征。

T_1 弛豫即纵向弛豫，又称为"自旋-晶格弛豫"。RF 脉冲使氢原子核吸收能量而处于激励状态；激励的氢原子核必须将它们吸收的过多的能量逸散于周围的环境即分子晶格中，才能重新回返原来的平衡状态，所以这一弛豫过程称为"自旋-晶格弛豫"。回返到平衡状态也需要一个激发的射频磁场，引起自旋-晶格弛豫的射频磁场是由周围环境中的原子核晶格提供的，又称为晶格磁场。晶格磁场最常见的来源是周围组织中磁核产生的偶极磁场，例如在水分子中有 2 个氢原子核，其中一个氢核产生一个小磁场，并影响邻近的另一个氢质子，这就是一个偶极磁场(图 3-12)。晶格磁场的波动频率必须与激励氢质子的进动频率相一致，也就是在 Larmor 共振频率的条件下才能激发氢质子释放它们吸收的能量，从而回返到原来的平衡状态。在液体中晶格磁场的波动是由分子盲目的热运动(布朗运动)引起的。

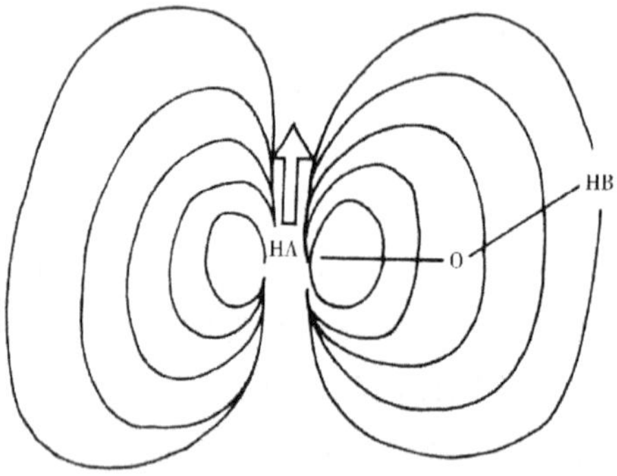

图 3-12　偶极磁场示意图

分子重新定向的平均速率与分子的大小有关。小分子(如水)比大分子(如脂质)重新定向要快得多，巨大分子(如蛋白质或 DNA)重新定向则十分缓慢。在适当的 MR 场强中，中等大小的分子如脂肪分子，其转动频率最接近于 Larmor 进动频率，因此脂肪质子的弛豫比水分子要弛豫得快；而水分子的平均转动频率远远大于氢质子的进动频率，所以水分子弛豫相当缓慢。巨大分子如蛋白质的转动频率比氢质子的进动频率缓慢得多，所以蛋白分子弛豫得相当缓慢。进动频率与外加静磁场的场强成正比，所以，T_1 弛豫时间还具有场强依赖性。

分子弛豫快其 T_1 弛豫时间就短，例如，脂肪的 T_1 为几百毫秒，而纯水的 T_1 为 3 秒。在共振频率(ω_0)中弛豫率与晶格磁场的场强成正比，因此，Larmor 频率的变化势必改变组织的弛豫时间。外加静磁场场强增大会使共振频率 ω_0 增大，组织的弛豫时间也随之延长(长 T_1)。

游离水弛豫缓慢(长 T_1 与长 T_2)，但生物组织中的水却弛豫得相当快，T_1 弛豫时间仅为几百毫秒。为了解释这一现象，有人认为组织中的部分水分子吸附在蛋白质分子的表面上，形成结合水(图 3-13)。由于蛋白大分子的牵扯结合水的运动速度缓慢下来，比较接近于 Larmor 进动频率，因而弛豫增快，T_1 值得以缩短。正常组织中的游离水与结合水处于一种快速的动态平衡状态，在病理情况下这种快速动态平衡发生紊乱。例如，肿瘤及邻近的水肿区，其结合水释放，游离水增加，因而呈长 T_1 与长 T_2 信号。

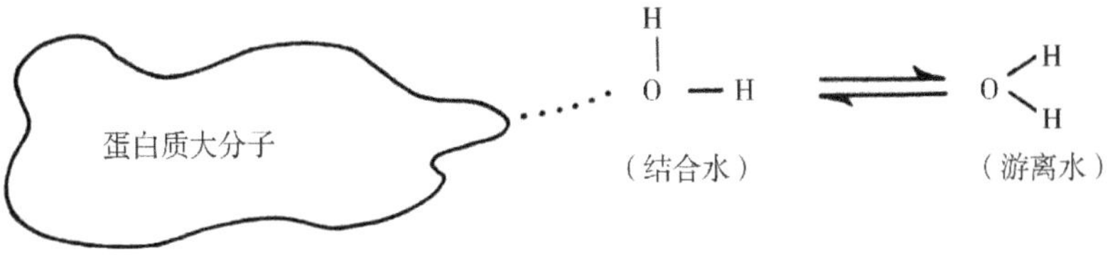

图 3-13　组织中水分子的两种形式：游离水与蛋白结合水

表 3-3 列出了在 1.4 T 场强中各种组织的弛豫时间，从中可见胼胝体、白质的 T_1 值明显短于脑灰质；因为白质中的含水量明显低于灰质。

表 3-3　场强为 1.4 T 时各种脑组织的弛豫时间

脑组织	T_1 值(ms)	T_2 值(ms)
壳核	747±33	71±4
尾状核	822±16	76±4
丘脑	703±34	75±4
皮层灰质	871±73	87±2
胼胝体	509±39	69±8
半卵圆中心白质	515±27	74±5
内囊	559±18	67±7
脑脊液(侧脑室)	190±353	250±3

T_2 弛豫即横向弛豫，在此过程中不存在能量从氢原子核向周围晶格中的转移，但激励氢核与静息氢核之间彼此交换能量，也就是说，处于静息状态的氢核吸收了激励氢核释放的能量。横向磁化矢量丧失的速率决定着 T_2 弛豫时间的长短。横向磁化矢量之所以丧失，是由于氢核之间相互作用使其磁动量丧失了位相上的一致性。在一个理想的均匀磁场中，所有氢核的进动频率应当相同并保持位相的一致性。但外加静磁场都不够均匀，人体组织的固有晶格小磁场也不够均一，这就导致了磁场的不均匀性，后者使氢核以略有差异的速率进动，共振频率的差异会越来越大，必然引起位相一致性的丧失及横向磁化矢量的丧失。T_2 弛豫时间就是指人体局部小磁场横向磁化矢量丧失所需要的时间，它主要与人体组织的固有小磁场有关。大分子比小分子的 T_2 弛豫快，因为大分子重新定向比较缓慢。结合水(与巨大分子如蛋白质紧密结合)的进动速度接近于 Larmor 共振频率，所以 T_2 弛豫快，但比 Larmor 共振频率慢得多的巨大分子其 T_1 弛豫慢。与 T_1 相比 T_2 对外磁场的大小不那么敏感。在生物组织中 T_2 的波动范围为50～100 毫秒。游离水的 T_2 值比结合水长得多，病灶处 T_2 值延长显然与游离水/结合水比率增大有关，肿瘤、梗死、炎症及其水肿区内游离水比例高，所以呈长 T_2 高信号。

如果不检测自由感应衰减，可以另外观测“自旋回波”。众所周知，在一个 90°脉冲之后一定的时间(T_2)内，MR 信号应衰减殆尽，这段时间即所谓自旋-自旋弛豫时间，或称为横向弛豫时间。但实际上横向磁化矢量的衰减速度比自由感应衰减速度快得多，即 T_2* 值比 T_2 值短得多，T_2* 就是所谓的实际横向弛豫时间。造成横向弛豫速度加快的主要原因是外加静磁场的空间不均匀性。由于静磁场场强在空间上不太均匀，人体不同部位的氢质子实际上是在略有差异的不同的场强条件下自旋，其进动频率自然也会略有差异。这样一来，必然加速自旋氢质子丧失其位相上的一致性，因而横向磁化矢量的实际缩短速度比单纯的 T_2 弛豫速度要快。世界上迄今尚未制造出理想的完全均匀的静磁场，为了克服磁场空间不均匀性带来的弊端，物理学家在 MR 技术中创用了 180°射频脉冲。在 90°脉冲后一定时间内(t)，再施加一个 180°射频脉冲，在 t(毫秒)后(即所需时间 t=90°脉冲后 2t)可以重建位相的一致性(重聚焦)，这样一来，因静磁场空间不均匀而失去位相一致性的核，又回到彼此一致的位相上，并能从这一过程中记录下 MR 信号，故称为回波。2t 也称为回波延迟时间(TE)。

为了更好地理解这一物理过程，可以参看图 3-14。A 代表 90°脉冲后即刻的横向磁化矢量($t_1=0$)，B 代表 $t_1=t$ 时的横向磁化矢量。此时该矢量已进动了许多圈，并呈扇形散开于不同的方位上，有的进动快(F)，有的进动慢(S)，此时围绕着 Y 轴施加一个 180°射频脉冲，企图将脱离位相一致性的各个横向磁化矢量驱赶到镜面像的位置上，这样一来进动快的横向磁化矢量 F 又回过头去尾随进动慢的横向磁化矢量 S，向相反的方向进动。显然，再经过 t(ms)那些自旋进动快的氢质子(F)会追上那些自旋进动慢的氢质子，同时回返到 90°脉冲后一致的位相上(C)，这是人为创造的一个“自旋回波”(SE)。从 90°脉冲开始至回波完成之间的时间间隔就是所谓“回波时间”(TE)。

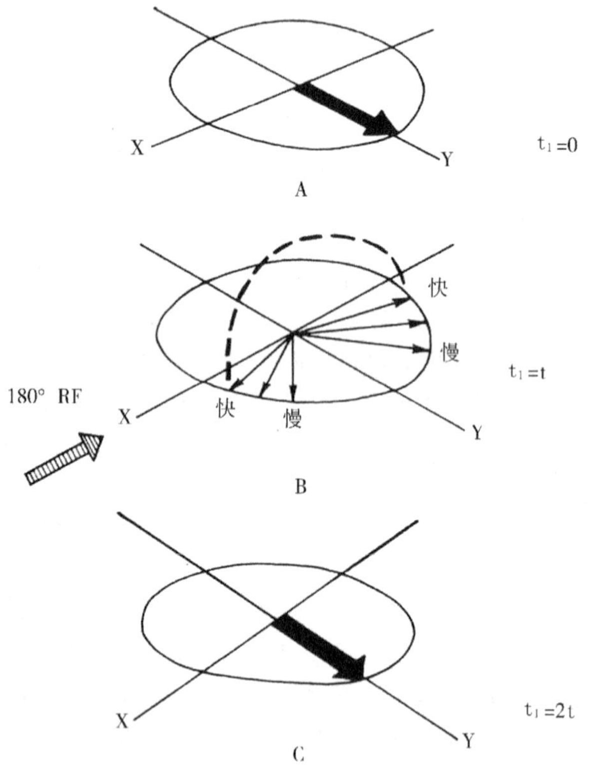

图 3-14　自旋回波形成的原理

自旋回波形成的过程像一场独出心裁的赛马。$t_1=0$ 相当于比赛开始，所有的参赛马都排列在起跑线上。比赛开始后 $t_1=t$，每匹马按自己的速度拉开了距离，快马(F)跑得远，慢马(S)跑得近。此时一声回跑令，马匹均按原速回返，$t_1=2t$ 时快马慢马几乎同时回到起跑线。

(刘传梅)

第二节　MR 成像的适应证与禁忌证

磁共振扫描主要使用强磁场与射频脉冲，目前使用的磁场强度为 0.15～2.0 T，相当于 1 500～20 000 Gauss。使用强磁场的目的是使人体组织内的原子核磁化。使用射频脉冲的目的是给予磁化的原子核一定的电磁能。人体原子核接受了电磁能在弛豫过程中又释放出来，并形成磁共振信号，电子计算机将 MR 信号收集起来，按强度转换成黑白灰阶，按位置组成二维或三维的形状，灰阶与形状最终组成 MR 图像，供临床诊断与分析。由此可见，磁共振检查不像 CT 扫描那样要受到 X 线的辐射损伤，它是一种崭新的无创性的影像学检查手段，对患者既安全又可靠，不会造成任何损害。

一、患者受检前的准备

在进入强磁场检查室之前，医师应对患者做适当的解释工作，以消除其思想顾虑。

(1)详细询问现病史与既往史，结合申请单上临床医师查出的症状、体征、实验室检查及拟诊，确定扫描部位及层面选择，以便有的放矢地查出病变的部位、范围与性质。

(2)询问并检查患者是否有心脏起搏器、神经刺激器、人工心脏瓣膜、眼球异物及动脉瘤夹，发现这些物品者不要进行检查。

(3)进入检查室以前取下患者身上的一切金属物品，如假牙、发卡、戒指、耳环、钥匙、钢笔、手表、硬币等，这些物体会造成金属伪影，影响成像质量。信用卡、磁盘、磁带也应取下，否则会发生去磁损坏。检查眼部前应洗掉眼影等化妆品，检查盆腔应取出妇女卫生巾及避孕环，否则也会因伪影而影响诊断。

(4)幼儿、烦躁不安与幽闭恐惧症患者应给予适量镇静剂，如水合氯醛、地西泮等。

(5)使患者尽量舒适地平卧在检查台上，盖上棉毯以保持温暖。

(6)预先向患者解释检查过程中的一些现象，如梯度场启动会有噪声，使患者能安心静卧，平稳呼吸，如有不适可用话机与医师交谈。

(7)中风、脑瘤伴颅内高压者应先采取降颅内压措施，否则患者仰卧会因喷射性呕吐而造成窒息与吸入性肺炎。由于检查时间较长，为预防意外，可侧卧位扫描。

二、安全性问题

由于磁共振采用强磁场，在使用过程中需特别注意以下几个问题。

(1)医用磁共振扫描仪的场强均在 2.0 T 以下，对人体并无有害的生物学效应。虽然梯度磁场引起的场强变化可使受激励组织发生生物电流感应，但电流强度十分微弱，远远低于能够刺激心脏、神经细胞与肌肉纤维所需要的强度。目前认为，外磁场强度应限制在 2.0 T 以下，启动梯度磁场应限制在 3.0 T/s 以下，射频脉冲的功率应限制在 0.4 W/kg 以下。

(2)即使微弱的磁场也足以造成心脏起搏器及神经刺激器失灵，因此带有上述装置者禁止进入磁共振室。

(3)在强磁场内的射频脉冲可使受检组织与植入体内的金属物体温度轻微上升。较大的金属物，如人工髋关节与哈氏棒，具有导电性，温度可上升 1～2 ℃。

(4)动脉瘤夹含镍量较高，在强磁场中会产生较大的扭矩，有导致动脉瘤破裂的危险。

(5)迄今尚未发现医用磁共振设备引起人体基因的变异或婴儿发育障碍，但检查妊娠期妇女应十分慎重，一定要做磁共振者应尽量减少射频次数及发射时间。

(6)心电监护仪、人工呼吸机、心脏起搏器等抢救设备不能进入强磁场的检查室，因此危重患者应避免在抢救期受检。

(7)超导型 MR 扫描仪采用液氦与液氮制冷，密封管道一旦漏气，氦气上升，氮气下沉，使正常空气层逐渐变窄，影响患者的氧供，应随时注意检查。

三、中枢神经系统磁共振检查的适应证

中枢神经系统位置固定，不受呼吸、心跳、胃肠蠕动及大血管搏动的影响，运动伪影很少，而磁共振又无骨质伪影的干扰，所以 MR 对脑与脊髓病变的效果最佳。总起来说，中枢神经系统的器质性病变往往都有相应的磁共振特征，有的表现为形态学改变，有的表现为信号异常，有的形态与信号均有改变，结合病史、临床改变与化验检查，大多数病例可以做出定位与定性诊断。

(一)脑血管病变

(1)缺血性中风如动脉粥样硬化性脑梗死、腔隙性脑梗死、分水岭脑梗死等，MR 均比 CT 敏感而特异。MR 对显示出血性梗死有独特的价值。

(2)出血性中风如大灶性脑出血、小灶性脑出血、脑叶出血、蛛网膜下腔出血、硬膜外血肿、硬膜下血肿等，MR 均可显示。在高场强条件下 MR 能显示血肿内含氧血红蛋白、脱氧血红蛋白、正铁血红蛋白、含铁血黄素等生化改变，能将血肿进行准确的分期诊断。

(3)双重性中风，既有脑出血又有脑梗死，在 MR 上显示得最清楚。

(4)脑动脉瘤、动静脉畸形均表现为流空血管影。MR 能显示 DSA 与 CT 均不显影的隐性血管畸形，尤其是海绵状血管瘤。

(5)静脉窦血栓形成在 MR 上可以确诊。

(二)感染与炎症

各种细菌、病毒、真菌性脑炎与脑膜炎，结核性脑膜炎与肉芽肿在 MR 上均可显示，注射顺磁性对比剂 Gd-DTPA 对定性诊断更有价值。对弓形体脑炎、脑囊虫病、脑棘球蚴病可做定性诊断，并能分期分型。

(三)脑部退行性病变

MR 显示皮质性、髓质性、弥漫性脑萎缩优于 CT。MR 能诊断原发性小脑萎缩与橄榄脑桥小脑萎缩。MR 能显示动脉硬化性皮层下脑病、阿尔茨海默病与鞘磷脂沉积病、亨廷顿舞蹈病、肝豆状核变性、亚急性坏死性脑脊髓病、CO 中毒、霉变甘蔗中毒、甲状旁腺功能减退及 Fahr 氏病。MR 能显示帕金森氏综合征、Shy-Drager 综合征、运动神经元病的异常铁沉积。

(四)脑白质病变

MR 对诊断多发性硬化、视神经脊髓炎、Balo 同心圆性硬化、弥漫性硬化有重要价值。MR 可确诊异染性脑白质营养不良、肾上腺皮质营养不良等髓鞘发育障碍。

(五)颅脑肿瘤

脑瘤在 MR 上有形态学与异常信号两种改变，除占位效应外多数脑瘤呈长 T_1 与长 T_2 信号。脂肪瘤与含三酸甘油酯的胆脂瘤、畸胎瘤内有特征性的短 T_1 高信号。恶性黑色素瘤有特

征性的短 T_1 短 T_2 信号。MR 显示肿瘤内出血尤为敏感。注射 Gd-DTPA 可分辨胶质瘤的恶性程度，并能分辨瘤组织与水肿区。

（六）颅脑外伤

脑挫裂伤内的软化坏死与出血灶在 MR 上泾渭分明。外伤性脑内血肿、蛛网膜下腔出血、硬膜外或硬膜下血肿在 MR 上显影清晰且持时长久。

（七）脑室与蛛网膜下腔病变

MR 能显示室间孔与中脑导水管，因而易于分辨梗阻性或交通性脑积水。MR 显示蛛网膜囊肿、室管膜囊肿、脑室内肿瘤、脑室内囊虫、蛛网膜下腔囊虫等均很敏感。

（八）颅脑先天性发育畸形

MR 是显示发育畸形最敏感而准确的方法，如大脑或小脑发育不良、脑灰质异位症、胼胝体发育不良、神经管闭合障碍、Dandy-Walker 综合征、Chiari 畸形、结节性硬化、神经纤维瘤病等。

（九）脊髓与脊椎病变

从矢状面、轴面与冠状面上直接显示脊髓与脊椎（包括椎间盘）是 MR 的突出贡献。脊椎骨折、椎间盘损伤与脊髓受累的关系在 MR 上一目了然。MR 能对颈椎病进行分期与分型诊断。MR 显示椎管狭窄、腰椎间盘病变、脊髓结核与转移瘤相当清楚。MR 直接显示脊髓空洞、脊髓动静脉畸形、髓内出血、硬膜下或硬膜外血肿、蛛网膜囊肿均很清晰。MR 显示髓内与髓外肿瘤均优于 CT，还可显示肿瘤性脊髓空洞、瘤内出血与囊变，增强 MR 可勾画出肿瘤侵犯的具体范围。

四、体部磁共振检查的适应证

磁共振对软组织的分辨力明显优于 CT，能直接显示血管结构，能显示铁质等顺磁性物质，能分辨脂质与含水组织，这是它在体部脏器与骨骼关节肌肉系统得以推广应用的基本优势。附加呼吸门控与心脏门控技术使磁共振可以检查肺脏与心脏，并提高腹部脏器的分辨力。但磁共振扫描时间长，检查腹部脏器时胃肠运动伪影造成的干扰较大。为提高肺脏与心脏的分辨率需加用较为复杂的门控技术以抑制运动伪影。因而腹部 MR 扫描在某些方面并不比 CT 扫描优越。

（一）五官与颈部病变

由于 MR 的软组织分辨力高，可进行矢、冠、轴多方位扫描，又无骨质伪影的干扰，在检查眼部、鼻窦、内耳、鼻咽、喉与颈部病变方面比 CT 优越；但在显示上述部位的骨质受累方面不如 CT。

（二）肺与纵隔病变

肺与纵隔的磁共振检查需加呼吸与心脏门控。由于 MR 可行冠状与矢状面扫描，因而具备了常规X 线的优点。由于 MR 可行轴面扫描，因而具备了 CT 扫描的优点。像 CT 一样，MR 擅长显示肺与纵隔内的肿瘤与淋巴结肿大，MR 还可直接分辨纵隔内的大血管与淋巴结。肺内炎症、结核、纤维化、肺大疱、胸腔积液、支气管扩张等病变，在 MR 上均可显示。

（三）心脏与大血管病变

心脏与大血管磁共振检查需加心电门控。由于快速流空效应，心腔与大血管均呈无信号黑影，其内的肿瘤呈软组织影，其内的血栓呈正铁血红蛋白独特的高信号。MR 可直接显示主动脉瘤、主动脉夹层动脉瘤等大血管病变。MR 能直接显示肥厚性心肌病、充血性心肌病、缩窄性心肌病、心包积液及室壁瘤。急性与慢性心肌梗死区呈长 T_1 与长 T_2 异常信号。MR 能显示风湿性心脏病瓣膜改变，并能显示前负荷与后负荷增加所致的继发性改变。对各种先天性心脏病变如室间隔或房间隔缺损、法洛氏四联症、马方综合征等病理改变在 MR 上必须选择适当的层面才能显示。

（四）肝胆系统病变

MR 能诊断肝囊肿、肝海绵状血管瘤、肝癌、肝转移癌。MR 对鉴别海绵状血管与肝癌（包括转移癌）有特别重要的价值，少数 CT 增强动态扫描难以确诊的海绵状血管瘤在 MR 重 T_2 加权像上可以与肝癌明确地加以鉴别。MR 诊断肝硬化可以借用 CT 的所有标准，但 MR 可以直接显示食道与胃的静脉曲张。MR 在显示急性肝炎方面优于 CT，但诊断脂肪肝却不如 CT，因为脂肪肝内脂肪成分与含水成分的化学位移信号相互抵消，使信号变化反而减弱。

MR 诊断急慢性胆囊炎可以借用 CT 的诊断标准，T_1 加权像与 CT 所见雷同。MR 可鉴定胆囊浓缩胆汁的能力，有助于鉴别急性与慢性胆囊炎。MR 显示胆囊癌与 CT 类似。MR 诊断胆石症似不如 CT 敏感，CT 上胆石呈高密度，而 MR 上胆石呈低信号。

MR 显示梗阻性黄疸的作用与 CT 相同，也能区分梗阻的部位，从而区分出低位梗阻性黄疸与高位梗阻性黄疸。胆道扩张在 CT 上呈低密度，在 MR 上呈长 T_1 长 T_2 异常信号。对肝内胆管扩张 MR 优于 CT，因为 CT 上扩张的胆管与肝内静脉皆呈低密度，而在 MR 上肝内静脉呈流空低信号，而淤滞的胆管呈长 T_1 长 T_2 信号。

（五）胰脏病变

胰脏是 MR 检查中比较薄弱的环节，由于 MR 扫描时间长，胃肠蠕动伪影的干扰较大。胰脏周围为脂肪，其后有大血管，其前有含气肠腔，因而化学位移伪影的干扰也比较大。MR 可以沿袭 CT 的标准显示胰腺癌、胰岛细胞瘤、急性胰腺炎、慢性胰腺炎与胰腺假性囊肿，但并不比 CT 的影像清晰。

（六）肾脏与泌尿系统病变

肾脏周围为脂肪，后者呈短 T_1 高信号。肾脏为含水脏器，在与脂肪的交界面上因化学位移伪影，可勾画出肾脏的轮廓，在冠状面上尤其清晰。MR 可以显示肾脏的肿瘤、囊肿、肾盂积水等 CT 可以显示的病变。MR 显示输尿管与膀胱病变与 CT 雷同，但显示结石并不优于 CT。

（七）盆腔病变

MR 显示男性盆腔与女性盆腔病变均略优于 CT，因盆腔脏器不受运动伪影的干扰，MR 又能直接区分流空的血管与肿大的淋巴结，因而盆腔肿瘤、炎症均显影清晰。

（八）关节肌肉病变

MR 显示关节肌肉系统的病变明显优于 CT，对关节软骨与韧带损伤的显示更为其他影像学检查所无法比拟，因此关节肌肉病变的 MR 检查日益普及。

五、磁共振检查的禁忌证

磁共振采用高场强扫描成像，为防止发生意外，下列情况应视为禁忌证：①带有心脏起搏器及神经刺激器者；②曾做过动脉瘤手术及颅内带有动脉瘤夹者；③曾做过心脏手术，并带有人工心脏瓣膜者；④有眼球内金属异物或内耳植入金属假体者。

下述情况检查时应慎重对待：①体内有各种金属植入物的患者；②妊娠期妇女；③危重患者需要使用生命支持系统者；④癫痫患者；⑤幽闭恐惧症患者。

（刘传梅）

第四章　超声影像学基础

第一节　超声波的反射和透射

超声波从一种介质传播到另一种介质时，若在界面上介质声阻抗突变或界面的线度远大于声波波长和声束直径，那么在界面上一部分能量反射回来（形成反射波），另一部分能量透过界面在另一种介质中传播（形成透射波），在界面上，声能（声压、声强）的分配和传播方向遵循一定的变化规律。

一、超声波垂直入射到平面界面上的反射和透射

当超声波垂直入射到足够大的光滑平面时，将同时发生反射和透射，如图 4-1 所示。反射波和透射波的声压（声强）由声压反射率（声强反射率）和声压透射率（声强透射率）表示。

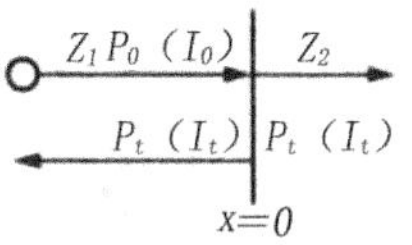

图 4-1　超声波垂直入射到平面界面上的反射和透射

设入射波的声压为 p_0（声强为 I_0），反射波的声压为 p_r（声强为 I_r），透射波的声压为 p_t（声强为 I_t）。界面上反射波的声压 p_r 与入射波声压 p_0 之比为界面的声压反射率，用 r 表示：

$$r=\frac{p_r}{p_0}=\frac{Z_2-Z_1}{(Z_2+Z_1)}$$

式中，Z_1 为介质 1 的声阻抗，Z_2 为介质 2 的声阻抗。

界面上反射波的声强 I_r 与入射波声强 I_0 之比为界面的声强反射率，用 R 表示：

$$R=\frac{I_r}{I_0}=\frac{(\frac{{p_r}^2}{2Z_1})}{(\frac{p_0^2}{2Z_1})}=\frac{{p_r}^2}{p_0^2}=r^2=[\frac{(Z_2-Z_1)}{(Z_2+Z_1)}]^2$$

界面上透射波的声压 p_t 与入射波声压 p_0 之比为界面的声压透射率，用 t 表示：

$$t=\frac{p_t}{p_0}=\frac{2Z_2}{(Z_2+Z_1)}$$

界面上透射波的声强 I_t 与入射波声强 I_0 之比为界面的声强透射率，用 T 表示：

$$T=\frac{I_t}{I_0}=\frac{\left(\frac{p_t^2}{2Z_2}\right)}{\left(\frac{p_0^2}{2Z_1}\right)}=\frac{Z_1}{Z_2}\times\frac{p_t^2}{p_0^2}=\frac{4Z_1Z_2}{(Z_2+Z_1)^2}$$

可知，$R+T=1$。在理想情况下，超声波垂直入射到界面上时，声压和声强的分配与界面两侧介质的声阻抗有关，下面将进一步讨论。

(1)当 $Z_2>Z_1$ 时，$r>0$，反射波声压与入射波声压同相位，界面上反射波与入射波叠加，类似驻波，合成声压振幅增大为 p_0+p_r。

(2)当 $Z_2<Z_1$ 时，$r<0$，即反射声压与入射声压相位相反，反射波与入射波合成声压振幅减小为 p_0+p_r。

(3)当 $Z_2<<Z_1$ 时，声压反射率趋于 -1，透射率趋于 0，即声压几乎全反射，无透射。在超声诊断时，探头与患者皮肤之间的空气将阻碍超声波传入人体。为获得高质量的图像，需要用液性传导介质来连接探头与患者体表，同时超声波不能检测含气组织。

(4)当 $Z_2\approx Z_1$ 时，$r\approx 0$，$t\approx 1$，超声波几乎全透射，无反射（图 4-2）。

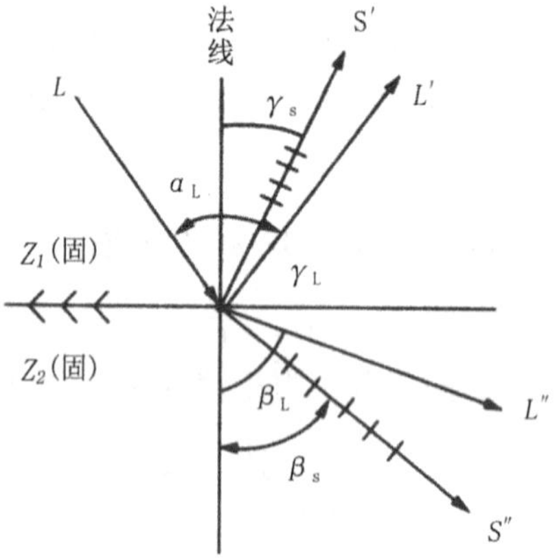

图 4-2 超声波倾斜入射到平界面上的反射和折射

二、超声波倾斜入射到平面界面上的反射和透射

(一)波形转换

当超声波斜入射到界面时，在反射波和透射波中除了与入射波同类型的成分外，还会产生不同类型的波成分，这种现象即为波形转换。

(二)反射、透射定律

反射、透射定律（斯涅尔定律）可通过以下特征描述。

(1)反射、透射波线与入射波线分别在法线的两侧。

(2)任何一种反射波或透射波所对应角度的正弦与相应的声速之比恒等于一个定值。

(3)同种波形的反射角与入射角相等。发生透射时，声速大的介质，对应的角度也较大。

(三)临界角

超声波由声速较慢的第一介质向声速较快的第二介质入射时，使第二介质中的透射角等于 90°的入射角称为临界角，此时声波完全不能透射（全反射）。若第二介质为固体，则在固体中出现透射的纵波和横波。使纵波透射角为 90°的入射角称为第一临界角，使横波透射角为 90°的入射角称为第二临界角。实际中，超声探头的探测角度一般在 −24°～24°，这样既保证了一定的信号强度，也可避免全反射。

(四)反射率与透射率

超声波纵波斜入射到声阻抗为 Z_1 和 Z_2 两种介质的界面上，声压反射率为：

$$r=\frac{p_r}{p_0}=\frac{(Z_2\cos\alpha_L-Z_1\cos\beta_L)}{(Z_2\cos\alpha_L+Z_1\cos\beta_L)}$$

声压透射率为：

$$t=\frac{p_t}{p_0}=\frac{2Z_2\cos\alpha_L}{(Z_2\cos\alpha_L+Z_1\cos\beta_L)}$$

$$R=\frac{I_r}{I_0}=\frac{(Z_2\cos\alpha_L-Z_1\cos\beta_L)}{(Z_2\cos\alpha_L+VZ1\cos\beta_L)^2}$$

声强透射率为：

$$T=\frac{I_t}{I_0}=\frac{4Z_1Z_2\cos\alpha_L\cos\beta_L}{(Z_2\cos\alpha_L+Z_1\cos\beta_L)^2}$$

且 $R+T=1$。界面声阻抗差越大，反射波幅度越大。

三、超声波在曲面界面上的反射和透射

超声波入射在曲面界面上时会发生聚焦或发散现象，其取决于曲面形状和界面两侧介质的声速。一般而言，曲面的凹凸形状以第二介质的界面形状为基准。

(一)反射波

当界面为球面时，具有焦点，反射波波阵面为球面。凹球面上的反射波好像是从实焦点发出的球面波，凸球面上的反射波好像是从虚焦点发出的球面波。界面为柱面时，具有焦轴，反射波波阵面为柱面。凹柱面上的反射波好像是从实焦轴发出的柱面波，凸柱面上的反射波好像是从虚焦轴发出的柱面波，如图 4-3所示。

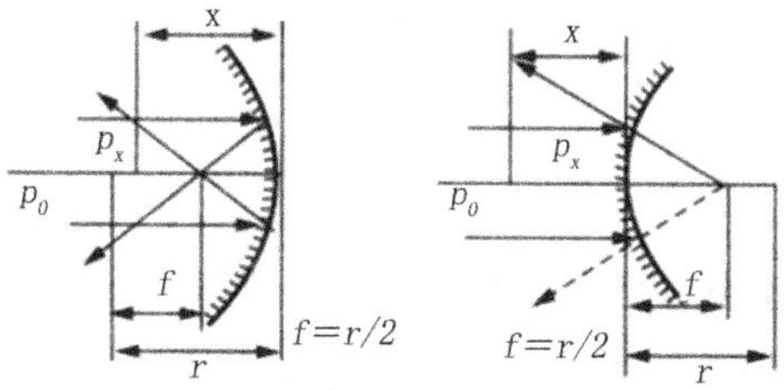

图 4-3 平面波在曲面界面上的反射

(二)透射波

透射波产生聚焦还是发散，不仅与曲界面的凸、凹有关，而且与两种介质的声速 c_1 和 c_2 有关。由折射定律知，平面超声波入射到 $c_1<c_2$ 的凹曲面和 $c_1>c_2$ 的凸曲面上时，其透射波将聚焦；平面超声波入射到 $c_1>c_2$ 的凹曲面和 $c_1<c_2$ 的凸曲面上时，其透射波将发散，如图 4-4 所示。

当界面为球面时，透射波波阵面为球面，透射波好像是从焦点发出的球面波；界面为柱面时，透射波波阵面为柱面，透射波好像是从焦轴发出的柱面波。

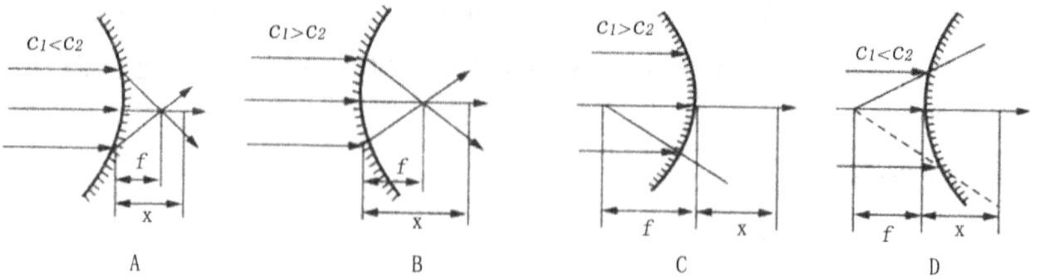

图 4-4　平面波在曲面界面上的透射

四、超声波多层透射与声耦合

(一)声耦合

在超声医学应用中,超声换能器与被探测对象之间存在空气界面,如图 4-5 所示,由于空气声阻抗很小,这时,$r=-1$,$t=0$,产生全反射,难以使超声波进入组织。因此需要用适当的耦合介质来填充这些空气,这样,探头、耦合剂与人体构成了一个多层声波传播介质。

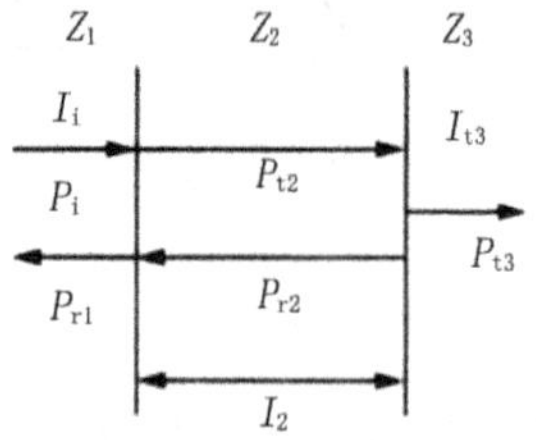

图 4-5　超声波在多层介质中的反射与透射

(二)超声波垂直入射到多层平面界面上的反射及透射

应用超声波垂直入射到单一平面界面上反射和透射的公式,可知透射入第三层介质中的超声声强透射系数:

$$T_{t3}=\frac{I_{t3}}{I_{t1}}=\frac{4Z_3Z_1}{[(Z_3+ZV_1)^2\cos^2k_2l_2+(Z_2+\frac{Z_1Z_3}{Z_2})^2\sin^2k_2l_2]}$$

式中,l_2 是中间层厚度,$k_2=2\pi/\lambda$。根据中间层厚度 l_2 与波长 λ 的关系,可知:

(1)如果 $l_2<<\lambda$,无耦合剂时,且探头表面与体表紧密接触

$$T_{t3}\approx\frac{4Z_3Z_1}{(Z_3+Z_1)^2}$$

(2)如果 $l_2=n\lambda/2$(半波长的整数倍)

$$T_{t3}\approx\frac{4Z_3Z_1}{(Z_3+Z_1)^2}$$

(3)如果 $l_2=(2n+1)\lambda/4$(1/4 波长的奇数倍)

$$T_{t3}\approx\frac{4Z_3Z_1}{(Z_2+\frac{Z_1Z_3}{Z_2})^2}$$

当超声耦合剂声阻抗 $Z_2=\sqrt{(Z_1+Z_3)}$ 时,可以推得 $T_{t3}=1$。此时,所有超声波能量可全透入人体组织内。所以,当耦合剂厚度为 $\lambda/4$ 的奇数倍且声阻抗 $Z_2=\sqrt{(Z_1+Z_3)}$ 时,效果

最佳。

(三)超声波斜入射到多层平面界面上的反射与透射

当 $Z_1=Z_3$ 时，求得的声强透射系数 T_{t3} 为：

$$T_{t3}=\frac{I_{t3}}{I_{t1}}=\frac{4}{[4\cos^2\alpha_2 l_2+(\frac{1}{Z}+Z)\sin^2\alpha_2 l_2]}$$

式中，$\alpha_2=k_2\cos\theta_2$，$k_2=2\alpha/\lambda$，$Z=Z_2\cos\theta_1/Z_1\cos\theta_2$，$\theta_1$ 为超声波从第一介质入射到第二介质的入射角，θ_2 为超声波从第一介质入射到第二介质的折射角。

同样，当超声耦合剂声阻抗 $Z_2=\sqrt{(Z_1+Z_3)}$ 时，可以推得 $T_{t3}=1$。此时，所有超声波能量可全透入人体组织内。

(王成娟)

第二节　人体组织的超声成像

超声在人体组织中的传播，回声的强弱取决于两种介质的声阻之差、入射超声与界面的角度，并与组织成分有关。

现代超声诊断仪显示实时动态图像，二维超声显示动态切面图、M型显示实时幅度-时间曲线、频谱多普勒显示实时频移-时间曲线。

一、二维超声成像

二维超声包括线阵、凸阵或相控阵(扇形)等为电子扫描，每秒成像30帧以上。探头发射多数扫描线，入射人体，快速扫描被检部位，每条扫描线遇不同声阻的组织界面产生反射、散射回声，由浅入深的回声按序显示在监视器上即成二维图像(图4-6)。

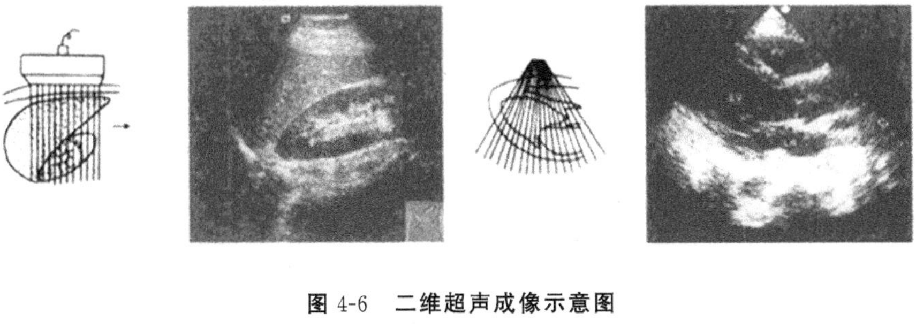

图4-6　二维超声成像示意图

(一)正常人体组织及脏器的结构与回声规律性

正常人体组织从声学特性上分为3类：①人体软组织的声学特性(声速、声衰减等)与水近似属一类；②骨骼；③空气。

1.皮肤及皮下组织的回声规律

均为实性软组织，皮肤深部依次为皮下脂肪、肌肉；胸、腹部深层为胸、腹膜壁层及胸腹腔间隙；四肢及外周则深部为骨膜及骨骼。超声束在经过皮肤-皮下脂肪-肌肉-胸、腹膜壁层-胸、腹腔间隙等上述两种组织间的界面时，产生强弱不等的反射与散射，在声像图上显示界面回声，在一种组织内部根据组织声阻均匀性，决定回声的强弱。

2.实质性组织或脏器的回声规律

实质性脏器如肝、脾、肾、甲状腺、子宫、脑等脏器，表面均有致密的结缔组织包膜，内部结构均匀一致的组织回声弱，如脑及神经组织、淋巴结等；内部结构不均匀的各有一定结构特点，如肝脏呈楔形，外有包膜，内以肝细胞为主，有汇管区、门静脉、肝静脉、肝动脉、胆道各自成树枝状有序分布；超声束经腹腔间隙-肝包膜-肝实质-肝内管道之间的各个界面反射，肝内细小结构间有散射，显示肝声像图。肾脏声像图显示低回声的肾脂肪囊，较强回声的细线状肾包膜，低回声的肾皮质、锥体，较强回声的肾盏及肾盂与肾门。横纹肌由肌纤维、肌束组成，肌束外均有肌膜包裹，形成无数声阻不同的界面，回声明显不均匀。

3.含液体脏器的回声规律

含液脏器如眼球、胆囊、膀胱、心脏、血管等，结构特点为有实性组织为壁，壁厚薄不一，正常脏器壁整齐，腔内液体各脏器密度不一，尿液密度小，依次为胆汁、眼玻璃体（1.010 g/cm^3）、血液（1.055 g/cm^3）。胆囊、膀胱壁，由外向内为浆膜、肌层及黏膜层，腔内为声阻均匀的胆汁、尿液。经腹超声束先经腹壁各层→肝脏前→肝后缘→胆囊前壁→胆汁→胆囊后壁，声像图上分别显示各界面回声，腔内为无回声区（图 4-7）。心脏壁较厚，有特定的结构，腔内血液为较黏稠液体。超声束经前胸壁→胸腔间隙→右室前壁（心外膜→心肌→心内膜）→血液→室间隔→血液→心后壁，各界面均有回声，血液通常为无回声，灵敏度高的仪器可显示血液中的极低回声。

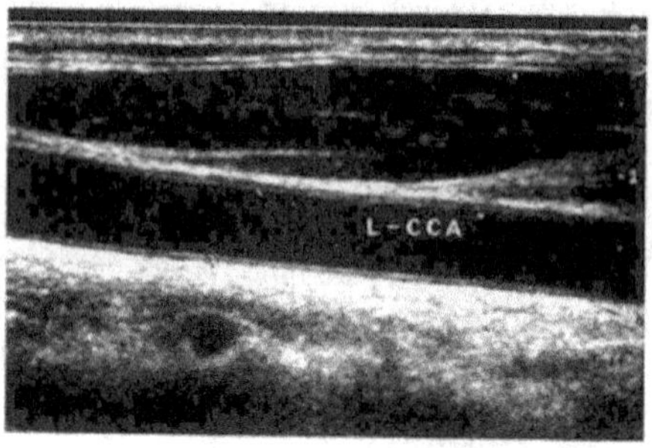

图 4-7　含液脏器声像图

正常左颈总动脉（L-CCA）显示动脉壁及腔内无回声区

4.含气脏器的回声规律

含气脏器如肺，肺表面有包膜、肺泡壁，肺泡内充气，超声束经胸壁、胸膜到达肺泡壁与气体交界处，因声阻相差悬殊，两者的声强反射系数为 0.998 9，即 99.89%的能量被反射，几乎无能量进入肺内。回声能量在探头-空气之间往返反射多次，反射波在组织中传播能量逐渐衰减，声像图中显示距离相等（胸壁）的多次反射，回声强度逐渐减弱（图 4-8）。即超声不能穿透肺内气体，不能显示正常肺内结构及被正常肺遮盖的深部结构与病变。同理，胃、肠胀气时，超声亦无法显示胃肠深部组织。

5.正常骨骼回声规律

正常骨由骨密质构成骨板，含钙质多，与周围肌肉声阻相差数倍，超声束经软组织-颅骨界面声强反射系数为 0.32，即 32%的能量被反射，二维图上显示强回声。骨板下为骨松质，由骨小梁交织排列成海绵状，超声进入骨松质后在海绵状结构中来回反射、折射，能量被吸收衰减，不能穿透骨骼(除头颅颞侧骨板最薄处外),骨骼后方无超声,称声影(图 4-9)。即超声不能显示骨组织的内部结构及骨髓腔,也不能显示骨骼后方的组织或脏器。

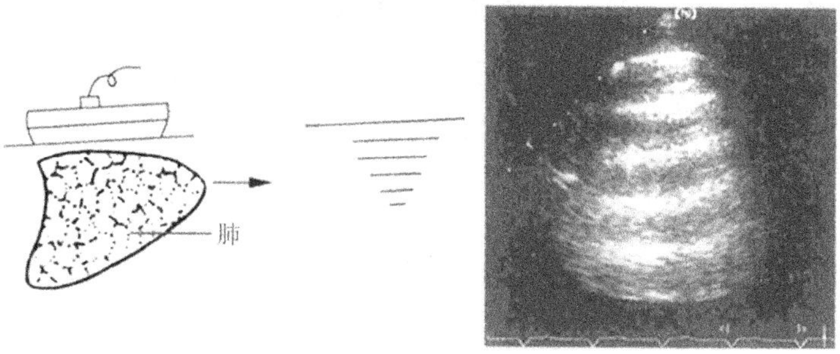

A B

图 4-8 含气脏器的超声成像

图 A 为正常肺的多次反射示意图;图 B 为声像图

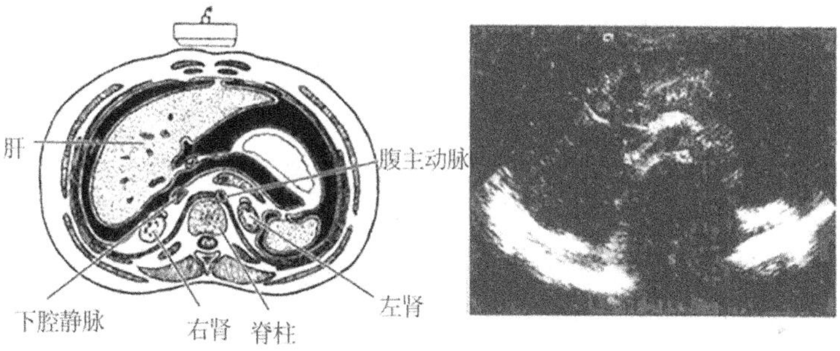

A B

图 4-9 骨骼超声成像示意图

图 A 为骨组织结构示意图;图 B 为骨回声及声影的声像图

(二)病理组织的声学特性与回声规律

病理组织的声学特性可分为液性、实质性、钙化、气体。同一疾病在病程中不同时期的声学特性可不同,回声亦不相同,但不同疾病在病程中某一时期可能出现声学特性类似的病变,如肝脓肿早期炎症为实质性占位病变表现,声像图相似,肝脓肿化脓期为肝内液性占位病变,肝癌巨块型中心可液化、坏死、出血,超声图像显示亦为肝内液性占位病变。

1.液性病变

液性病变包括囊肿、积液、脓肿、液化等。单纯囊肿通常液体稀,壁薄、光滑,二维超声显示清晰无回声区,边界清楚,伴有光滑、较强线状回声,呈圆形或椭圆形(图 4-10)。积液可为浆液、黏液、血性液或脓液,为清晰或不清晰的无回声区,形状与所在部位有关。脓液与坏死液化如坏死完全为无回声区,坏死不完全则无回声区内常有多少不等的低回声,边界多不整齐,形态不规则。

2.实质性病变

实质性病变,病理上可有水肿、炎性浸润、纤维化、瘢痕、肿瘤、结石、钙化、血栓、斑块等,可以发生在各种组织或脏器内。

(1)水肿:局部组织或脏器水肿,声像图显示局部组织增厚或脏器各径增大,内部回声较正常部位低。

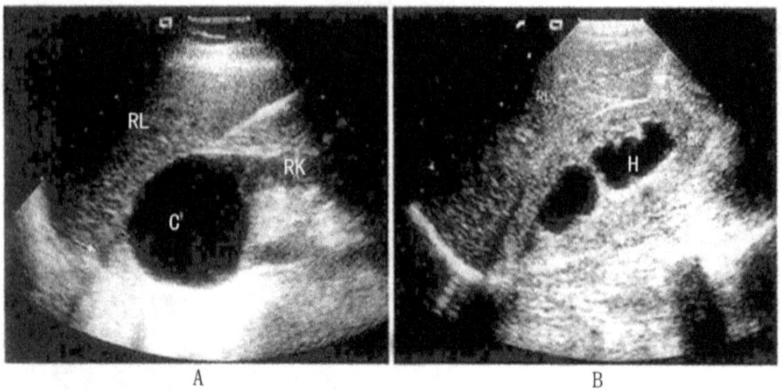

图 4-10 肾液性病变声像图

图 A 为肾上极囊肿；图 B 为中量肾积水。

RL：肝右叶；RK：右肾；C：囊肿；H：肾积水；箭头示侧壁声影

(2)炎性浸润：轻度或慢性炎症超声图像可无异常，急性炎症常局部肿大，炎症局限时如脓肿早期，局部回声增多、增强伴分布不均匀。

(3)纤维化：纤维组织较致密，含胶原较多，声阻较大，在其他组织中有纤维组织增生或局部纤维化，声像图显示局部回声增强，但无声影。

(4)瘢痕：为胶原纤维组织收缩成瘢痕，超声显示局部斑块状强回声。大的瘢痕后方可有声影。

(5)肿瘤：占位性病变，有良性、恶性之分，多呈圆形。良性肿瘤多有包膜，内部结构多较均匀。超声显示有线状包膜回声，表面规则，内部回声多均匀。恶性肿瘤生长快，多无包膜，向周边浸润生长，小肿瘤多为实质性，稍大肿瘤内部有坏死、出血，超声显示肿瘤边界不平或有伪足样伸展，小肿瘤内部多为低回声，稍大者内部回声强弱不一。含液脏器如胆囊、膀胱壁发生肿瘤，多突向腔内(图 4-11)。

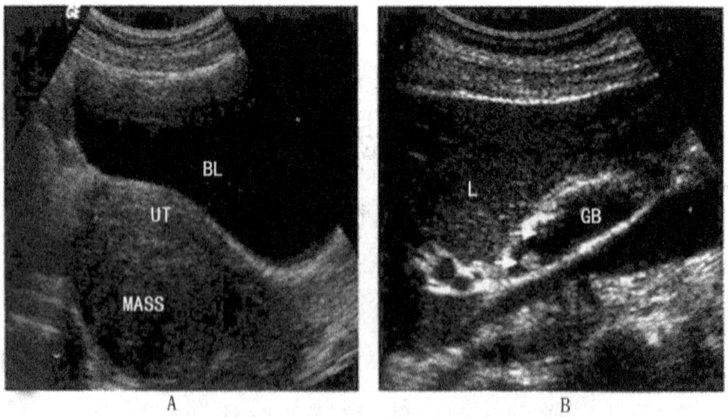

图 4-11 实性肿物声像图

图 A 为子宫内圆形实性肿物，内部回声均匀，图中 BL 为膀胱，UT 为子宫，MASS 为肿物；图 B 为胆囊内实性小突起(箭头所示)，分别来自前、后壁，表面光滑。图中 L 为肝，GB 为胆囊

(6)结石：结石以胆道系统及泌尿系统多见，多含钙盐，超声显示强回声伴后方声影(图 4-12)。

(7)钙化：钙盐沉积常可见于结核病灶、风湿性瓣膜病、肿瘤内、动脉粥样硬化斑块中。声像图表现局部回声明显增强并伴后方明显声影。

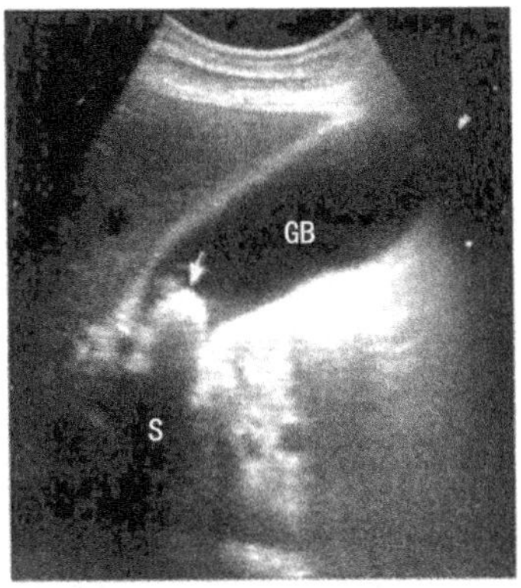

图 4-12 胆囊结石声像图

胆囊(GB)颈部有一强回声团(↓),边界清楚,其旁有数个小团,伴后方声影(S)

(8)血栓:可发生在心腔及血管内,由于血栓发生时间不同,内部组成成分不一,声像图显示早期新鲜血栓为很低回声,不易发现,陈旧血栓内有纤维增生或机化,回声明显增强。

(9)斑块:发生于动脉粥样硬化的血管壁,声像图显示斑块回声强弱不一(与组成成分有关),并向腔内突起(图 4-13)。

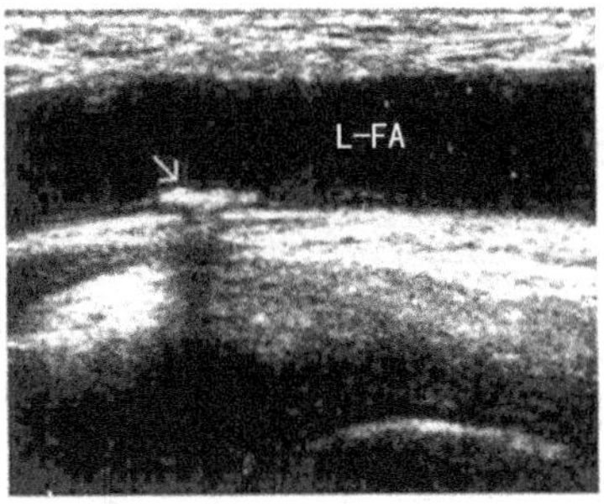

图 4-13 动脉斑块声像图

左股动脉(L-FA)后壁强回声为钙化斑块,伴后方声影

3.含气病变

(1)含气脏器内病变:肺内任何病变,位于肺边缘,表面无正常肺遮盖者超声均能显示,如肺脓肿、肿瘤等。肺外病变如大量胸腔积液将肺压缩萎陷,超声可穿过少气或无气(实变)的肺组织检查病变。胃内空腹时有气体影响检查,可饮水充盈胃腔后检查观察全胃,肠管亦可充液驱气后检查,不仅可显示胃、肠壁病变,还可显示胃肠后方的胰腺、腹膜后组织及输尿管等病变。

(2)含气脏器穿孔、破裂:胃肠穿孔,胃肠内气体逸出至腹腔,积存在腹腔的高位处,仰卧位可进入肝前间隙,左侧卧位进入肝右间隙,超声检查局部各肋间均显示气体,无肝脏回声,但在低位或改变体位后检查,肝位置正常,表明腹腔有游离气体,超声十分敏感。肺泡破裂,气体进入胸膜腔,超声无法与肺内气体回声区分。含气病变如巨结肠,肠管内充满气体,压力大,触诊似实性肿块,超声从前方(高位)或侧方检查均为强烈气体回声。

4.骨骼病变

骨骼(除颅骨颞侧外)诊断超声无法穿透。骨折即骨组织折断,即使是裂缝骨折超声可从裂缝中穿过,显示骨折线。骨质因病变被破坏如化脓性骨髓炎、骨肿瘤等,超声可显示病变的大小及声学性质及周围软组织受侵犯情况。

二、M 型成像

(一)M 型超声

以单声束经皮肤-皮下组织-胸膜腔-心包-心室壁-血液-室间隔-血液-二尖瓣-血液-心脏后壁，在两种结构界面处产生反射，自前向后形成一纵列回声点，随心脏的收缩、舒张而前后运动，此列在监视器上自左向右等速移动，使这列回声随时间展开成为曲线。

(二)正常 M 型曲线

正常心脏各部位结构如主动脉、心房壁、心室壁、室间隔、二/三尖瓣、主/肺动脉瓣等运动曲线各有其特点，形态、幅度、速度不同，各曲线间的距离随心脏运动时相而变化。心脏收缩期右室前壁及室间隔向后运动，左室后壁向前运动，上述各曲线间距离变小，舒张期则相反。正常二、三尖瓣前叶呈细线样曲线，舒张早期开放最大，形成尖峰，随心室充盈迅速后退至半关闭状态，心房收缩又略开放并迅即关闭，形成第二峰(图 4-14A)。

(三)病理性曲线

各种心脏疾病受累的部位不同。风湿性心脏病常使瓣膜受损，增厚，纤维化，弹性明显减退，活动僵硬等。M 型超声显示二尖瓣曲线增粗，舒张期尖峰消失呈平顶、城墙样改变(图 4-14B)。心肌缺血时心室壁回声曲线幅度降低，速度下降；心脏扩大时室间隔与室壁间距离增大等。

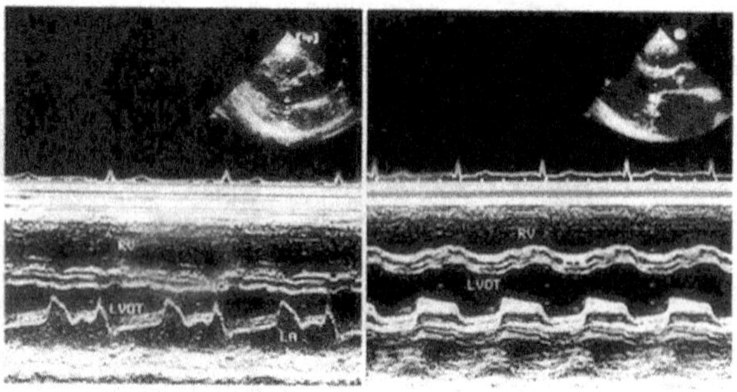

A　　　　B

图 4-14　正常与异常 M 型超声心动图

图 A 为二尖瓣平面取样，正常 M 型曲线；图 B 为二尖瓣狭窄M 型曲线。
RV：右室；IVS：室间隔；LVOT：左室流出道；LA：左房

三、超声多普勒成像

超声多普勒接收血流中细胞的散射信号频率，减去发射波频率，获得差频(频移)，显示血流(血细胞)运动速度(由频移转换成的)，称速度显示，以频谱曲线(PWD、CWD，一维)或彩色多普勒血流成像(CDFI，二维)方式显示。接收血细胞散射的能量成像，显示能量多普勒成像(PDI，二维)。

(一)正常血流显示

1.速度显示

正常心脏及动、静脉内各部位血流速度有一定测值范围。超声多普勒可显示心脏、血管内血流速度、血流方向(动脉系统为离心性、静脉系统为向心性)、血流性质(层流)，血流速度频谱曲线分析，心动周期中瞬间血流速度、加速度、减速度、血流持续时间等参数。

2.能量显示

低速血流敏感性高，主要用于显示小血管、迂曲血管、正常脏器血管树及外周微小血管，不能显示血流方向。

(二)病理性血流显示

1.血流方向异常

各瓣膜口反流、先天性心内外分流及动静脉瘘、窃血(为血管闭塞致远侧血流逆向)。

2.血流性质异常

湍流产生于血流通过异常狭窄口,如瓣口狭窄、反流、分流、血管腔狭窄,PWD频谱曲线呈充填型,CDFI呈多彩镶嵌。涡流产生于血管腔突然膨大的部位,如动脉瘤及假性动脉瘤等,局部血流呈漩涡状。

3.血流速度异常

频谱多普勒可显示在上述反流、分流及重度狭窄部位远侧血流速显著加快。在狭窄部位近侧血流速度缓慢,静脉血栓形成的远侧血流速度极慢。

4.能量显示

可显示肿瘤内微小血管。

(何　鑫)

第五章　CT检查技术

第一节　胸部 CT 检查技术

一、适应证与相关准备

（一）适应证

（1）纵隔：CT 检查可以发现常规 X 线不易发现的纵隔肿瘤，并能准确地显示病变的性质、大小及范围。可发现有无淋巴结的肿大，显示病变与周围结构的关系。

（2）肺脏：可以发现肺、支气管和肺门等部位的各种疾病，如肺内的良恶性肿瘤、结核、炎症和间质性、弥漫性病变等。对肺门的增大，可以区分是血管性结构还是淋巴结肿大。

（3）胸膜和胸壁：能准确定位胸膜腔积液和胸膜增厚的范围与程度，鉴别包裹性气胸与胸膜下肺大泡，了解胸壁疾病的侵犯范围及肋骨和胸膜的关系。

（4）外伤：了解外伤后有无气胸、胸腔积液及肋骨骨折等情况。

（5）食管病变。

（二）相关准备

（1）认真审阅申请单，了解患者检查的目的和要求，详细阅读临床资料及其他影像学资料。

（2）检查前向患者简述扫描的全过程，取得患者的配合。

（3）去除检查部位的金属饰物和异物，如发卡、纽扣、钥匙、膏药等，防止产生伪影。

（4）对不合作的患者，包括婴幼儿、躁动不安和意识丧失的患者要给予镇静剂，必要时给予麻醉。

（5）向患者说明呼吸方法，做好呼吸训练。

（6）对于耳聋和不会屏气的患者，在病情许可的情况下，可训练陪伴帮助患者屏气。方法是当听到“屏住气”的口令时，一手捏住患者鼻子，一手捂住患者口部，暂时强制患者停止呼吸，等曝光完毕后，听到“出气”的口令后立即松手。

（7）如果呼吸困难不能屏气或婴幼儿，也可在扫描中加大 mA，缩短时间，以减轻运动伪影。

（8）增强扫描患者，预先建立好静脉通道。

二、检查技术

(一)普通扫描

1.扫描体位

患者仰卧于扫描床上，头先进，两臂上举抱头，身体置于床面正中。

2.扫描范围与定位像

扫描范围从肺尖开始，一直扫描到肺底。定位像为胸部前后正位像，既可作为定位扫描用，又能给诊断提供参考。

3.扫描参数

管电压≥120 kV，管电流采用智能 mAs 技术，准直器宽度 0.5～1.2 mm，重建间隔为准直器宽度的 50%，FOV 根据患者体型大小设定，应包括整个胸廓，矩阵≥512×512，pitch 为 1.0～1.2；体部软组织算法和肺组织算法重建横断面、冠状面。肺窗：窗宽 1 400～1 800 HU，窗位 600～800 HU；纵隔窗：窗宽 200～350 HU，窗位 30～50 HU。

(二)增强扫描

对于怀疑胸部占位病变患者，应进行增强扫描。静脉团注对比剂 60～70 mL，流速 2.0～2.5 mL/s，延迟扫描时间 20～25 秒；对病变性质不明确者，可在 50～60 秒加扫静脉期。扫描范围和扫描参数同平扫。

三、影像处理

根据临床和诊断需要，做不同方位的图像重建。胸部图像的显示和摄影常规采用双窗技术，即肺窗和纵隔窗。对于外伤患者，应观察和摄影骨窗。对肺部的片状影，块状影及结节病灶，可由肺窗向纵隔窗慢慢调节，选择最佳的中间窗观察和摄影。对于怀疑支气管扩张的患者，还应进行高分辨力算法的薄层重建，以更好显示病变。摄影时按人体的解剖顺序从上向下，多幅组合。对于一些小的病灶可采用放大摄影，或进行冠状面、矢状面重建，以便于进行定位描述。另外，还应摄影有无定位线的定位像各一幅。

(孙景云)

第二节　腹部 CT 检查技术

一、适应证与相关准备

(一)适应证

1.肝脏和胆囊

肝脏和胆囊包括肝肿瘤、肝囊肿、肝脓肿、脂肪肝、肝硬化、胆道占位、胆管扩张、胆囊炎和胆结石等。

2.脾脏

CT 能确定脾脏的大小、形态、内部结构和先天变异等，并能区分良、恶性肿瘤、炎症及外伤引起的出血等。

3.胰腺

CT能确定急性胰腺炎的类型；慢性胰腺炎可显示微小的钙化、结石；能确定有无肿瘤，肿瘤的来源、部位和范围；了解外伤后胰腺有否出血等。

4.肾和肾上腺

CT确定肾脏有无良恶性肿瘤及其大小、范围，有无淋巴结转移等；确定有无肾脏的炎症、脓肿及结石的大小和位置；肾动脉CT血管造影可显示有无血管狭窄及其他肾血管病变；显示外伤后有无肾损伤及出血情况；确定肾上腺有无良、恶性肿瘤的存在，以及功能性疾病如肾上腺皮质功能减退等。

5.腹部及腹膜后腔

CT可以明确有无良、恶性肿瘤的存在，如血管夹层动脉瘤、脂肪瘤和平滑肌肉瘤等；观察有无腹部肿瘤及腹膜后腔的淋巴结转移、炎症和血肿等。

(二)相关准备

(1)检查前应尽可能食用少渣饮食，特别不能服用含有金属的药品，或进行消化道钡剂造影。

(2)检查当日以空腹为宜。

(3)患者应携带其他影像学资料及其他临床相关检查资料。

(4)CT增强患者应严格掌握适应证，做好碘过敏的救治工作。

(5)将对比剂(如60%泛影葡胺或非离子型对比剂)加入温开水中，配制成1%～2%的浓度给患者口服。检查肝脏、胰腺及脾脏时，扫描前15分钟口服该浓度对比剂500 mL，使胃及十二指肠壶腹部充盈，形成良好对比。检查前再口服300～500 mL对比剂，以便胃充盈，可有效克服部分容积效应，避免产生伪影，使扫描图像能更好地将胃及其他相邻脏器区别开来。若观察肾及肾上腺则要提前20～30分钟口服与上述相似浓度的对比剂。对于腹膜后腔检查则应提前2小时口服1%～2%浓度的对比剂800～1 000 mL，以便于充盈整个肠道系统。

(6)患者脱掉有金属扣子和挂钩的衣裤，取出口袋中的金属物品，解除腰带，去除腰围、腹带及外敷药物等。

(7)做好耐心细致的解释工作，使患者消除疑虑和恐惧，明白检查的程序和目的。训练患者的呼吸，并保持每次呼吸幅度一致。

二、检查技术

(一)普通扫描

1.扫描体位

患者仰卧于扫描床上，头先进，两臂上举抱头，身体置于床面正中。

2.定位像与扫描范围

定位像为腹部前后正位像。扫描基线在定位像上设定，肝脏和脾脏以膈顶为扫描基线，胆囊和胰腺以肝门为扫描基线，肾和肾上腺以肾上极为扫描基线，腹膜后腔以肝门为扫描基线。扫描范围：肝、脾从膈顶扫描至肝右下角；胆囊及胰腺从肝门直至胰腺扫描完整；肾从肾上极扫描到肾下极；肾上腺从起始扫描到肾脏中部；腹膜后腔从肝门扫描到髂前上棘。

3.扫描参数

管电压≥120 kV，管电流采用智能mAs技术，准直器宽度0.6～1.5 mm，重建间隔为准直器宽度的 50%，FOV 根据患者体型大小设定，应包括整个腹部（包括腹壁脂肪），矩阵≥512×512，pitch 为 1.0～1.2；体部软组织算法重建横断面、冠状面。窗宽 150～200 HU，窗位 40～60 HU。

（二）增强扫描

腹部增强扫描的对比剂注射方法均采用静脉内团注法，对比剂用量 60～80 mL，流速 2～3 mL/s。

肝脏、脾脏增强通常采用三期扫描，动脉期延迟扫描时间 25～30 秒，门脉期延迟扫描时间 60～70 秒，实质期延迟扫描时间 85～90 秒。若怀疑肝血管瘤，则实质期的延迟扫描时间为 3～5 分钟或更长，直至病灶内对比剂充满为止；胰腺增强扫描通常采用“双期”，动脉期延迟扫描时间 35～40 秒，静脉期延迟扫描时间 65～70 秒；肾脏增强扫描通常扫描皮质期、髓质期和分泌期，皮质期延迟扫描时间 25～30 秒，髓质期延迟扫描时间 60～70 秒，分泌期延迟扫描时间 2～3 分钟。

三、影像处理

根据临床和诊断需要，做不同方位的图像重建。腹部扫描采用标准或软组织模式，用螺旋扫描。肝、脾扫描采用 8 mm 层厚，8 mm 间隔；胆道扫描采用 3 mm 层厚，3 mm 间隔；肾脏扫描采用 5～8 mm 层厚，5～8 mm 间隔；肾上腺采用 3 mm 层厚，3 mm 间隔；腹膜后腔扫描采用 8 mm 层厚，8 mm 间隔。腹部 CT 图像的显示一般用软组织窗，根据观察脏器和病变情况，适当调节窗宽和窗位。一般地，窗宽 150～200 HU，窗位 40～60 HU；肾上腺窗宽 200～300 HU，窗位 30～50 HU。按解剖顺序将平扫、增强、延迟扫描的图像依时间先后摄影，对肾上腺的图像应放大摄影。有些小病灶除须放大摄影外，还可行矢状位、冠状位重建。

（王晓妹）

第三节　四肢骨关节及软组织 CT 检查技术

一、适应证与相关准备

（一）适应证

1.骨折

CT 扫描对骨折可以显示碎片及移位情况，同时还能显示出血、血肿、异物以及相邻组织的有关情况，CT 的三维重建可以多方位显示骨折情况。

2.骨肿瘤

CT 平扫及增强可观察和显示肿瘤病变的部位、形态、大小、范围及血供等情况，有助于对肿瘤进行定性诊断。

3.其他骨病

如骨髓炎、骨结核、骨缺血性坏死等，CT 扫描可显示骨皮质和骨髓质的形态与密度的改变，同时可观察病变与周围组织的关系。

4.各种软组织疾病

CT 扫描可利用其密度分辨力高的优点来确定软组织病变的部位、大小、形态以及与周围组织结构的关系。

5.半月板的损伤

如膝关节的 CT 扫描可显示半月板的形态、密度等,有助于对半月板损伤的诊断。

(二)相关准备

(1)去除相应关节部分的高密度异物。

(2)做好解释工作,取得配合。

二、检查技术

(一)普通扫描

1.扫描体位

双手及腕关节的扫描采用俯卧位,头先进,双臂上举平伸,双手间隔 5 cm,手指并拢,手心向下,两中指末端连线与检查床中轴线垂直。对于急性外伤患者可采用仰卧位;双肩关节、胸锁关节及锁骨、肘关节及上肢长骨的扫描采用仰卧位,头先进,双上臂自然平伸置于身体两侧,双手手心向上,身体置于床面正中;双髋关节及股骨上段的扫描采用仰卧位,头先进,双足跟略分而足尖向内侧旋转并拢,双上臂抱头,身体躺平直;双膝关节、踝关节和下肢长骨的扫描采用仰卧位,足先进,双下肢伸直并拢,足尖向上,双足跟连线与检查床中轴线垂直,双上臂抱头;双足扫描时应仰卧,足先进,双下肢弯曲,双足平踏于检查床面,双足纵轴相互平行且均平行于检查床纵轴,双足间隔约 5 cm,双足跟连线垂直于检查床中轴线。

2.扫描定位

四肢及其关节的扫描均需正位定位像,包含关节及相邻长骨。在定位像上设定扫描范围。关节的扫描还应包含相邻长骨的一部位,长骨的扫描也应包含相邻的关节。

3.扫描参数

采用螺旋扫描方式,探测器宽度选择 0.6 mm,螺距 0.8,球管旋转速度 1 秒,FOV 根据定位相选择,一般选用 25 cm。管电压 100 kV,管电流 100～200 mA。以上扫描都进行标准算法重建。如观察骨骼的细小结构及观察细小骨折,采用高分辨骨算法进行重建。

(二)增强扫描

骨关节及软组织的增强扫描,主要是了解肿瘤病变的血供情况以及周围血管动脉瘤的位置和形态,还可以显示骨骼、肌肉内肿块与邻近动静脉血管的关系。增强扫描常规用静脉内团注法,对比剂总量为60～80 mL,流速 2～2.5 mL/s,延时扫描时间为 30～45 秒。

三、影像处理

根据临床和诊断需要,做不同方位的图像重建或血管重建。对于常规骨关节进行标准算法重建,重建层厚 1 mm,层间距 0.8 mm,四肢血管重建层厚 0.75 mm,层间距 0.4～0.6 mm,标准算法重建。四肢骨关节的显示和摄影应包括骨窗和软组织窗,根据扫描部位的不同和病变的情况选择合适的窗宽、窗位。软组织窗宽 200～400 HU,窗位 40～50 HU;骨窗宽 1 000～1 500 HU,窗位 300～400 HU。

摄片包含常规横断层图像,层厚 5 mm,层间距 5 mm。需做 MPR、VRT 等重建。MPR 重建以平行于四肢长轴的矢状位和冠状位重建,清楚显示病变位置与范围,VRT 采用表面阴影重建。对于 CTA 检查进行 MPR、MIP、CPR、VRT 等二维和三维后处理,包含去骨与含骨图像。

(丁圣玉)

第六章 MR检查技术

第一节 颅脑 MR 检查技术

一、脑 MR 成像技术

(一)检查前准备

(1)接诊时,核对患者一般资料,明确检查目的和要求。对目的和要求不清的申请单,应请临床医师务必写清,以免检查部位出错。

(2)检查患者是否属于禁忌证的范围,并嘱患者认真阅读检查注意事项,按要求准备,提供耳塞。

(3)进入检查室之前,应除去患者身上一切能除去的金属物品、磁性物质及电子器件,以免引起伪影及对物品的损坏。

(4)去除义齿、假发、接发;涂有摩丝、发胶、啫喱水的患者需清洗头发。

(5)告诉患者所需检查的时间,扫描过程中不得随意运动,平静呼吸,若有不适,可通过话筒和工作人员联系。

(6)婴幼儿、焦躁不安及幽闭恐惧症患者,应给适量的镇静剂或麻醉药物。一旦发生幽闭恐惧症立即停止检查,让患者脱离现场。

(7)急、危重患者,必须做 MR 检查时,应有临床医师陪同观察。

(二)常见适应证与禁忌证

1.适应证

(1)颅脑外伤。

(2)脑血管疾病,脑梗,脑出血。

(3)颅内占位性病,良恶性肿瘤。

(4)颅脑先天性发育异常。

(5)颅内压增高、脑积水、脑萎缩等。

(6)颅内感染。

(7)脑白质病。

(8)颅骨骨源性疾病。

2.禁忌证

(1)装有心脏起搏器或带金属植入物者。

(2)使用带金属的非磁共振兼容的各种抢救用具而不能去除者。

(3)术后体内留有金属夹子者;检查部位邻近体内有不能去除的金属植入物。

(4)MRI 对比剂有关的禁忌证:严重心、肝、肾功能衰竭禁用对比剂。

(5)早期妊娠者(3 个月内)。

(6)幽闭恐惧症患者。

(三)线圈选择及患者体位设计

1.线圈选择

头颅正交线圈、多通道线圈或头颈联合线圈。

2.体位设计

患者仰卧位,头先进,双手置于身体两侧,人体长轴与床面长轴一致,头部两侧用海绵垫固定。颈短及肥胖患者两肩尽量向下且臀部垫以棉垫抬高臀部;婴幼儿头颅较小患者在颈、背部垫软垫,使头部尽量伸向线圈中心。双眉中心对准线圈十字定位线。移动床面位置,开定位灯,使十字定位灯的纵横交点对准头线圈纵、横轴中点,即以线圈中心为采集中心,锁定位置,并送至磁场中心。

(四)扫描方位

首先行冠、矢、轴三平面定位像扫描,在定位像上确定扫描基线、扫描方法和扫描范围。颅脑常规扫描方位有横轴位、矢状位、冠状位。

1.横轴位

以矢状及冠状位做定位参考像,在矢状位定位像上横轴位定位线应平行于前后联合连线;在冠状位定位像上使横轴位定位线平行于两侧颞叶底部连线,以保证图像左右对称;在横断面像上设置 FOV 大小及调整 FOV 端正。横轴位扫描范围从后颅窝底到颅顶。T_1WI 像与 T_2WI 像层面要保持一致。

2.矢状位

以横轴位及冠状位做定位参考像,在冠状位定位像上定位线与大脑纵裂及脑干平行;在横轴位定位像上矢状位定位线与大脑纵裂平行;在矢状面定位像上设置 FOV 大小及调整 FOV 端正。扫描范围根据大脑的左右径及病变大小而定。

3.冠状位

以横轴位及矢状位做定位参考像。在横轴位定位像上使定位线与大脑纵裂垂直;在矢状位定位像上使定位线与脑干平行;在冠状面定位像上设置 FOV 大小及调整 FOV 端正。扫描范围根据头颅前后径及病变大小而定。

(五)推荐脉冲序列及扫描参数

1.推荐脉冲序列

(1)T_2WI-TSE:是最基本的扫描序列。

(2)T_1WI-FALIR:基本扫描序列。信噪比好,脑灰白质对比度佳。对解剖结构的显示比 SE T_1WI 序列好。目前常规扫描 T_1 FALIR 已基本替代 SE T_1WI。

(3)T_1WI-TSE:基本扫描序列。1 岁以内小儿由于脑白质尚未发育好,故优选 SE 序列。

(4)T_2WI-FALIR:抑制在常规 SE 或 TSE T_2WI 像上表现为高信号的脑脊液,以防邻近脑室及蛛网膜下腔内的病灶被高信号的脑脊液所掩盖。具有 T_1WI 像脑脊液呈低信号的特点，又具有 T_2WI 像病灶多为高信号的特点。近年来 T_2 FALIR 已基本替代了质子密度加权像。

(5)DWI(弥散加权成像)：反映组织中水分子的运动状况(弥散方向 all)。横轴位相位编码方向为前后向，与其他横轴位扫描相位编码方向不同。

2.扫描参数

MRI 成像参数因设备型号的不同而略有不同，应根据具体机型设定。

(六)颅脑常见病变的特殊检查要求

1.多发性硬化

多发性硬化是中枢神经系统最常见的原发性脱髓鞘病变。多侵犯脑室周围白质、视神经、脑干、小脑及脊髓。

除扫横轴位 T_1WI、T_2WI 外，还应加扫矢状位及冠状位 T_2WI 像，而矢状位及冠状位 T_2WI 显示斑块分布及"垂直征"较为显著。T_2 FLAIR 对病灶的显示具有更高的敏感性。增强扫描可鉴别病变是否处于活动期。活动期病灶 DWI 显示为高信号。有视力下降症状时要加扫双侧视神经，行增强横轴位、斜矢状位及冠状位扫描并加脂肪抑制，层厚 3～4 mm，层间距 0.3 mm。

2.颅脑中线病变

颅脑中线解剖结构包括脑干、松果体区、垂体区、鼻咽部及第三脑室、第四脑室、中脑导水管、丘脑等部位。

扫描时除扫常规横轴位 T_2WI、T_1WI 外，还应扫 SE 序列 T_1 矢状位薄层，层厚 3 mm，层间距0.3 mm，必要时加做冠状位 TSE T_2WI。脑积水疑中脑导水管处梗阻，扫 T_1 矢状位薄层显示解剖结构更佳。

3.急性脑梗死

患者疑有急性脑梗死时应在常规扫描的基础上，加做弥散加权成像(DWI)。超急性脑梗死属于细胞毒性水肿阶段，MRI 常规扫描诊断较困难，在 DWI 上表现为明显的高信号。DWI 结合 ADC 图可更加准确地诊断急性脑梗死。是否存在半暗影带对脑梗死治疗方案的制订有重要意义，有条件应同时做灌注成像(PWI)。

4.脑肿瘤病变的扩散张量成像(DTI)

扩散张量成像(DTI)是一种用于描述水分子扩散运动方向特征的 MR 成像技术，应用 DTI 数据选择专用的软件可以建立扩散示踪图，来描述白质纤维素的走行形态。而脑肿瘤患者特别是白质侵犯和(或)大肿瘤病变，在常规 MR 扫描后可以加扫 DTI 序列。肿瘤组织本身排列紊乱和其产生的占位效应致瘤体周围组织水肿及受压移位，DTI 重建像可以清晰显示受侵传导束的缺失、中断，并且能精确反映肿瘤与白质纤维素之间的位置关系，在指导术前方案制订、术中入路、避免手术移位纤维的损伤以及观察术后纤维素的变化评价等方面提供有力依据。

5.脑内微出血

磁敏感加权成像(SWI)由于对血红蛋白的代谢产物如脱氧血红蛋白、正铁血红蛋白、含铁血黄素等十分敏感，因脑外伤、脑梗死、脑肿瘤等引起微出血以及脑内小血管畸形等可疑患者可加做 SWI 成像。较常规 T_1WI、T_2WI 及 T_2FLAIR 像，SWI 在显示脑内微出血有明显的优势。另外，传统的 MRA 成像仅能显示较大的血管，而对于小静脉却无能为力，而 SWI 由于对去氧血红蛋白敏感，因此可清楚显示静脉结构。因此，SWI 在脑内微出血以及小血管畸形等血管评价上具有独到的优势。

(七)图像优化

(1)流动补偿技术(FC)可减少后颅凹伪影,使血管的信号增加并缩短了 TE 时间,因此仅用于长 T_2 及 T_2* 序列。

(2)高分辨成像时由于层厚较薄,体素较小,因此信噪比较低,应增加 NEX 以提高信噪比。

(3)使用 TSE 序列中长回波链时由于回波的不同可产生模糊伪影,选用经过修正的射频脉冲(trf)选项,以去除模糊伪影。

(八)对比剂应用

在标准颅脑扫描中,对比剂有好几个用途。通常用于肿瘤评价,如脑膜瘤和神经瘤;高对比剂团注后,活性的 MS 斑也将得到强化;感染性病变,如脓肿,对造影剂也很敏感;肺癌、乳癌等恶性肿瘤怀疑颅脑转移患者。此外,脑膜也会增强,因此感染性肺结核、脑脊膜瘤转移以及外伤后脑膜刺激都可以看到强化改变。增强也用于确定有无梗死,新梗死灶可能部分增强,但多数梗死灶不增强,除非血脑屏障破坏后才会强化;旧梗死灶及慢性梗死不增强。注入对比剂后通常采用 SE/TSE T_1 序列。

注射完对比剂后即开始增强后扫描,成像程序一般增强前 T_1WI 程序相同,常规做横断面,矢状面及冠状面 T_1WI 的靶向扫描。

二、颞叶 MR 成像技术

(一)检查前准备

(1)接诊时,核对患者一般资料,明确检查目的和要求。对目的和要求不清的申请单,应请临床医师务必写清,以免检查部位出错。

(2)检查患者是否属于禁忌证的范围,并嘱患者认真阅读检查注意事项,按要求准备,提供耳塞。

(3)进入检查室之前,应除去患者身上一切能除去的金属物品、磁性物质及电子器件,以免引起伪影及对物品的损坏。

(4)去除义齿、假发、接发;涂有摩丝、发胶、啫喱水的患者需清洗头发。

(5)告诉患者所需检查的时间,扫描过程中不得随意运动,平静呼吸,若有不适,可通过话筒和工作人员联系。

(6)婴幼儿、焦躁不安及幽闭恐惧症患者,应给适量的镇静剂或麻醉药物。一旦发生幽闭恐惧症立即停止检查,让患者脱离现场。

(7)急、危重患者,必须做 MR 检查时,应有临床医师陪同观察。

(二)常见适应证与禁忌证

1.适应证

(1)颞叶病灶的诊断(颞叶癫痫、肿瘤、血管畸形,脑白质营养不良等)。

(2)评价海马的信号变化及体积测量。

2.禁忌证

(1)装有心脏起搏器或带金属植入物者。

(2)使用带金属的各种抢救用具而不能去除者。

(3)术后体内留有金属夹子者。检查部位邻近体内有不能去除的金属植入物。

(4)MRI 对比剂有关的禁忌证。严重心、肝、肾功能衰竭禁用对比剂。

(5)早期妊娠者(3个月内)。

(6)幽闭恐惧症患者。

(三)线圈选择及患者体位设计

1.线圈选择

头颅正交线圈、多通道线圈或头颈联合线圈。

2.体位设计

患者仰卧位,头先进,双手置于身体两侧,人体长轴与床面长轴一致,头部两侧用海绵垫固定。颈短及肥胖患者两肩尽量向下且臀部垫以棉垫抬高臀部;婴幼儿头颅较小患者在颈、背部垫软垫,使头部尽量伸向线圈中心。双眉中心对准线圈十字定位线。移动床面位置,开定位灯,使十字定位灯的纵横交点对准头线圈纵、横轴中点,即以线圈中心为采集中心,锁定位置,并送至磁场中心。

(四)扫描方位

首先扫定位片,采用快速成像序列同时冠、矢、轴三方向定位图,矢状位定位图基本包括全脑。在定位片上确定扫描基线、扫描方法和扫描范围。

1.横断位

在矢状位图像上定位,颞叶或侧脑室颞角长轴的平行线作为扫描基线;在冠状位定位,双侧颞叶底部连线作为扫描基线,扫描范围从颞叶下部到胼胝体膝上部。在横断面像上设置FOV大小及调整FOV端正。

2.斜冠状位

在矢状位图像上定位,垂直于颞叶或侧脑室颞角长轴线,在冠状位像上设置FOV大小及调整FOV端正。范围从颞极到枕骨。

3.冠状位扰梯度回波容积扫描

层数的选择可以只包括颞叶(较少的层数),也可以包括全脑(加大层数)。海马体积可以通过系统软件来测量,计算每层的海马面积乘以层厚再相加可得。

(五)推荐脉冲序列

1.横断位

T_2WI-TSE。

2.横断位

T_1WI-FALIR。

3.冠状位

T_2WI-TSE。

4.容积扫描

T_1WI 3D FFE。

(六)颞叶常见病变的特殊检查要求

1.颞叶癫痫

海马硬化是颞叶癫痫的常见病因,海马萎缩是诊断海马硬化最常见可靠的指征。所以,能清晰显示海马解剖结构至关重要。除常规横断位T_2WI、T_1WI外,还应加扫斜冠状位像,定位时定位线垂直于海马长轴,范围包括整个海马。

2.阿尔茨海默病(Alzheimer disease,AD)

AD是一种常见的慢性器质性脑病综合征,临床主要表现为认知功能障碍,其病理改变最早出现在内嗅皮层及海马的老年斑、神经纤维缠结硬化,影像学表现为该区域面积(体积)的缩小。除常规横断位 T_2WI、T_1WI 外及斜冠状位像外,还可以采用容积扫描用于海马体积的测量。

3.双海马 MRS

代谢产物的波谱分析。

(七)图像优化(序列参数应用技巧)

伪影主要来自颈动脉和椎动脉的搏动。加饱和脉冲可以减轻伪影。FOV 较大时不必要加饱和脉冲,因为从任何方向都不会有血流流入 FOV。

(八)对比剂应用

对比剂有时对于显示颞叶小病灶有用。

三、后颅窝和内听道 MR 成像技术

(一)检查前准备

(1)接诊时,核对患者一般资料,明确检查目的和要求。对目的和要求不清的申请单,应请临床医师务必写清,以免检查部位出错。

(2)检查患者是否属于禁忌证的范围,并嘱患者认真阅读检查注意事项,按要求准备,提供耳塞。

(3)进入检查室之前,应除去患者身上一切能除去的金属物品、磁性物质及电子器件,以免引起伪影及对物品的损坏。

(4)去除义齿、假发、接发;涂有摩丝、发胶、啫喱水的患者需清洗头发。

(5)告诉患者所需检查的时间,扫描过程中不得随意运动,平静呼吸,若有不适,可通过话筒和工作人员联系。

(6)婴幼儿、焦躁不安及幽闭恐惧症患者,应给适量的镇静剂或麻醉药物。一旦发生幽闭恐惧症立即停止检查,让患者脱离现场。

(7)急、危重患者,必须做 MR 检查时,应有临床医师陪同观察。

(二)常见适应证与禁忌证

1.适应证

(1)后颅窝病灶、脑桥小脑角病变。

(2)颈静脉球体瘤。

(3)听神经瘤,尤其是局限于内听道的小肿瘤。

(4)乳突胆脂瘤。

(5)耳部和颞部的其他良恶性肿瘤。

(6)颞骨部同时累及颅底和颅内的病变、颞骨骨折及中耳炎等。

2.禁忌证

(1)装有心脏起搏器或带金属植入物者。

(2)使用带金属的各种抢救用具而不能去除者。

(3)术后体内留有金属夹子者。检查部位邻近体内有不能去除的金属植入物。

(4)MRI 对比剂有关的禁忌证。严重心、肝、肾功能衰竭禁用对比剂。

(5)早期妊娠者(3 个月内)。

(6)幽闭恐惧症患者。

(三)线圈选择及患者体位设计

1.线圈选择

头颅正交线圈、多通道线圈或头颈联合线圈。

2.体位设计

患者仰卧位,头先进,双手置于身体两侧,人体长轴与床面长轴一致,头部两侧用海绵垫固定。颈短及肥胖患者两肩尽量向下且臀部垫以棉垫抬高臀部;婴幼儿头颅较小患者在颈、背部垫软垫,使头部尽量伸向线圈中心。双耳连线与线圈十字定位线一致。移动床面位置,开定位灯,使十字定位灯的纵横交点对准头线圈纵、横轴中点,即以线圈中心为采集中心,锁定位置,并送至磁场中心。

(四)扫描方位

1.横断位

以矢状位及冠状位做定位参考像,在矢状位定位像上横轴位定位线应平行于前后联合连线;在冠状位定位像上使横轴位定位线平行于两侧颞叶底部连线,以保证图像左右对称;在横断面像上设置 FOV 大小及调整 FOV 端正。

层数的选择应当包括后颅窝从枕骨大孔到颞骨岩部上缘的部分。如果后颅窝有较大肿瘤,则扫描范围应当加大以覆盖整个肿瘤区域。

2.冠状位

以横轴位及矢状位做定位参考像。在横轴位定位像上使定位线与大脑纵裂垂直。在矢状位定位像上使定位线与脑干平行。在冠状面定位像上设置 FOV 大小及调整 FOV 端正。

范围包括从小脑后缘至斜坡的部分。

(五)推荐脉冲序列

1.横断位

T_2 WI-TSE。

2.横断位

T_1 WI-FALIR。

3.冠状位

T_2 WI-TSE。

(六)图像优化(序列参数应用技巧)

内听道通常是较小的结构,本检查也主要是为了排除小的听神经瘤。因此图像具有高的空间分辨力和好的 SNR 是非常重要的。在内听道区域,由于具有颞骨岩部和乳突骨性结构,具有较低的质子密度,因而在一定程度上降低了该处的 SNR。可以采用薄层/层间距,来优化空间分辨力和提高 IAM 可见性。采用大矩阵,稍小的 FOV,另外需要增加 NEX 以保证一定的 SNR。

后颅窝静脉窦流动产生伪影。可以在 FOV 上、下加饱和带。外周门控也可以减小伪影,但扫描时间会增加。

(七)对比剂应用

检出微小听神经鞘瘤病灶通常会采用静脉内注射顺磁性对比剂,虽然 T_2 WI 高分辨率成像对大部分听神经瘤非常敏感,但若不行增强扫描,个别微小(1 mm 大小)病变仍难以检出。注射

对比剂后行 T_1WI 横断位、冠状位及矢状位并加脂肪抑制扫描。

四、垂体 MR 成像技术

（一）检查前准备

（1）接诊时，核对患者一般资料，明确检查目的和要求。对目的和要求不清的申请单，应请临床医师务必写清，以免检查部位出错。

（2）检查患者是否属于禁忌证的范围，并嘱患者认真阅读检查注意事项，按要求准备，提供耳塞。

（3）进入检查室之前，应除去患者身上一切能除去的金属物品、磁性物质及电子器件，以免引起伪影及对物品的损坏。

（4）去除义齿、假发、接发；涂有摩丝、发胶、啫喱水的患者需清洗头发。

（5）告诉患者所需检查的时间，扫描过程中不得随意运动，平静呼吸，若有不适，可通过话筒和工作人员联系。

（6）婴幼儿、焦躁不安及幽闭恐惧症患者，应给适量的镇静剂或麻醉药物。一旦发生幽闭恐惧症立即停止检查，让患者脱离现场。

（7）急、危重患者，必须做 MR 检查时，应有临床医师陪同观察。

（二）常见适应证与禁忌证

1.适应证

（1）垂体功能性疾病诊断（高催乳素血症、Cushing 综合征、肢端肥大症、垂体功能减退、糖尿病、闭经等）。

（2）下丘脑功能障碍。

（3）视觉障碍。

（4）垂体瘤术后评价。

（5）鞍区血管性疾病。

（6）鞍区先天性发育异常。

（7）鞍区骨源性疾病。

2.禁忌证

（1）装有心脏起搏器或带金属植入物者。

（2）使用带金属的各种抢救用具而不能去除者。

（3）术后体内留有金属夹子者。检查部位邻近体内有不能去除的金属植入物。

（4）MRI 对比剂有关的禁忌证。严重心、肝、肾功能衰竭禁用对比剂。

（5）早期妊娠者（3 个月内）。

（6）幽闭恐惧症患者。

（三）线圈选择及患者体位设计

1.线圈选择

头颅正交线圈、多通道线圈或头颈联合线圈。

2.体位设计

患者仰卧位，头先进，双手置于身体两侧，人体长轴与床面长轴一致，头部两侧用海绵垫固定。颈短及肥胖患者两肩尽量向下且臀部垫以棉垫抬高臀部；婴幼儿头颅较小患者在颈、背部垫软垫，使头部尽量伸向线圈中心。鼻根对准线圈十字定位线。移动床面位置，开定位灯，使十字定位灯的纵横交点对准头线圈纵、横轴中点，即以线圈中心为采集中心，锁定位置，并送至磁场中心。对特殊患者也可采用俯卧位，以便患者能配合完成 MRI 检查。

(四)扫描方位

先扫定位片，采用快速成像序列同时冠、矢、轴三方向定位图，在定位片上确定扫描基线、扫描方法和扫描范围。

鞍区常规扫描方位是冠状位、矢状位。

1.冠状位

以横轴位及矢状位做定位参考像。在横轴位定位像上使定位线与大脑纵裂垂直，在矢状位定位像上使定位线与鞍底垂直，扫描范围沿鞍区从前床突至后床突。在冠状面定位像上设置 FOV 大小及调整 FOV 端正。

2.矢状位

以横轴位及冠状位做定位参考像，在横轴位定位像上矢状位定位线与大脑纵裂平行，在冠状位定位像上定位线与大脑纵裂及脑干平行，扫描范围从一侧海绵窦到另一侧海绵窦。在矢状面定位像上设置 FOV 大小及调整 FOV 端正。

(五)推荐脉冲序列

1.垂体冠状位

T_1WI-TSE。

2.垂体冠状位

T_2WI-TSE。

3.垂体矢状位

T_1WI-TSE。

(六)垂体微腺瘤的特殊检查要求

怀疑有垂体微腺瘤，即临床有泌乳、停经史，实验室检查有催乳素增高、生长激素增高等，即使 MR 常规扫描未见病变者，需行垂体动态增强扫描。

选用冠状位 T_1WI 增强序列。由于受病灶范围、层数、层厚等因素牵制，以及动态时间分辨率的要求，必须设计扫描参数使其单期扫描时间控制在 12～20 秒。增强前先行预扫描 1 次，判断一下定位效果并及时做出相应调整。注射对比剂与扫描同时进行，前几期连续扫描，然后加大间隔时间，最后一次可延迟至 5 分钟。这种扫描的优势是不受固定扫描期限限制，自由观察微腺瘤对比剂填充情况。垂体微腺瘤早期增强幅度低，正常垂体组织增强明显。而时间-信号强度曲线更利于观察正常垂体与微腺瘤的增强性状。

(七)图像优化(序列参数应用技巧)(技术要点、伪影问题)

由于垂体窝位于 willis 环的前面和下部，血管搏动伪影比较剧烈。小 FOV 会增加混淆现象，相位方向上有解剖结构在 FOV 之外时，有必要采用 NPW。在 FOV 的上下左右加饱和带来减小伪影和混淆现象。

垂体窝结构较小，微腺瘤通常也很难看到。那么空间分辨力就很重要。薄层，小 FOV 可以保证较好的空间分辨力。

(八)对比剂应用

垂体和鞍区病变一般应常规增强扫描。而微腺瘤的动态增强扫描更应精确控制对比剂注入后的扫描时间，因为最终垂体腺体和微腺瘤都会被强化，这点很重要。

五、眼眶 MR 成像技术

(一)检查前准备

(1)接诊时，核对患者一般资料，明确检查目的和要求。对目的和要求不清的申请单，应请临床医师务必写清，以免检查部位出错。

(2)检查患者是否属于禁忌证的范围，并嘱患者认真阅读检查注意事项，按要求准备，提供耳塞。

(3)进入检查室之前，应除去患者身上一切能除去的金属物品、磁性物质及电子器件，以免引起伪影及对物品的损坏。

(4)去除义齿、假发、接发；涂有摩丝、发胶、啫喱水的患者需清洗头发；检查前向患者解释尽量不涂睫毛膏、不戴美瞳等化妆品。

(5)告诉患者所需检查的时间，扫描过程中不得随意运动；教会患者通过 MR 设备的声音辨别机器是否在扫描，在扫描时凝视前方保持眼睑和眼球不动。平静呼吸，若有不适，可通过话筒和工作人员联系。

(6)婴幼儿、焦躁不安及幽闭恐惧症患者，应给适量的镇静剂或麻醉药物。一旦发生幽闭恐惧症立即停止检查，让患者脱离现场。

(7)急、危重患者，必须做 MR 检查时，应有临床医师陪同观察。

(8)去除义眼。

(二)常见适应证与禁忌证

1.适应证

(1)眶部肿瘤，包括眼球、视神经与眶的各种肿瘤。

(2)眼肌疾病，如格氏眼病等。

(3)血管性病变，包括眶内静脉曲张、血管畸形、颈内动脉海绵窦瘘等。

(4)眼部外伤。

(5)非金属性眼内和眶内异物。

(6)眶内炎症包括炎性假瘤与眶内感染。

2.禁忌证

(1)装有心脏起搏器或带金属植入物者。

(2)使用带金属的各种抢救用具而不能去除者。

(3)术后体内留有金属夹子者。检查部位邻近体内有不能去除的金属植入物(如固定金属义齿)。

(4)MRI 对比剂有关的禁忌证。严重心、肝、肾功能衰竭禁用对比剂。

(5)早期妊娠者(3 个月内)。

(6)幽闭恐惧症患者。

(三)线圈选择及患者体位设计

1.线圈选择

头颅正交线圈、多通道线圈或头颈联合线圈。

2.体位设计

患者仰卧位，头先进，双手置于身体两侧，人体长轴与床面长轴一致，头部两侧用海绵垫固定。颈短及肥胖患者两肩尽量向下且臀部垫以棉垫抬高臀部；婴幼儿头颅较小患者在颈、背部垫软垫，使头部尽量伸向线圈中心。双眼连线中点对准线圈十字定位线。移动床面位置，开定位灯，使十字定位灯的纵横交点对准头线圈纵、横轴中点，即以线圈中心为采集中心，锁定位置，并送至磁场中心。眼睑、眶周病灶（如血管瘤）形状随体位改变的患者可根据有利显示病变要求而采用俯卧、侧卧位。

（四）扫描方位

先扫定位片，采用快速成像序列同时冠、矢、轴三方向定位图，在定位片上确定扫描基线、扫描方法和扫描范围。

眼眶常规扫描方位是横断位、冠状位和斜矢状位。

1.横断位

以矢状位和冠状位做定位参考像。在矢状位定位像上，视神经眶内段的平行线作为扫描基线；在冠状位定位像上，经两侧眼球中心的连续作为扫描基线。扫描范围上下包括眶上、下壁。在横断面定位像上设置 FOV 大小及调整 FOV 端正。

2.冠状位

以横轴位及矢状位做定位参考像。在横轴位定位像上使定位线与大脑中线结构连续垂直。在矢状位定位像上视神经眶内段的垂直线作为扫描基线。扫描范围从眼睑到眶尖。在冠状面定位像上设置 FOV 大小及调整 FOV 端正。

3.斜矢状位

以横轴位及冠状位做定位参考像，在横轴位定位像，以视神经眶内段的平行线作为扫描基线；在冠状位定位像上大脑中线结构的平行线作为扫描基线。扫描范围从眼眶外侧缘到眼眶内侧缘。在矢状面定位像上设置 FOV 大小及调整 FOV 端正。

（五）推荐脉冲序列

1.横断位

T_1WI-FLAIR。

2.横断位

T_2WI-TSE。

3.冠状位

T_2WI-TSE。

4.斜矢状位

T_2WI-FLAIR。

（六）眼眶常见病变的特殊检查要求

1.眶内病变

眼眶内脂肪丰富，T_2WI 像上多为高信号，病变容易被脂肪所掩盖，所以，T_2WI 要加压脂技术，用以压制高信号的脂肪。T_1WI 一般不加脂肪压制技术。但疑为脉络膜黑色素瘤则 T_1WI 加压脂，而 T_2WI 不加脂肪压制。因为黑色素瘤在 T_1WI 上为高信号，T_2WI 为低信号。这是由于黑色素瘤细胞内有较多顺磁性物质，使肿瘤的 T_1 和 T_2 值缩短，形成与一般肿瘤 MR 信号相反的信号特征。

2.眼肌病变

眼肌病变通常需要高信号脂肪的衬托，所以不加脂肪压制技术，有利于病变的显示。

3.血管性病变

如眼眶静脉曲张、颈动脉海绵窦漏等，除常规扫描外，必要时行俯卧或侧卧检查，这样的加压检查对明确病变性质及部位更有帮助。

（七）图像优化（序列参数应用技巧）

采用表面线圈可以获得较好的 SNR。它可以使比较小的解剖结构如视神经具有较好的分辨力。线圈的选择主要取决于感兴趣区的范围。如果眼眶和眼眶内的视神经是感兴趣区，那么采用表面线圈；如果视交叉和颅内视觉通路是感兴趣区，则选择头线圈。

有些患者可能是失明的，或者具有部分视力，检查时必须考虑这一点。检查前一定要告知患者检查时眼球不要乱动，并训练几次。并确保除去所有的眼球周围的饰物。采用的序列尽可能快，扫描时间尽可能短。

（八）对比剂应用

增强扫描是必要的，增强时要采用脂肪抑制。

六、鼻咽及鼻窦 MR 成像技术

（一）检查前准备

（1）接诊时，核对患者一般资料，明确检查目的和要求。对目的和要求不清的申请单，应请临床医师务必写清，以免检查部位出错。

（2）检查患者是否属于禁忌证的范围，并嘱患者认真阅读检查注意事项，按要求准备，提供耳塞。

（3）进入检查室之前，应除去患者身上一切能除去的金属物品、磁性物质及电子器件，以免引起伪影及对物品的损坏。

（4）去除义齿、假发、接发；涂有摩丝、发胶、啫喱水的患者需清洗头发。

（5）告诉患者所需检查的时间，扫描过程中不得随意运动，平静呼吸，若有不适，可通过话筒和工作人员联系。

（6）婴幼儿、焦躁不安及幽闭恐惧症患者，应给适量的镇静剂或麻醉药物。一旦发生幽闭恐惧症立即停止检查，让患者脱离现场。

（7）急、危重患者，必须做 MR 检查时，应有临床医师陪同观察。

（二）常见适应证与禁忌证

1.适应证

（1）鼻咽部肿瘤，如鼻咽癌、纤维血管瘤和脊索瘤等。

（2）鼻窦肿瘤、囊肿、息肉及黏膜增厚、窦内积液、积脓等。

（3）咽隐窝病变。

（4）颅颈部病变。

2.禁忌证

（1）装有心脏起搏器或带金属植入物者。

（2）使用带金属的各种抢救用具而不能去除者。

（3）术后体内留有金属夹子者。检查部位邻近体内有不能去除的金属植入物。

（4）MRI 对比剂有关的禁忌证。严重心、肝、肾功能衰竭禁用对比剂。

（5）早期妊娠者（3 个月内）。

(6)幽闭恐惧症患者。

(三)线圈选择及患者体位设计

1.线圈选择

头颅多通道线圈或头颈联合线圈。

2.体位设计

患者仰卧位,头先进,双手置于身体两侧,人体长轴与床面长轴一致,头部两侧用海绵垫固定。颈短及肥胖患者两肩尽量向下且臀部垫以棉垫抬高臀部;婴幼儿头颅较小患者在颈、背部垫软垫,使头部尽量伸向线圈中心。眼眶下缘对准线圈十字定位线。移动床面位置,开定位灯,使十字定位灯的纵横交点对准线圈纵、横轴中点,即以线圈中心为采集中心,锁定位置,并送至磁场中心。

(四)扫描方位

先扫定位片,采用快速成像序列同时冠、矢、轴三方向定位图,在定位片上确定扫描基线、扫描方法和扫描范围。

鼻咽、鼻窦常规扫描方位是横断位、冠状位和矢状位。

1.横断位

以矢状位和冠状位做定位参考像。在矢状位定位像上,硬腭的平行线作为扫描基线;在冠状位定位像上,硬腭的平行线作为扫描基线。扫描范围上至垂体,下至软腭下缘。在横断面定位像上设置 FOV 大小及调整 FOV 端正。

2.冠状位

以横轴位及矢状位做定位参考像。在横轴位定位像上使定位线与大脑中线结构连线垂直。在矢状位定位像上硬腭的垂直线作为扫描基线。扫描范围从鼻尖到枕骨大孔前缘。在冠状面定位像上设置 FOV 大小及调整 FOV 端正。

3.矢状位

以横轴位及冠状位做定位参考像,在横轴位定位像,以中线结构的平行线作为扫描基线;在冠状位定位像上以硬腭的垂直线作为扫描基线。扫描范围从一侧颞骨到另一侧颞骨。在矢状面定位像上设置 FOV 大小及调整 FOV 端正。

(五)推荐脉冲序列

(1)横断位:T_1WI-TSE。

(2)横断位:T_2WI-TSE。

(3)冠状位:T_2WI-TSE。

(4)矢状位:T_2WI-TSE。

(六)图像优化(序列参数应用技巧)

1.技术要点

由于各窦内含有空气,质子密度较低,因此该区域的 SNR 和 CNR 都不太理想。在显示骨骼上,MRI 不如 CT。MRI 在显示软组织上优于 CT。因此此时 SNR 比分辨力更重要。选用中等层厚扫描、大 NEX,大矩阵。

2.伪影问题

伪影主要来自颈动脉、椎动脉搏动。在 FOV 下面加饱和脉冲可以消除该伪影。

(七)对比剂应用

鼻窦扫描一遍无须增强,只有在鉴别炎症与肿瘤时需要注射造影剂;鼻咽部扫描必须增强,并加脂肪抑制技术。

七、口咽部、唾液腺MR成像技术

(一)检查前准备

(1)接诊时,核对患者一般资料,明确检查目的和要求。对目的和要求不清的申请单,应请临床医师务必写清,以免检查部位出错。

(2)检查患者是否属于禁忌证的范围,并嘱患者认真阅读检查注意事项,按要求准备,提供耳塞。

(3)进入检查室之前,应除去患者身上一切能除去的金属物品、磁性物质及电子器件,以免引起伪影及对物品的损坏。

(4)去除义齿、假发、接发;涂有摩丝、发胶、啫喱水的患者需清洗头发。

(5)告诉患者所需检查的时间,扫描过程中不得随意运动,平静呼吸,若有不适,可通过话筒和工作人员联系。

(6)婴幼儿、焦躁不安及幽闭恐惧症患者,应给适量的镇静剂或麻醉药物。一旦发生幽闭恐惧症立即停止检查,让患者脱离现场。

(7)急、危重患者,必须做MR检查时,应有临床医师陪同观察。

(8)教会患者通过MR设备的声音辨别机器是否在扫描,在图像扫描采集时尽量减少吞咽动作,可嘱患者舌尖轻抵门齿。

(二)常见适应证与禁忌证

1.适应证

(1)腮腺病变。

(2)舌癌等占位性病变。

(3)唾液腺肿块检查。

2.禁忌证

(1)装有心脏起搏器或带金属植入物者。

(2)使用带金属的各种抢救用具而不能去除者。

(3)术后体内留有金属夹子者。检查部位邻近体内有不能去除的金属植入物。

(4)MRI对比剂有关的禁忌证。严重心、肝、肾功能衰竭禁用对比剂。

(5)早期妊娠者(3个月内)。

(6)幽闭恐惧症患者。

(三)线圈选择及患者体位设计

1.线圈选择

头颅多通道线圈或头颈联合线圈。

2.体位设计

患者仰卧位,头先进,双手置于身体两侧,人体长轴与床面长轴一致,头部两侧用海绵垫固定。颈短及肥胖患者两肩尽量向下且臀部垫以棉垫抬高臀部;婴幼儿头颅较小患者在颈、背部垫软垫,使头部尽量伸向线圈中心。口唇中心对准线圈十字定位线。移动床面位置,开定位灯,使十字定位灯的纵横交点对准线圈纵、横轴中点，即以线圈中心为采集中心，锁定位置，并送至磁场中心。

（四）扫描方位

先扫定位片，采用快速成像序列同时冠、矢、轴三方向定位图，在定位片上确定扫描基线、扫描方法和扫描范围。

口咽、唾液腺常规扫描方位是横断位、矢状位和冠状位。

1.横断位

以矢状位和冠状位做定位参考像。在矢状位定位像上，硬腭的平行线作为扫描基线；在冠状位定位像上，硬腭的平行线作为扫描基线。扫描范围上至硬腭，下至舌骨。在横断面定位像上设置 FOV 大小及调整 FOV 端正。

2.冠状位

以横轴位及矢状位做定位参考像。在横轴位定位像上以腭正中缝或舌中隔的垂直线作为扫描基线。在矢状位定位像上硬腭的垂直线作为扫描基线。扫描范围从门齿到颈髓前缘。在冠状面定位像上设置 FOV 大小及调整 FOV 端正。

3.矢状位

以横轴位及冠状位做定位参考像。在横轴位定位像，以腭正中缝或舌中隔的平行线作为扫描基线；在冠状位定位像上以硬腭的垂直线作为扫描基线。扫描范围从一侧颞骨到另一侧颞骨，具体范围根据具体病灶区域而定。在矢状面定位像上设置 FOV 大小及调整 FOV 端正。

（五）推荐脉冲序列

（1）横断位：T_1WI-TSE。

（2）横断位：T_2WI-TSE。

（3）冠状位：T_2WI-TSE。

（4）矢状位：T_2WI-TSE。

（六）口咽部、唾液腺常见病变的特殊检查要求

（1）唾液腺结石显示对称的平扫薄层横断位 T_1WI 不加脂肪压制序列像非常有价值。在唾液腺区脂肪高信号的衬托下，低信号的腺管结石显示更清晰。

（2）颅颈部淋巴结、翼腭窝、颈动脉间隙病变颈部脂肪较多，为了更清晰地显示病变，扫描时要加脂肪抑制，定位诊断需要矢状位。除平扫外，增强扫描是很有必要的。

（七）图像优化（序列参数应用技巧）

唾液腺相对较小，因此空间分辨力非常重要。正确选择线圈可以优化 SNR。

采用薄层、大矩阵、大 NEX 扫描。可以采用 FSE 与 RT 的结合以提高 SNR，伪影主要来自颈动脉、椎动脉、颈静脉等血管的搏动和吞咽运动。在 FOV 上、下面加饱和带可以消除该伪影。

（八）对比剂应用

通常不用增强。在区分病理结构和正常解剖结构时给予增强。

八、颞颌关节（TMJ）MR 成像技术

（一）检查前准备

（1）接诊时，核对患者一般资料，明确检查目的和要求。对目的和要求不清的申请单，应请临床医师务必写清，以免检查部位出错。

(2)检查患者是否属于禁忌证的范围,并嘱患者认真阅读检查注意事项,按要求准备,提供耳塞。

(3)进入检查室之前,应除去患者身上一切能除去的金属物品、磁性物质及电子器件,以免引起伪影及对物品的损坏。

(4)去除义齿、假发、接发;涂有摩丝、发胶、啫喱水的患者需清洗头发。

(5)告诉患者所需检查的时间,扫描过程中不得随意运动,平静呼吸,若有不适,可通过话筒和工作人员联系。

(6)婴幼儿、焦躁不安及幽闭恐惧症患者,应给适量的镇静剂或麻醉药物。一旦发生幽闭恐惧症立即停止检查,让患者脱离现场。

(7)急、危重患者,必须做 MR 检查时,应有临床医师陪同观察。

(8)教会患者通过 MR 设备的声音辨别机器是否在扫描,在图像扫描采集时尽量减少吞咽动作,可嘱患者舌尖轻抵门齿。

(二)常见适应证与禁忌证

1.适应证

颞颌关节紊乱病。

2.禁忌证

(1)装有心脏起搏器或带金属植入物者。

(2)使用带金属的各种抢救用具而不能去除者。

(3)术后体内留有金属夹子者。检查部位邻近体内有不能去除的金属植入物。

(4)MRI 对比剂有关的禁忌证。严重心、肝、肾功能衰竭禁用对比剂。

(5)早期妊娠者(3 个月内)。

(6)幽闭恐惧症患者。

(三)线圈选择及患者体位设计

1.线圈选择

选用 7～8 mm 环形 TMJ 表面线圈一对,以及张口装置。

2.体位设计

患者取头先进,仰卧在检查床上,颈短及肥胖患者两肩尽量向下且臀部垫以棉垫抬高臀部。人体长轴与床面长轴一致,双手置于身体两旁或胸前。头颅正中矢状面尽可能与线圈纵轴保持一致,并垂直于床面。两环形线圈分别置于两侧颞颌关节处(外耳孔前方 1～2 cm),线圈表面与主磁场平行,并尽量靠近颞颌关节。采集中心对准两外耳孔连线中点。通常先行闭口位检查,然后体位保持不动,再行张口位扫描。一次固定,左右对比成像。

(四)扫描方位

先扫定位片,采用快速成像序列同时冠、矢、轴三方向定位图,在定位片上确定扫描基线、扫描方法和扫描范围。

TMJ 常规扫描方位是斜冠状位和矢状位。

1.斜冠状位

在横断位定位像,平行于下颌骨髁状突长轴、垂直于下颌骨体部的直线作为扫描基线;在矢状位定位像,平行于髁状突的直线作为扫描基线。在冠状面定位像上设置 FOV 大小及调整 FOV 端正。

2.斜矢状位

在横断位定位像,垂直于下颌髁状突长轴、平行于下颌骨体部的直线作为扫描基线;在冠状位定位像,平行于下颌骨髁状突长轴的直线作为扫描基线。在矢状面定位像上设置 FOV 大小及调整 FOV 端正。

(五)推荐脉冲序列

1.闭口位

(1)冠状位:T_2WI-TSE。

(2)矢状位:PDWI-TSE。

(3)矢状位:T_1WI-TSE。

2.张口位

矢状位:T_1WI-TSE。

(六)颞颌关节扫描的特殊要求

(1)颞颌关节 MRI 是诊断颞颌关节紊乱病的首选检查方法。双侧关节同时扫描,并要求做双侧的张口位和闭口位扫描。

(2)T_1WI 显示解剖结构,尤其是关节盘最佳;T_2WI 和 PDWI 可提供关节积液、炎症或水肿等相关信息。

(3)张口位扫描应尽量选择能缩短时间的序列。

(七)图像优化(序列参数应用技巧)

SNR 主要取决于线圈的质量。由于关节较小,空间分辨力非常重要,采用小 FOV,薄层,大矩阵是必要的。常犯的错误是矢状位斜位时,过度倾斜,注意一定要与下颌小头关节垂直。

伪影主要来自颈动脉搏动。在 FOV 上、下面加饱和带可以消除该伪影。

(八)对比剂应用

一般不用对比剂。

(九)摄片和图像后处理

拍片时加上定位像,并标记左、右侧及张、闭口外扫描。

九、脑神经 MR 成像技术

(一)检查前准备

(1)接诊时,核对患者一般资料,明确检查目的和要求。对目的和要求不清的申请单,应请临床医师务必写清,以免检查部位出错。

(2)检查患者是否属于禁忌证的范围,并嘱患者认真阅读检查注意事项,按要求准备,提供耳塞。

(3)进入检查室之前,应除去患者身上一切能除去的金属物品、磁性物质及电子器件,以免引起伪影及对物品的损坏。

(4)去除义齿、假发、接发;涂有摩丝、发胶、啫喱水的患者需清洗头发。

(5)告诉患者所需检查的时间,扫描过程中不得随意运动,平静呼吸,若有不适,可通过话筒和工作人员联系。

(6)婴幼儿、焦躁不安及幽闭恐惧症患者,应给适量的镇静剂或麻醉药物。一旦发生幽闭恐惧症立即停止检查,让患者脱离现场。

(7)急、危重患者,必须做 MR 检查时,应有临床医师陪同观察。

(二)常见适应证与禁忌证

1.适应证

(1)血管性脑神经痛。

(2)脑神经炎、微小神经鞘瘤。

(3)面瘫或面部麻木。

(4)单侧面部痉挛。

(5)三叉神经痛。

2.禁忌证

(1)装有心脏起搏器或带金属植入物者。

(2)使用带金属的各种抢救用具而不能去除者。

(3)术后体内留有金属夹子者。检查部位邻近体内有不能去除的金属植入物。

(4)MRI 对比剂有关的禁忌证。严重心、肝、肾功能衰竭禁用对比剂。

(5)早期妊娠者(3 个月内)。

(6)幽闭恐惧症患者。

(三)线圈选择及患者体位设计

1.线圈选择

头颅正交线圈、多通道线圈或头颈联合线圈。

2.体位设计

患者仰卧位,头先进,双手置于身体两侧,人体长轴与床面长轴一致,头部两侧用海绵垫固定。颈短及肥胖患者两肩尽量向下且臀部垫以棉垫抬高臀部;婴幼儿头颅较小患者在颈、背部垫软垫,使头部尽量伸向线圈中心。外耳孔连线对准线圈十字定位线。移动床面位置,开定位灯,使十字定位灯的纵横交点对准线圈纵、横轴中点,即以线圈中心为采集中心,锁定位置,并送至磁场中心。

(四)扫描方位

下面以面神经、听神经为例。

先扫定位片,采用快速成像序列同时冠、矢、轴三方向定位图,在定位片上确定扫描基线、扫描方法和扫描范围。常规扫描方位是横断位、冠状位。

1.横断位

以矢状位和冠状位做定位参考像。在矢状位定位像上,前后联合平行线作为扫描基线;在冠状位定位像上,平行于面听神经内听道的连线作为扫描基线。扫描范围从小脑天幕到枕骨大孔。在横断面定位像上设置 FOV 大小及调整 FOV 端正。

2.冠状位

以横轴位及矢状位做定位参考像。在横轴位定位像,平行于面听神经内听道的连线作为扫描基线。在矢状位定位像上前后联合垂直线作为扫描基线。扫描范围从鼻咽后壁到枕骨大孔后缘。在冠状面定位像上设置 FOV 大小及调整 FOV 端正。

(五)推荐脉冲序列

(1)横断位:T_2 WI-TSE。

(2)横断位:T_1 WI-TSE。

(3)冠状位：T_2WI-TSE。

(4)3D：FIESTA(平衡式稳态自由进动序列)，该序列在 SIEMENS 设备上称作 True FISP，PHILIPS 称作 B-FFE。

(5)3D：TOFMRA。

(六)脑神经常见病变的特殊检查要求

观察神经与血管交互关系时需加扫 3D MRA 序列。

(七)图像优化(序列参数应用技巧)

对于脑神经及其病变这类细小解剖结构和病理结构，高分辨是必需的。MRI 高分辨率的技术要点是选较大的矩阵，如 512×512；较薄的层厚，如 1 mm。

(八)对比剂应用

通常不用对比剂。在怀疑微小神经鞘瘤时需增强扫描。

(九)摄片和图像后处理

1.多平面重建(MPR)

3D FIESTA 序列图像的特点是脑脊液、内耳淋巴液呈高信号，其他组织呈相对低信号。进行 MPR 重建对显示三叉神经、内听道内的面听神经及其之间的解剖关系尤为重要。观察三叉神经一般采用斜矢状位重建；观察面、听神经通常采用斜冠状位(平行于内听道的斜冠状位)。多平面的重建是对横断位图像的一个重要补充。

2.最大信号强度投影(MIP)

原始数据 MIP 重建，重建层厚选择 3～5 mm。神经呈中等信号，血管为高信号。MIP 重建能多层面多角度显示脑神经与周围血管之间的走行、交互关系，对诊断因血管搏动引起的头痛、面神经痛等疾病提供极为重要的影像学信息。

3.内耳水成像的容积重建

3D FIESTA 序列用于内耳区扫描经容积重建可以获得内耳的水成像。经逐级裁剪、去除内耳周围的组织，最后能够任意角度、立体显示内耳迷路、半规管等结构，对于发现先天解剖畸形和迷路的形态改变非常有利。

十、脑部血管成像 MR 成像技术

(一)检查前准备

(1)接诊时，核对患者一般资料，明确检查目的和要求。对目的和要求不清的申请单，应请临床医师务必写清，以免检查部位出错。

(2)检查患者是否属于禁忌证的范围，并嘱患者认真阅读检查注意事项，按要求准备，提供耳塞。

(3)进入检查室之前，应除去患者身上一切能除去的金属物品、磁性物质及电子器件，以免引起伪影及对物品的损坏。

(4)去除义齿、假发、接发；涂有摩丝、发胶、啫喱水的患者需清洗头发。

(5)告诉患者所需检查的时间，扫描过程中不得随意运动，平静呼吸，若有不适，可通过话筒和工作人员联系。

(6)婴幼儿、焦躁不安及幽闭恐惧症患者，应给适量的镇静剂或麻醉药物。一旦发生幽闭恐惧症立即停止检查，让患者脱离现场。

(7)急、危重患者,必须做 MR 检查时,应有临床医师陪同观察。

(二)常见适应证与禁忌证

1.适应证

(1)颅内动脉瘤。

(2)脑梗死。

(3)动静脉畸形(AVM)。

(4)包括矢状窦血栓的经颅血管栓塞。

(5)颈动脉尤其分叉处的血流评价。

(6)脑血管疾病术后、治疗后随访。

(7)筛选可疑又不能行 DSA 检查的脑血管疾病。

2.禁忌证

(1)装有心脏起搏器或带金属植入物者。

(2)使用带金属的各种抢救用具而不能去除者。

(3)术后体内留有金属夹子者。检查部位邻近体内有不能去除的金属植入物。

(4)MRI 对比剂有关的禁忌证。严重心、肝、肾功能衰竭禁用对比剂。

(5)早期妊娠者(3 个月内)。

(6)幽闭恐惧症患者。

(三)线圈选择及患者体位设计

1.线圈选择

头颅正交线圈、多通道线圈或头颈联合线圈。

2.体位设计

患者仰卧位,头先进,双手置于身体两侧,人体长轴与床面长轴一致,头部两侧用海绵垫固定。颈短及肥胖患者两肩尽量向下且臀部垫以棉垫抬高臀部;婴幼儿头颅较小患者在颈、背部垫软垫,使头部尽量伸向线圈中心。鼻根对准线圈十字定位线。移动床面位置,开定位灯,使十字定位灯的纵横交点对准头线圈纵、横轴中点,即以线圈中心为采集中心,锁定位置,并送至磁场中心。

(四)扫描方位

先扫定位片,采用快速成像序列同时冠、矢、轴三方向定位图,在定位片上确定扫描基线、扫描方法和扫描范围。

横断位多层块重叠扫描。

(五)推荐脉冲序列

3D TOF MRA 技术或 3D PC MRA 技术。但基于血流的流入增强效应的 TOF 法是目前临床最常用的 MRA 技术。

(六)图像优化(序列参数应用技巧)

3D TOF MRA 的血流饱和现象不容忽视,饱和现象主要受两个方面因素的影响:慢血流信号明显减弱、容积内血流远侧的信号也明显减弱。

为了减少血流饱和,可采用以下对策。

(1)缩小激发角度,但这将造成背景组织信号抑制不佳。

(2)采用多个薄层块重叠采集把成像容积分成数个层块,每个层块厚度减薄,层块内的饱和效应就会减轻。

(3)逆血流采集容积采集时先采集血流远端的信号,然后向血流的近端逐渐采集,可有效减少血流饱和。

(4)FOV 上缘加预饱和带消除静脉流动伪影。

(七)对比剂应用

头颅 MRA 可以不用对比剂;颈部 MRA 一般注射对比剂,但对于对比剂过敏患者可以参照头颅 MRA 扫描法完成颈部血管成像。

(八)摄片和图像后处理

最大信号强度投影(MIP):原始数据 MIP 重建,重建层厚选择 3～5 mm,血管显示为高信号。MIP 重建能多层面任意角度显示血管形态、走行。

十一、喉 MR 成像技术

(一)检查前准备

(1)接诊时,核对患者一般资料,明确检查目的和要求。对目的和要求不清的申请单,应请临床医师务必写清,以免检查部位出错。

(2)检查患者是否属于禁忌证的范围,并嘱患者认真阅读检查注意事项,按要求准备,提供耳塞。

(3)进入检查室之前,应除去患者身上一切能除去的金属物品、磁性物质及电子器件,以免引起伪影及对物品的损坏。

(4)去除义齿、假发、接发;涂有摩丝、发胶、啫喱水的患者需清洗头发。

(5)告诉患者所需检查的时间,扫描过程中不得随意运动,平静呼吸,若有不适,可通过话筒和工作人员联系。

(6)婴幼儿、焦躁不安及幽闭恐惧症患者,应给适量的镇静剂或麻醉药物。一旦发生幽闭恐惧症立即停止检查,让患者脱离现场。

(7)急、危重患者,必须做 MR 检查时,应有临床医师陪同观察。

(8)教会患者通过 MR 设备的声音辨别机器是否在扫描,在图像扫描采集时尽量减少吞咽动作,可嘱患者舌尖轻抵门齿。

(二)常见适应证与禁忌证

1.适应证

(1)喉癌等喉部病变。

(2)囊肿性病变。

(3)甲状腺及甲状旁腺瘤肿大、甲状腺癌。

(4)颈部软组织(淋巴结肿大)包块。

2.禁忌证

(1)装有心脏起搏器或带金属植入物者。

(2)使用带金属的各种抢救用具而不能去除者。

(3)术后体内留有金属夹子者。检查部位邻近体内有不能去除的金属植入物。

(4)MRI 对比剂有关的禁忌证。严重心、肝、肾功能衰竭禁用对比剂。

(5)早期妊娠者(3 个月内)。

(6)幽闭恐惧症患者。

(三)线圈选择及患者体位设计

1.线圈选择

头颈联合线圈或颈部相控阵线圈。

2.体位设计

患者仰卧位,头先进,双手置于身体两侧,人体长轴与床面长轴一致,头部两侧用海绵垫固定。颈短及肥胖患者两肩尽量向下且臀部垫以棉垫抬高臀部;婴幼儿头颅较小患者在颈、背部垫软垫,使头部尽量伸向线圈中心。喉结中心对准线圈十字定位线。移动床面位置,开定位灯,使十字定位灯的纵横交点对准头线圈纵、横轴中点,即以线圈中心为采集中心,锁定位置,并送至磁场中心。

(四)扫描方位

先扫定位片,采用快速成像序列同时冠、矢、轴三方向定位图,在定位片上确定扫描基线、扫描方法和扫描范围。

常规扫描方位是横断位、冠状位和矢状位。

1.横断位

以矢状位和冠状位做定位参考像。定位线垂直于气管,扫描范围从 C_3～C_7。在横断面定位像上设置 FOV 大小及调整 FOV 端正。

2.冠状位

以横轴位及正中矢状位做定位参考像。定位线平行于气管、甲状软骨,扫描范围从喉结前缘至颈髓。在冠状面定位像上设置 FOV 大小及调整 FOV 端正。

3.矢状位

以横轴位及冠状位做定位参考像。定位线平行于正中矢状位,扫描范围包括两侧颈部淋巴结。在矢状面定位像上设置 FOV 大小及调整 FOV 端正。

(五)推荐脉冲序列

(1)横断位:T_1 WI-TSE。

(2)横断位:T_2 WI-TSE。

(3)冠状位:T_2 WI-TSE。

(4)矢状位:T_2 WI-TSE。

(六)喉部常见病变的特殊检查要求

1.喉癌

常需了解喉周围的浸润情况,有无淋巴结转移等。扫描时在横断位加大扫描范围,上至蝶鞍、海绵窦和 Meckel 区域,以明确上述部位有无肿瘤沿神经蔓延。矢状位和冠状位要薄层扫描;T_2 WI 加脂肪抑制。

2.甲状腺、甲状旁腺病变

扫描范围视甲状腺肿大、病变程度而定,以横断和冠状位为主。T_1 WI 高信号病变,注意加脂肪抑制。

(七)图像优化(序列参数应用技巧)

伪影主要来自颈动脉、椎动脉、颈静脉等血管的搏动和吞咽运动。在 FOV 上、下方加饱和带可以消除该伪影;另外,要告知患者检查时不要做吞咽动作,检查前要将唾液排干净并保持平静呼吸。

(八)对比剂应用

喉部的扫描通常不用增强,只有对病灶进行定性和分级时,才给予增强。但颈部的扫描通常需要注射对比剂。

(马立宝)

第二节　腹部 MR 检查技术

一、肝脏 MR 成像技术

(一)检查前准备

1.受检者的准备

除需与颅脑、脊柱等部位检查相同的准备外,肝脏 MRI 检查要求受检者空腹。一般情况下肝脏 MRI 检查无须服用消化道对比剂。

2.受检者的呼吸训练与监控

与颅脑、脊柱等部位的检查相比,肝脏的 MRI 检查需要受检者更多的配合。在检查前及摆放受检者体位的过程中,应注意与受检者交流,让受检者了解检查的全过程,这样不但可以缓解被检查者的紧张心理,还可使其更好地配合检查。

呼吸运动是影响肝脏 MRI 图像质量的重要因素之一,呼吸运动的有效控制和监控可以有效地提高肝脏 MRI 图像的质量,而后者主要依赖于呼吸的训练和监控。受检者的训练主要是呼吸和屏气训练。无论是呼吸触发技术或者呼吸补偿技术,都要求受检者进行均匀且较缓慢的呼吸。一般来讲肝脏 MRI 检查采用的是呼气门控,采集信号的触发位点在呼气相的中后期,停止位点为下一次吸气相的起始点,即利用两次呼吸相之间的相对静止期进行信号的采集。

(二)常见适应证与禁忌证

磁共振的多参数成像的特点在肝脏病变的鉴别诊断中具有重要价值。有时不需对比剂即可鉴别肝脏病变。MRCP 对胰、胆管病变的显示具有独特的优势。

除 MRI 通常禁忌证外,无特殊禁忌证。

(三)线圈选择及患者体位设计

1.线圈选择

线圈通常选择表面线圈,如专用的腹部线圈或者心脏扫描线圈。原则上被检查部位或组织要尽量贴近线圈,可根据具体情况灵活选择线圈,如小儿腹部扫描可选择头线圈等。

2.体位设计

肝脏的 MRI 检查一般采用仰卧位,双手臂置于身体两侧或上举至头颈部两侧,人体长轴与床面长轴重合。肝脏 MRI 扫描主要的扫描方位是横断面,双手臂置于身体两侧不会影响横断面的扫描。而当采用冠状面动态扫描时,为避免卷褶伪影才有必要把双手上举置于头颈部两侧。双手臂置于身体两侧时注意使用衬垫隔开受检者手臂与身体,不使其直接接触,以免产生灼伤,尤其是在 3.0 T 及以上场强的磁体中更要注意。

一般来说，肝脏 MRI 扫描定位线中心置于剑突下缘。

(四)扫描方位

肝脏 MRI 检查以横轴位为主，辅以冠状位。必要时可加矢状位或斜位的扫描。一般情况下，腹部横轴位的相位编码方向一般选择前后方向，并尽可能采用矩形 FOV。冠状面的相位编码方向一般选择左右方向。

1.横断位

以冠状位做定位参考像，在冠状位定位像上使横轴位定位线垂直于人体长轴。横轴位扫描范围应包括整个肝脏。T_1WI 像与 T_2WI 像层面要保持一致。

2.冠状位

以横轴位及矢状位做定位参考像。扫描范围根据肝脏前后径及病变大小而定。

(五)推荐脉冲序列

平扫横轴位 T_2WI/FS、T_2WI、T_1WI、冠状位 T_2WI/FS，增强后常规进行横轴位动态增强 T_1WI、冠状位 T_1WI。

区别肿瘤及血管瘤：多回波序列、DWI(弥散加权成像)b 值 400～600。

(六)肝脏常见病变的特殊检查要求

(1)肝脏血管瘤是常见的肝脏良性肿瘤，临床多无症状，且并发症极低，大多不需要手术切除，影像学检查的目的就是确诊。肝脏血管瘤在常规平扫图像上的表现与囊肿难以区分，无增强扫描时鉴别囊肿和血管瘤可加扫 FLAIR 或短 TR SE 多回波序列，FLAIR 上囊肿呈现低信号，血管瘤仍呈现高信号，而多回波序列中血管瘤信号为高信号，囊肿在第一回波中信号低于后续的回波。或者可使用 Balance-SSFP(FIETA/GE、True FISP/西门子、B-FFE/飞利浦)序列，囊肿在 Balance-SSFP 图像上仍呈现与 T_2WI 上类似的很高信号，而血管瘤的信号与 T_2WI 相比会有所衰减。DWI 亦可方便鉴别二者，囊肿呈现低信号，而血管瘤呈现略高信号。增强扫描鉴别血管瘤需要加扫延时扫描。增强的方式与 CT 上的碘对比剂相似，小血管瘤动脉期可即刻明显强化，大血管瘤动脉期多呈现周边结节状强化，随时间延迟逐渐向病变内强化，延迟扫描病变强化程度多等于或高于肝实质，大血管瘤可伴有动静脉瘘征象。

(2)肝硬化再生结节常规扫描难以与肿瘤病变相鉴别，动态增强序列是鉴别诊断的重要依据。

(3)肝细胞癌 HCC 动态增强序列是鉴别肝细胞癌 HCC 的重要依据。

(七)图像优化(序列参数应用技巧)

1.扫描时相的掌握

在循环状态正常的情况下，肝脏动脉期的时刻一般为注射对比剂后的 23～25 秒，扫描时原则上要把 K 空间中心数据的采集时刻置于开始注射对比剂后的 23～25 秒。对于二维扰相梯度回波 T_1WI 序列等没有采用 K 空间中心优先填充的三维扰相梯度回波 T_1WI 序列来说，如果整个序列的采集时间为 20 秒左右，则动脉期采集的起始点一般是在开始注射对比剂后 15～18 秒，若序列采集时间短，则应适当延长延迟时间，如序列采集时间为 15 秒，则延迟时间可以为 17～20 秒；对于采用中心填充或椭圆中心填充等 K 空间中心优先采集技术的三维扰相梯度回波 T_1WI 来说，动脉期的采集起始点一般为开始注射对比剂后 22～23 秒。对于反转恢复超快速梯度回波 T_1WI 序列来说，动脉期采集起始点一般在开始注射对比剂后 23～25 秒。对于任何序列，门静脉期的扫描时刻一般在注射对比剂开始后 50～60 秒，平衡期为 3～4 分钟，相比动脉期，静脉期和平衡期对时相的要求不是很严格，并可根据具体的需要进行延时扫描。

无论采用何种序列进行动态增强扫描，在计算动脉期起始时间都应该考虑到受检者执行屏气准备所需要的时间，这个时间应该根据受检者的实际情况灵活调整。如某患者动脉期开始时刻是在开始注射对比剂且该病例屏气准备时间需要 5 秒的话，则在开始注射对比剂后 10 秒即让患者开始屏气准备，此时正好到 15 秒，即开始启动采集；而如果患者屏气准备时间需要 10 秒的话，则应该在开始注射对比剂后 5 秒即让患者开始屏气准备。

对于循环异常的受检者，其各期时相的掌握应该根据具体情况而灵活调整，可采用测量循环时间等方法进行估算，也可采用智能触发或透视触发等技术启动扫描。

在有些新型的高场 MRI 设备上，三维容积内插快速扰相梯度回波序列采集整个肝脏的时间仅需要3～12 秒，可进行双动脉期扫描得到动脉早期和动脉晚期的图像，甚至可以进行多动脉期的扫描，这样对于时相的掌握的要求就有所降低。

2.T_1WI 序列

(1)SE 序列：在肝脏应用中，SE T_1WI 序列要求受检者均匀呼吸，并施加呼吸补偿技术(GE)或长程平均技术(LOTA 技术，西门子)。该序列的优点在于：图像有较高的信噪比；序列结构比较简单，信号变化比较容易解释；无须屏气，有利于儿童或年老体弱者的检查。其缺点在于：存在不同程度的呼吸运动伪影；存在运动相关的部分容积效应，减低了图像的 T_1 对比；采集时间较长，不能进行动态增强扫描。故 SE T_1WI 仅用于不能屏气但可以均匀呼吸的受检者。

(2)二维扰相 GRE 序列：是目前最常用的肝脏 T_1WI 序列之一，这类序列有 GE 公司的 FSPGR、西门子的 FLASH 和飞利浦的 T_1-FFE。该序列具有以下优点：采集速度快，一次屏气可以完成单个部位的 T_1WI 的采集；图像有足够的信噪比和良好的组织对比，T_1 对比总体上优于 SE T_1WI 序列；既可用于平扫，又可用于动态增强扫描；可以进行化学位移成像。该序列的缺点在于：屏气不佳者，图像有明显的运动伪影；层厚一般大于三维采集序列，且有层间距，不利于微小病灶的显示。该序列多用于能够良好屏气的受检者的常规 T_1WI 扫描。

(3)三维扰相 GRE 序列：另一个目前常用的肝脏 T_1WI 序列(高场机)。通常使用并行采集等快速采集技术并采用容积内插技术，这类序列有西门子公司的 VIBE、GE 公司的 FAME 和 LAVA 序列及飞利浦的 THRIVE 序列等。这类序列具有以下优点：快速采集，如果同时采用多种快速采集技术，其采集速度超过二维扰相 GRE 序列；与二维采集相比，图像层厚可更薄，有利于小病灶的显示；容积内连续采集，有利于后处理重建；用于增强扫描，可以同时得到肝实质和血管的图像。该序列的缺点在于：对硬件的要求较高，高场机效果较好，在 0.5 T 以下的低场机的采集速度不足以在一次屏气扫描完整个部位；图像的 T_1 对比不及二维扰相梯度回波序列。该序列在高场机主要用于动态增强扫描。

(4)二维反转恢复快速梯度回波序列：二维反转恢复快速梯度回波(IR-FGRE)序列属于超快速的 T_1WI，这类序列有 GE 的 FIRM 序列、西门子的 Turbo FLASH T_1WI 和飞利浦的 TFE T_1WI 等。其优点在于采集速度快，单层采集时间一般在 1 秒以下，因此即使受检者不屏气也没有明显的呼吸运动伪影。该序列的缺点在于：①图像的信噪比及组织对比较差；②由于图像是单层采集，类似于 CT，因此在动态增强扫描时，同一次屏气的不同层面可能不完全在同一时相。该序列一般仅用于不能屏气者的 T_1WI 或动态增强扫描，也可用于肝脏单层的灌注加权成像。

3.T_2WI 序列

(1)呼吸触发中短回波链 FSE(TSE)T_2Wl 序列：是目前应用最广泛的肝脏 T_2WI 序列，

ETL 常为 7～16，采集时间一般为 3～6 分钟，由于 ETL 较短，其 T_2 对比与常规 SE 序列相近；而采用的呼吸触发技术明显减少了呼吸运动伪影。一般把该序列作为腹部 T_2WI 的首选序列。该序列的缺点在于呼吸不均匀的受检者仍有较为严重的运动伪影。

(2)长回波链屏气 FSE(TSE)T_2WI 序列：该序列 ETL 常在 20 以上，可在 20～30 秒获得 15～20 层图像。该序列的优点在于：①成像快速，可以进行屏气扫描；②可以进行权重较重 T_2WI，有利于实性病变与良性富水病变的鉴别。缺点在于 ETL 太长，图像的软组织 T_2 对比较差，不利于实性病变特别是小肿瘤的检出。该序列主要用于不能均匀呼吸但可较好屏气的受检者。

(3)半傅立叶单次激发快速 SE(SS-FSE 或 HASTE)T_2WI 序列。该序列的特点是：①信号采集速度快，单层成像时间不到 1 秒，即便不屏气也几乎没有运动伪影；②与单次激发 FSE(TSE)T_2WI 序列相比，可选用相对较短的有效 TE(60～80 ms)，适合于肝脏 T_2WI 检查；③由于回波链很长，因此图像的软组织 T_2 对比比屏气的长回波链 FSE 还差。该序列仅用于不能屏气又不能均匀呼吸的受检者。在飞利浦的机型上，对 T_2WI 除了可以使用单次激发快速序列还可以添加门控技术，并使用复数个重复激励次数来进行平均以获得更好的图像质量。

(4)SE-EPIT_2WI 序列：SE-EPIT_2WI 可采用单次激发或多次激发技术，用于肝脏者多采用单次激发。单次激发 SE-EPI T_2WI 序列的优点在于：①成像速度快，单层图像采集时间不足 1 秒；②在所有的屏气 T_2WI 序列中，其 T_2 对比最好；③可以用于 DWI。缺点在于伪影较重，在不少受检者由于伪影存在，图像几乎不能用于诊断。该序列可用作前述 3 个 T_2WI 的补充序列。

(5)Balance-SSFP 序列：这类序列有 GE 的 FIESTA、西门子的 True FISP 及飞利浦的 Balance-FFE 序列等。该序列的优点包括水样成分如血液、胆汁、胰液等与软组织之间的对比很好，水样成分呈现很高信号，而软组织为中等偏低信号；由于勾边现象，脏器的轮廓显示清晰；图像信噪比良好。缺点在于：①T_1/T_2 对比，软组织对比很差，几乎在所有序列中对比最差，不利于肝脏实性病变的检出；②容易产生磁敏感伪影。该序列在主要作为补充序列用于肝内外脉管结构的显示，切不可用该序列来替代常规的 T_2WI 序列。

(八)对比剂应用

增强扫描不但可以增加病变的检出率，对于病变的定性诊断也很有帮助。因此对于腹部病变特别是肿瘤或肿瘤样病变的 MRI 检查，应该常规进行动态增强扫描。

对比剂：0.1 mmol/kg，2 mL/s 速度静脉注射。

(九)摄片和图像后处理

通常摄取横轴位 T_2WI/FS 及 T_1WI，增强后主要摄取横轴位 T_1 加权脂肪抑制图像，并摄取病变部位冠状位 T_1 加权脂肪抑制图像。

必要时重建：薄层重建清晰显示病变及侵犯范围。

(十)肝细胞特异性对比剂——普美显的应用

普美显是一种 MRI 新型肝细胞特异性对比剂，其有效成分是钆塞酸二钠(Gd-EOB-DTPA)，于 2004 年在瑞典首先获得批准后应用于临床，并于 2011 年 7 月在中国正式上市。

普美显是在钆喷酸葡胺(Gd-DTPA)分子上添加脂溶性的乙氧基苯甲基(EOB)而形成，其不仅具有非特异性细胞外对比剂的性质，还具有肝细胞特异性对比剂的特性。普美显(Gd-EOB-DTPA)的钆浓度为 0.025 mmol/mL，是一种无色透明溶液，渗透压和黏滞度均较低。与非特异性细胞外对比剂钆喷酸葡胺(Gd-DTPA)比较,约 10%的普美显能短暂与血清蛋白结合,因此其在血浆中的 T1 弛豫率约为钆喷酸葡胺的 2 倍。

静脉注射后,普美显通过肝细胞膜上的有机阴离子转运多肽-1 从细胞外间隙转运至肝细胞内,然后经胆小管多特异性有机阴离子转运体或多重耐药相关蛋白-2 排泄至胆小管内。其原理与另一种肝细胞特异性 MRI 对比剂莫迪司(Gd-BOPTA)相似,莫迪司在人体仅 5%被肝细胞吸收,经胆汁排泄,而普美显约 50%进入肝细胞内,再经胆道排泄。功能正常的肝细胞持续摄取普美显,使肝实质的 T_1WI 信号强度升高,而没有肝细胞或肝细胞功能受损的病变区则不摄取对比剂呈相对低信号,这就使病灶与正常肝脏的对比度加大,使肝内微小病变显示得更清楚。此外,由于普美显具有高胆管排泄率,还可显示肝内外胆道系统的结构、通畅程度,以及功能情况,在胆管系统的应用具有显著优势。

1.正常肝脏普美显增强 MRI 成像特点

肝脏普美显增强 MRI 包括动态期(动脉期、门静脉期、延迟期)和肝细胞期,正常肝脏在动态期的强化特点与使用钆喷酸葡胺相似,其初始强化峰值在 60～70 秒,之后大约 50%的普美显经肾脏逐渐排泄。其余 50%的普美显被肝细胞摄取吸收,注射后 20 分钟扫描获得肝细胞期图像,表现为肝脏的均匀强化。动态期成像用于判断病灶血供,肝细胞期图像则有助于显示病灶,两者结合使检出肝脏病灶的敏感性和特异性均得到显著提高。

2.肝脏普美显增强的特点

(1)肝细胞癌(图 6-1):肝细胞癌(HCC)简称为肝癌,好发于 30～60 岁,男性多见。早期通常无症状,中晚期出现肝区疼痛、消瘦乏力、黄疸和腹部包块。多数患者血甲胎蛋白显著升高。

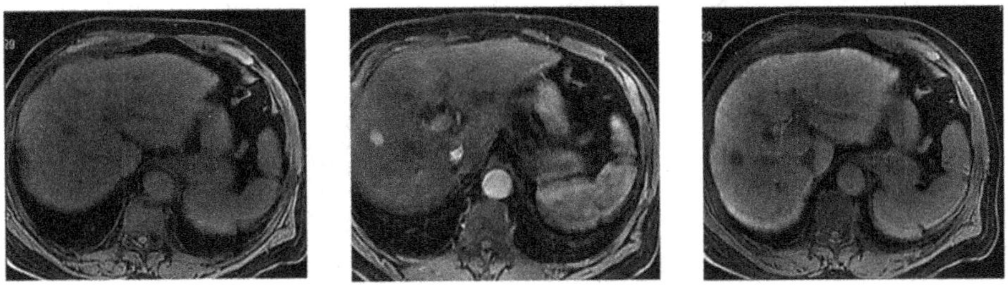

A　　B　　C

图 6-1　肝细胞癌

A.平扫横断位压脂 T_1WI,示肝右叶小结节呈相对等信号;B.静脉注入普美显后动脉期,示肝右叶小结节呈明显强化,信号均匀;C.静脉注入普美显后延迟 20 分钟,示肝右叶小结节呈明显低信号;此病灶经外科切除术后病理证实为肝细胞癌Ⅱ级

在注射钆对比剂后,绝大多数 HCC(80%～90%)病灶动脉期显著强化,而延迟期因对比剂流出而呈低信号。也有部分富血供病灶在延迟期无"流出"的低信号表现。少数 HCC(10%～20%)动脉期乏血供表现为低信号。通常表现不典型 HCC 为体积小、分化程度高的癌灶。

HCC 应用普美显进行增强扫描,其强化方式与钆喷酸葡胺基本一致,表现为"快进快出"。由于普美显使肝实质渐进性强化,病灶与肝脏的对比度加大,病灶看上去"流出"得更快一些。

在肝细胞期图像,由于 HCC 病灶不能摄取普美显而呈低信号,肿瘤边缘显示得更清晰,有利于小病灶的检出,提高了 HCC 诊断的敏感性和特异性。需要注意的是,2.5%～8.5%的高分化 HCC 在肝细胞期呈等信号或高信号,其机制尚不明确。

由于 HCC 的发病与肝硬化密切相关,从肝硬化发展至 HCC 经历再生结节(RN)、发育不良结节(DN)、早期 HCC 和中晚期 HCC 的病理演变过程。15%～25%的肝硬化含有 DN,结节内有异型肝细胞。组织学依据 DN 的分化程度,将之分为低级别和高级别两类,高级别 DN 被认为是癌前病变,最短 4 个月即发生恶变。在普美显增强的肝细胞期,RN 因保留肝细胞功能呈等信号,DN 若保留摄取对比剂功能而排泌受阻,则呈均匀或不均匀高信号,失去摄取对比剂能力的 DN 呈低信号。

(2)肝转移瘤:肝转移瘤临床常见,主要来自胃肠道、胰腺、乳腺和肺的原发恶性肿瘤。肝转移瘤通常多发,大小从数毫米到 10 cm 以上,病灶容易发生坏死、囊变和出血,可有钙化。除原发性肿瘤的症状外,患者还出现肝大、肝区疼痛、消瘦、黄疸和腹水等症状。肝转移瘤 MRI 平扫通常表现为 T_1 加权像稍低信号、T_2 加权像稍高信号(富血供转移瘤的信号强度较高)。黑色素瘤转移表现特殊,T_1 加权像高信号、T_2 加权像低信号。增强扫描的表现与原发肿瘤血供有关,富血供转移瘤表现为一过性显著结节样强化,但肿瘤边缘环状强化、中央坏死区无强化的"牛眼征"表现更为常见;乏血供转移瘤则无强化或仅有延迟强化。普美显增强在肝细胞期,因转移瘤不含肝细胞,故不摄取对比剂呈低信号。已经证明普美显增强 MRI 对检出小于 1 cm 的肝转移瘤更敏感。

(3)肝血管瘤(图 6-2):血管瘤是最常见肝脏良性肿瘤,组织学上分为硬化性血管瘤、血管内皮细胞瘤、毛细血管瘤和海绵状血管瘤等类型,以海绵状血管瘤最多见。平常所谓肝血管瘤就是指海绵状血管瘤,可累及任何年龄人群,但多见于成年人(30～60 岁)女性。病灶血大小不一,多数在 3～5 cm。单发多见,多发者仅占 5%～15%。绝大部分肝血管瘤患者无临床症状,少数大病灶可压迫肝组织或邻近脏器,产生上腹部不适、胀痛等症状。

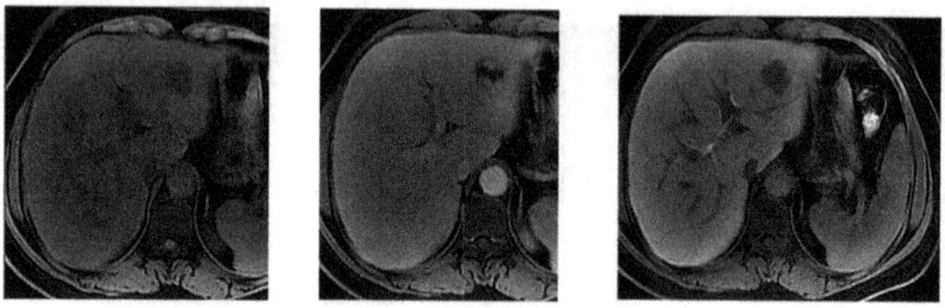

A　　　　B　　　　C

图 6-2　肝血管瘤

A.平扫横断位压脂 T_1WI,示肝左叶一类圆形病变呈低信号,边界清晰;B.静脉注入普美显后门静脉期,示肝左叶病变呈向心性强化;C.静脉注入普美显后延迟 20 分钟,示肝左叶病变呈明显低信号

肝海绵状血管瘤在 T_1 加权像呈略低信号,T_2 加权像呈高信号,在多回波序列,随回波时间延长,其信号强度逐渐增高呈"灯泡征"。钆喷酸葡胺增强动脉期病灶边缘呈结节状强化,门静脉期病灶强化范围扩大,延迟扫描强化区逐步向病灶中心推进,直至基本充填与肝实质信号相近。若病灶内有纤维化或血栓囊变成分,可见无强化的更低信号区,为肝血管瘤的特征性表现。使用普美显增强,其早期表现与钆喷酸葡胺类似,但在动态增强后期,因肝细胞摄取导致对比剂在血池的分布减少,病灶不能被完全充填。由于血管瘤内部异常扩张血窦不含正常肝细胞,在肝细胞期病灶为低信号。应该指出,动脉期快速充填小血管瘤的平扫和普美显增强表现均与富血供转移瘤接近,两者的鉴别诊断很困难。

(4)肝脏局灶性结节增生(图 6-3):肝脏局灶性结节增生(FNH)是一种肝脏少见良性占位性病变,常单发(约 20%多发)。病理上病灶由结构紊乱的正常肝细胞、Kupffer 细胞、血管和胆管等构成,但无正常肝小叶的条索状结构,其境界清晰,无包膜。好发于 30～60 岁的女性,病灶平均直径约为 5 cm,也可达 8 cm 以上。典型 FNH 在结节剖面中有特征性中央星型瘢痕,内含畸形血管结构(见于 50%的病例)。FNH 无出血倾向,亦未见恶变报道,患者通常无症状,多在影像学检查时偶然发现。

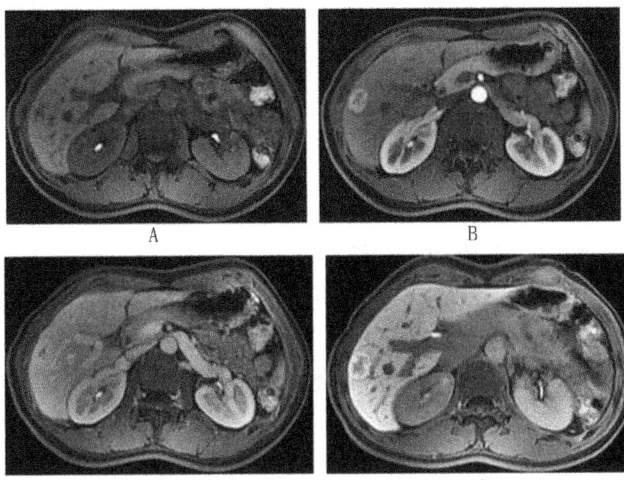

A　　B

C　　D

图 6-3　肝局灶性结节增生

A.平扫压脂 T_1WI,示肝右后叶包膜下片状等低混杂信号影,边界欠清;B.静脉注入普美显后动脉期,示肝右后叶病变呈明显、不均匀强化,中央见片状低信号区;C.静脉注入普美显后门静脉期,示肝右后叶病变持续强化,中央疤痕区范围相对动脉期略缩小;D.静脉注入普美显后延迟 20 分钟,示肝右后叶病变呈中央低信号、边缘高信号。此病灶经外科切除术后病理证实为肝局灶性结节增生

FNH 在平扫 T_1 加权像呈等信号,T_2 加权像稍高或等信号。中央瘢痕在 T_1 加权像呈低信号,T_2 加权像呈高信号,少数 FNH 中心瘢痕出现机化呈低信号,与纤维板层肝癌中心致密纤维和血管瘤瘢痕相似。不典型的 FNH 在 T_1 加权像上呈低信号,T_2 加权像上呈等信号,肿块内可无瘢痕出现,信号均匀,边界清楚,有时在肿瘤边缘可见流空的血管影。FNH 的 MRI 增强典型表现有一定特征性,中央见星芒状延迟增强的瘢痕组织,结节增强呈“快进慢出”,较容易做出诊断。使用普美显进行增强,因 FNH 含功能正常的肝细胞,但胆管异常,并且不与周围胆管系统相连,因此肝细胞期病灶表现为等或高信号。van Kessel 等人总结了 26 例 FNH 在普美显增强 20 分钟延迟肝细胞期的表现,与周围肝实质相比,38%的病灶呈均匀等信号,15%为不均匀高信号,19%为不均匀等信号,23%为内部低信号伴周围环状高信号,仅 5%低信号。FNH 中心星状瘢痕含纤维结缔组织和畸形血管,在肝细胞期图像呈低信号。

(5)肝腺瘤:肝腺瘤亦称肝细胞腺瘤(HCA),是少见肝脏良性肿瘤。据报道长期服用避孕药者的发病率为 3/1 万～4/1 万,而不服用避孕药或服用避孕药史短于 2 年的妇女,发病率仅为 1/100 万。肝腺瘤的病理学特征是肝细胞良性增生,由扩张的血窦分隔,外围假包膜,瘤内常见脂肪成分、坏死或出血。患者的临床表现随肿瘤大小、部位及有无并发症而不同。5%～10%的患者无任何症状,系查体或手术时偶然发现。约 1/3 患者发现腹部肿块和右上腹隐痛,伴恶心、食欲缺乏等。肿瘤发生破裂出血时,可出现突发右上腹剧痛。查体可发现腹肌紧张,局部压痛、反跳痛，重症患者可出现失血性休克。偶见黄疸、发热。HCA 不仅有破裂出血的倾向，还有恶变为肝细胞癌的潜能，通常需要手术切除。

MRI 平扫 T_1 加权像肿瘤常呈等或稍低信号，T_2 加权像以高信号为主，瘤内若有出血坏死则信号不均匀。动脉期呈显著强化或轻到中度强化，瘤内出血无强化；门脉期和延迟期强化程度下降或持续强化。假包膜在 T_1 加权像为低信号，T_2 加权像为高信号，呈持续显著强化或延迟强化。使用普美显肝腺瘤多在动脉期显著强化，增强后期"流出"现象；肝细胞期典型肝腺瘤呈低信号，这是与 FNH 鉴别的重要特征，但偶尔肝腺瘤可呈等甚至高信号，机制尚不明确。

二、胆囊、胆道 MR 成像技术

（一）检查前准备

1.受检者的准备

与肝脏 MRI 检查相比，胆囊、胆道 MRI 检查要求更为严格，受检者需空腹检查，禁食禁水 6 小时以上，防止胃肠道液体太多，影响对胆道的显示和观察。

有需要者可服用胃肠道阴性对比剂来抑制胃肠道的液体信号。

2.受检者的呼吸训练与监控

与肝脏 MRI 检查一样，需要患者的良好配合，MRCP 一般需要进行屏气和呼吸触发两种扫描方式，检查前应对患者充分训练。

（二）常见适应证与禁忌证

胆囊与胆管内的胆汁属于静止的液体，表现为高信号，扩张的胆道系统与周围组织形成良好对比。虽然胆囊内结石无法在 MRI 上直接显影，但其周围所包绕的胆汁形成的对比能较好地显示其大小、位置以及形态。MRCP 对胰胆管病变的显示具有独特的优势。

除 MRI 检查通常禁忌证外无特殊禁忌证。

（三）线圈选择及患者体位设计

1.线圈选择

线圈通常选择表面线圈如专用的腹部线圈或者心脏扫描线圈。

2.体位设计

体位同肝脏 MRI 扫描，患者仰卧位，定位线中心置于剑突下缘。

（四）扫描方位

胆囊 MRI 检查以横轴位为主，辅以冠状位。必要时可加沿管道走行方向的斜矢状位或斜冠位。

MRCP 通常进行冠状位扫描，必要时进行平行于左右胆管的斜冠位扫描。

1.横轴位

以冠状位做定位参考像，在冠状位定位像上使横轴位定位线垂直于人体长轴。横轴位一般常规扫描整个肝脏。T_1WI 像与 T_2WI 像层面要保持一致。

2.冠状位

以横轴位及矢状位做定位参考像。

（五）推荐脉冲序列

平扫横轴位 T_2WI/FS、T_2WI、T_1WI 冠状位 T_2WI/FS，增强后常规进行横轴位动态增强 T_1WI、冠状位 T_1WI。

MRCP:2D 或 3D,在梗阻部位进行薄层横轴位 T_2WI/FS。

(六)胆囊、胆道常见病变的特殊检查要求

除常规扫描序列外可以加做 MRCP。MRCP 对胰胆管病变的显示具有独特的优势,结合常规 MRI 图像可以获得直观的诊断印象,需要注意的是在有梗阻的部位加扫薄层扫描,必要时口服阴性对比剂降低胃肠道高信号水对图像质量的影响。

(七)图像优化(序列参数应用技巧)

MRCP 主要有 3 种扫描方式,即屏气厚块一次投射 MRCP、呼吸触发 3D MRCP、2D 连续薄层扫描 MRCP,一般联合使用前两种。

MRCP 必须使用脂肪抑制技术。

(八)对比剂应用

与 CT 相比,MRI 有更高的软组织分辨力,一部分病变依靠 MRI 平扫即可检出,甚至可以确诊。但胆囊、胆道器官由于管壁较薄,而且发生实质性病变时的天然对比往往不好,需要借助对比剂制造人工对比。增强扫描不但可以增加病变的检出率,对于病变的定性诊断也很有帮助。因此对于胆囊肿瘤和胆道梗阻性病变的 MRI 检查,应该常规进行动态增强扫描。

对比剂:0.1 mmol/kg,2～3 mL/s 速度静脉注射。

(九)摄片和图像后处理

通常摄取横轴位 T_2WI/FS 及 T_1WI,增强后主要摄取横轴位 T_1 加权脂肪抑制图像,并摄取病变部位冠状位 T_1 加权脂肪抑制图像。

必要时重建:薄层重建清晰显示病变及侵犯范围。

三、胰腺 MR 成像技术

(一)检查前准备

1.受检者的准备

同肝脏 MRI 检查,胰腺 MRI 检查要求受检者最好能够空腹检查。一般情况下胰腺 MRI 检查无须做特殊准备。

2.受检者的呼吸训练与监控

同肝脏 MRI 检查。

(二)常见适应证与禁忌证

胰腺周围有脂肪衬托,MRI 扫描中胰腺各种病变通常在脂肪抑制技术下能获得较好的对比。慢性胰腺炎、胰腺癌等造成胰管扩张时,MRCP 可以帮助进行诊断。近来 DWI 在胰腺疾病的诊断与鉴别诊断中也表现出了相当的潜力。

除 MRI 检查通常禁忌证外,无特殊禁忌证。

(三)线圈选择及患者体位设计

1.线圈选择

线圈通常选择表面线圈如专用的腹部线圈或者心脏扫描线圈。

2.体位设计

同肝脏扫描体位。

(四)扫描方位

胰腺 MRI 检查以横轴位为主,辅以冠状位。必要时可加矢状位或斜位的扫描。一般情况下，胰腺横轴位以前后方向为相位编码方向，并尽可能同时采用矩形 FOV。冠状面扫描一般选择左右方向为相位编码方向。

1.冠状位

以横轴位及矢状位做定位参考像。一般使用标准冠状位。扫描范围根据胰腺前后径及病变大小而定。

2.横轴位

以冠状位做定位参考像，在冠状位定位像上使横轴位定位线垂直于人体长轴。横轴位扫描范围包括整个胰腺。T_1WI 像与 T_2WI 像层面要保持一致。

（五）推荐脉冲序列

与肝脏扫描序列相似，需要薄层扫描。

平扫横轴位 T_2WI/FS、T_2WI、T_1WI 冠状位 T_2WI/FS。

增强后常规进行横轴位动态增强 T_1WI、冠状位 T_1WI。

DWI（弥散加权成像）b 值 400～600。

（六）胰腺常见病变的特殊检查要求

1.胆囊、胆管、胰管病变

除常规扫描序列外可以加做 MRCP，MRCP 对胰胆管病变的显示具有独特的优势，结合常规 MRI 图像可以获得直观的诊断印象，需要注意的是在有梗阻的部位加扫薄层扫描。

2.胰腺癌

胰腺癌主要依据胰腺肿瘤的信号，增强特点以及继发胰管扩张等表现做出诊断，血管侵袭和腹膜后淋巴结肿大对诊断具有重要意义，增强扫描有助于胰腺癌诊断。当存在胆道低位梗阻时，应注意胰头部肿瘤的可能性。

扫描层厚与间距均要薄，3～5/0.3～1 mm，图像质量以 T_1WI 脂肪抑制（T_1WI/FS）、T_2WI 脂肪抑制（T_2WI/FS）最好。

T_1WI 脂肪抑制：由于脂肪信号受抑制，胰腺腺泡组织内的水溶性蛋白成分高，使胰腺呈相对高信号，显示正常胰腺和毗邻结构较为有利。

（七）图像优化（序列参数应用技巧）

胰腺动态增强扫描同肝脏动态增强扫描。

胰腺体积较小，应进行薄层扫描，钩突要包括在扫描范围之内，对于恶性肿瘤的患者应适当扩大扫描范围。

（八）对比剂应用

胰腺的天然对比往往不好，需要借助对比剂制造人工对比。增强扫描不但可以增加病变的检出率，对于病变的定性诊断也颇有帮助。因此对于胰腺病变特别是肿瘤或肿瘤样病变的 MRI 检查，应该常规进行动态增强扫描。

对比剂：0.1 mmol/kg，2～3 mL/s 速度静脉注射。

（九）摄片和图像后处理

通常摄取横轴位 T_2WI/FS 及 T_1WI，增强后主要摄取横轴位 T_1 加权脂肪抑制图像，并摄取病变部位冠状位 T_1 加权脂肪抑制图像。

必要时重建：薄层重建清晰显示病变及侵犯范围。

四、肾上腺MR成像技术

(一)检查前准备

1.受检者的准备

同肝脏的MRI扫描。

2.受检者的呼吸训练与监控

同肝脏的MRI扫描。

(二)常见适应证与禁忌证

占位性病变,免疫炎性细胞浸润或纤维化引起的皮质和(或)髓质萎缩,先天性类固醇合成酶缺陷引起的皮质增生等会引起肾上腺形态改变的疾病都可以用MRI进行检测。

除MRI检查通常禁忌证外无特殊禁忌证。

(三)线圈选择及患者体位设计

1.线圈选择

线圈通常选择表面线圈如专用的腹部线圈或者心脏扫描线圈。

2.体位设计

肾上腺的检查体位与肝脏检查体位设计一致。

肾上腺定位线中心对准剑突与脐连线中点。

(四)扫描方位

肾上腺MRI检查以横轴位为主,冠状位对显示肾上腺与肝脏、双肾的关系更加有效,尤其在区别病变位于肾上腺还是肾脏时冠状位扫描是必不可少的。一般情况下,横轴位选择前后方向为相位编码方向,并尽可能同时采用矩形FOV。冠状面扫描则一般选择左右方向为相位编码方向。

1.横轴位

以冠状位做定位参考像,在冠状位定位像上使横轴位定位线垂直于人体长轴。横轴位扫描范围从肾上极上2 cm到肾门,若病变体积较大,可适当增加扫描范围以扫描完整个病变。T_1WI像与T_2WI像层面要保持一致。

2.冠状位

以横轴位及矢状位做定位参考像。一般使用标准冠状位。扫描范围根据肾上腺前后径及病变大小而定。

(五)推荐脉冲序列

常规采用薄层扫描。

平扫横轴位T_2WI/FS、T_2WI、同反相位T_1WI、冠状位T_2WI。

增强后常规进行横轴位动态增强T_1WI、冠状位T_1WI。

(六)腹部常见病变的特殊检查要求

肾上腺肿瘤同反相位成像可帮助区分肾上腺腺瘤、髓样脂肪瘤,为发现肾上腺占位时的重要扫描序列。肾上腺腺瘤因为含有一定量的脂肪,其信号在反向位图像上有明显的下降,而肾上腺恶性病变如转移瘤或原发性肾上腺皮质癌不含或含有极少量脂肪,在反相位图像上不产生信号下降。

同反相位成像对于纯脂肪组织不能起到鉴别作用,应与脂肪抑制序列相互结合以助定性。

动态强化亦有助于鉴别诊断。在动态增强扫描时，腺瘤多呈早期、轻/中度强化且廓清迅速，非腺瘤多呈早/中期、中/重度强化且廓清缓慢。

对于肾上腺占位病变，进行冠状位扫描有助于明确病变与周围组织的结构关系。

（七）图像优化（序列参数应用技巧）

扫描时相同肝脏 MRI 扫描。

（八）对比剂应用

肾上腺的天然对比往往不好，需要借助对比剂制造人工对比。增强扫描不但可以增加病变的检出率，对于病变的定性诊断也颇有帮助。如在动态增强扫描时，腺瘤多呈早期、轻/中度强化且廓清迅速，非腺瘤多呈早/中期、中/重度强化且廓清缓慢。

对比剂：0.1 mmol/kg，2～3 mL/s 速度静脉注射。

（九）摄片和图像后处理

通常摄取横轴位 T_2WI/FS 及 T_1WI，增强后主要摄取横轴位 T_1 加权脂肪抑制图像，并摄取病变部位冠状位 T_1 加权脂肪抑制图像。

必要时重建：薄层重建清晰显示病变及侵犯范围。

五、肾脏、输尿管 MR 成像技术

（一）检查前准备

1.受检者的准备

肾脏 MRI 检查并不要求受检者空腹检查。一般情况下肾脏 MRI 检查无须服用消化道对比剂。

2.受检者的呼吸训练与监控

同肝脏的 MRI 检查。

（二）常见适应证与禁忌证

肾与其周围脂肪囊在 MRI 图像上可形成鲜明的对比，肾实质与肾盂内尿液也可形成良好对比。MRI 对肾脏疾病的诊断具有重要价值，对肾实质及血管病变的显示优势明显。MR 泌尿系统成像（MRU）可直接显示尿路，对输尿管狭窄、梗阻具有重要诊断价值，对肾功能差、IVP 检查不显影的患者尤为适用。

除 MRI 通常禁忌证外，无特殊禁忌证。

（三）线圈选择及患者体位设计

1.线圈选择

线圈通常选择表面线圈如专用的腹部线圈或者心脏扫描线圈。

2.体位设计

肾脏的 MRI 检查体位与肝脏 MRI 检查一致。

肾脏定位线中心对准剑突与脐连线中点。

（四）扫描方位

肾脏 MRI 检查以横轴位及冠状位并重。一般情况下，肾脏横轴位以前后方向为相位编码方向，并尽可能同时采用矩形 FOV。冠状面扫描选择左右方向为相位编码方向。

1.横轴位

以冠状位做定位参考像，在冠状位定位像上使横轴位定位线垂直于人体长轴。横轴位扫描范围包括整个肾脏。T_1WI 像与 T_2WI 像层面要保持一致。

2.冠状位

以横轴位及矢状位做定位参考像。一般使用标准冠状位。扫描范围根据肾脏前后径及病变大小而定。

(五)推荐脉冲序列

平扫横轴位 T_2WI/FS、T_2WI、T_1WI 冠状位 T_2WI/FS，增强后常规进行横轴位动态增强 T_1WI、冠状位 T_1WI。

肾脏动态增强扫描同肝脏动态增强扫描。

(六)常见病变的特殊检查要求

1.尿路梗阻

除常规扫描序列外可以加做 MRU，需要注意的是在有梗阻的部位加扫薄层扫描明确梗阻原因。

肾盂、输尿管的病变往往与膀胱病变同时发生，所以必要时行膀胱的扫描提供更多的信息。

2.肾癌

怀疑肾癌时，检查范围需适当增大，除了肾脏病变外，还应加强对腹膜后淋巴结、肾静脉、下腔静脉的显示。

(七)图像优化(序列参数应用技巧)

肾脏占位病变疑有脂肪成分时，可以进行同反相位扫描以帮助诊断。

(八)对比剂应用

磁共振增强扫描可明显增加肾实质的对比，对肾实质的病变特别是肿瘤或肿瘤样病变的 MRI 检查具有重要的意义。

对比剂：0.1 mmol/kg，2～3 mL/s 速度静脉注射。

(九)摄片和图像后处理

通常摄取横轴位 T_2WI/FS 及 T_1WI，增强后主要摄取横轴位 T_1 加权脂肪抑制图像，并摄取病变部位冠状位 T_1 加权脂肪抑制图像。

必要时重建：薄层重建清晰显示病变及侵犯范围。

六、前列腺 MR 成像技术

(一)检查前准备

1.受检者的准备

前列腺 MRI 检查并不严格要求受检者空腹检查。一般情况下前列腺 MRI 检查无须服用消化道对比剂，对于前列腺 MRI 扫描，受检者最好有适量的尿液充盈膀胱。使用直肠内线圈时则需提前一天只进食流食，以保证直肠内清洁。

2.受检者的呼吸训练与监控

与腹部 MRI 检查相比，多数情况下呼吸运动对于前列腺部位的 MRI 扫描影响不大，无须进行呼吸控制。

(二)常见适应证与禁忌证

前列腺增生、前列腺炎是男性常见疾病，而对于前列腺来说，前列腺癌的诊断和分期尤为重要。MRI 是诊断前列腺癌，尤其是早期者的有效方法，对于前列腺癌的局部分期有重大意义。

有直肠肛门手术史、近期活检、肠梗阻、肛瘘、巨大痔、炎症性肠病、抗凝治疗及出血性疾病患者不可使用直肠内线圈。

(三)线圈选择及患者体位设计

1.线圈选择

线圈可以选择表面线圈如专用的腹部线圈或者心脏扫描线圈,有条件的话也可以使用直肠内线圈。

2.体位设计

前列腺的 MRI 检查一般采用仰卧位,双手臂置于扫描区域以外的位置,人体长轴与床面长轴重合。双手臂置于身体两侧时注意使用衬垫隔开受检者手臂与身体,不使其直接接触,以免产生灼伤,尤其在 3.0 T 及以上场强的磁体中更要注意。

前列腺 MRI 定位线中心对脐与耻骨联合连线中点。

(四)扫描方位

前列腺 MRI 检查包括横轴位、矢状位、冠状位。

1.矢状位

以横轴位及冠状位做定位参考像。一般使用标准矢状位。扫描范围包括前列腺或根据病变大小而定。

2.横轴位

以冠状位做定位参考像,在冠状位定位像上使横轴位定位线垂直于人体长轴。横轴位扫描范围包括整个前列腺。T_1WI 像与 T_2WI 像层面要保持一致。

3.冠状位

以横轴位及矢状位做定位参考像。一般使用标准冠状位。扫描范围以膀胱底部为中心或根据病变大小而定。

(五)推荐脉冲序列

平扫横轴位高分辨 T_2WI/FS、T_2WI、T_1WI、T_1WI/FS;矢状位及冠状位 T_2WI/FS。

增强后横轴位 T_1WI/FS、冠状位 T_1WI/FS、矢状位 T_1WI/FS。

(六)前列腺常见病变的特殊检查要求

前列腺癌患者有血性精液,疑有精囊炎时应加扫 T_1WI/FS 序列,病变的精囊腺显示为高信号。

(七)图像优化(序列参数应用技巧)

盆腔部位受呼吸运动影响极小,一般不使用呼吸门控,可减少扫描时间。

膀胱内存储一定量的尿液可清晰显示膀胱壁,但 MR 扫描时间较长,不宜提前过度积尿,以免患者检查过程中不适而产生运动伪影。

使用动态增强序列进行扫描时,用该序列在注射对比剂前进行一次平扫可代替常规 T_1WI/FS序列,观察出血、钙化等情况的同时方便与增强后序列进行对比。由于前列腺血流动力学较慢的特性,扫描启动时间一般在注射造影剂后 25 秒左右。

(八)对比剂应用

对比剂:0.1 mmol/kg,2～3 mL/s 速度静脉注射。

(九)摄片和图像后处理

通常摄取横轴位 T_2WI/FS 及 T_1WI,增强后主要摄取横轴位 T_1 加权脂肪抑制图像,并摄取病变部位冠状位及矢状位 T_1 加权脂肪抑制图像。

必要时重建：薄层重建清晰显示病变及侵犯范围。

七、子宫 MR 成像技术

（一）检查前准备

1.受检者的准备

子宫 MRI 检查并不严格要求受检者空腹检查。一般情况下子宫 MRI 检查无须服用消化道对比剂，对于膀胱 MRI 扫描，受检者最好有适量的尿液充盈膀胱。

2.受检者的呼吸训练与监控

与腹部 MRI 检查相比，多数情况下呼吸运动对于子宫部位的 MRI 扫描影响不大，无须进行呼吸控制。

（二）常见适应证与禁忌证

MRI 多方位、大视野成像可清晰显示子宫的解剖结构。尤其对女性盆腔疾病诊断有价值，对盆腔内血管及淋巴结的鉴别较容易，是盆腔肿瘤、炎症、子宫内膜异位症、转移癌等病变的最佳影像学检查手段。

对于子宫 MRI，有铁磁性节育环者不宜进行此项检查。

（三）线圈选择及患者体位设计

1.线圈选择

线圈可以选择表面线圈如专用的腹部线圈或者心脏扫描线圈。

2.体位设计

同前列腺的 MRI 检查。

（四）扫描方位

子宫 MRI 检查包括横轴位、矢状位、冠状位。

1.矢状位

以横轴位及冠状位做定位参考像。一般使用标准矢状位。扫描范围包括子宫或根据病变大小而定。

2.横轴位

以冠状位做定位参考像，在冠状位定位像上使横轴位定位线垂直于人体长轴。横轴位扫描范围包括整个盆腔。T_1WI 像与 T_2WI 像层面要保持一致。

3.冠状位

以横轴位及矢状位做定位参考像。一般使用标准冠状位。扫描范围以膀胱底部为中心或根据病变大小而定。

（五）推荐脉冲序列

平扫横轴位 T_2WI/FS、T_2WI、T_1WI、T_1WI/FS；矢状位及冠状位 T_2WI/FS。

增强后横轴位 T_1WI/FS、冠状位 T_1WI/FS、矢状位 T_1WI/FS。

（六）盆腔常见病变的特殊检查要求

在主要观察子宫的情况下，可不采用常规定位，横轴位定位线垂直子宫宫体长轴，冠状位定位线平行于子宫宫体长轴。

(七)图像优化(序列参数应用技巧)

盆腔部位受呼吸运动影响极小,一般不使用呼吸门控,可减少扫描时间。

膀胱内存储一定量的尿液不但可清晰显示膀胱壁还可以更好显示子宫轮廓,但 MR 扫描时间较长,不宜提前过度积尿,以免患者检查过程中不适而产生运动伪影。

矢状位对于子宫内膜癌的诊断及分期极为重要,而对于宫颈癌及卵巢,轴位和冠状位的扫描是主要方向。

(八)对比剂应用

对比剂:0.1 mmol/kg,2～3 mL/s 速度静脉注射。

(九)摄片和图像后处理

通常摄取横轴位 T_2WI/FS 及 T_1WI,增强后主要摄取横轴位 T_1 加权脂肪抑制图像,并摄取病变部位冠状位及矢状位 T_1 加权脂肪抑制图像。

必要时重建:薄层重建清晰显示病变及侵犯范围。

八、阴囊及睾丸 MR 成像技术

(一)检查前准备

1.受检者的准备

阴囊及睾丸 MRI 检查无须特殊准备。

2.受检者的呼吸训练与监控

无须进行呼吸控制。

(二)常见适应证与禁忌证

MRI 多方位、大视野成像可清晰显示盆腔的解剖结构。对于阴囊及睾丸的恶性病变可以准确分期,其他诸如炎症、隐睾等疾病亦有着独特的价值。

无特殊禁忌证。

(三)线圈选择及患者体位设计

1.线圈选择

线圈可以选择表面线圈如专用的腹部线圈或者心脏扫描线圈。

2.体位设计

同前列腺的 MRI 扫描。

阴囊及睾丸 MRI 定位线中心对脐与耻骨联合连线中点或直接定位于阴囊。

(四)扫描方位

阴囊及睾丸 MRI 检查包括横轴位、矢状位、冠状位。

1.矢状位

以横轴位及冠状位做定位参考像。一般使用标准矢状位。扫描范围包括膀胱或根据病变大小而定。

2.横轴位

以冠状位做定位参考像,在冠状位定位像上使横轴位定位线垂直于人体长轴。横轴位扫描范围包括整个盆腔。T_1WI 像与 T_2WI 像层面要保持一致。

3.冠状位

以横轴位及矢状位做定位参考像。一般使用标准冠状位。扫描范围以膀胱底部为中心或根据病变大小而定。

（五）推荐脉冲序列

平扫横轴位高分辨 T_2WI/FS、T_2WI、T_1WI、T_1WI/FS；矢状位及冠状位 T_2WI/FS。

增强后横轴位 T_1WI/FS、冠状位 T_1WI/FS、矢状位 T_1WI/FS。

（六）阴囊及睾丸常见病变的特殊检查要求

对于炎症性疾病和外伤的检查范围，可包括阴囊局部和底部。对于肿瘤性病变要进行大范围扫描，了解淋巴结转移情况，至少包括全盆腔。而对于隐睾患者，扫描时强调薄层扫描，范围从髂前上棘至阴囊。

（七）图像优化（序列参数应用技巧）

阴囊及睾丸部位不受呼吸运动影响，一般不使用呼吸门控。

（八）对比剂应用

对比剂：0.1 mmol/kg，2～3 mL/s 速度静脉注射。

（九）摄片和图像后处理

通常摄取横轴位 T_2WI/FS 及 T_1WI，增强后主要摄取横轴位 T_1 加权脂肪抑制图像，并摄取病变部位冠状位及矢状位 T_1 加权脂肪抑制图像。

必要时重建：薄层重建清晰显示病变及侵犯范围。

（马立宝）

第三节　四肢骨关节 MR 检查技术

一、肩关节 MR 成像技术

（一）检查前准备

（1）确认受检者没有禁忌证。

（2）嘱受检者及陪同家属除去随身携带的金属物品，如手机、手表、刀具、硬币、钥匙、发卡、别针、磁卡、金属手链、戒指等。禁忌推床、轮椅、金属拐杖、金属假肢等进入扫描室。

（3）嘱受检者在扫描过程中不要随意运动。

（4）婴幼儿、烦躁不安及幽闭恐惧症受检者，应给适量的镇静剂或麻醉药物（由麻醉师实施），以提高检查成功率。

（5）急危重受检者，必须做 MRI 检查时，应由临床医师陪同观察，同时备有抢救器械、药品，受检者发生紧急情况时，应迅速移至扫描室外抢救。

（二）常见适应证与禁忌证

1.适应证

MRI 具有较高的软组织分辨力，因此，在骨、关节软骨病变、韧带损伤及关节周围软组织病变检查中具有重要价值，为骨关节系统早期病变的首选影像学检查方法。主要应用于早期骨软骨缺血性坏死、肌肉软组织疾病、关节感染、关节复杂损伤、非特异性关节炎、早期急性骨髓感染、骨髓肿瘤或侵犯骨髓的转移瘤、骨关节的恶性肉瘤和良性骨关节肿瘤、韧带损伤。

2.禁忌证

(1)装有心脏起搏器及电子耳蜗者。

(2)四肢骨植入磁性固定钢板及人工磁性金属关节(钛金属除外)。

(3)血管金属支架、血管止血金属夹。

(4)带有呼吸机及心电监护设备的危重患者。

(5)体内有胰岛素泵等神经刺激器患者。

(6)早期妊娠者(3个月内)。

(三)线圈选择及体位设计

1.线圈选择

可采用肩关节专用线圈或软线圈。

2.体位设计

受检者仰卧,头先进。上肢伸直,掌心向上,用沙袋固定手掌,受检者对侧肩背部抬高,呈半侧卧状态,受检侧肩关节位于线圈中心并尽量靠近检查床中线。横断位定位光标对准线圈中心。锁定位置后进床至磁体中心。

(四)扫描方位

常规进行横断面、斜冠状面及斜矢状面成像。

1.横断面成像

在矢状面及冠状面像上设置横断面成像,层面与关节盂垂直。

2.斜冠状面成像

在横断面及矢状面定位像上设置肩关节冠状面成像层面,一般沿肩胛骨和冈上肌走行方向选层,并垂直于盂肱关节,在矢状面与肱骨长轴平行。在冠状面定位像上设置FOV大小及调整FOV端正。

3.斜矢状面成像

在横断面及冠状面像上设置肩关节斜矢状面成像层面,平行于盂肱关节。在矢状面像上设置FOV大小及调整FOV端正。

(五)推荐脉冲序列

可选用:①自旋回波序列(SE);②快速自旋回波序列(FSE/TSE);③梯度回波序列(FLASH)2D/3D;④快速梯度回波序列(FLASH)2D/3D;⑤翻转恢复序列(STIR);⑥快速翻转恢复序列。

常规推荐:①冠状面 T_2WI-FSE/T_2WI-FSE-脂肪抑制、T_1WISE;②矢状面 T_2WI-FSE、T_2WI-FSE-脂肪抑制、T_1WISE;③横断面 T_2WI-FSE-脂肪抑制/T_1WI-SE。

软骨与肌腱:① T_1WI-SE-脂肪抑制;② 2D-FLASH-脂肪抑制;③ 3D-FLASH-脂肪抑制;④T_2WI-3D-FISP。

骨髓:①T_1WI-SE-脂肪抑制;②T_1WI-STIR(TIR);③T_2WI-FSE-脂肪抑制。

(六)常见病变的特殊检查要求

一般无特殊检查要求。

(七)图像优化

矩形采集;相位编码方向取短轴向以减少采集时间;超样采集以消除回卷伪影。

(八)对比剂应用

一般采用 T_1WI 阳性对比剂进行增强扫描，序列选择 T_1WI-脂肪抑制三维成像。

(九)摄片和图像后处理

一般不需特殊后处理。

二、肘关节 MR 成像技术

(一)检查前准备

与肩关节 MRI 相同。

(二)常见适应证与禁忌证

与肩关节 MRI 相同。

(三)线圈选择及体位设计

1.线圈选择

可采用软线圈或膝关节线圈。

2.体位设计

受检者仰卧，上肢伸直，掌心向上；使用膝关节线圈时，患者俯卧，肘关节上举过头。用沙袋固定手掌，对侧肩背部抬高，呈半侧卧状态，受检侧肘关节位于线圈中心，受检侧肘关节及线圈中线尽量靠近检查床中线(磁体 Z 轴中线)。横断位定位光标对准线圈中心，锁定位置后进床至磁体中心。

(四)扫描方位

常规进行横断面、冠状面及矢状面扫描。

1.横断面成像

在矢状面及冠状面像上设置横断面成像，垂直于冠状面扫描，包括整个肘关节。

2.冠状面成像

在横断面及矢状面定位像上设置肘关节冠状面成像层面，平行于肱骨内外髁，在冠状面定位像上设置 FOV 大小及调整 FOV 端正。

3.矢状面成像

在横断面及冠状面像上设置肘关节矢状面成像层面，垂直于肱骨内外髁，在矢状面像上设置 FOV 大小及调整 FOV 端正。

(五)推荐脉冲序列

脉冲序列与肩关节 MRI 相同。

三、腕关节 MR 成像技术

(一)检查前准备

与肘关节 MRI 相同。

(二)常见适应证与禁忌证

与肘关节 MRI 相同。

(三)线圈选择及体位设计

1.线圈选择

可采用腕关节专用线圈或软线圈。

2.体位设计

患者俯卧，腕关节上举过头；或者仰卧，上肢伸直置于身体一侧，受检侧腕关节位于线圈中心，受检侧关节及线圈中线尽量靠近检查床中线(磁体 Z 轴中线)。横断位定位光标对准线圈中心，锁定位置后进床至磁体中心。

(四)扫描方位

常规进行横断面、冠状面及矢状面扫描。

1.冠状面成像

在横断面及矢状面定位像上设置腕关节冠状面成像层面，在冠状面定位像上设置 FOV 大小及调整 FOV 端正。

2.横断面成像

在矢状面及冠状面像上设置横断面成像，平行于腕关节扫描，包括整个腕关节。

3.矢状面成像

在横断面及冠状面像上设置腕关节矢状面成像层面，在矢状面像上设置 FOV 大小及调整 FOV 端正。

(五)推荐脉冲序列

脉冲序列与肘关节 MRI 相同。

(六)常见病变的特殊检查要求

一般无特殊检查要求。

(七)图像优化

矩形采集；相位编码方向取短轴向以减少采集时间；在长轴方向超样采集以消除回卷伪影；在长轴方向上下方设置横断面预饱和带以减少血管搏动伪影。

(八)对比剂应用

一般采用 T_1WI 阳性对比剂进行增强扫描，序列选择 T_1WI-脂肪抑制三维成像。

(九)摄片和图像后处理

一般不需特殊后处理。

四、双手 MR 成像技术

(一)检查前准备

与腕关节 MRI 相同。

(二)常见适应证与禁忌证

与腕关节 MRI 相同。

(三)线圈选择及体位设计

1.线圈选择

可采用软线圈或矩形阵列线圈(体部阵列线圈)。

2.体位设计

采用软线圈进行单侧手掌 MRI 时，受检者仰卧，头先进。上肢伸直，掌心向上，用沙袋固定手掌，受检侧对侧肩背部抬高，呈半侧卧状态，受检侧手掌尽量靠近检查床中线(Z 轴中线)。

采用矩形阵列线圈进行双侧手掌 MRI 时。可采用俯卧位，头先进，双手上举过头，掌心向下，伸直靠拢置于矩形线圈中心。

矢状定位光标对床中线及线圈中线，横断位定位光标对准线圈中心。

(四)扫描方位

与腕关节 MRI 相同。

(五)推荐脉冲序列及参数

与腕关节 MRI 相同。

(六)常见病变的特殊检查要求

对临床疑有肌腱损伤、断裂的患者，扫描定位线的设定需按肌腱的走行而定，并采用大 FOV，包括肌腱的起始点。

(七)图像优化

矩形采集；相位编码方向取短轴向以减少采集时间；在长轴方向超样采集以消除回卷伪影；在长轴方向上下方设置横断面预饱和带以减少血管搏动伪影。

(八)对比剂应用

一般采用 T_1WI 阳性对比剂进行增强扫描，序列选择 T_1WI-脂肪抑制三维成像。

(九)摄片和图像后处理

一般不需特殊后处理。

五、髋关节 MR 成像技术

(一)检查前准备

(1)确认受检者没有禁忌证。

(2)嘱受检者及陪同家属除去随身携带的金属物品，如手机、手表、刀具、硬币、钥匙、发卡、别针、磁卡、金属手链、戒指等。禁忌推床、轮椅、金属拐杖、金属假肢等进入扫描室。

(3)嘱受检者在扫描过程中不要随意运动。

(4)婴幼儿、烦躁不安及幽闭恐惧症受检者，应给适量的镇静剂或麻醉药物(由麻醉师实施)，以提高检查成功率。

(5)急危重受检者，必须做 MRI 检查时，应由临床医师陪同观察，同时备有抢救器械、药品，受检者发生紧急情况时，应迅速移至扫描室外抢救。

(二)常见适应证与禁忌证

1.适应证

MRI 具有较高的软组织分辨力，因此，在骨、关节软骨病变、韧带损伤及关节周围软组织病变检查中具有重要价值，为骨关节系统早期病变的首选影像学检查方法。主要应用于：早期骨软骨缺血性坏死、肌肉软组织疾病、关节感染、关节复杂损伤、非特异性关节炎、早期急性骨髓感染、骨髓肿瘤或侵犯骨髓的转移瘤、骨关节的恶性肉瘤和良性骨关节肿瘤、韧带损伤。

2.禁忌证

(1)装有心脏起搏器及电子耳蜗者。

(2)四肢骨植入磁性固定钢板及人工磁性金属关节(钛金属除外)。

(3)血管金属支架、血管止血金属夹。

(4)带有呼吸机及心电监护设备的危重患者。

(5)体内有胰岛素泵等神经刺激器患者。

(6)早期妊娠者(3 个月内)。

(三)线圈选择及体位设计

1.线圈选择

可采用矩形阵列线圈(体部阵列线圈)。

2.体位设计

线圈置于检查床上,长轴与床长轴一致。受检者仰卧,脚先进。髂前上棘置于线圈中心。矢状定位光标对线圈长轴中线,横断位定位光标对线圈中心。锁定位置后进床至磁体中心。

(四)扫描方位

常规进行横断面及冠状面成像。

1.横断面成像

在冠状面像上设置横断面成像,层面覆盖髋臼上缘至股骨大转子,或根据病变范围设定扫描层数。

2.冠状面成像

在横断面像上设置冠状面成像层面,层面覆盖髋关节前后缘,或根据病变范围设置层数。在冠状面像上设置 FOV 大小及调整 FOV 端正。

(五)推荐脉冲序列

可选用:①自旋回波序列(SE);②快速自旋回波序列(FSE/TSE);③梯度回波序列(FLASH)2D/3D;④快速梯度回波序列(FLASH)2D/3D;⑤翻转恢复序列(STIR);⑥快速翻转恢复序列。

常规推荐:①横断面 T_2WI-FSE、T_1WI-SE、T_2WI-FSE-脂肪抑制;②冠状面 T_2WI-FSE/T_2WI-FSE-脂肪抑制序列、T_1WI-SE。

(六)常见病变的特殊检查要求

若观察白血病等血液病骨髓病变,冠状面 T_1WI-SE 比较有意义,增加 T_1WI-FSE-脂肪抑制,可对比观察骨髓浸润。

(七)图像优化

矩形采集;相位编码方向取短轴向以减少采集时间;超样采集以消除回卷伪影。

(八)对比剂应用

一般采用 T_1WI 阳性对比剂进行增强扫描,序列选择 T_1WI-脂肪抑制三维成像。

(九)摄片和图像后处理

一般不需特殊后处理。

六、大腿/小腿及其肌肉 MR 成像技术

(一)检查前准备

与髋关节 MRI 相同

(二)常见适应证与禁忌证

与髋关节 MRI 相同。

(三)线圈选择及体位设计

1.线圈选择

可采用四肢专用正交线圈、体部阵列线圈。

2.体位设计

线圈置于检查床上，长轴与床长轴一致。受检者仰卧，脚先进。使用单孔四肢专用正交线圈时，受检侧肢体置于线圈中，一侧关节包括在线圈内。使用体部阵列线圈时，双侧受检肢体并列于线圈内，近侧或远侧关节包括在线圈内。矢状位定位光标对线圈长轴中线，横断位定位光标对线圈中心。锁定位置后进床至磁体中心。

（四）扫描方位

常规进行冠状面、矢状面及横断面成像。

1.矢状面成像

在冠状面像及横断面像上设置矢状面成像层面，层面与长骨长轴平行一致，在矢状面定位像上设置FOV大小及调整FOV端正。

2.冠状面成像

在矢状面及横断面定位像上设置冠状面成像层面，使层面与长骨长轴平行。在冠状面定位像上设置FOV大小及调整FOV端正。

3.横断面成像

在矢状面及冠状面像上设置横断面成像，层面与长骨长轴垂直。根据病变范围设定扫描层数。

（五）推荐脉冲序列

可选用：①自旋回波序列（SE）；②快速自旋回波序列（FSE/TSE）；③梯度回波序列（FLASH）2D/3D；④快速梯度回波序列（FLASH）2D/3D；⑤翻转恢复序列（STIR）；⑥快速翻转恢复序列。

常规推荐：①矢状面 T_2WI-FSE、T_1WI-SE；②横断面 T_2WI-FSE-脂肪抑制、T_1WI-SE；③冠状面 T_2WI-FSE、T_1WI-SE；④在矢状面或冠状面增加 T_2WI-FSE-脂肪抑制序列。

软骨与肌腱推荐：①T_1WI-SE-脂肪抑制；②2D-FLASH-脂肪抑制；③3D-FLASH-脂肪抑制；④T_2WI-3D-FISP。

骨髓推荐：①T_1WI-SE-脂肪抑制；②T_1WI-STIR（TIR）；③T_2WI-FSE-脂肪抑制。

（六）常见病变的特殊检查要求

使用矩形阵列线圈行双腿成像时，冠状面及横断面成像可加大FOV行双侧同时扫描，以便左右对比观察。

（七）图像优化

矩形采集；相位编码方向取短轴向以减少采集时间；在长轴方向超样采集以消除回卷伪影；在长轴方向上下方设置横断面预饱和带以减少血管搏动伪影。

（八）对比剂应用

一般采用 T_1WI 阳性对比剂进行增强扫描，序列选择 T_1WI-脂肪抑制冠状面、矢状面及横断面成像。

（九）摄片和图像后处理

一般不需特殊后处理。

七、膝关节MR成像技术

（一）检查前准备

与下肢MRI相同。

(二)常见适应证与禁忌证

与下肢 MRI 相同。

(三)线圈选择及体位设计

1.线圈选择

采用膝关节专用线圈或软线圈。

2.体位设计

受检者仰卧,脚先进。采用软线圈进行单侧膝关节成像时,应使软线圈贴近受检关节,并置于检查床中线(磁体 Z 轴中线)。矢状定位光标对线圈长轴中线,横断位定位光标对线圈中心。

(四)扫描方位

常规进行冠状面、矢状面成像,必要时增加横断面成像。

1.冠状面成像

在矢状面及横断面定位像上设置膝关节冠状面成像层面,使层面与膝关节左右方向平行。在冠状面定位像上设置 FOV 大小及调整 FOV 端正。

2.矢状面成像

在冠状面像及横断面像上设置膝关节矢状面成像层面,层面与前交叉韧带有后外向前下的走向平行。在矢状面定位像上设置 FOV 大小及调整 FOV 端正。

3.横断面成像

在矢状面及冠状面像上设置膝关节横断面成像,层面与膝关节长轴垂直。

(五)推荐脉冲序列

可选用:①自旋回波序列(SE);②快速自旋回波序列(FSE/TSE);③梯度回波序列(FLASH)2D/3D;④快速梯度回波序列(FLASH)2D/3D;⑤翻转恢复序列(STIR);⑥快速翻转恢复序列。

常规推荐:①冠状面 T_2WI-FSE/T_2WI-FSE-脂肪抑制、T_1WISE;②矢状面 T_2WI-FSE、T_2WI-FSE-脂肪抑制、T_1WISE;③横断面 T_2WI-FSE-脂肪抑制/T_1WI-SE。

软骨与肌腱:①T_1WI-SE-脂肪抑制;②2D-FLASH-脂肪抑制;③3D-FLASH-脂肪抑制;④T_2WI-3D-FISP。

骨髓:①T_1WI-SE-脂肪抑制;②T_1WI-STIR(TIR);③T_2WI-FSE-脂肪抑制。

半月板:①矢状面-DESS;②矢状面-T_2WI-3D-FISP。

(六)常见病变的特殊检查要求

使用矩形阵列线圈行双膝关节成像时,冠状面及横断面成像应加大 FOV 行双侧同时扫描,以便左右对比观察。

(七)图像优化

矩形采集;相位编码方向取短轴向以减少采集时间;超样采集以消除回卷伪影;在长轴方向上下方设置横断面预饱和带以减少血管搏动伪影。

(八)对比剂应用

一般采用 T_1WI 阳性对比剂进行增强扫描,序列选择 T_1WI-脂肪抑制冠状面、矢状面及横断面成像。

(九)摄片和图像后处理

一般不需特殊后处理。

八、踝关节 MR 成像技术

(一)检查前准备

与膝关节 MRI 相同。

(二)常见适应证与禁忌证

与膝关节 MRI 相同。

(三)线圈选择及体位设计

1.线圈选择

采用踝关节专用线圈。

2.体位设计

受检者仰卧,脚先进。将患侧踝关节置于线圈内,利用各种辅助固定装置使其处于稳定状态,以减少运动伪影的产生。矢状定位光标对线圈长轴中线,横断位定位光标对线圈中心。

(四)扫描方位

常规进行横断面、矢状面和冠状面成像。

1.横断面成像

在矢状面及冠状面像上设置踝关节横断面成像,在矢状位上平行于距骨顶并与胫骨长轴垂直。

2.矢状面成像

在冠状面像及横断面像上设置踝关节矢状面成像层面,与跟骨长轴平行,并垂直于内外踝连线。在矢状面定位像上设置 FOV 大小及调整 FOV 端正。

3.冠状面成像

在矢状面及横断面定位像上设置踝关节冠状面成像层面,与胫骨长轴平行,并平行于内外踝连线。在冠状面定位像上设置 FOV 大小及调整 FOV 端正。

(五)推荐脉冲序列

与膝关节 MRI 相同。

(六)常见病变的特殊检查要求

跟腱损伤患者的扫描,常进行平行于跟腱长轴的矢状位和横断位扫描。对于跟腱损伤后出现的水肿、出血、渗液等常采用 T_2WI 压脂、T_1WI 等序列扫描。扫描时应选用较薄层厚、层间距及较大的 FOV 以利于显示跟腱。

(七)图像优化

矩形采集;相位编码方向取短轴向以减少采集时间;超样采集以消除回卷伪影;在长轴方向上下方设置横断面预饱和带以减少血管搏动伪影。

(八)对比剂应用

一般采用 T_1WI 阳性对比剂进行增强扫描,序列选择 T_1WI-脂肪抑制冠状面、矢状面及横断面成像。

(九)摄片和图像后处理

一般不需特殊后处理。

九、双足 MR 成像技术

（一）检查前准备

与踝关节 MRI 相同。

（二）常见适应证与禁忌证

与踝关节 MRI 相同。

（三）线圈选择及体位设计

1.线圈选择

采用足线圈或矩形阵列线圈（体部阵列线圈）。

2.体位设计

受检者仰卧，脚先进。采用软线圈进行单侧足成像时，应使软线圈贴近受检足，并置于检查床中线（磁体 Z 轴中线）。采用矩形阵列线圈行双足成像时，以绑带固定小腿部使双足并拢，置于线圈中心及磁体 Z 轴中线。矢状位定位光标对线圈长轴中线，横断位定位光标对线圈中心。

（四）扫描方位

常规进行冠状面、矢状面及横断面成像。

1.冠状面成像

在矢状面及横断面定位像上设置足冠状面成像层面，使层面与足长轴平行。在冠状面定位像上设置 FOV 大小及调整 FOV 端正。

2.横断面成像

在矢状面及冠状面像上设置足横断面成像，层面与足长轴垂直。根据病变范围设定扫描层数。

3.矢状面成像

在冠状面像及横断面像上设置足矢状面成像层面，层面与足长轴平行。在矢状面定位像上设置 FOV 大小及调整 FOV 端正。

（五）推荐脉冲序列

与踝关节 MRI 相同。

（六）常见病变的特殊检查要求

使用矩形阵列线圈行双足成像时，冠状面及横断面成像可加大 FOV 行双侧同时扫描，以便左右对比观察。

（张　鑫）

第七章 胸部疾病X线诊断

第一节 气管与支气管疾病X线诊断

一、气管与支气管炎

(一)概述

气管与支气管炎是由生物、物理、化学刺激或过敏等因素引起的气管与支气管黏膜炎症。临床症状主要为咳嗽和咳痰。可分为急性与慢性两种。

(二)局部解剖

气管起于环状软骨下缘(平 C_6 下缘),向下至胸骨角平面(平 T_4 下缘),分为左、右主支气管,其分叉处称气管杈。左主支气管细而长,嵴下角大,斜行。右主支气管短而粗,嵴下角小,走行较直。主支气管进入肺门后,左主支气管分上、下两支,右主支气管分上、中、下三支,进入相应的肺叶,称肺叶支气管。肺叶支气管再分支即肺段支气管(图 7-1)。

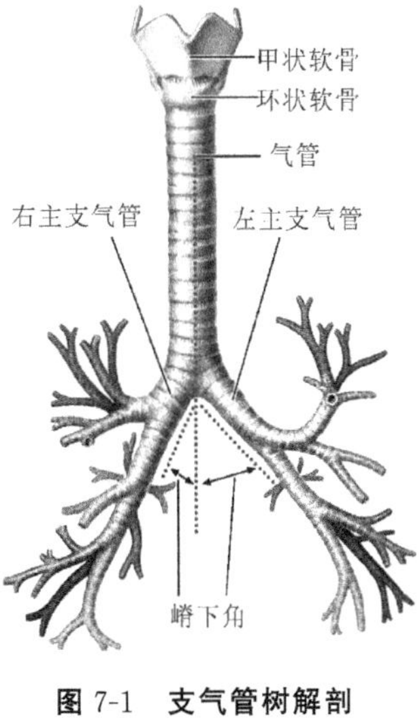

图 7-1 支气管树解剖

(三)临床表现与病理基础

急性气管与支气管炎,起病急,通常全身症状较轻,可有发热。初为干咳或少量黏液痰,随后痰量增多,咳嗽加剧,偶伴血痰。听诊可闻及散在干、湿啰音,咳嗽后减少或消失。呼吸道表现在2～3 周消失,如反复发生或迁延不愈,可发展为慢性支气管炎。慢性支气管炎以咳嗽、咳痰为主要症状,患者每年发病持续 3 个月,连续 2 年或 2 年以上,并除外引起慢性咳嗽、咳痰的其他疾病。急性气管与支气管炎:气管、支气管黏膜充血水肿,淋巴细胞和中性粒细胞浸润;同时可伴纤毛上皮细胞损伤脱落;黏液腺体肥大增生。

(四)X 线表现

早期 X 线检查阴性,当病变发展到一定阶段,胸片上可出现某些异常征象,主要表现为肺纹理增多、增粗、增强、紊乱、扭曲及变形。由于支气管增厚,当其走行与 X 线垂直时可表现为平行的线状致密影,即“轨道征”。肺组织的纤维化表现为条索状或网状阴影。弥漫性肺气肿表现为肺野透亮度的增加,肋间隙增宽,心脏垂直,膈低平。小叶中心性肺气肿表现为肺透亮度不均匀,或形成肺大疱。肺组织的纤维化也可导致肺动脉压力过高,累及心脏,使肺动脉段隆凸、右心室肥厚增大(图 7-2)。

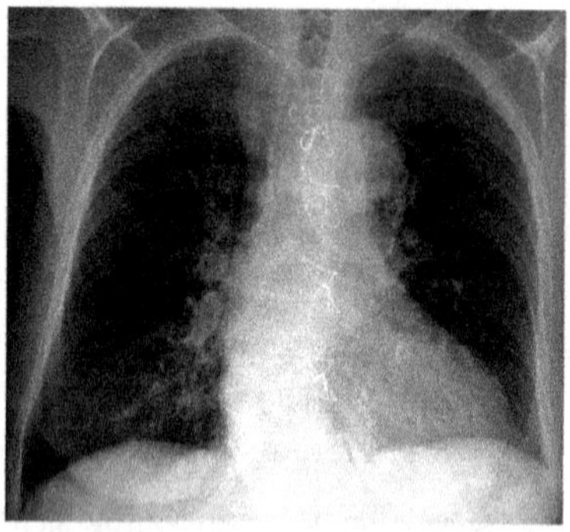

图 7-2　支气管 X 线影响表现

双肺纹理增多、增强、增粗、紊乱

二、支气管扩张

(一)概述

支气管扩张为较常见的慢性呼吸道疾病,是指支气管管腔超过正常范围的永久性或不可逆转性改变。分先天性和继发性两种,以后者居多。继发性支气管扩张大多继发于急、慢性呼吸道感染和支气管阻塞后,反复发生支气管炎症、致使支气管壁结构破坏,引起支气管异常和持久性扩张。

(二)局部解剖

局部解剖同图 7-1。

(三)临床表现与病理基础

主要为慢性咳嗽、咳大量浓痰、反复咯血、反复肺部感染和慢性感染中毒症状等,其严重度可用痰量估计:轻度,$<$10 mL/d;中度,10～150 mL/d;重度,$>$150 mL/d。50%～70%的患者有程度不等的咯血,咯血量与病情严重程度、病变范围有时不一致。患者反复感染常表现为同一肺段反复发生肺炎并迁延不愈。早期或干性支气管扩张可无异常肺部体征,病变重或继发感染时常可闻及下胸部、背部固定而持久的局限性粗湿啰音,有时可闻及哮鸣音。支气管扩张常常是位于段或亚段支气管管壁的破坏和炎性改变,受累管壁的结构,包括软骨、肌肉和弹性组织破坏被纤维组织替代。

肉眼可见支气管壁明显增厚，伴有不同程度的变形，管腔可呈囊、柱状或梭状扩张。扩张的管腔内常有黏液充塞、黏膜明显炎症及溃疡，支气管壁有不同程度破坏及纤维组织增生。镜下可见支气管壁淋巴细胞浸润或淋巴样结节，黏液腺及淋巴细胞非常明显。支气管黏膜的柱状上皮常呈鳞状上皮化生。支气管壁有不同程度的破坏，甚至不能见到正常结构，仅见若干肌肉及软骨碎片。管壁上有中性粒细胞浸润，周围肺组织常有纤维化、萎陷或肺炎等病理基础。一般炎性支气管扩张多见于下叶。由于左侧总支气管较细长，与气管的交叉角度近于直角，因此痰液排出比右侧困难，特别是舌叶和下叶基底段更是易于引流不畅，导致继发感染，伴随支气管行走的肺动脉可有血栓形成，有的已重新沟通。支气管动脉也可肥厚、扩张。支气管动脉及肺动脉间的吻合支明显增多。病变进展严重时，肺泡毛细血管广泛破坏，肺循环阻力增加，最后可并发肺源性心脏病、甚至心力衰竭。

(四)X 线表现

支气管扩张在透视或平片肺部可无异常表现，有的表现为肺纹理增多、紊乱或呈网状、蜂窝状，还可见支气管管径明显增粗的双轨征或者不规则的杵状致密影。扩张的支气管表现为多发薄壁囊状空腔阴影，其内常有液平面。病变区可有肺叶或肺段范围肺不张，表现为密度不均的三角致密影，其内可见柱状、囊状透光区及肺纹理聚拢。继发感染时显示小片状和斑点状模糊影，或大片密度增高影，常局限于扩张部位。经治疗可以消退，易反复发作。因此，支气管扩张、肺部感染、肺不张三者常并存，且互为因果(图 7-3)。

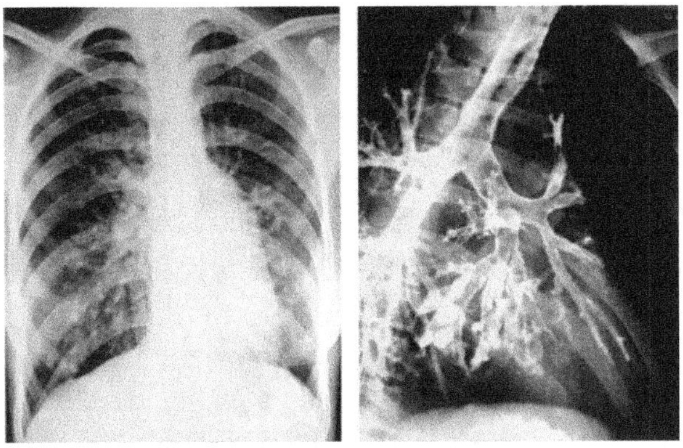

图 7-3　支气管囊状扩张 X 线表现

三、先天性支气管囊肿

(一)概述

先天性支气管囊肿是胚胎发育时期气管支气管树分支异常的罕见畸形，分为纵隔囊肿、食道壁内囊肿和支气管囊肿。可为单发或多发，大小可从数毫米至 1 cm，占据一侧胸廓的 1/3～1/2。纵隔支气管囊肿大多位于隆突附近，通过蒂与一侧支气管相连。通常为孤立性，多位于后纵隔，中纵隔次之，上纵隔最少。可因周围结构的压力产生症状。

(二)局部解剖

局部解剖同图 7-1。

(三)临床表现与病理基础

婴幼儿的纵隔囊肿可压迫大气道引起呼吸困难，哮鸣或持续性咳嗽，运动时明显加重。一些成人的纵隔支气管囊肿可长到很大而没有症状。出现的症状或体征大多数是由于继发感染引起，或者由囊肿压迫周围组织或器官引起。胚芽发育障碍发生在气管或主支气管分支阶段形成的囊肿。

位于纵隔内,称为支气管囊肿;发生在小支气管分支阶段的发育障碍形成的囊肿,多数位于肺组织内,称为肺囊肿。支气管肺囊肿多见于下叶,两肺分布均等;纵隔支气管囊肿大多位于隆突附近,通过蒂与一侧支气管相连通常为孤立性,后纵隔多见,中纵隔次之,上纵隔最少。囊肿为单房或多房,薄壁,内覆呼吸性上皮,通常充满黏液样物质。囊壁可含黏液腺、软骨、弹性组织和平滑肌。

(四)X 线表现

1.单发囊肿

单发囊肿一般下叶比上叶多见,而多发囊肿可见一叶、一侧或者双侧肺。

2.含液囊肿

呈圆形、椭圆形或分叶状;高密度影,密度均匀,出血者可见钙化;边缘光滑锐利,有时囊壁可见弧形钙化,周围肺组织清晰;深呼、吸气相囊肿形态大小可改变;邻近胸膜无改变。

3.含气囊肿

薄壁环状透亮影,囊肿壁厚度 1 mm 左右;囊肿越大壁越薄;囊壁内外缘光滑且厚度均匀一致;透视下或呼吸相摄片,可见其大小和形态有改变;与支气管相通处活瓣性阻塞,则形成张力性含气囊,同侧肺纹理受压集中,且被推向肺尖或肋膈区,纵隔向健侧移位;有时含气囊肿可见有间隔,表现为多房性。

4.液气囊肿

囊肿内可见液气平面;感染后囊壁增厚;反复感染后囊壁可有纤维化改变;并发感染则在其周围可见斑片状浸润影,与周围肺组织发生粘连,可是其形态不规则;位于叶间胸膜附近的肺囊肿感染时,可见局部叶间胸膜增厚。

5.多发性肺囊肿

多见于一侧肺;多为含气囊肿,大小不等,占据整侧肺时,称为蜂窝肺或囊性肺;少数可见小的液平面,立位可见高低不平的多个液平面;囊壁薄而边缘锐利,感染后囊壁可增厚且模糊;通常伴有胸膜增厚;肺体积减小(图 7-4)。

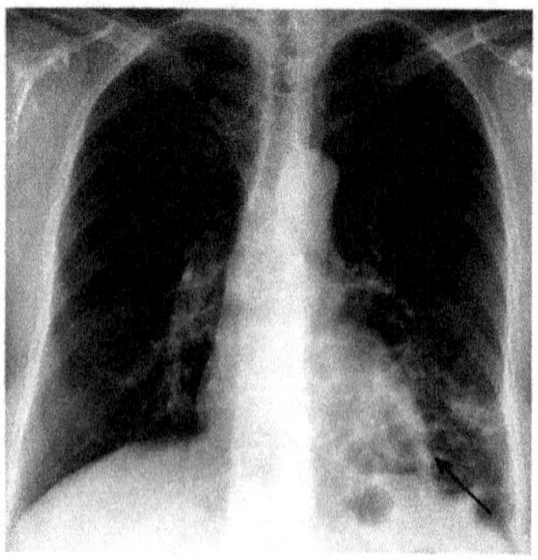

图 7-4　支气管囊肿 X 线表现

左下肺多发囊状影(箭头所示),内见液平

四、气管、支气管异物

(一)概述

气管、支气管异物为临床常见急症。异物可存留在喉咽腔、喉腔、气管和支气管内,引起声嘶、呼吸困难等,右支气管较粗短长,故异物易落入右主支气管。本病 75% 发生于 2 岁以下的儿童。

（二）局部解剖

局部解剖同图 7-1。

（三）临床表现与病理基础

异物所在部位不同，可有不同的症状。

1.喉异物

异物进入喉内时，出现反射性喉痉挛而引起吸气性呼吸困难和剧烈的刺激性咳嗽。如异物停留于喉入口，则有吞咽痛或咽下困难。如异物位于声门裂，大者出现窒息，小者出现呛咳及声嘶、呼吸困难、喉鸣音等。如异物为小膜片状贴于声门下，则可只有声嘶而无其他症状。尖锐异物刺伤喉部可发生咯血及皮下气肿。

2.气管异物

异物进入气道立即发生剧烈呛咳，并有憋气、呼吸不畅等症状。随着异物贴附于气管壁，症状可暂时缓解；若异物轻而光滑并随呼吸气流在声门裂和支气管之间上下活动，可出现刺激性咳嗽，闻及拍击音；气管异物可闻及哮鸣音，两肺呼吸音相仿。如异物较大，阻塞气管，可致窒息。此种情况危险性较大，异物随时可能上至声门引起呼吸困难或窒息。

3.支气管异物

早期症状和气管异物相似，咳嗽症状较轻。植物性异物，支气管炎症多较明显即咳嗽、多痰。呼吸困难程度与异物部位及阻塞程度有关。大支气管完全阻塞时，听诊患侧呼吸音消失；不完全阻塞时，可出现呼吸音降低。

（四）X 线表现

直接征象为金属、石块及牙齿等不透 X 线的异物在胸部 X 线片上可显影。根据阴影形态可判断为何种异物。正位及侧位胸片能准确定位。密度低的异物在穿透力强的正位胸片、斜位胸片及支气管体层片上引起气道透亮阴影中断。

间接征象为非金属异物在 X 线上不易显示，根据异物引起的间接征象而诊断。

1.气管内异物

异物引起呼气性活瓣梗阻时，发生阻塞性肺气肿，使两肺含气增多。由于吸气时进入肺内的气体比正常情况少，胸腔负压增大，引起回心血量增多，故心脏阴影增大，同时膈肌上升。呼气时因气体不能排除，胸内压力增高，使心影变小，膈下降。这些表现与正常情况相反。

2.主支气管异物

（1）一侧肺透光度增高：呼气性活瓣阻塞时患侧透明度升高，肺血管纹理变细。

（2）纵隔摆动：透视或者拍摄呼、吸气相两张对比判断。呼气性活瓣阻塞时纵隔在呼气相向健侧移位，吸气时恢复正常位置。吸气性活瓣阻塞时纵隔在吸气相向患侧移位，呼气时恢复正常位置。

（3）阻塞性肺炎和肺不张：支气管阻塞数小时后可发生小叶性肺炎，较长时间的阻塞后发生肺不张。阻塞性肺炎表现为斑片状阴影，肺纹理增粗、密集、模糊。肺不张后，肺体积缩小，呈致密阴影。长期肺不张引起支气管扩张和肺纤维化，使阴影的密度不均匀。

（4）其他改变：肺泡因剧烈咳嗽时内压增高而破裂，肺间质内有气体进入发生间质性肺气肿，气体沿间质间隙进入纵隔而发生纵隔气肿，表现为纵隔旁带状低密度影，继之发生颈部气肿，面、头、胸部皮下气肿。气体从纵隔破入胸腔发生气胸。

3.肺叶支气管异物

早期为阻塞性肺炎，为反复发生或迁延不愈的斑片状阴影。发生肺不张后肺体积缩小、密度增高，病变发生在相应的肺叶(图 7-5)。

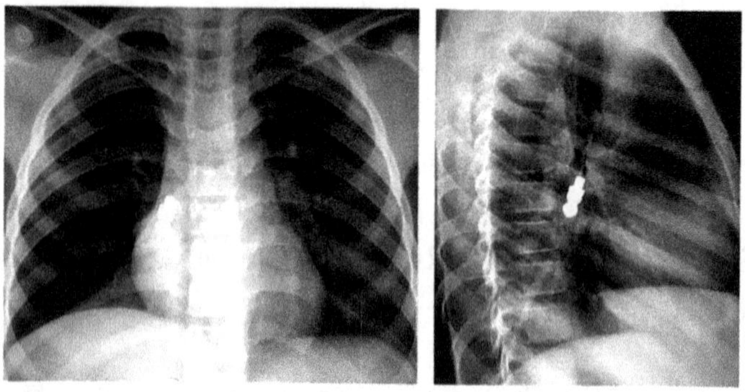

图 7-5　右侧中间段支气管异物 X 线表现

（高　娜）

第二节　肺实质性病变 X 线诊断

一、肺水肿

(一)概述

肺水肿是指由于某种原因引起肺内组织液的生成和回流平衡失调，使大量组织液在很短时间内不能被肺淋巴和肺静脉系统吸收，从肺毛细血管内外渗，积聚在肺泡、肺间质和细小支气管内，从而造成肺通气与换气功能严重障碍。在临床上表现为极度的呼吸困难，端坐呼吸，发绀，大汗淋漓，阵发性咳嗽伴大量白色或粉红色泡沫痰，双肺布满对称性湿啰音。分为心源性和非心源性两大类。本病可严重影响呼吸功能，是临床上较常见的急性呼吸衰竭的病因。

(二)局部解剖

局部解剖见图 7-6。

(三)临床表现与病理基础

肺水肿间质期，患者常有咳嗽、胸闷，轻度呼吸浅速、急促，查体可闻及两肺哮鸣音。肺水肿液体渗入肺泡后，患者可表现为面色苍白，发绀，严重呼吸困难，咳大量白色或血性泡沫痰，两肺满布湿啰音。

肉眼可见肺表面苍白，含水量增多，切面有大量液体渗出。显微镜下观察，可将其分为间质期、肺泡壁期和肺泡期。间质期是肺水肿的最早表现，液体局限在肺泡外血管和传导气道周围的疏松结缔组织中，支气管、血管周围腔隙和叶间隔增宽，淋巴管扩张。液体进一步潴留时，进入肺泡壁期。液体蓄积在厚的肺泡毛细血管膜一侧，肺泡壁进行性增厚。发展到肺泡期时，可见充满液体的肺泡壁丧失了环形结构，出现褶皱。无论是微血管内压力增高还是通透性增加引起的肺水肿，肺泡腔内液体的蛋白均与肺间质内相同，提示表面活性物质破坏，而且上皮丧失了滤网能力。

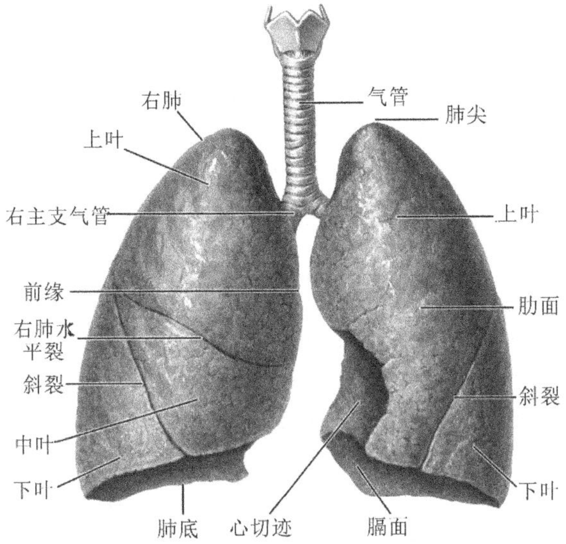

图 7-6　肺局部解剖

(四)X 线表现

间质性肺水肿 X 线主要表现肺静脉影增粗，肺门影变大、变模糊，可见 Kerley 氏线征，肺叶间裂增厚等；肺泡性肺水肿表现为两肺可见大片状模糊影，多位于肺中心部或基底部，以及可见"蝶翼征"，可伴少量胸腔积液，肺泡性肺水肿病变动态变化大。急性呼吸窘迫征引起的肺水肿 X 线表现通常为散在片状模糊影，随病变发展融合成大片毛玻璃样影或实变影，广泛肺影密度增高称为"白肺"，对复张性肺水肿、神经性肺水肿结合病史即可做诊断(图 7-7)。

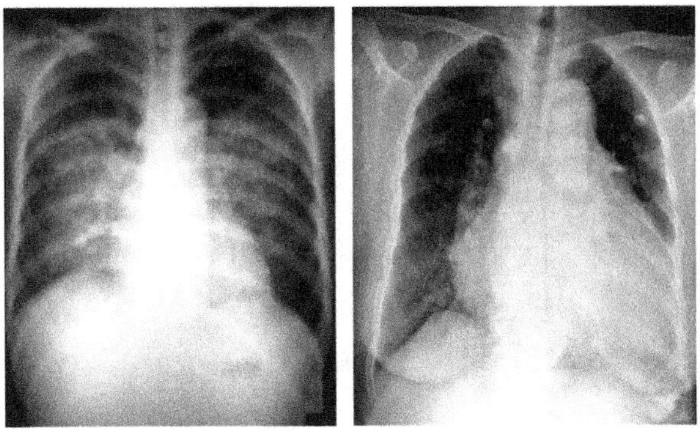

A　　B

图 7-7　肺水肿 X 线表现

A.肺泡性肺水肿 X 线表现"蝶翼征"；B.间质性肺水肿 X 线表现

二、肺气肿

(一)概述

肺气肿是指终末细支气管远端的气道弹性减退，过度膨胀、充气和肺容积增大或同时伴有气道壁破坏的病理状态。按其发病原因肺气肿有如下几种类型：老年性肺气肿，代偿性肺气肿，间质性肺气肿，灶性肺气肿，旁间隔性肺气肿，阻塞性肺气肿。

(二)局部解剖

局部解剖同图 7-6。

(三)临床表现与病理基础

临床表现症状轻重视肺气肿程度而定。早期可无症状或仅在劳动、运动时感到气短，随着肺气肿进展，呼吸困难程度随之加重，以至稍一活动甚或完全休息时仍感气短。此外尚可感到乏力、体重下降、食欲减退、上腹胀满。除气短外还有咳嗽、咳痰等症状。典型肺气肿者胸廓前后径增大，呈桶状胸，呼吸运动减弱，语音震颤减弱，叩诊过清音，心脏浊音界缩小，肝浊音界下移，呼吸音减低，有时可听到干、湿啰音，心率增快，心音低远，肺动脉第二心音亢进。

肺气肿按解剖组织学部位分为肺泡性肺气肿和间质性肺气肿：肺泡性肺气肿按发生部位又可细分为腺泡中央型、腺泡周围型、全腺泡型肺气肿；腺泡中央型指肺腺泡中央区的呼吸细支气管呈囊状扩张，肺泡管及肺泡囊无明显改变，腺泡周围型则是肺泡管及肺泡囊扩张，而呼吸细支气管未见异常改变，从呼吸细支气管至肺泡囊及肺泡均扩张即是全腺泡型肺气肿。肺内陈旧瘢痕灶邻近发生的瘢痕旁若肺气肿囊腔超过 2 cm，累及小叶间隔称为肺大疱。间质性肺气肿是因肺内压骤然升高，气体从破裂的肺泡壁或支气管管壁进入肺间质，在肺膜下或下叶间隔内形成小气泡形成，气泡可扩散至肺门、纵隔，甚至颈胸部皮下软组织内。

(四)X 线表现

X 线主要表现为肺野扩大，肺血管纹理变疏变细，肺透亮度增加，肋间隙增宽，纵隔向一侧偏移，横膈下移，心缩小等，侧位像显示胸腔前后径增大(图 7-8)。

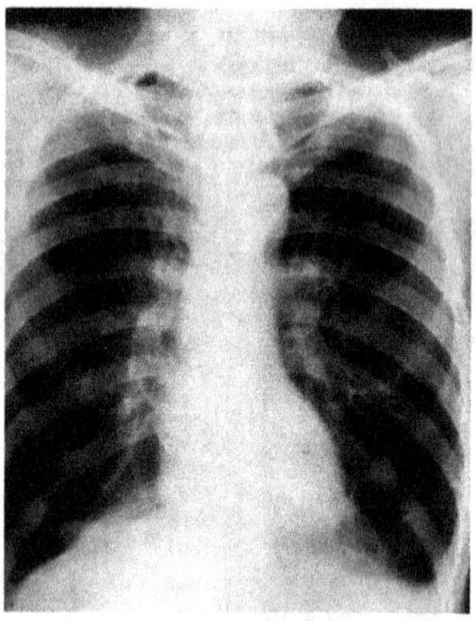

图 7-8　肺气肿 X 线表现

三、Wegener 肉芽肿

(一)概述

Wegener 肉芽肿是一种坏死性肉芽肿性血管炎，属自身免疫性疾病。该病在 1931 年由 Klinger 首次描述，在 1936 年由 Wegener 进一步做了病理学的描述。该病男性略多于女性，从儿童到老年人均可发病，未经治疗的 Wegener 肉芽肿病死率可高达 90%以上，经激素和免疫抑制剂治疗后，Wegener 肉芽肿的预后明显改善。尽管该病有类似炎性的过程，但尚无独立的致病因素，病因至今不明。

(二)局部解剖

局部解剖同图 7-6。

(三)临床表现与病理基础

Wegener肉芽肿临床表现多样,可累及多系统。典型的Wegener肉芽肿有三联征:上呼吸道、肺和肾病变。可以起病缓慢,持续一段时间,也可表现为快速进展性发病。病初症状包括发热、疲劳、抑郁、食欲缺乏、体重下降、关节痛、盗汗、尿色改变和虚弱。其中发热最常见。大部分患者以上呼吸道病变为首发症状。通常表现是持续地流鼻涕,而且不断加重。肺部受累是本病基本特征之一,约50%的患者在起病时即有肺部表现,总计80%以上的患者将在整个病程中出现肺部病变。胸闷、气短、咳嗽、咯血及胸膜炎是最常见的症状,以及肺内阴影。大部分病例有肾脏病变,出现蛋白尿,红、白细胞及管型尿,严重者伴有高血压和肾病综合征,终可导致肾衰竭,是Wegener肉芽肿的重要死因之一。

全身系统和脏器均可受累,病理特点:呼吸道上部(鼻、鼻窦炎、鼻咽部、鼻中隔为主)或下部(气管、支气管及肺)坏死性肉芽肿性病变,小血管管壁纤维素样变,全层有单核细胞,上皮样细胞和多核巨细胞浸润,病变严重时可侵犯骨质引起破坏。肺部可见空洞形成。肉芽肿也见于上颌骨、筛骨眼眶等处,广泛的血管炎引起的梗死及溃疡造成鞍状鼻畸形,眼球突出等。肾脏病变呈坏死性肾小球肾炎的改变。全身性灶性坏死性血管炎,主要侵犯小动脉、细动脉、小静脉、毛细血管及其周围组织,血管壁有多形核细胞浸润,纤维蛋白样变性,肌层及弹力纤维破坏,管腔中血栓形成,管壁坏死,形成小动脉瘤,出血等。

(四)X线表现

肺野内单发或多发大小不等类圆形影或团状影,少数为粟粒型。多分布于两肺中下野及肺尖部。球形病灶可出现肉芽肿坏死、液化而形成空洞,厚薄不规则,可为单房或多房。肺浸润病变多表现大小不一边缘模糊斑片状影。以上表现可同时存在,可伴有胸腔积液、肺不张、肺梗死或气胸等(图7-9)。

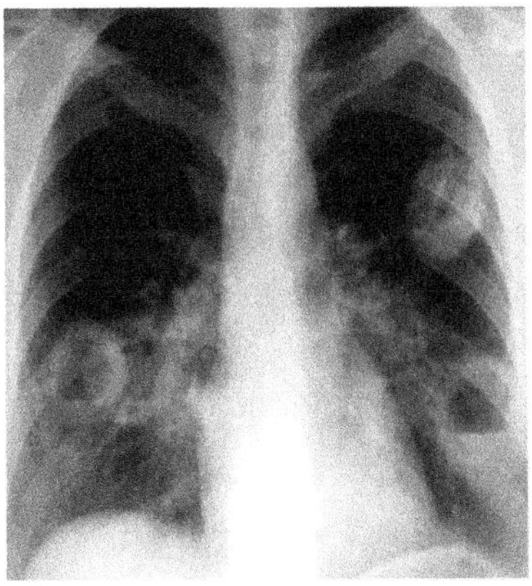

图7-9　Wegener肉芽肿X线表现

四、肺泡蛋白质沉积症

(一)概述

肺泡蛋白质沉积症(pulmonary alveolar proteinosis,PAP)是以肺泡和细支气管腔内充满PAS染色阳性,来自肺的富磷脂蛋白质物质为其特征。好发于青中年,男性发病率约3倍于女性。病因未明,可能与免疫功能障碍(如胸腺萎缩、免疫缺损、淋巴细胞减少等)有关。

(二)局部解剖

局部解剖同图 7-6。

(三)临床表现与病理基础

发病多隐袭,典型症状为活动后气急,以后进展至休息时亦感气急,咳白色或黄色痰、乏力、消瘦。继发感染时,有发热、脓性痰。少数病例可无症状,仅 X 线有异常表现。呼吸功能障碍随着病情发展而加重,呼吸困难伴发绀亦趋严重。

肉眼肺大部分呈实变,胸膜下可见黄色或黄灰色结节,切面有黄色液体渗出。镜检示肺泡及细支气管内有嗜酸 PAS 强阳性物质充塞,是Ⅱ型肺泡细胞产生的表面活性物质磷脂与肺泡内液体中的其他蛋白质和免疫球蛋白的结合物,肺泡隔及周围结构基本完好。电镜可见肺泡巨噬细胞大量增加,吞噬肺表面活性物质,胞浆肿胀,呈空泡或泡沫样外观。

(四)X 线表现

典型表现为从两肺弥漫且基本对称的由肺门向外放散的弥漫细小的羽毛状或结节状阴影,呈"蝶翼"状,类似肺泡性肺水肿;可表现两肺弥漫性颗粒状致密影,融合成斑片状,边缘模糊;可因支气管沉积物阻塞表现节段性肺不张、肺气肿等(图 7-10)。

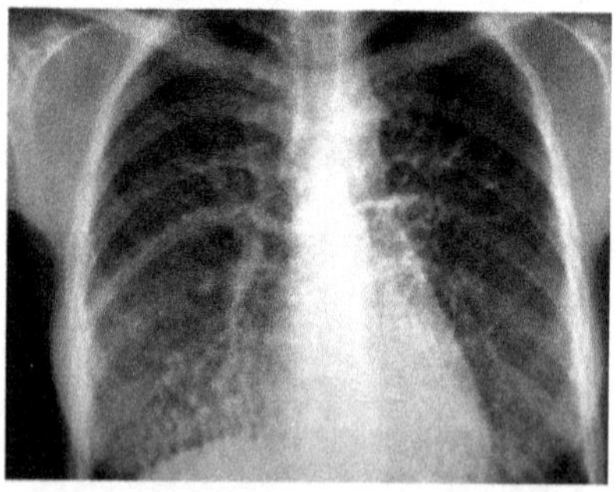

图 7-10 肺泡蛋白沉积症 X 线表现

(王美芹)

第三节 肺部感染性疾病 X 线诊断

一、大叶性肺炎

(一)概述

病原体先在肺泡引起炎症,经肺泡间孔向其他肺泡扩散,致使部分肺段或整个肺段、肺叶发生炎症改变。典型者表现为肺实质炎症,通常并不累及支气管。致病菌多为肺炎链球菌。

(二)局部解剖

局部解剖同图 7-6。

(三)临床表现与病理基础

起病急骤,寒战、高热、胸痛、咳嗽、咳铁锈色痰。早期肺部体征无明显异常,重症者可有呼吸频率增快,鼻翼扇动,发绀等。实变期可有典型体征,如患侧呼吸运动减弱,语颤增强,叩诊浊音,听诊呼吸音减低，有湿啰音或病理性支气管呼吸音。

大叶性肺炎其病变主要为肺泡内的纤维素性渗出性炎症。一般只累及单侧肺，以下叶多见，也可先后或同时发生于两个以上肺叶。典型的自然发展过程大致可分为四个期。①充血水肿期：主要见于发病后1～2 天。肉眼观，肺叶肿胀、充血，呈暗红色，挤压切面可见淡红色浆液溢出。镜下，肺泡壁毛细血管扩张充血，肺泡腔内可见浆液性渗出物，其中见少量红细胞、嗜中性粒细胞、肺泡巨噬细胞。渗出物中可检出肺炎链球菌，此期细菌可在富含蛋白质的渗出物中迅速繁殖。②红色肝变期：一般为发病后的 3～4 天进入此期。肉眼观，受累肺叶进一步肿大，质地变实，切面灰红色，较粗糙。胸膜表面可有纤维素性渗出物。镜下，肺泡壁毛细血管仍扩张充血，肺泡腔内充满含大量红细胞、一定量纤维素、少量嗜中性粒细胞和巨噬细胞的渗出物，纤维素可穿过肺泡间孔与相邻肺泡中的纤维素网相连，有利于肺泡巨噬细胞吞噬细菌，防止细菌进一步扩散。③灰色肝变期：见于发病后的第 5～6 天。肉眼观，肺叶肿胀，质实如肝，切面干燥粗糙，由于此期肺泡壁毛细血管受压而充血消退，肺泡腔内的红细胞大部分溶解消失，而纤维素渗出显著增多，故实变区呈灰白色。镜下，肺泡腔渗出物以纤维素为主，纤维素网中见大量嗜中性粒细胞，红细胞较少。肺泡壁毛细血管受压而呈贫血状态。渗出物中肺炎链球菌多已被消灭，故不易检出。④溶解消散期：发病后 1 周左右，随着机体免疫功能的逐渐增强，病原菌被巨噬细胞吞噬、溶解，嗜中性粒细胞变性、坏死，并释放出大量蛋白溶解酶，使渗出的纤维素逐渐溶解，肺泡腔内巨噬细胞增多。溶解物部分经气道咳出，或经淋巴管吸收，部分被巨噬细胞吞噬。肉眼观，实变的肺组织质地变软，病灶消失，渐近黄色，挤压切面可见少量脓样混浊的液体溢出。病灶肺组织逐渐净化，肺泡重新充气，由于炎症未破坏肺泡壁结构，无组织坏死，故最终肺组织可完全恢复正常的结构和功能。

(四)X 线表现

大叶性肺炎的病理改变可分为 4 期，即充血期、红色肝样变期、灰色肝样变期、消散期。X 线表现与病理分期有密切关系，但往往比临床症状出现得晚，主要表现为不同形式及范围的渗出与实变。充血期肺泡尚充气，往往无明显异常 X 线征象。实变期小片状及大片状均匀性致密影，与肺叶轮廓大致相符，其内时见“空气支气管征”，病变边界模糊，邻近叶间裂时可见明显边界。消散期病变密度逐渐减低，可呈大小不一的斑片样模糊影，进一步吸收后出现条索状阴影，直至吸收完全后恢复正常，部分不吸收发展为机化性肺炎(图 7-11)。

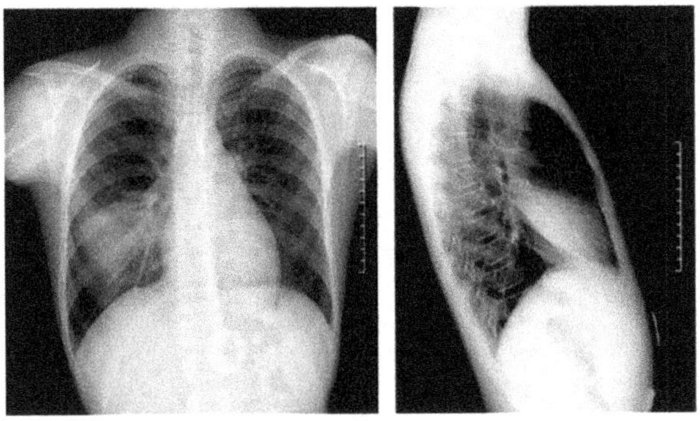

图 7-11　大叶性肺炎 X 线表现

二、支气管肺炎

（一）概述

病原体经支气管入侵，引起细支气管、终末细支气管及肺泡的炎症，常继发于其他疾病。其病原体有肺炎链球菌、葡萄球菌、病毒、肺炎支原体及军团菌等。

（二）局部解剖

局部解剖同图 7-6。

（三）临床表现与病理基础

主要为发热、咳嗽、呼吸困难和发绀，全身中毒症状，肺部可闻及中、小湿啰音等。重症者，以上症状体征明显加重，可有呼吸衰竭，心力衰竭，中毒性脑病、脱水性酸中毒、中毒性肠麻痹，中毒性肝炎，还可并发脓胸、脓气胸、肺脓肿、肺大疱和败血症等。

病理可分为一般性和间质性两大类：①一般性支气管肺炎主要病变散布在支气管壁附近的肺泡，支气管壁仅黏膜发炎。肺泡毛细血管扩张充血，肺泡内水肿及炎性渗出，浆液性纤维素性渗出液内含大量中性粒细胞、红细胞及病菌。病变通过肺泡间通道和细支气管向周围邻近肺组织蔓延，呈小点片状的灶性炎症，而间质病变多不显著。有时小病灶融合起来成为较大范围的支气管肺炎，但其病理变化不如大叶肺炎那样均匀致密。后期在肺泡内巨噬细胞增多，大量吞噬细菌和细胞碎屑，可致肺泡内纤维素性渗出物溶解吸收、炎症消散、肺泡重新充气。②间质性支气管肺炎主要病变表现为支气管壁、细支气管壁及肺泡壁的发炎、水肿与炎性细胞浸润，呈细支气管炎、细支气管周围炎及肺间质炎的改变。蔓延范围较广，当细支气管壁上细胞坏死，管腔可被黏液、纤维素及破碎细胞堵塞，发生局限性肺气肿或肺不张。病毒性肺炎主要为间质性肺炎。但有时灶性炎症侵犯到肺泡，致肺泡内有透明膜形成。晚期少数病例发生慢性间质纤维化，可见于腺病毒肺炎。

（四）X 线表现

支气管肺炎又称小叶性肺炎，其典型 X 线表现：病变多见于两肺中下肺野的内、中带；病变具有沿支气管分布的特征，多呈斑点及斑片状密度增高影，边界不清，可以融合呈大片状，液化坏死后可见空洞形成。当支气管堵塞时，可有节段性肺不张形成。支气管肺炎吸收完全，肺部组织可完全恢复，久不消散的则会引起支气管扩张等（图 7-12）。

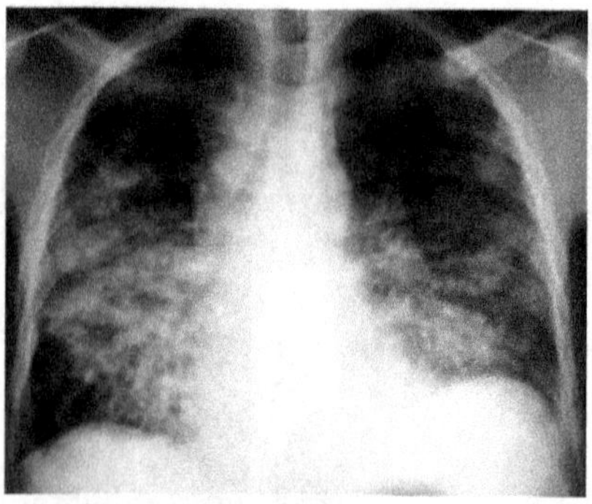

图 7-12　支气管肺炎 X 线表现

右中下肺及左下肺见斑片状密度增高影，边界不清

三、间质性肺炎

(一)概述

以弥漫性肺实质、肺泡炎和间质纤维化为病理基本改变，以活动性呼吸困难、胸部X线片示弥漫阴影、限制性通气障碍、弥散功能降低和低氧血症为临床表现的不同类疾病群构成的临床病理实体的总称。炎症主要侵犯支气管壁肺泡壁，特别是支气管周围血管周围小叶间和肺泡间隔的结缔组织，而且多呈坏死性病变。

(二)局部解剖

局部解剖同图7-6。

(三)临床表现与病理基础

起病常隐匿，病程发展呈慢性经过，机体对其最初反应在肺和肺泡壁内表现为炎症反应，导致肺泡炎，最后炎症将蔓延到邻近的间质部分和血管，最终产生间质性纤维化，导致瘢痕产生和肺组织破坏，使通气功能降低。继发感染时可有黏液浓痰，伴明显消瘦、乏力、厌食、四肢关节痛等全身症状，急性期可伴有发热。

病理表现可分为四期：①一期，肺实质细胞受损，发生肺泡炎；②二期，肺泡炎演变为慢性，肺泡的非细胞性和细胞性成分进行性地遭受损害，引起肺实质细胞的数目、类型、位置和(或)分化性质发生变化，肺泡结构的破坏逐渐严重而变成不可逆转；③三期，间质胶原紊乱，肺泡结构大部损害和显著紊乱，镜检可见大量纤维组织增生；④四期，肺泡结构完全损害，代之以弥漫性无功能的囊性变化。不能辨认各种类型间质性纤维化的基本结构和特征。

(四)X线表现

病变分布广泛，多好发于两肺门及肺下野，且两肺同时受累，多见于支气管血管周围间质，呈纤细条索状密度增高影，走行僵直，可相互交织成网格状。病变也可呈细小结节影，大小一致，分布不均，通常不累及肺尖和两肺外带。由于其炎性浸润，可使肺门影增大，密度增高。病变消散较慢，部分消散不完全的可导致慢性肺间质性纤维化或支气管扩张(图7-13)。

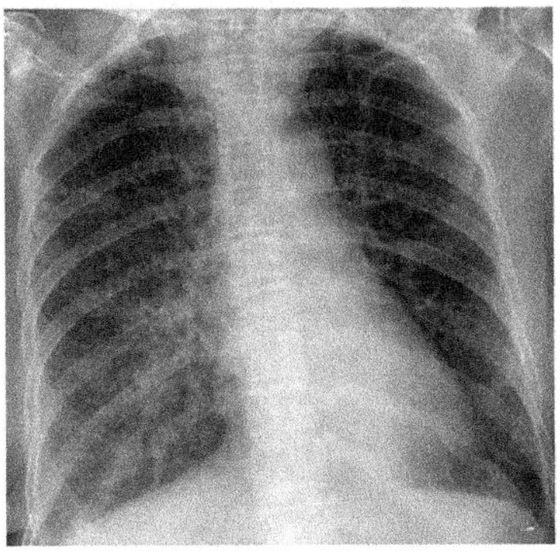

图7-13　间质性肺炎X线表现

双肺可见纤细条索状密度增高影，走行僵直

四、真菌性肺炎

(一)概述

引起原发性真菌性肺炎的大多是皮炎芽生菌、荚膜组织胞浆菌或粗球孢子菌，其次是申克孢子丝菌、隐球菌、曲菌或毛霉菌等菌属。真菌性肺炎可能是抗菌治疗的一种合并症,尤见于病情严重或接受免疫抑制治疗及患有艾滋病而致防御功能下降的患者。

(二)局部解剖

局部解剖同图 7-6。

(三)临床表现与病理基础

常继发于婴幼儿肺炎、肺结核、糖尿病、血液病等,滥用抗生素和激素等是主要诱因。具有支气管肺炎的各种症状和体征,但起病缓慢,多在应用抗生素治疗中肺炎出现或加剧,可有发热,咳嗽剧烈,痰为无色胶冻样,偶带血丝。肺部听诊可有中小水泡音。其病理改变可由变态反应、化脓性炎症反应或形成慢性肉芽肿。

(四)X 线表现

肺曲菌球是肺曲菌病的最具特征的表现,多位于肺部空洞或空洞内的圆形类圆形致密影,大小为 3～4 cm,密度一般均匀,边缘光整,可部分钙化,其位置可以改变。在曲球菌与空洞壁之间有时可见新月形空隙,称为空气半月征。如支气管黏液阻塞支气管可引起远侧肺组织的实变和不张,病灶坏死可形成脓肿,少数可见空洞形成,侵袭性曲菌病主要表现为单侧或双侧肺叶或肺段的斑片样致密影(图 7-14)。

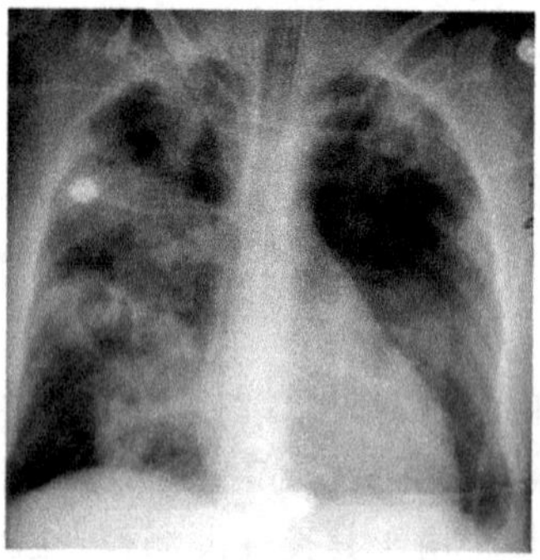

图 7-14　真菌性肺炎 X 线表现

双肺可见片状高密度影,其内可见空洞及空洞内可见类圆形致密影,密度尚均匀,可见空气半月征

五、过敏性肺炎

(一)概述

过敏性肺炎是一组由不同致敏原引起的非哮喘性变应性肺疾病,以弥漫性间质炎为其病理特征,是由于吸入含有真菌孢子、细菌产物、动物蛋白质或昆虫抗原的有机物尘埃微粒(直径<10 μm)所引起的变态反应,因此又称为外源性变应性肺泡炎。

(二)局部解剖

局部解剖同图 7-6。

(三)临床表现与病理基础

于接触抗原数小时后出现症状:发热、干咳、呼吸困难、胸痛及发绀。少数患者接触抗原后可先出现喘息、流涕等速发变态反应,4～6 小时后呈Ⅲ型反应表现为过敏性肺炎。肺部可有湿啰音,多无喘鸣音,无实化或气道梗阻表现。

病理表现为亚急性肉芽肿样炎症,有淋巴细胞、浆细胞、上皮样细胞及朗格汉斯巨细胞浸润等，以致间质加宽。经过慢性病程后出现间质纤维化及肺实质破坏，毛细支气管为胶原沉着及肉芽组织堵塞而闭锁。持续接触致敏抗原后可发生肺纤维性变，严重时肺呈囊性蜂窝状。

（四）X 线表现

急性早期胸部 X 线可以不显示明显异常。曾有报道病理活检证实有过敏性肺炎，但胸部 X 线完全正常。另有 26 例临床症状典型的蘑菇肺仅 8 例显示胸部 X 线异常。另一组报道 107 个农民肺 99 例(93%)胸部 X 线有弥漫性肺部阴影。阴影的多少与肺功能、BAL、临床症状严重程度不一定相平行。胸部 X 线表现多为两肺弥散的结节。结节的直径从 1 mm 至数个毫米不等，边界不清，或呈磨玻璃阴影。有的阴影为网状或网结节型，病变分布虽无特殊的倾向但肺尖和基底段较少。细网状和结节型多为亚急性表现。Fraser 等曾见到农民肺、蘑菇肺和饲鸽者肺，急性期在暴露于重度抗原后短时内两下肺泡样阴影比较常见。肺泡样阴影常为闭塞性细支气管炎的小气道闭塞，所致肺泡内的内容物形成密度增加的影像。弥漫性网状或网状结节状阴影的持续存在再加上急性加重期的腺泡样阴影(图 7-15)。

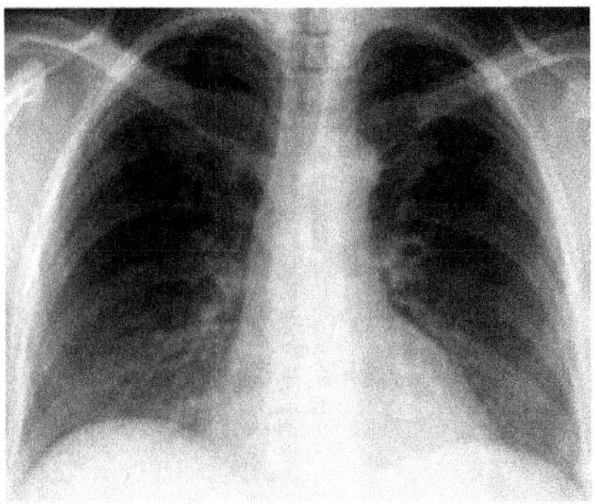

图 7-15　过敏性肺炎 X 线表现

两中下肺的磨玻璃影

六、肺脓肿

（一）概述

肺脓肿是多种病原菌感染引起的肺组织化脓性炎症，导致组织坏死、破坏、液化形成脓肿。以高热、咳嗽、咳大量脓臭痰为主要临床特征。常见病原体包括金黄色葡萄球菌、化脓性链球菌、肺炎克雷伯菌和铜绿假单胞菌等。

（二）局部解剖

局部解剖同图 7-6。

（三）临床表现与病理基础

吸入性肺脓肿起病急骤，畏寒、高热，体温达 39～40 ℃，伴有咳嗽、咳黏液痰或黏液脓性痰。炎症累及壁层胸膜可引起胸痛，且与呼吸有关。病变范围大时可出现气促。此外还有精神不振、全身乏力、食欲减退等全身中毒症状。如感染不能及时控制，可于发病后 10～14 天，突然咳出大量脓臭痰，偶有中、大量咯血而突然窒息致死。血源性肺脓肿多先有原发病灶引起的畏寒、高热等感染中毒症的表现。经数天或数周后才出现咳嗽、咳痰，痰量不多，极少咯血。慢性肺脓肿患者常有咳嗽、咳脓痰、反复发热和咯血，持续数周到数月。可有贫血、消瘦等慢性消耗症状。肺部体征与肺脓肿的大小和部位有关。早期常无异常体征，脓肿形成后病变部位叩诊浊音，呼吸音减低，数天后可闻及支气管呼吸音、湿啰音；随着肺脓肿增大，可出现空瓮音；病变累及胸膜可闻及胸膜摩擦音或呈现胸腔积液体征。慢性肺脓肿常有杵状指(趾)。

病理表现为肺组织化脓性炎症、坏死,形成肺脓肿,继而坏死组织液化破溃到支气管,脓液部分排出,形成有气液平的脓腔,空洞壁表面常见残留坏死组织。病变有向周围扩展的倾向,甚至超越叶间裂波及邻接的肺段。若脓肿靠近胸膜,可发生局限性纤维蛋白性胸膜炎,发生胸膜粘连;如为张力性脓肿,破溃到胸膜腔,则可形成脓胸、脓气胸或支气管胸膜瘘。肺脓肿可完全吸收或仅剩少量纤维瘢痕。若支气管引流不畅,坏死组织残留在脓腔内,炎症持续存在,则转为慢性肺脓肿。脓腔周围纤维组织增生,脓腔壁增厚,周围的细支气管受累,致变形或扩张。

(四)X 线表现

急性化脓性炎症阶段,表现为大片的致密影,密度均匀,边缘模糊,如有坏死液化则密度可减低,坏死物排出后空洞形成,可见液平面,如病变好转,则显示脓肿空洞内容物及液平面减少甚至消失,愈合后可不留痕迹,或仅少许条索影。病程较快的患者,由于坏死面积较大可见肺组织体积减小。病程较慢者空洞周围纤维组织增生,空洞壁也更为清晰,肺脓肿邻近胸膜可增厚,也可形成脓胸或脓气胸(图 7-16)。

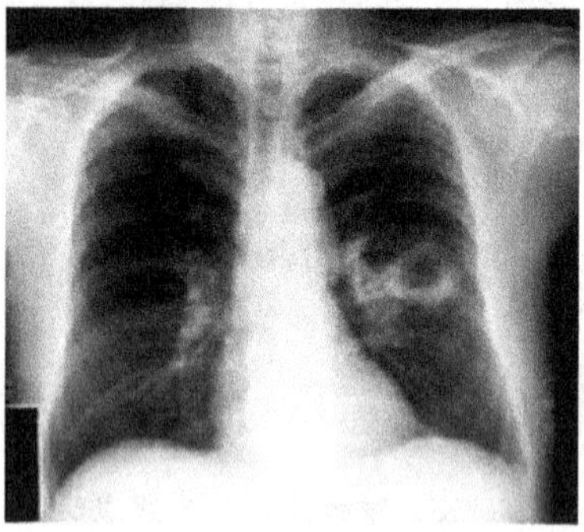

图 7-16　肺脓肿 X 线表现

左中肺脓肿空洞,其内可见液平面,边缘模糊

七、肺结核

(一)概述

肺结核是由结核分枝杆菌引发的肺部感染性疾病,是严重威胁人类健康的疾病。结核分枝杆菌的传染源主要是排菌的肺结核患者,通过呼吸道传播。健康人感染此菌并不一定发病,只有在机体免疫力下降时才发病。临床分型如下。

1.原发性肺结核

原发性肺结核多见于年龄较大儿童。婴幼儿及症状较重者可急性起病,高热可达 39～40 ℃;可有低热、食欲缺乏、疲乏、盗汗等结核中毒症状。少数有呼吸音减弱,偶可闻及干或湿啰音。

2.血行播散型肺结核

血行播散型肺结核起病急剧,有寒战、高热,体温可达 40 ℃以上,多呈弛张热或稽留热,血沉加速。亚急性与慢性血行播散性肺结核病程较缓慢。

3.浸润型肺结核

浸润型肺结核多数发病缓慢,早期无明显症状,后渐出现发热、咳嗽、盗汗、胸痛、消瘦、咳痰及咯血。

4.慢性纤维空洞型肺结核

反复出现发热、咳嗽、咯血、胸痛、盗汗、食欲减退等，胸廓变形，病侧胸廓下陷，肋间隙变窄，呼吸运动受限，气管向患侧移位，呼吸减弱。

(二)局部解剖

局部解剖同图 7-6。

(三)临床表现与病理基础

可出现呼吸系统症状和全身症状。呼吸系统症状主要为咳嗽咳痰、咯血、胸痛、呼吸困难等；全身症状为结核中毒症状，发热为最常见症状，多为长期午后潮热，部分患者有倦怠乏力、盗汗、食欲减退和体重减轻等。

1.原发性肺结核

结核杆菌经呼吸道进入肺后，最先引起的病灶称原发灶，常位于肺上叶下部或下叶上部靠近胸膜处，病灶呈圆形，约 1 cm 大小。病灶内细菌可沿淋巴道到达肺门淋巴结，引起结核性淋巴管炎和肺门淋巴结结核。肺原发灶、结核性淋巴管炎、肺门淋巴结结核合称原发复合征，是原发性肺结核的特征性病变。

2.血行播散型肺结核

血行播散型肺结核由结核杆菌一次大量侵入引起，结核杆菌的来源可由肺内病灶或肺外其他部位的结核灶经血播散。这些部位的结核杆菌先进入静脉，再经右心和肺动脉播散至双肺。结核在两肺形成1.5～2 mm 大小的粟粒样结节，这些结节病灶是增殖性或渗出性的，在两肺分布均匀、大小亦较均一。

3.浸润型肺结核

浸润型肺结核多见外源性继发型肺结核，即反复结核菌感染后所引起，少数是体内潜伏的结核菌，在机体抵抗力下降时进行繁殖，而发展为内源性结核，也有由原发病灶形成者，多见于成年人，病灶多在锁骨上下，呈片状或絮状，边界模糊，病灶可呈干酪样坏死灶，引发较重的毒性症状，而成干酪性(结核性)肺炎，坏死灶被纤维包裹后形成结核球。经过适当治疗的病灶，炎症吸收消散，遗留小干酪灶，钙化后残留小结节病灶，呈现纤维硬结病灶或临床痊愈。有空洞者，也可经治疗吸收缩小或闭合，有不闭合者，也无存活的病菌，称为“空洞开放愈合”。

4.慢性纤维空洞型肺结核

慢性纤维空洞型肺结核由于治疗效果和机体免疫力的高低，病灶有吸收修补，恶化进展等交替发生，单或双侧，单发或多发的厚壁空洞，常伴有支气管播散型病灶和胸膜肥厚，由于病灶纤维化收缩，肺门上提，纹理呈垂柳状，纵隔移向病侧，邻近肺组织或对侧肺呈代偿性肺气肿，常伴发慢性气管炎、支气管扩张、继发肺感染、肺源性心脏病等；更重使肺广泛破坏、纤维增生，导致肺叶或单侧肺收缩，而成“毁损肺”。

(四)X 线表现

1.原发型肺结核(Ⅰ型肺结核)

多见于儿童，少数见于青年，常无影像学异常。如果发生明显的感染，常常表现为气腔实变阴影(图 7-17)，累及整个肺叶。原发性肺结核患者可发生胸腔积液，常仅表现为胸腔积液而无肺实质病变。淋巴结增大常发生于儿童原发性肺结核感染。有时可侵及肺门淋巴结(图 7-18)和纵隔淋巴结，尤其好发于右侧气管旁区域，可增大。淋巴结增大在成人原发性肺结核中罕见，除非是免疫功能低下的患者。

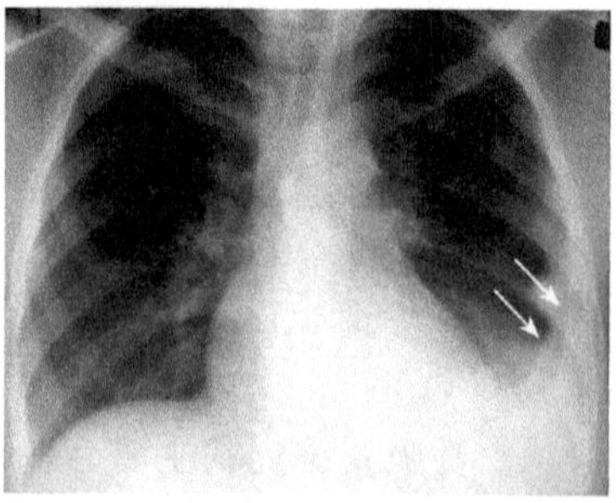

图 7-17 原发性肺结核 X 线表现

胸部正位片可见左肺下叶实变，伴左侧少量胸腔积液(箭头)

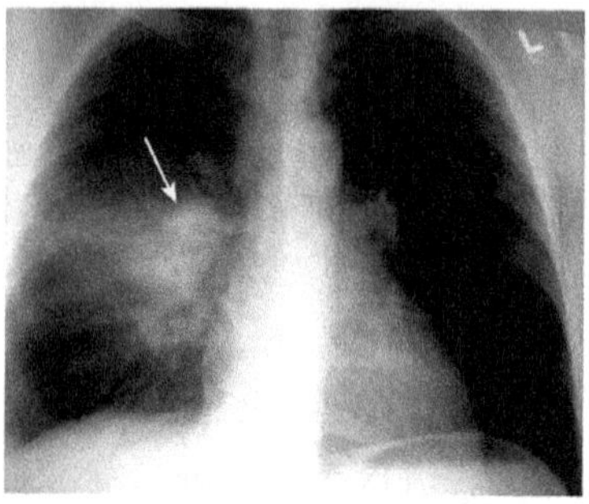

图 7-18 原发性肺结核淋巴结增大 X 线表现

胸部正位片显示右肺门淋巴结增大(箭头)伴肺内实变及轻度气管旁淋巴结增大

2.血行播散型肺结核(Ⅱ型肺结核)

X 线表现为典型病灶分布特点为“三均匀”，即广泛均匀分布于两肺的粟粒样的结节状高密度灶，大小为 1～2 mm，部分呈磨玻璃样改变，病灶晚期可见融合。

3.亚急性或慢性血行播散型肺结核

X 线表现为“三不均匀”，即双肺多发大小不一，密度不均的渗出增殖灶和纤维钙化，钙化灶多见于肺尖和锁骨下，渗出病灶多位于其下方，病灶融合可产生干酪性坏死形成空洞和支气管播散。(图 7-19、图 7-20)。

4.慢性血行播散型肺结核

病变类似于亚急性血行播散型肺结核表现，只是大部分病变呈增殖性改变，病灶边缘基本清晰，纤维索条状影更明显，或者病灶钙化更多见，胸膜增厚和粘连更显著等。同时，两肺纹理增粗紊乱更明显。

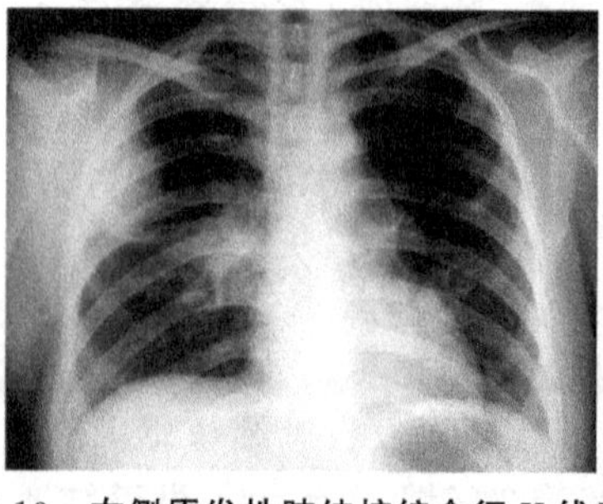

图 7-19 右侧原发性肺结核综合征 X 线表现

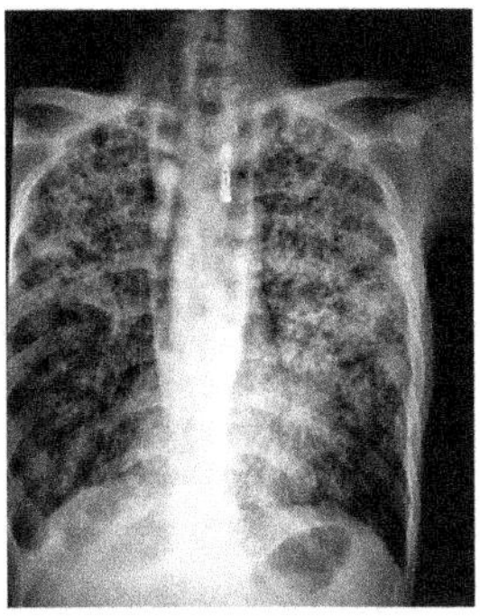

图 7-20　双肺急性粟粒型肺结核伴椎旁脓肿 X 线表现

5.继发型肺结核（Ⅲ型肺结核）

病变多局限于肺的一部，以肺尖、锁骨上、下区及下叶背段为多见；X 线片上的征象多样，一般为陈旧性病灶周围出现渗出性病灶表现为中心密度较高而边缘模糊的致密影；新渗出性病灶表现为小片状云絮状影，范围较大的病灶可波及一个肺段或整个肺叶浸润；空洞常表现为壁薄、无内容物或很少液体；渗出、增殖、播散、纤维化、空洞等多种性质的病灶同时存在，活动期的肺结核易沿着支气管向同侧或对侧播散。

八、肺炎性假瘤

（一）概述

肺炎性假瘤是肺内良性肿块，是由肺内慢性炎症产生的肉芽肿、机化、纤维结缔组织增生及相关的继发病变形成的肿块，并非真正肿瘤。它是一种病因不清的非肿瘤性病变。

（二）局部解剖

局部解剖同图 7-6。

（三）临床表现与病理基础

肺炎性假瘤患者多数年龄在 50 岁以下，女性多于男性。1/3 的患者没有临床症状，仅偶然在 X 线检查时发现，2/3 的患者有慢性支气管炎、肺炎、肺化脓症的病史，以及相应的临床症状，如咳嗽、咳痰、低热，部分患者还有胸痛、血痰，甚至咯血，但咯血量一般较少。

肺炎性假瘤的病理学特征是组织学的多形性，肿块内含有肉芽组织的多寡不等、排列成条索的成纤维细胞、浆细胞、淋巴细胞、组织细胞、上皮细胞及内含中性脂肪和胆固醇的泡沫细胞或假性黄瘤细胞。肺炎性假瘤一般位于肺实质内，累及支气管的仅占少数。绝大多数单发，呈圆形或椭圆形结节，一般无完整的包膜，但肿块较局限、边界清楚，有些还有较厚而缺少细胞的胶原纤维结缔组织与肺实质分开。

（四）X 线表现

病变形态不一，大小不等，多＜5 cm，位于肺的表浅部位，一般为中等密度影，密度可均匀，硬化血管瘤型可见斑点状钙化影，有假性包膜时，病变边界清楚，乳头状增生型多见，有的肿块由于不规则可表现为分叶状。无假性包膜时，边界模糊，以组织细胞增生型多见。有的炎性假瘤甚至表现为周围型肺癌的毛刺样改变（图 7-21）。

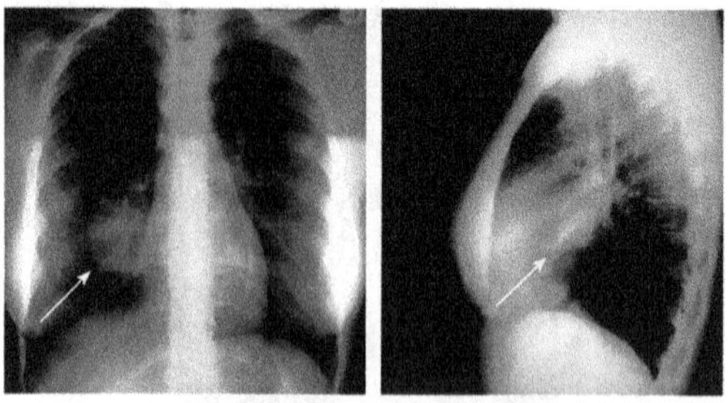

图 7-21　肺炎性假瘤 X 线表现

右肺中叶软组织肿块，边缘见毛刺（箭头）

九、慢性肺炎

（一）概述

慢性非特异性炎症，可分为原发性慢性肺炎和急性肺炎演变而来，促成慢性肺炎的因素有营养不良、佝偻病、先天性心脏病或肺结核患儿发生肺炎时，易致病程迁延；病毒感染引起间质性肺炎，易演变为慢性肺炎；反复发生的上呼吸道感染或支气管炎及慢性鼻窦炎均为慢性肺炎的诱因；深入支气管的异物，特别是缺乏刺激性而不产生初期急性发热的异物（如枣核等），因被忽视而长期存留在肺部，形成慢性肺炎；免疫缺陷小儿，包括体液及细胞免疫缺陷，补体缺乏及白细胞吞噬功能缺陷皆可致肺炎反复发作，最后变成慢性；原发性或继发性呼吸道纤毛形态及功能异常亦可致肺慢性炎症。

（二）局部解剖

局部解剖同图 7-6。

（三）临床表现与病理基础

慢性肺炎的特点是周期性的复发和恶化，呈波浪形。由于病变的时期、年龄和个体的不同，症状多种多样。在静止期体温正常，无明显体征，几乎没有咳嗽，但在跑步和上楼时容易气喘。在恶化期常伴有肺功能不全，出现发绀和呼吸困难等。恶化后好转很缓慢，经常咳痰，甚至出现面部水肿、发绀、胸廓变形和杵状指（趾）。

炎症病变可侵及各级支气管、肺泡、间质组织和血管。特别在间质组织的炎症，每次发作时都有所进展，使支气管壁弹力纤维破坏，终因纤维化而致管腔狭窄。同时，由于分泌物堵塞管腔而发生肺不张，终致支气管扩张。由于支气管壁及肺泡间壁的破坏，空气经过淋巴管散布，进入组织间隙，可形成间质性肺气肿。局部血管及淋巴管也发生增生性炎症，管壁增厚，管腔狭窄。

（四）X 线表现

1.肺纹理增强

支气管壁和支气管周围组织的细胞浸润和结缔组织增生及小叶间隔的细胞浸润和结缔组织增生是肺纹理增强的病理基础。在胸片上前者表现为走行紊乱的不规则线条状阴影，可伴有血管的扭曲移位及全小叶肺气肿。

2.结节和斑片状阴影

气管周围的渗出与增生改变的轴位影像和腺泡病变表现为结节影。支气管的狭窄扭曲可导致小叶肺不张或盘状肺不张。小叶肺不张呈斑片状阴影，盘状肺不张呈条状阴影。

3.肺段、肺叶及团块阴影

慢性炎症局限于肺叶或肺段时则呈肺叶肺段阴影,肺叶肺段阴影可体积缩小。由于合并支气管扩张、肺气肿、肺大疱或小脓肿、肺大疱或小脓腔,肺叶或肺段阴影的密度可不均匀。在支气管体层片或支气管造影片上可见支气管扩张。但支气管狭窄或阻塞较少见。有时在肺叶肺段阴影内可见团块状阴影,其病理基础为脓肿或炎性肿块。肺叶阴影多见于右中叶慢性炎症。其他肺叶较少见,肺段阴影较常见。呈肿块阴影的慢性肺炎,其大小从不到 3 cm 至超过 10 cm,肿块边缘较清楚,周围可见不规则索条状阴影,在团块内有时可见 4～6 级支气管扩张。炎性肿块阴影在正侧位胸片上各径线差有时较大,例如在正位胸片上呈圆形,在侧位胸片上呈不规则形状或椭圆形,此点有利于与周围型肺癌鉴别。

4.蜂窝状及杵状影

含空气的囊状支气管扩张可呈蜂窝状阴影、含有黏液的支气管扩张可表现为杵状阴影,其特点为与支气管走行方向一致。

5.肺气肿征象

弥漫性慢性肺炎可合并两肺普遍性肺气肿。而局限性慢性肺炎常与瘢痕旁肺气肿并存,因此慢性肺炎区的密度不均匀。有时慢性肺炎还可与肺大疱并存。

6.肺门团块状阴影

肺门区炎性肺硬化可表现为边缘不整齐、形态不规则类圆形团块状影,此时常需与肺癌鉴别。有时慢性肺炎还可伴有肺门淋巴结增大。但较少见。有时可见肺门部淋巴结肿大(图 7-22)。

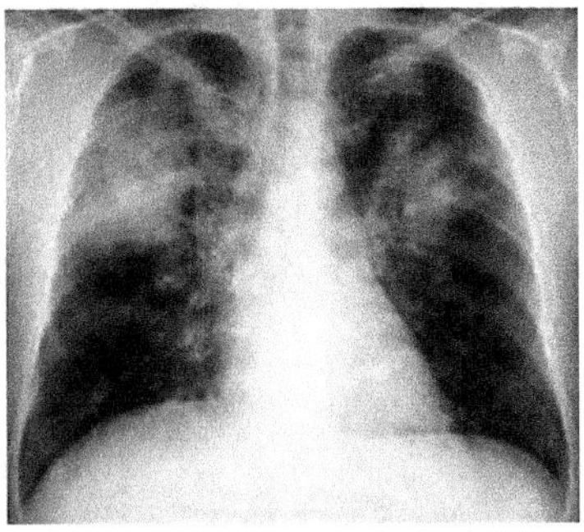

图 7-22 慢性肺炎 X 线表现

十、放射性肺炎

(一)概述

放射性肺炎是肺组织接受一定剂量的电离辐射后所导致的急性炎性反应,目前对该病的基础及临床研究不多,缺乏严格的诊断标准,治疗多数为对症处理、长期大剂量皮质激素治疗等。停止放射治疗(简称放疗)后多数患者可以缓慢恢复,也有部分患者逐步发展成放射性肺纤维化,严重者会导致患者呼吸衰竭而死亡。

(二)局部解剖

局部解剖同图 7-6。

(三)临床表现与病理基础

放射性肺炎通常发生于放疗后 3 个月内,如果照射剂量较大或同时接受了化疗等,或者遗传性放射损伤高度敏感的患者,放射性肺炎也可能发生于放疗开始后 2～3 周内。肺癌患者接受放疗后70%以上会发生轻度的放射性肺损伤,多数无症状或症状轻微,仅有10%~20%的患者会出现临床症状。放射性肺炎的临床症状没有特异性,通常的临床表现为咳嗽、气短、发热等,咳嗽多为刺激性干咳,气短程度不一,轻者只在用力活动后出现,严重者在静息状态下也会出现明显呼吸困难。部分患者可以伴有发热,甚至发生在咳嗽气短等症状出现前,多为37~38.5 ℃,但也有出现39 ℃以上高热者。放射性肺炎的体征不明显,多无明显体征,部分患者会出现体温升高、肺部湿啰音等表现。放射性肺炎临床症状的严重程度与肺受照射的剂量及体积相关,也和患者的个体遗传差异相关。

电离辐射导致放射性肺炎的靶细胞包括Ⅱ型肺泡细胞、血管内皮细胞、成纤维细胞及肺泡巨噬细胞等。Ⅱ型肺泡细胞合成和分泌肺泡表面活性物质,维持肺泡表面张力,接受电离辐射后,Ⅱ型肺泡细胞胞质内Lamellar小体减少或畸形,肺泡细胞脱落到肺泡内,导致肺泡张力变化,肺的顺应性降低,肺泡塌陷不张。血管内皮细胞的损伤在照射后数天内就可以观察到,毛细血管内皮细胞超微结构发生变化,细胞内空泡形成、内皮细胞脱落,并可以发生微血栓形成、毛细血管阻塞,最终导致血管通透性改变,肺泡换气功能受损。肺泡巨噬细胞及成纤维细胞在接受电离辐射损伤后也会出现相应的变化,促进和加重放射性肺炎的发生。

(四)X线表现

其表现取决于放射线照射的部位、照射的方向、照射野及照射量。乳腺癌术后放射照射所引起的放射性肺炎病灶多位于第1~2肋间。肺癌放疗后引起的放射性肺炎发生在原发病灶所在的肺叶,食管癌于恶性淋巴瘤放疗后引起的放射性肺炎位于两肺内带。放射性肺炎的X线表现如下。①急性期:通常表现为大片状高密度阴影,密度较均匀,边缘较模糊;②慢性期:由于病灶纤维结缔组织增生明显,原来的大片状阴影范围缩小,病灶较前密度增高而不均匀,可见网状及纤维索条状阴影。大范围的慢性放射性肺炎体积缩小可伴纵隔向患侧移位,同侧胸膜肥厚粘连,胸廓塌陷变形,膈升高(图7-23)。

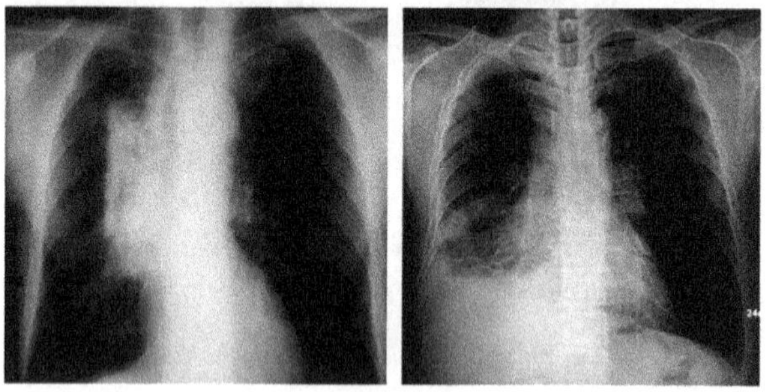

图7-23 放射性肺炎X线表现

十一、肺结节病

(一)概述

肺结节病是一种病因未明的多系统多器官的肉芽肿性疾病,近来已引起国内广泛注意。常侵犯肺、双侧肺门淋巴结、眼、皮肤等器官。其胸部受侵率高达80%~90%。本病呈世界分布,欧美国家发病率较高,东方民族少见。多见于20~40岁,女略多于男。病因尚不清楚,部分病例呈自限性,大多预后良好。

(二)局部解剖

局部解剖同图7-6。

(三)临床表现与病理基础

早期结节病的症状较轻,常见的呼吸道症状和体征有咳嗽、无痰或少痰,偶有少量血丝痰,可有乏力、低热、盗汗、食欲减退、体重减轻等。病变广泛时可出现胸闷、气急,甚至发绀。后期主要是肺纤维化导致的呼吸困难。肺部体征不明显,部分患者有少量湿啰音或捻发音。

结节病的病理特点是非干酪样坏死性类上皮肉芽肿。肉芽肿的中央部分主要是多核巨噬细胞和类上皮细胞,后者可以融合成朗格汉斯巨细胞。周围有淋巴细胞浸润,而无干酪样病。

(四)X线表现

有90%以上的患者伴有胸部X线的改变,而且常是结节病的首次发现。其主要表现:纵隔、肺门淋巴结肿大。为结节病最常见表现,为唯一异常表现。多组淋巴结肿大是其特点,其中两侧肺门对称性淋巴结肿大且状如土豆,多为本病典型表现,其肿大淋巴结一般在6～12个月期间可自行消退,恢复正常;或在肺部出现病变过程中,开始缩小或消退;或不继续增大,为结节病的发展规律(图7-24)。

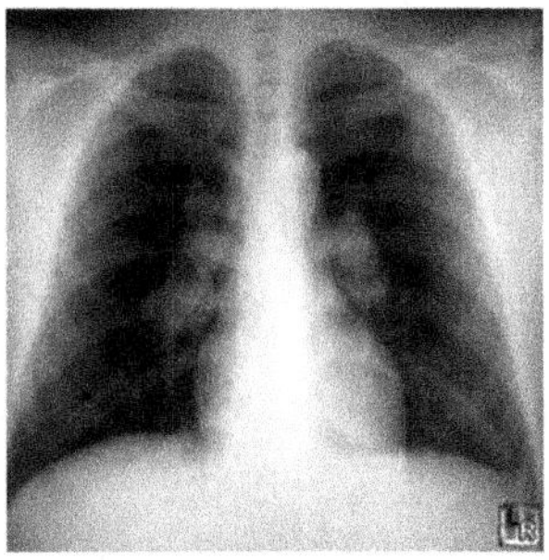

图7-24　肺结节病X线表现

两侧纵隔、肺门淋巴结肿大

1.肺部病变

肺部病变多发生在淋巴结病变之后。最常见的病变为两肺弥漫性网状结节影,但肺尖或肺底少或无。结节大小不一,多为1～3 mm大小,轮廓尚清楚。其次为圆形病变,直径1.0～1.5 cm,密度均匀,边缘较清楚,单发者类似肺内良性病变或周围型肺癌,多发者酷似肺内转移瘤。此外为阶段性或小叶性浸润,类似肺部炎性病变,一般伴或不伴胸腔内淋巴结病变。少数表现为单纯粟粒状颇似急性粟粒型肺结核。以纤维性病变为主,不易与其他原因所致的肺纤维化区别,且可引起多种继发性改变。

2.胸膜病变

胸膜渗液可能为胸膜脏、壁层广泛受累所致。肥厚的胸膜为非干酪性肉芽肿。

3.骨骼病变

较少见,约占全部结节病的10%。骨损害一般限于手、足的短管状骨,显示小囊状骨质缺损并伴有末节指(趾)变细、变短。

十二、硅肺

(一)概述

硅肺是由于长期吸入石英粉尘所致的以肺部弥漫性纤维化为主的全身性疾病,是我国目前常见的且危害较为严重的职业病。目前是职业病中发病率最高的病种之一,也是12种肺尘埃沉着病中较重的一种。

(二)局部解剖

局部解剖同图 7-6。

(三)临床表现与病理基础

硅肺的早期可能没有自觉症状,或症状很轻。Ⅱ、Ⅲ期硅肺患者多有症状,但症状轻重和胸部 X 线改变的程度不一定平行,在有肺部并发症时,症状加重。早晨咳嗽较重,无痰或有少量黏液痰。肺内有并发感染时,则痰量增多,或有脓性痰。单纯硅肺多无胸痛或有轻微胸痛,一旦有明显胸痛应考虑有肺内感染或并发肺结核的可能。胸膜摩擦音常是并发肺结核的征象。早期硅肺气短不明显,晚期硅肺并发肺结核、肺气肿时,气短明显。早期患者一般状态尚好,晚期则营养欠佳。晚期患者,特别是并发肺结核或肺部感染时,肺部可听到呼音,也可出现发绀。

硅肺基本病变是矽结节形成,眼观矽结节呈圆形灰黑色、质韧、直径 2～3 mm。在人体,最早的改变是吸入肺内的粉尘粒子聚集并沉积在相对固定的肺泡内,巨噬细胞及肺泡上皮细胞(主要是Ⅱ型)相继增生,肺泡隔开始增厚。聚集的细胞间出现网织纤维并逐渐转变成胶原纤维,形成矽结节。典型矽结节,结节境界清晰,胶原纤维致密扭曲排列或呈同心圆排列,纤维间无细胞反应,出现透明性变,周围是被挤压变形的肺泡。

(四)X 线表现

圆形小阴影是硅肺最常见和最重要的一种 X 线表现形态,其病理变化以结节型硅肺为主,呈圆形或近似圆形,边缘整齐或不整齐,直径<10 mm;不规则形小阴影多为接触游离二氧化硅含量较低的粉尘所致,病理基础主要是肺间质纤维化。表现为粗细、长短、形态不一的致密阴影。之间可互不相连,或杂乱无章的交织在一起,呈网状或蜂窝状;致密度多持久不变或缓慢增高。早期也多见于两肺中下区,弥漫分布,随病情进展而逐渐波及肺上区;大阴影:长径超过 10 mm 的阴影,为晚期硅肺的重要 X 线表现,边界清楚,周围有明显的肺气肿;多见于两肺上、中区,常对称出现;大阴影长轴多与后肋垂直,不受叶间裂限制;胸膜变化:胸膜粘连增厚,先在肺底部出现,可见肋膈角变钝或消失;晚期膈面粗糙,由于肺纤维组织收缩和膈胸膜粘连,呈“天幕状”阴影;肺气肿:多为弥漫性、局限性、灶周性和泡性肺气肿,严重者可见肺大疱;肺门和肺纹理变化:早期肺门阴影扩大,密度增高,有时可见淋巴结增大,包膜下钙质沉着呈蛋壳样钙化,肺纹理增多或增粗变形;晚期肺门上举外移,肺纹理减少或消失(图 7-25)。

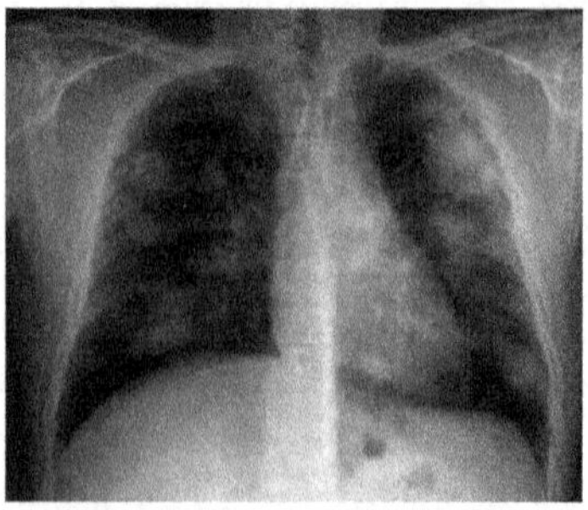

图 7-25 硅肺 X 线表现

两肺散在类圆形结节影,边界尚清

(张 叶)

第四节　肺部先天性疾病 X 线诊断

一、先天性肺发育不全

(一)概述

肺先天性发育不全可根据其发生程度分为 3 类。①肺未发生：一侧或双侧肺缺如；②肺未发育：支气管原基呈一终端盲囊，未见肺血管及肺实质；③肺发育不全：可见支气管、血管和肺泡组织但数量和(或)容积减少。患者可能伴发肺血管及其他畸形病变。先天性肺发育不全的主要原因可能是胸内肺生长发育的有效容量减少，最常见的原因是膈疝一侧膈肌不能关闭，腹腔脏器疝入胸腔，从而影响肺的发育。

(二)局部解剖

肺位于胸腔内，在膈肌的上方、纵隔的两侧。肺的表面被覆脏胸膜，透过胸膜可见许多呈多角形的小区，称肺小叶，其发炎称小叶性肺炎。正常肺呈浅红色，质柔软呈海绵状，富有弹性。成人肺的重量约等于自己体重的 1/50，男性平均为 1 000～1 300 g，女性平均为 800～1 000 g。健康男性成人两肺的空气容量为 5 000～6 500 mL，女性小于男性。

两肺外形不同，右肺宽而短，左肺狭而长。肺呈圆锥形，包括一尖、一底、三面、三缘。肺尖钝圆，经胸廓上口伸入颈根部，在锁骨中内 1/3 交界处向上突至锁骨上方达 2.5 cm。肺底坐于膈肌上面，受膈肌压迫肺底呈半月形凹陷。肋面与胸廓的外侧壁和前、后壁相邻。纵隔面即内侧面与纵隔相邻，其中央有椭圆形凹陷，称肺门。膈面即肺底，与膈相毗邻。前缘为肋面与纵隔面在前方的移行处，前缘角锐利，左肺前缘下部有心切迹，切迹下方有一突起称左肺小舌。后缘为肋面与纵隔面在后方的移行处，位于脊柱两侧的肺沟中。下缘为膈面与肋面、纵隔面的移行处，其位置随呼吸运动而显著变化。

肺借叶间裂分叶，左肺的叶间裂为斜裂，由后上斜向前下，将左肺分为上、下两叶。右肺的叶间裂包括斜裂和水平裂，它们将右肺分为上、中、下三叶。肺的表面有毗邻器官压迫形成的压迹或沟。如两肺门前下方均有心压迹；右肺门后方有食管压迹，上方是奇静脉沟；左肺门上方毗邻主动脉弓，后方有胸主动脉(同图 7-6)。

(三)临床表现与病理基础

严重病例出生后即死亡。主要表现为呼吸困难，甚至呼吸窘迫，以及长期反复呼吸道感染，体检可见患侧胸廓塌陷，活动度减弱，叩诊呈浊音，听诊呼吸音减低或消失，患者可伴有其他先天性畸形的临床表现，如肾功能不全等。病情轻微者可能无明显临床症状仅于常规胸部 X 线检查时发现。

(四)X 线表现

肺的发育异常通常表现为患侧片状密度均匀密度增高影，无肺纹理，患侧膈肌抬高，肋间隙变窄，纵隔偏向患侧；健侧代偿性肺气肿，血管纹理增粗。按肺发育状况具体分为如下几种。①一侧肺不发育：患侧胸腔无含气肺组织及支气管影，纵隔向患侧移位，健侧肺代偿气肿或伴发肺纵隔疝；②一侧肺发育不全：患侧部分肺膨胀不全，或呈均匀致密影，纵隔向患侧移位；③肺叶发育不全：肺内密实影尖端指向肺门，支气管造影可见支气管扩张(图 7-26)。

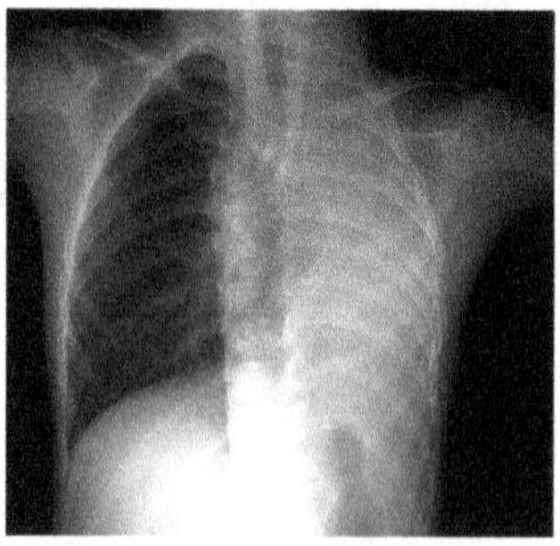

图 7-26 先天性肺发育不全 X 线表现

二、肺隔离症

(一)概述

肺隔离症是一种先天畸形，指没有功能的胚胎性、囊肿性肺组织从正常肺隔离出来。一般不与呼吸道相通连，供血动脉来自主动脉(胸主动脉或腹主动脉分支)。可分为两型：即叶内型及叶外型，叶内型较多见，病肺与其邻近正常肺组织被同一脏层胸膜所覆盖，可发生在任何肺叶内，但多见于肺下叶。尤以左侧后基底段为多。叶外型较少见，病部位于其邻近正常肺组织的脏层胸膜外，多数位于左肺下叶与横膈之间。

(二)局部解剖

局部解剖同图 7-6。

(三)临床表现与病理基础

病肺初始阶段可不与正常支气管相通，可无任何症状，仅在 X 线检查时发现胸内有肿块状阴影。可出现咳嗽、咳痰、发热和反复肺感染等症状。肺隔离症是肺的发育畸形，部分肺组织与主体肺分隔，并形成无功能囊性肿块。可分为叶内型和叶外型两种，叶内型即病肺周围系正常肺组织，二者有共同的胸膜包裹，与正常支气管系统相通，并有来自体循环的异常动脉，本型约60%位于左侧，几乎均在下叶的后基底段。叶外型者病变部分有自身的胸膜，也有来自体循环的异常动脉，多在肺下韧带内，同时有肺动脉、肺静脉回流至奇静脉、半奇静脉和门脉系统，病变部位的支气管与正常的支气管不相通，故不具呼吸功能。

(四)X 线表现

肺野下叶后基底段近脊柱旁圆形或类圆形密度增高影少数有分叶状，边界清晰，密度较均匀，常合并感染，与气道相通时可见囊状影像，可见气液平。胸片主要是发现病灶及位置(图 7-27)。

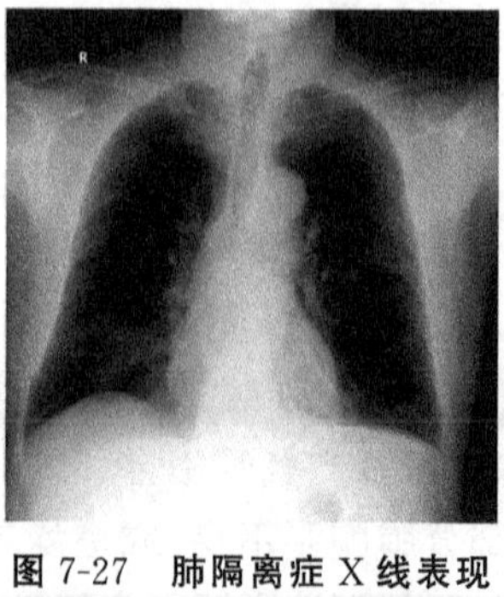

图 7-27 肺隔离症 X 线表现

(高 娜)

第五节　胸膜疾病 X 线诊断

一、胸膜炎

（一）概述

胸膜炎又称“肋膜炎”，是胸膜的炎症。胸膜炎是致病因素（通常为病毒或细菌）刺激胸膜所致的胸膜炎症。胸腔内可有液体积聚（渗出性胸膜炎）或无液体积聚（干性胸膜炎）。炎症消退后，胸膜可恢复至正常，或发生两层胸膜相互粘连。由多种病因引起，如感染、恶性肿瘤、结缔组织病、肺栓塞等。

（二）局部解剖

胸膜是衬覆于胸壁内面、膈上面、纵隔两侧面和肺表面等处的一层浆膜。被覆于胸壁内面、纵隔两侧面和膈上面及突至颈根部等处的胸膜部分称壁胸膜，覆盖于肺表面的称脏胸膜，两层胸膜之间密闭、狭窄、呈负压的腔隙称胸膜腔。壁、脏两层胸膜在肺根表面及下方互相移行，肺根下方相互移行的两层胸膜重叠形成三角形的皱襞称肺韧带。壁胸膜依其衬覆部位不同分为以下四部分。

1.肋胸膜

肋胸膜是衬覆于肋骨、胸骨、肋间肌、胸横肌及胸内筋膜等诸结构内面的浆膜，其前缘位于胸骨后方，后缘达脊柱两侧，下缘以锐角反折移行为膈胸膜，上部移行为胸膜顶；膈胸膜覆盖于膈上面，与膈紧密相贴、不易剥离；纵隔胸膜衬覆于纵隔两侧面，其中部包裹肺根并移行为脏胸膜，纵隔胸膜向上移行为胸膜顶，下缘连接膈胸膜，前、后缘连接肋胸膜；胸膜顶是肋胸膜和纵隔胸膜向上的延续，突至胸廓入口平面以上，与肺尖表面的脏胸膜相对，在胸锁关节与锁骨中、内 1/3 交界处之间，胸膜顶高出锁骨上方 1～4 cm，经锁骨上臂丛麻醉或针刺时，为防止刺破肺尖，进针点应高于锁骨上 4 cm。

2.脏胸膜

脏胸膜是贴附于肺表面，并伸入至叶间裂内的一层浆膜。因其与肺实质连接紧密故又称肺胸膜。

3.胸膜腔

胸膜腔是指脏、壁胸膜相互移行，二者之间围成的封闭的胸膜间隙，左、右各一，呈负压。胸膜腔实际是个潜在的间隙，间隙内仅有少许浆液，可减少摩擦。

4.胸膜隐窝

胸膜隐窝是不同部分的壁胸膜返折并相互移行处的胸膜腔，即使在深吸气时，肺缘也达不到其内，故名胸膜隐窝。主要包括肋膈隐窝、肋纵隔隐窝和膈纵隔隐窝等。

（1）肋膈隐窝左右各一，由肋胸膜与膈胸膜返折形成，是诸胸膜隐窝中位置最低、容量最大的部位。深度可达两个肋间隙，胸膜腔积液常先积存于肋膈隐窝。

（2）肋纵隔隐窝位于心包处的纵隔胸膜与肋胸膜相互移行处，因左肺前缘有心切迹，所以左侧肋纵隔隐窝较大。

(3)膈纵隔隐窝位于膈胸膜与纵隔胸膜之间,因心尖向左侧突出而形成,故该隐窝仅存在于左侧胸膜腔(图 7-28)。

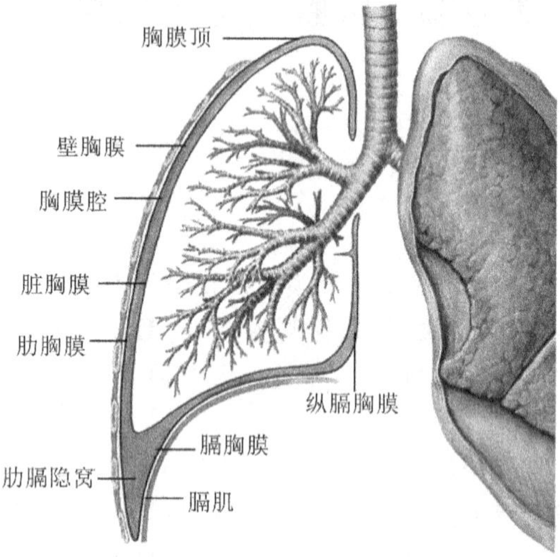

图 7-28　胸膜局部解剖

(三)临床表现与病理基础

胸膜炎最常见的症状为胸痛。胸痛常突然出现,程度差异较大,可为不明确的不适或严重的刺痛,可仅在患者深呼吸或咳嗽时出现,亦可持续存在并因深呼吸或咳嗽而加剧。亦可表现为腹部、颈部或肩部的牵涉痛。胸膜炎是致病因素刺激胸膜所致的胸膜炎症,使胸膜充血、水肿,白细胞浸润并有多数内皮细胞脱落,胸膜面失去其原来的光泽。胸膜纤维蛋白渗出,致使胸膜增厚粗糙。

(四)X 线表现

急性期主要表现为胸腔游离积液或包裹性积液,部分患者并发支气管胸膜瘘则可见气液平面。积液量少时可见肋膈角变钝。慢性期主要表现为胸膜增厚、粘连,甚至钙化,使患侧肋间隙变窄,胸廓塌陷,纵隔移向患侧,横膈上升。胸膜钙化时在肺野边缘呈片状、不规则点状或条状高密度影。包裹性胸膜炎时,胸膜钙化可呈弧线形或不规则环形(图 7-29)。

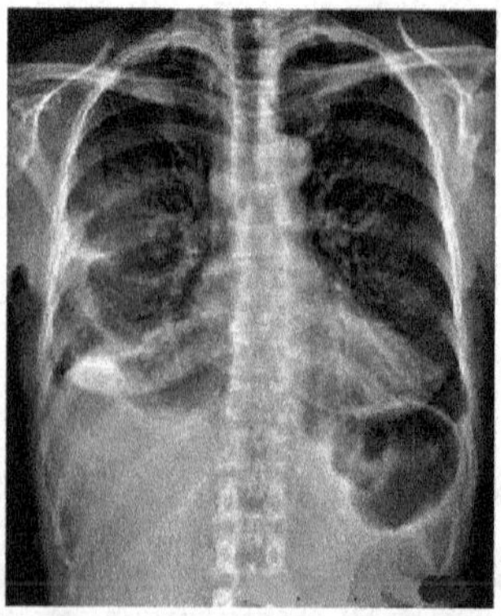

图 7-29　胸膜炎 X 线表现

二、胸膜间皮瘤

（一）概述

胸膜间皮瘤为胸膜原发性肿瘤，是来源于脏层、壁层、纵隔或横膈四部分胸膜的肿瘤。国外发病率高于国内，各为0.07%～0.11%和0.04%。死亡率占全世界所有肿瘤的1%以下。近年有明显上升趋势。50岁以上多见，男女之比为2∶1。与石棉接触有关。目前，恶性型尚缺乏有效的治疗方法。

（二）局部解剖

局部解剖同图7-28。

（三）临床表现与病理基础

局限型者可无明显不适或仅有胸痛、活动后气促；弥漫型者有较剧烈胸痛、气促、消瘦等。患侧胸廓活动受限，饱满，叩诊浊音，呼吸音减低或消失，可有锁骨上窝及腋下淋巴结肿大。由于间皮瘤细胞形态的多样性，光镜下恶性间皮瘤组织学分型尚不统一。世界卫生组织曾将弥漫性恶性间皮瘤分为上皮型、肉瘤型和混合型。电镜检查示瘤细胞表面及瘤细胞内腔面有细长的蓬发样微绒毛，胞浆内丰富的张力微丝及糖原颗粒，有双层或断续的基底膜，瘤细胞间有较多的桥粒为恶性间皮瘤的超微结构特征。

（四）X线表现

难以显示小的病灶，有时仅可见胸腔积液。病变较大时可以显示突入肺野的结节，呼吸时随肋骨运动（图7-30）。

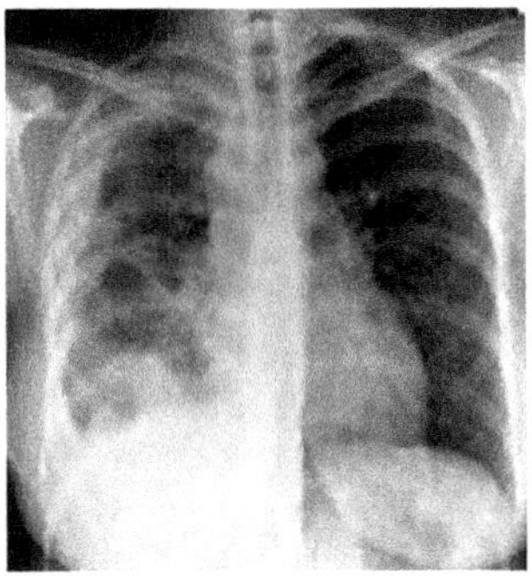

图7-30　胸膜间皮瘤X线表现

三、气胸与液气胸

（一）概述

气胸是指气体进入胸膜腔，造成积气状态，称为气胸。通常分为三大类：自发性气胸、创伤性气胸和人工气胸。自发性气胸是由于肺部疾病使肺组织和脏层胸膜破裂，或由于靠近肺表面的微小泡和肺大疱破裂，肺和支气管内空气进入胸膜腔所致。液气胸则是指气胸的同时伴有胸腔内积水。

（二）局部解剖

局部解剖同图7-28。

（三）临床表现与病理基础

起病大多急骤，典型症状为突发胸痛、继而胸闷或呼吸困难，并可有刺激性干咳。也有发病缓慢,甚至无自觉症状。部分患者发病前有用力咳嗽、持重物、屏气或剧烈活动等诱因,也有不少患者在正常活动或安静休息时发病。症状轻重取决于起病急缓、肺萎缩程度、肺原发疾病及原有心肺功能状况等。胸体征视积气多少而定。少量气胸可无明显体征,气体量多时患侧胸部饱满,呼吸运动减弱,触觉语颤减弱或消失,叩诊鼓音,听诊呼吸音减弱或消失。肺气肿并发气胸患者虽然两侧呼吸音都减弱,但气胸侧减弱更明显。大量气胸时纵隔向健侧移位。右侧大量气胸时肝浊音界下移,左侧气胸或纵隔气肿时在左胸骨缘处听到与心跳一致的咔嗒音或高调金属音。当患者出现发绀、大汗、严重气促、心动过速和低血压时应考虑存在张力性气胸。

(四)X 线表现

可对气胸及液气胸做出诊断,并可判断肺组织被压缩的程度。气胸区无肺纹理,为气体密度。少量气胸时,气胸区呈线状或带状,可见被压缩肺的边缘,呼气时显示较清楚。大量气胸时,气胸区可占据肺野的中外带,内带为压缩的肺,呈密度均匀软组织影。同侧肋间隙增宽,横膈下降,纵隔向健侧移位,对侧可见代偿性肺气肿(图 7-31)。

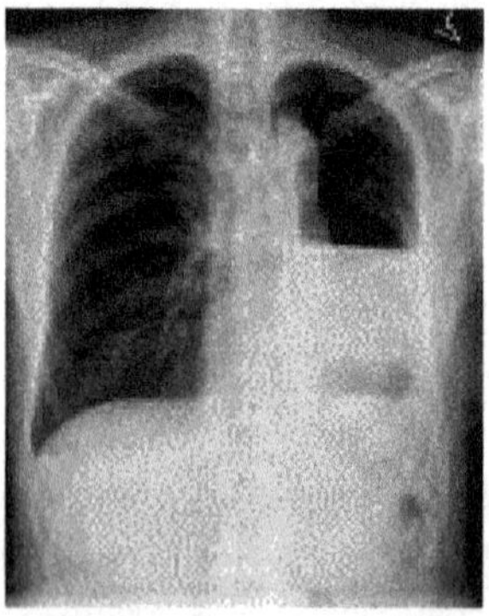

图 7-31 液气胸 X 线表现

(高 娜)

第六节 食管疾病 X 线诊断

一、食管平滑肌瘤

(一)概述

食管平滑肌瘤在食管良性肿瘤中最常见(约占 90%)。男性多于女性,男女之比例为 2∶1。各年龄均有发病,多发于 20～50 岁。多为单发,少数为多发。

(二)局部解剖

食管是咽和胃之间的消化管。食管在系统发生上起初很短,随着颈部的伸长和心肺的下降,而逐渐增长。在发育过程中,食管的上皮细胞增殖,由单层变为复层,使管腔变狭窄,甚至一度闭锁,以后管腔又重新出现。

食管可分为颈段、胸段和腹段。人体食管的颈段位于气管背后和脊柱前端,胸段位于左、右肺之间的纵隔内，胸段通过膈孔与腹腔内腹相连，腹段很短与胃相连。颈部长约 5 cm，其前壁借疏松的结缔组织与气管贴近，后方与脊柱相邻，两侧有颈部的大血管。胸部长 18～20 cm，前方自上而下依次有气管、左主支气管和心包，并隔心包与左心房相邻。该部上段的左前侧有主动脉弓，主动脉胸部最初在食管的左侧下降，以后，逐渐转到食管的右后方。腹部最短，长 1～2 cm，与贲门相续。食管全长有三处狭窄和三个压迹。第一处狭窄位于食管的起始处，距切牙约 15 cm，第二处在食管与左主支气管的交叉处，距切牙约 25 cm，第三处在食管穿膈处，距切牙约 40 cm。上述三个狭窄常是食管损伤、炎症和肿瘤的好发部位，异物也易在此滞留。食管全长还有三处压迹：①主动脉弓压迹，为主动脉弓自食管的左前方挤压而成，压迹的大小，随年龄而增加；②左主支气管压迹，紧靠主动脉弓压迹的下方，与食管第二处狭窄的位置一致，是左主支气管压迫食管的左前壁所致；③左心房压迹，长而浅，为左心房向后挤压食管所致，压迹可随体位和心的舒缩而变化(图 7-32)。

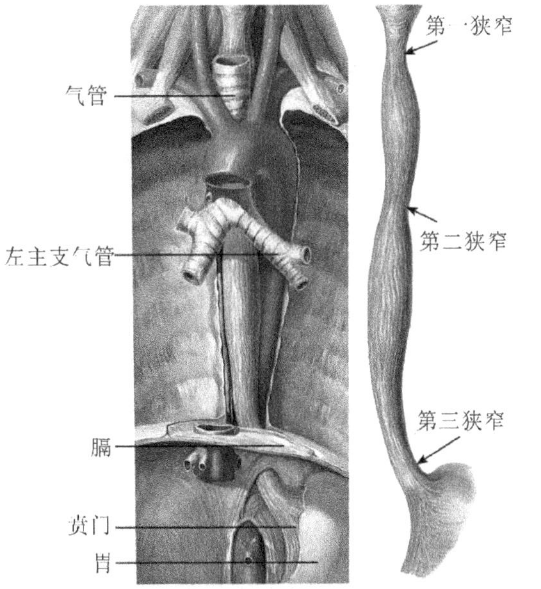

图 7-32　食管解剖

(三)临床表现与病理基础

约半数平滑肌瘤患者完全没有症状，是因其他疾病行胸部 X 线检查或胃肠道造影发现的。有症状的也多轻微，最常见的是轻度下咽不畅，很少影响正常饮食。一小部分患者诉疼痛，部位不定，可为胸骨后、胸部、背部及上腹部隐痛，很少剧烈疼痛。可单独发生或与其他症状并发。有 1/3 左右患者有消化功能紊乱，表现为胃灼热、反酸、腹胀、饭后不适及消化不良等。个别患者有呕血及黑便等上消化道出血症状，可能因肿瘤表面黏膜糜烂、溃疡所致。

肿瘤呈圆形、椭圆形，也有不规则形状，如分叶型、螺旋形、生姜形、围绕食管生长呈马蹄形的。食管平滑肌瘤病有多个肿瘤的可致整个食管壁增厚，诊断有一定困难。肿瘤质坚韧，多有完整的包膜，表面光滑。主要向腔外生长，生长缓慢，切面呈白色或带黄色。组织切片见为分化良好的平滑肌细胞，长梭形，边界清楚，瘤细胞呈束状或漩涡状排列，其中混有一定数量的纤维组织，偶尔也可见神经组织。食管平滑肌瘤变为肉瘤的很少。

(四)X线表现

食管钡餐造影是检查该病的主要方法之一,①壁间型:肿瘤在腔内或同时向腔外生长,并可同时向两侧生长。切线位肿瘤表现为向腔内凸出的半圆形或分叶状,边缘锐利的充盈缺损,病变区与正常食管分界清楚,呈弧状压迹并呈锐角;正位肿瘤表现为圆形充盈缺损。当钡剂通过后,肿瘤周围为钡剂环绕,在肿瘤上下缘呈弓状或环状影,称为“环形征”,为本病之典型表现。②向壁外生长:体积较大,可造成纵隔内软组织肿块,后者与食管内的充盈缺损范围相符,肿块可误认为纵隔肿瘤。肿瘤区黏膜皱襞撑平消失,可见“涂布征”,肿瘤周围黏膜皱襞正常,部分肿瘤表面可见不规则龛影(图 7-33)。纤维食管镜检查,是检查该病重要方法,但食管镜检查给患者带来一定痛苦,且禁忌证较多,一般在钡餐检查确定病变位置但对其良恶性征象不明确时可通过食管镜检查,必要时可取样活检。

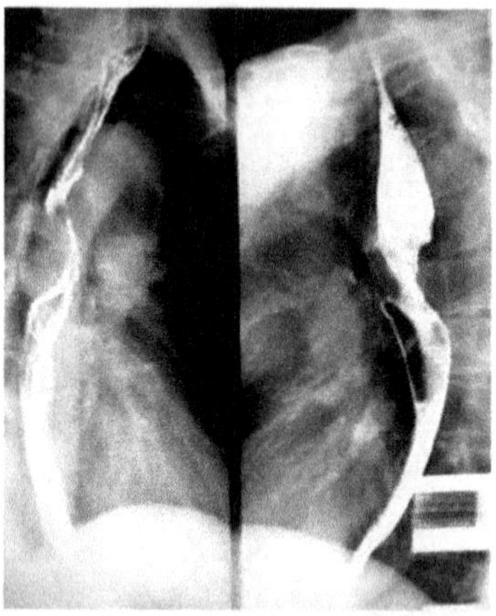

图 7-33　食管平滑肌瘤钡餐造影表现

二、食管癌

(一)概述

食管癌是指由食管鳞状上皮或腺上皮的异常增生所形成的恶性病变。其发展一般经过上皮不典型增生、原位癌、浸润癌等阶段。食管鳞状上皮不典型增生是食管癌的重要癌前病变,由不典型增生到癌变一般需要几年甚至十几年。长期不良的生活或饮食习惯可能是导致食管癌发生的元凶。

(二)局部解剖

局部解剖同图 7-32。

(三)临床表现与病理基础

食管癌起病隐匿,早期可无症状。部分患者有食管内异物感,或食物通过时缓慢或有哽噎感。也可表现为吞咽时胸骨后烧灼、针刺样或牵拉样痛。进展期食管癌则常因咽下困难就诊,吞咽困难呈进行性发展,甚至完全不能进食。常伴有呕吐、上腹痛、体重减轻等症状。病变晚期因长期摄食不足可伴有明显的营养不良、消瘦、恶病质,并可出现癌转移、压迫等并发症。

早期食管癌可分为隐伏型、糜烂型、斑块型和乳头型,其中以斑块型为最多见。中晚期食管癌可分为 5 型,即髓质型、蕈伞型、溃疡型、缩窄型和未定型。我国约占 90%为鳞状细胞癌,少数为腺癌。

(四)X 线表现

食管钡餐造影对食管癌的有较特异性征象,因此诊断率较高。增生型以充盈缺损为主;浸润型以环形狭窄为主要征象;溃疡型多见不规则龛影;混合型则具有多种特征。检查时常见病变近端扩张,破入纵隔或与支气管相通者,可见累及部位的相关影像学改变。对早期食管癌 X 线表现为食管黏膜皱襞紊乱、中断,管壁局限性僵硬、蠕动中断,钡剂流经时速度减慢,病变处出现小的充盈缺损及小龛影等;较晚期食管癌表现食管较明显不规则狭窄,黏膜紊乱、中断及破坏消失,充盈缺损明显,形态多样龛影(图 7-34～图 7-37)。

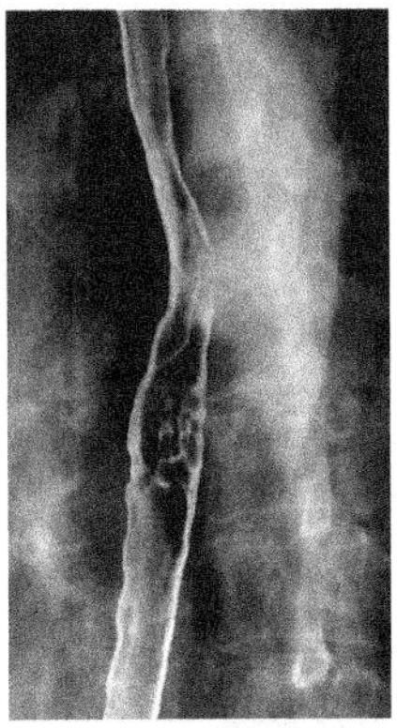

图 7-34　早期食道癌(小结节积簇型)钡餐造影表现

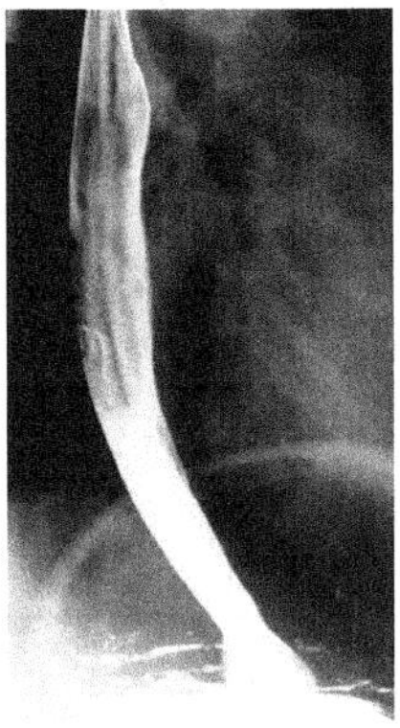

图 7-35　隆起型早癌钡餐造影表现

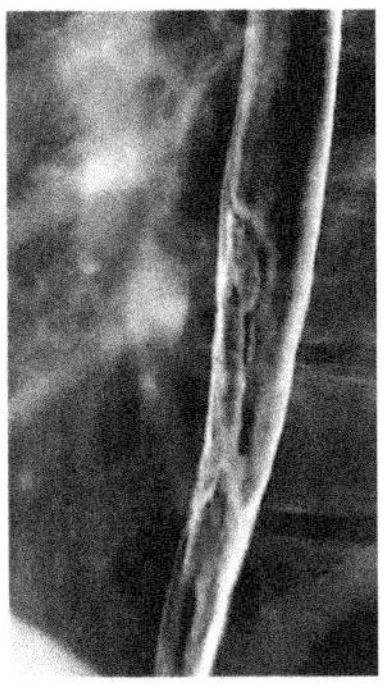

图 7-36　溃疡型早癌钡餐造影表现

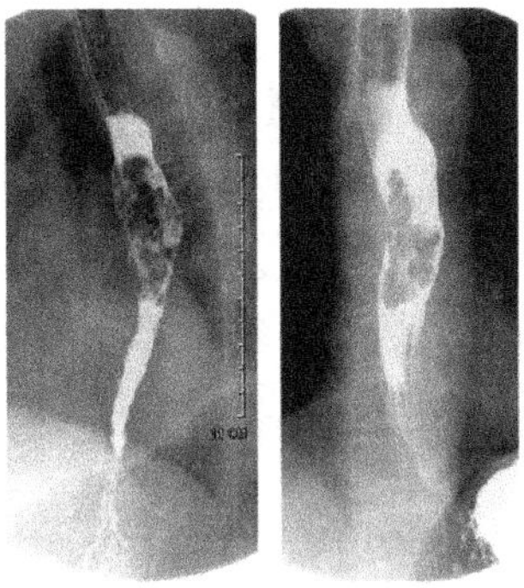

图 7-37　进展期食道癌(肿块型)钡餐造影表现

三、食管炎性疾病

(一)概述

食管炎是指食管黏膜浅层或深层组织由于受到不正常的刺激,食管黏膜发生水肿和充血而引发的炎症。可分为原发性与继发性食管炎。按病理学可分为急性食管炎和慢性食管炎。

1.急性食管炎

(1)单纯性卡他性炎:常因食入刺激性强的或高温食物引起。

(2)化脓性炎:多继发于食管憩室引起的食物潴留、腐败、感染,或形成脓肿,或沿食管壁扩散造成蜂窝织炎。进而可继发纵隔炎、胸膜炎与脓胸。

(3)坏死性食管炎:强酸强碱等化学腐蚀剂可造成食管黏膜坏死及溃疡形成,愈合后可引起瘢痕狭窄。此外,还可由某些传染病如伤寒、猩红热、白喉等的炎症病变波及食管黏膜所致。

2.慢性食管炎

(1)单纯性慢性食管炎:常由于长期摄入刺激性食物,重度吸烟,食管狭窄致食物潴留与慢性淤血等引起。病理变化常呈现食管上皮局限性增生与不全角化,还可形成黏膜白斑。

(2)反流性食管炎:是由于胃液反流至食管,引起食管下部黏膜慢性炎性改变。

(3)Barrett 食管炎:慢性反流性食管炎可引起食管下段黏膜的鳞状上皮被胃黏膜柱状上皮所取代,成为 Barrett 食管,该处可发生溃疡或癌变(Barrett 食管腺癌)。

(二)局部解剖

局部解剖同图 7-32。

(三)临床表现与病理基础

食管炎其症状主要是以吞咽疼痛、困难、心口灼热及胸骨后疼痛居多,当食管炎严重时可引起食道痉挛及食道狭窄。急性腐蚀性食管炎系因吞服了强酸、强碱等化学腐蚀剂而造成食管严重损伤所引起的炎症。早期症状为流涎、呕吐、发热及吞咽疼痛和困难,胸骨后和剑突下疼痛,约 2 周上述症状渐消失,烧伤后期(约 1 个月后)再度出现吞咽困难,并有逐渐加重的趋势,出现部分或完全性食管梗阻。同时可能伴有咳嗽、发热等呼吸道吸入性感染的症状。

食管黏膜接触腐蚀剂后,数小时至 24 小时内食管产生急性炎症反应,食管黏膜高度水肿,表面糜烂,多伴渗出物、出血及坏死组织,由于组织高度水肿和痉挛等造成食管早期梗阻。水肿一般在 3 天后开始消退,数天至 3 周为炎症反应消退时期,3 周后开始瘢痕形成,食管逐步收缩变窄,可造成食管狭窄,严重者食管壁全部被纤维组织代替,并与周围组织粘连。

临床表现通常为胸骨后或心窝部疼痛,轻者仅为灼热感,重者为剧烈刺痛。疼痛常在食物通过时诱发或加重,有时头低位如躺下或向前弯腰也能使疼痛加重。疼痛可放射至背部。早期由于炎症所致的局部痉挛,可出现间歇性咽下困难和呕吐。后期由于纤维瘢痕所致的狭窄,可出现持续性吞咽困难和呕吐。

病理改变急性期为黏膜充血、水肿,易出血,形成糜烂和表浅溃疡;慢性期病变可深达肌层,引起黏膜下层内纤维组织增生,黏膜面可呈轻度息肉样变。纤维收缩可形成食管宫腔狭窄和食管缩短。

(四)X 线表现

1.急性食管炎

X 线检查应在急性炎症消退后,患者能吞服流食方可做食管造影检查。如疑有食管瘘或穿孔,造影剂可流入呼吸道,最好采用碘油造影。依据病变发展分为如下几种。

(1)急性期(1～3 天):因黏膜水肿、出血,管壁蠕动减弱或消失,可产生阵发性痉挛。因黏膜脱落,造影剂在黏膜面附着不好,并可见不规则浅钡斑。

(2)中期(3～10 天):食管呈收缩、狭窄状态,不能扩张。可见多发浅或深之溃疡,黏膜皱襞紊乱。

(3)晚期:主要表现为管腔狭窄,其范围一般较长,也可以生理性狭窄部位为主。造影剂难以通过。食管缩短,狭窄以上可见扩张。狭窄部分可见溃疡龛影或有假性憩室形成(图 7-38)。

2.慢性食管炎

反流性食管炎早期食管钡餐造影可能无明显异常,或可见食管下段轻微痉挛改变,偶见锯齿状第三收缩波,可见黏膜充血,水肿。中期,表面糜烂,浅表溃疡,食管壁毛糙,可见针尖状钡点,小龛影。晚期,可出现食管管腔狭窄,狭窄段与正常段分界不清,管壁不光整、僵硬,部分可出现滑动性食管裂孔疝征象(图 7-39、图 7-40)。胃-食管闪烁显像表现:此法可估计胃-食管的反流量在患者腹部缚上充气腹带,空腹口服含有 300 μCi ^{99m}Tc-Sc 的酸化橘子汁溶液 300 mL(内含橘子汁 150 mL 和 0.1 mol/L HCl 150 mL),并再饮冷开水 15～30 mL 以清除食管内残留试液,直立显像。正常人 10～15 分钟后胃以上部位无放射性存在否则则表示有 GER 存在。此法的敏感性与特异性约 90%。

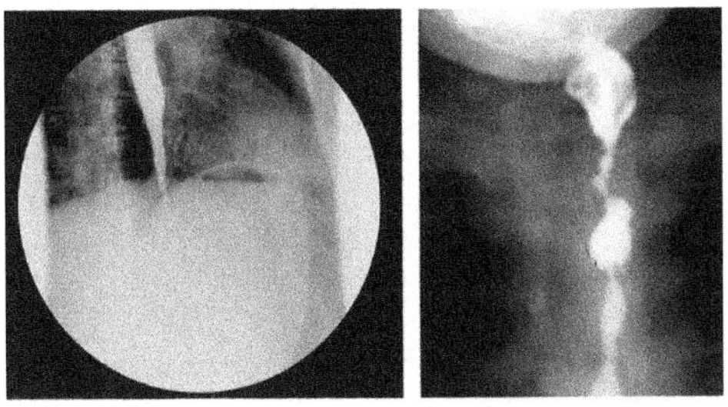

图 7-38　腐蚀性食管炎 X 线表现

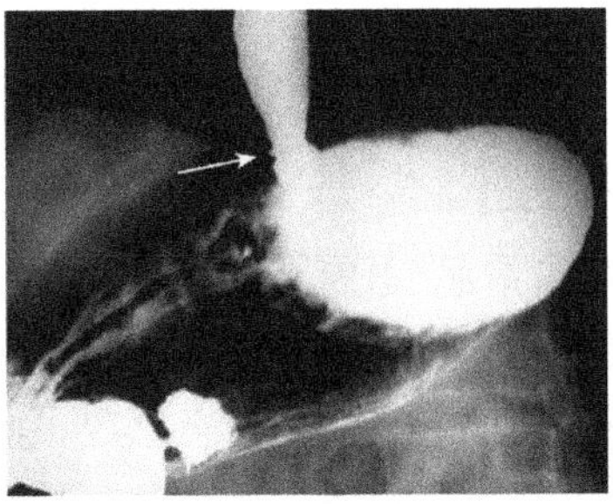

图 7-39　反流食管炎钡餐造影表现(箭头所示)

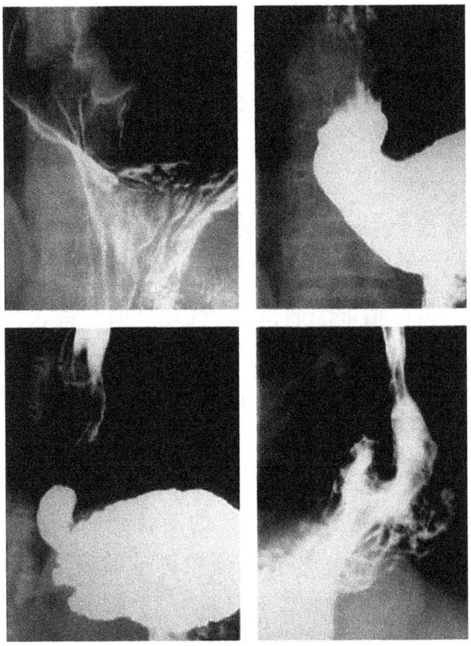

图 7-40　短食管型食道裂孔疝钡餐造影表现

(高　娜)

第八章　乳腺疾病X线诊断

第一节　急性乳腺炎 X 线诊断

一、临床概述

急性乳腺炎多见于初产妇的产后第 3～4 周。病原菌常为金黄色葡萄球菌，少数为链球菌感染。主要感染途径有二：第一，细菌自擦破或皲裂的乳头进入，沿淋巴管蔓延至乳腺的间质内，引起化脓性蜂窝织炎。第二，细菌自乳头侵入后沿乳管至乳腺小叶，在滞积的乳汁中迅速繁殖，导致急性炎症。

急性乳腺炎患者常有典型症状及体征。患者可有寒战，发热，患乳肿大，表面皮肤发红、发热，并有跳痛及触痛，常可合并有同侧腋淋巴结肿大、压痛。炎症区可很快发生坏死、液化而形成乳腺脓肿。脓肿可向外溃破，亦可穿入乳管，使脓液经乳管、乳头排出。

实验室检查常可有白细胞总数及嗜中性粒细胞数升高。

二、影像学表现

急性乳腺炎患者很少需行 X 线检查，这是因为患者常具有典型的临床表现，外科医师凭此即可作出正确诊断。此外，在乳腺 X 线投照中常需对乳房施加一定的压迫，当有急性炎症时，常使患者难以耐受此种压迫。压迫可增加患者的痛苦，并可能会促使炎症扩散、加重。故对急性乳腺炎患者应尽量避免行 X 线检查。在少数患者中，为区别急性乳腺炎与炎性乳癌而必须做 X 线摄影时，只可轻施压迫，或采用免压增加千伏投照。CT 检查虽较昂贵，但可免除压迫之苦，当为急性乳腺炎和炎性乳癌的首选检查方法。

X 线上，急性乳腺炎常累及乳腺的某一区段或全乳，表现为片状致密浸润阴影，边缘模糊。患处表面的皮下脂肪层可显示混浊，并出现较粗大的网状结构。皮肤亦显示有水肿、增厚。患乳血运亦常显示增加。经抗生素治疗后，上述 X 线征象可迅即消失而回复至正常表现。

三、鉴别诊断

无论临床上或 X 线上。急性乳腺炎须与炎症性乳癌鉴别。炎性乳癌常为乳腺中央位的密度增高，乳晕亦常因水肿而增厚，皮肤增厚则常在乳房的下部最明显，而不像急性炎症那样局限在感染区表面。经 1～2 周抗生素治疗后，急性炎症可很快消散，而炎性乳癌患者 X 线上无多大变化。

（孙景云）

第二节　乳腺纤维性病变 X 线诊断

本病罕见，且尚未被公认为一独立病变。它为一良性、局限性、无包膜的乳腺间质增生，形成一肿瘤样块。

一、临床概述

本病多见于 20～50 岁的妇女，绝经期后则绝少发生。Haagensen 的 38 个病例中，患者最幼 23 岁，最大 54 岁，平均年龄 39.5 岁，40～49 岁组占全部病例的 44.7%。由于本病好发生在卵巢功能活跃时期，故有人推测内分泌紊乱可能是引起发病的原因。

病变多位于乳腺的外上方，可有双侧对称性发病趋势。Haagensen 的 38 例中，5 例为双侧对称性。但尚无同一侧乳房多处发病者。

肉眼见肿块边界不清，无包膜，常呈不规则盘状，直径多数仅 2～3 cm，少有超过 5 cm 者。切面呈坚实、致密、质地均匀的白色纤维组织。

临床上，本病多见于较大而下垂的乳房中。乳晕区常有毛发。患者多显示有某种内分泌功能障碍。如 Haagensen 的 38 例中 7 例未婚，15 例婚后从未妊娠，另 16 例总共生育 22 名儿童。除触到一无痛性肿块外，患者常无其他症状。肿块可为囊样或似腺纤维瘤，但边界不清，呈不规则盘状，不像囊肿或腺纤维瘤那样是圆形的。

二、影像学表现

X 线上显示病变区为一局限致密阴影，无明确境界，较小时极易被忽略，较大者易被认为是腺体的一部分或腺体增生，罕见能单纯根据 X 线片而作出诊断者。一种极少见的情况是弥散性纤维增生，Wolfe 称之为“乳房纤维化”，整个乳房呈现均匀致密，无任何脂肪组织或仅有一薄层的皮下脂肪层，此种改变在X 线上颇具特征(图 8-1)。

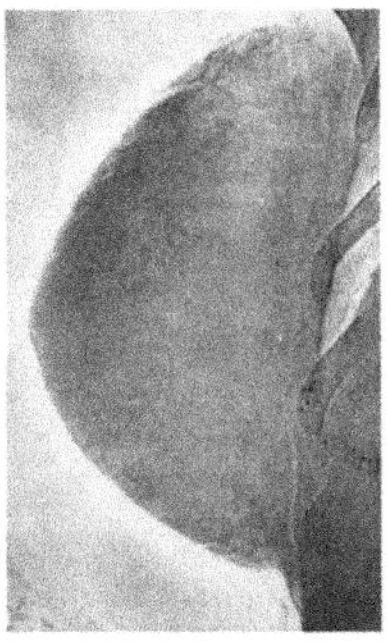

图 8-1　**乳腺纤维化**

（孙景云）

第三节　乳腺囊性增生病 X 线诊断

一、临床概述

由于病理诊断标准不一，有关囊性增生病发病率及癌变率的各家报告可有很大出入。如 Haagensen 报告本病占乳腺所有病变的首位。尸检研究显示，本病的发病率甚至比临床还高。如果将本病的病理诊断尺度掌握较严，则其发病率低于乳腺癌和腺纤维瘤。

按天津肿瘤医院病理科的诊断标准，囊性增生病包括囊肿、乳管上皮增生、乳头状瘤或乳头状瘤病、腺管型腺病和大汗腺样变五种病变，它们之间有依存关系，但不一定同时都存在。此外，间质亦呈增生，主要是腺管周围的纤维组织增生，腺泡周围的纤维组织亦可增生，常合并有不同程度的淋巴细胞浸润。

大体标本中可见乳腺的一部分或全部有大小不等、软硬不一的多发囊肿，小者仅在镜下可见，大者可达数厘米直径，多数囊肿在 0.01～1 cm。囊肿呈灰白色或蓝色，囊壁厚薄不均。囊内为清亮浆液、混浊液、稠绿乳样液或乳酪样物。囊内亦常见有乳头状瘤或瘤块，有时成分叶状，大时可填满囊腔。大囊内可含有多个小囊，互相沟通。

临床上，本病多见于 40 岁左右的患者，自发病至就诊的期限可自数天至十余年，平均病期约 3 年。最主要的症状和体征是出现肿块，可单发或多发，能自由推动。囊肿感染时可与周围组织发生粘连，感染邻近乳头时可使乳头回缩。若囊肿多发，触诊时即呈所谓“多结节乳房”。

在囊性增生病中，5％～25％可合并有乳头溢液。溢液性质主要为浆液性或浆液血性，血性溢液者较少。少数患者一个或多个乳管口溢液为本病的唯一阳性表现。

疼痛不多见，约不足 1/3 者有之，多在乳管开始扩张时出现，一旦囊肿形成，疼痛即逐渐消失。疼痛多数不严重，仅为局部隐痛或刺痛。

二、影像学表现

X 线上每因增生成分不同而表现各异。当乳腺小叶增生时，小叶内的乳管、腺泡数目增加(在低倍镜野中超过 30 个)，或乳腺小叶数目增多(在低倍镜野中超过 5 个)，片上即呈现多数斑点状阴影，酷似 P_2 型乳房，亦可能在 X 线上无明显阳性发现。

在腺病或硬化性腺病中，末端乳管或腺泡增多、密集，小叶变形，纤维组织亦有明显增生。此时，X 线上表现为某些区域或整个乳房有弥漫而散在的小的致密区，约1 cm 至数厘米大小，无明确边界，亦不形成肿块阴影。某些致密影可互相融合，形成较大片的致密区。少数可形成似肿块样的阴影，颇为致密，但缺乏锐利的边缘。钙化较常见，大小从勉强能辨认的微小钙点至 4 mm 直径，轮廓多光滑而类似球形或环形，分布广泛而比较散在。若钙化较局限而密集，则易被误认为乳腺癌的钙化(图 8-2，图 8-3)。

当小乳管高度扩张而形成囊肿时，X 线上即可能见到囊肿阴影。惟国人多数为微小囊肿，仅在镜下可见，故 X 线片上亦无法显示。少数(约 22％)囊肿可超过 2 mm 直径，肉眼下可见，X 线片上亦有可能显示。X 线上，囊肿可表现为局限性或弥散性遍布全乳。前者囊肿多较大，常超过

1 cm 直径，大者可达2～8 cm直径，可单或多发，常呈球形，边缘光滑、锐利，密度则近似腺纤维瘤，可均匀或不均匀。极少数病例因囊内含乳酪样物而表现为脂肪样透亮阴影。若囊肿较密集，则可因各囊肿之间的互相挤压，使囊肿呈新月状表现，或在球形阴影的某一边缘有一弧形缺损(图 8-4、图 8-5、图 8-6)。钙化很罕见，若有，则多发生在较大囊肿的囊壁上，呈线样钙化。弥散性者可累及乳房的大部或全部，多系微小囊肿，X 线上常未能显示出来，或仅见数个散在的小囊肿。

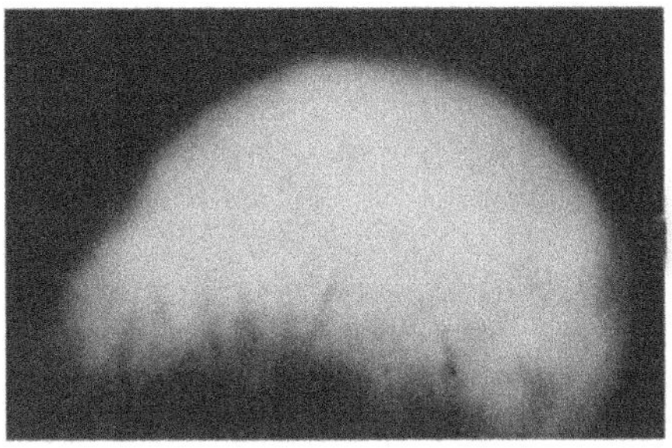

图 8-2　乳腺硬化性腺病，全乳致密

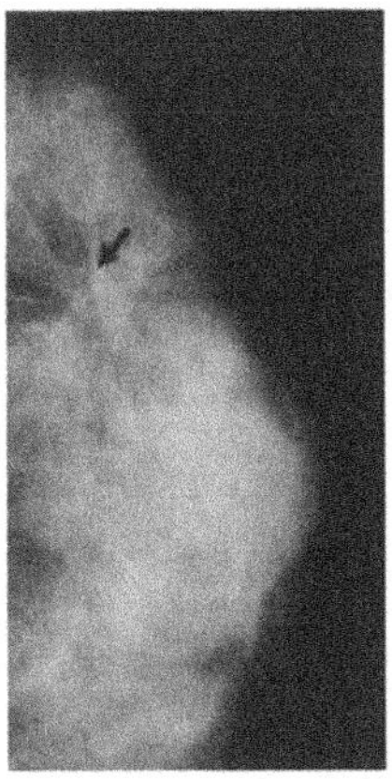

图 8-3　硬化性腺病伴有细小钙化

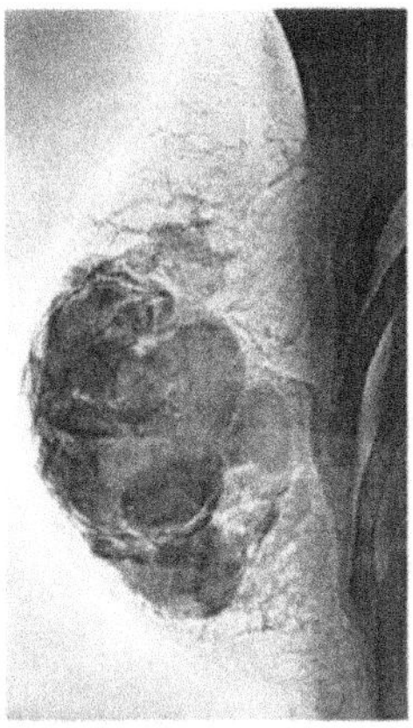

图 8-4　囊性增生病

干板摄影，各囊肿之间互相挤压，使囊肿呈“新月状”

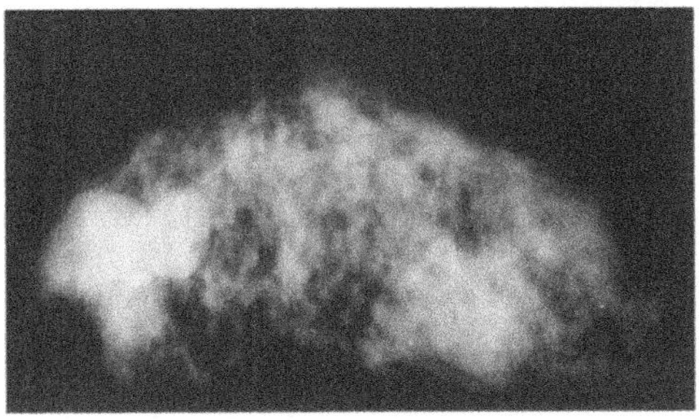

图 8-5　囊性增生病

多发圆形结节，边缘光滑、锐利

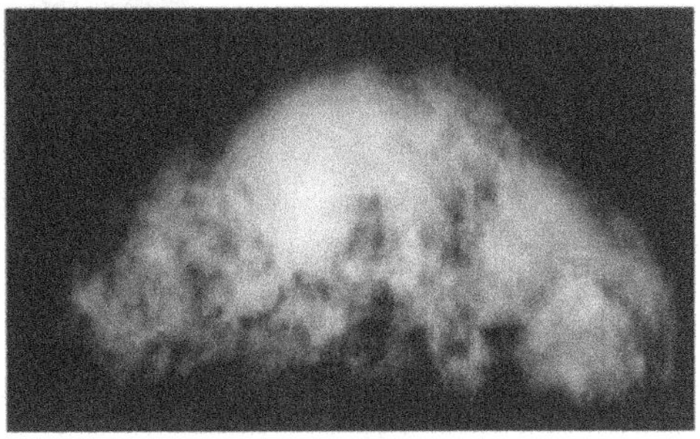

图 8-6　囊性增生病

多发结节与腺体重叠，边缘模糊

囊性增生在 X 线上应与良性肿瘤(如多发腺纤维瘤)或癌鉴别。囊性增生一般为双侧性发病。较密集的大型囊肿，可凭借其边缘的特征性弧形压迹而有别于多发腺纤维瘤。孤立分隔的囊肿一般皆是球形，边缘光滑而密度较腺纤维瘤略淡，亦不像腺纤维瘤那样可略呈分叶状。边缘线样钙化亦为诊断囊肿的特征性 X 线所见，而腺纤维瘤的钙化多呈颗粒状或融合型，位于块影内。

硬化性腺病而有较密集的微小钙化时，极易被误诊为癌。但一般前者的病变边缘较模糊，亦缺乏毛刺等其他恶性征象。

局限性的增生应与浸润型乳腺癌鉴别。前者无血运增加、皮肤增厚及毛刺等恶性征象出现，若有钙化，亦多较散在，不像癌瘤那样密集，且增生多系双侧性，必要时可拍对侧对比。造成X线上最大的困难是致密的增生阴影常可将癌瘤的块影遮蔽，从而造成乳腺癌的假阴性诊断。此外，囊性增生病约有 19％发生癌变，要区别出哪一个区域已有癌变，无论临床及 X 线均有一定困难。

（孙景云）

第四节　乳腺癌 X 线诊断

乳腺癌的组织类型、生长方式、大体形态及周围组织反应，既有共同规律，又有各自特性，在 X 线上形成各种不同征象。X 线诊断就是判断哪些影像代表哪些组织，也就是判断形成影像的组织结构和病理过程。因此了解各种征象的病理基础是提高诊断水平的关键。近些年来，X 线医师和病理科医师合作，采用全乳标本平铺位或垂直位大体切片 X 线摄影和相应病理组织学检查对照分析的方法（图 8-7），观察癌灶生长蔓延的全貌，观察每一 X 线征象的组织结构，把乳腺癌 X 线征象病理基础的研究提高到一个新的水平，建立了一些新的概念。当然，作为 X 线医师，还必须了解乳腺癌发生发展的过程，了解各种类型癌细胞的生物学行为，强化整体意识和动态观念。这样才能把 X 线征象分析由断面引向纵深，多方联想思维，提高理性判断。

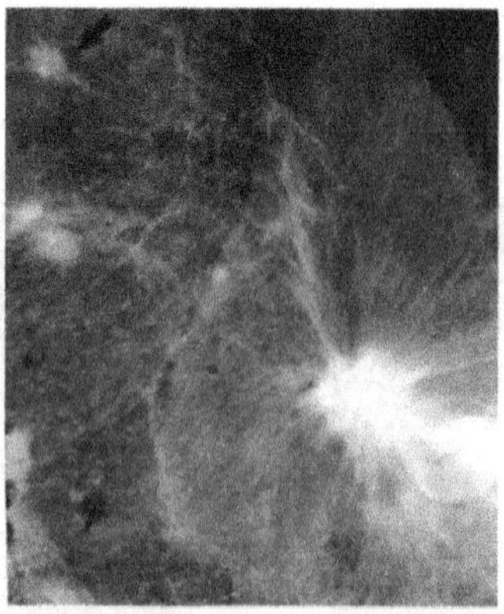

图 8-7　硬癌

全乳标本平铺位 X 线照片 主癌灶呈星形。星体密度不均，含块中之块。边缘不规则，大量针状毛刺，如光芒四射，有的长达 5 cm 以上。毛刺主由纤维组织构成，除根部外，未含癌细胞成分。在主癌灶外上远隔部位见 3 个小灶，2 个为浸润性癌（↗），并有细索伸向主灶；另一椭圆形块影，为乳腺内癌转移淋巴结。本例术前 X 线片仅见主癌灶

一、块影结构和密度

同样密度的瘤体在不同组织背景上给人迥然不同的印象。为减少主观错觉，以正常乳腺腺体的密度作为标准把乳腺癌块影密度分为三度：显著高于正常腺体者为显著增高；略高或相等者为中度增高；低于腺体密度者为密度较低。

乳腺癌块影的密度因各型癌具有不同的组织成分和结构而有差异。所以了解块影组织成分的密度差及其动态变化至关重要。

(一)密度增高

乳腺癌块影密度增高是最常见的X线征象。各家报告占85%～90%。多年来传统地认为乳腺癌X线密度增高的基础是纤维组织增生、血管增多、出血、含铁血红素沉着和坏死。贾振英等报告，不曾被人注意的癌细胞在瘤体细胞和液体成分中密度最高，其含量和排列在很大程度上决定着块影的密度和均匀度。瘤体中癌细胞数量越多，排列越紧密、密度越高。反之，密度越低。在典型病例中，髓样癌的癌细胞量多，排列密集，纤维间质少，X线密度显著增高(图8-8)。硬癌纤维间质丰富，癌细胞量小，散在分布，X线密度较低。单纯癌的癌细胞量和纤维间质基本相等，X线密度介于髓样癌和硬癌之间，中度增高。癌细胞成分X线密度增高，可能与核增大、染色质增多、脱氧核糖核酸(DNA)含量增加因而物质密度较大有关。业已证明，从正常上皮单纯增生，非典型增生至转化为癌细胞的过程，总是伴随着DNA含量逐步增高。乳腺癌细胞的DNA含量比正常乳腺上皮细胞高2～7倍。癌细胞DNA含量的增高可能是其X线密度增高的重要因素。

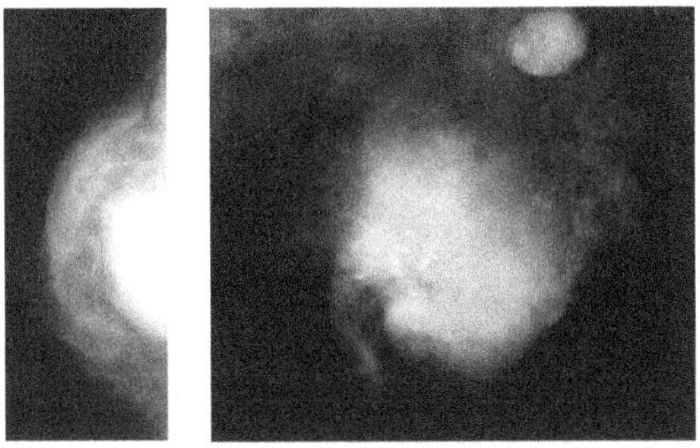

A　　　　　　　　B

图8-8　髓样癌

A.术前侧位X线片：乳腺后部半圆形块影(另半球未能包括在内)，密度明显增高。边缘不规则，境界尚清晰，瘤周见宽窄不均的密度减低环，为恶性晕征(maligant halo sign)B.标本X线照片：瘤体呈不规则圆形，密度不均，瘤体内见大量成簇钙化，大小不均，大者达2.0 mm，形态不整，大多数为多角形，镜检为坏死区钙化

动态观察表明，某种组织的X线密度不是恒定的，而是随量和质的变化而改变。纤维组织排列密集时X线密度高于腺体，排列疏松和玻璃样变时低于腺体。血液的密度在通常情况下低于癌细胞团块和纤维组织。瘤块边缘血管增生，血运增加，X线显示瘤块周边密度减低，边缘模糊。瘤体内出血灶密度减低，形成大凝血块后密度增加。囊内乳头状癌在囊内充满血液湮没瘤块时，瘤块仍可透过血液显示出来。据New报告，血液X线吸收系数为+12～40 HU，血块吸收系数加大，与平片表现相符合。癌灶内坏死是缺血性凝固性坏死，初期失去水分，变得干燥松脆，

细胞核凝固碎裂。其X线密度与腺体密度相等或稍高。后期坏死组织软化，结构消失，密度减低。以上看出，癌灶块影密度增高是多种组织成分构成的，除钙化灶外，癌细胞团密度最高，其次顺序为排列致密的纤维组织、早期坏死灶和大凝血块。

（二）密度不均匀

块影密度不均是乳腺癌的X线特征性表现，较常见，约占80%。乳腺癌不仅组织类型多种多样，即使在同一类型的癌块中也常含其他类型的结构。严格地说，不少癌灶属于程度不同的混合型癌，加之瘤体内主质和间质分布不均，纤维组织变性，含有坏死灶和出血灶等，各种组织成分的密度差必然形成块影密度不均。另外术前X线所见的癌灶块影常常是多个小球形灶堆积而成，或周边部有小卫星灶重叠，也时见癌灶中出现癌细胞团块小岛，形成块中之块。所有这些，都是形成癌灶块影密度不均的因素。对于后三种情况，应视为乳腺肿块的恶性特征。良性肿块亦可形成密度不均，如错构瘤，脂肪坏死和浆细胞性乳腺炎，但未见有多球堆积，卫星小灶和块中之块者。

（三）密度减低

有些组织类型的癌块，间质丰富，癌细胞量少，X线密度较低。如硬癌、粉刺癌、小叶癌、黏液癌等，X线密度低于腺体，常被腺体阴影湮没。对于这些病例，只有行导管造影或间质气体造影，方能显示病灶。

二、蔓延方式

乳腺癌在乳腺内的蔓延有四种方式：导管蔓延、间质蔓延、淋巴管蔓延和血管蔓延。主要是前三种。早期多以某种蔓延为主，逐步几种蔓延并存。不同的蔓延方式构成不同的瘤体形态和继发征象。

（一）导管蔓延

起源于导管上皮的癌细胞首先沿导管纵行蔓延，继而横行蔓延。虽然原位癌的自然史尚未完全明了，但癌细胞一出现即在导管内蔓延已是不争的事实。同时，导管内其他上皮细胞也会继续发生癌变。所以，导管内癌被发现时已有相当大的范围。阚秀报道，70.3%的管内癌病变范围在4 cm以上。傅西林报告，管内癌范围近1/3直径达5～11 cm。这部分病例可能与癌灶在管内生长时间长，蔓延范围广，或多中心发生有关。纵行蔓延是癌细胞沿导管向乳头方向或腺泡方向蔓延。导管内蔓延总是伴随着导管上皮增生，导管周围胶原纤维增生，管壁增厚，管腔扩张，导管变形。向乳头方向蔓延可直达乳头。在X线上形成单支大导管相增强，常成为早期乳腺癌唯一的X线征象（图8-9A）。向腺泡方向蔓延常同时侵犯数个小导管分支，可形成瘤周毛刺。受侵导管密度增高，也可形成局部密度增高区或结构紊乱。有时双向蔓延，形成大导管及其分支相增强。导管造影见导管变僵直，管腔扩张，内壁不平（图8-9B）。管内癌向浸润性癌发展，管内的癌细胞从上皮层向外穿破管壁，在间质内浸润生长，并引起间质结缔组织增生和炎性反应。有的边纵行蔓延边穿破管壁向间质浸润，形成长条状或串珠状瘤灶。如果受累的多支小导管同时穿破管壁在间质内形成新癌灶，则形成多结节形块影。常见沿导管侵及乳晕和乳头，由于管周纤维组织增生和收缩，形成乳晕增厚、乳头内陷和间桥征（见图8-10）。

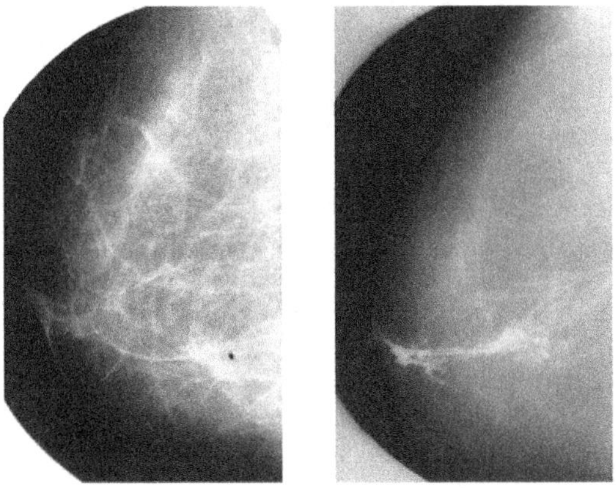

图 8-9 **管内癌**

A.X线平片：单支大导管相增强，后部分支密度增高，结构紊乱；B.导管造影：大导管僵直、扩张、内壁不平滑，分支僵硬、扩张、走行紊乱

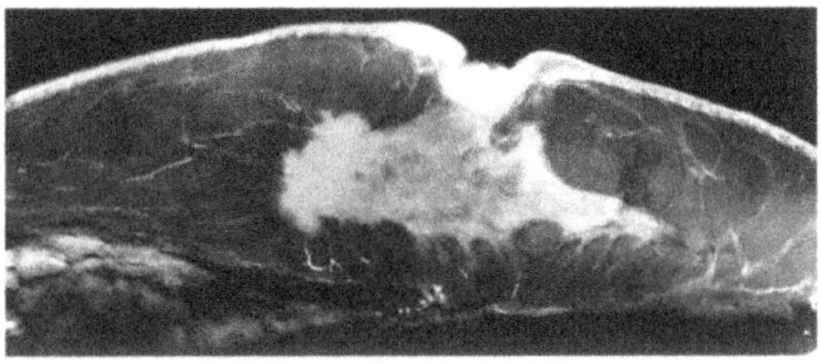

图 8-10 **浸润性导管癌**

标本切片X线照片：瘤体多结节形，沿导管向乳头浸润，管周纤维组织增生，变性收缩，牵引乳头内陷，形成间桥征

(二)间质蔓延和结缔组织反应

乳腺癌细胞在瘤体边缘沿结缔组织和脂肪组织间隙向外浸润蔓延，几乎都引起结缔组织反应。反应的方式有两种：一种是以成纤维细胞、组织细胞、淋巴细胞、浆细胞和巨噬细胞为代表的活性结缔组织在瘤体周围形成炎症性水肿。X线表现为密度减低的透明环，宽度多在0.5～2.0 cm，各部宽窄不均，即恶性晕征，是乳腺癌常见的X线征象，出现率达50%～60%。这些病例临床上触及的肿块显著大于X线所见的肿块。另一种是起支架作用的结缔组织增生。据文献报道，乳腺癌弹力纤维增生的发生率为43%～88%。弹力纤维增生的发生率和程度与年龄、癌组织类型，分化程度及雌激素受体等有关。在浸润性癌中其发生率明显增高，尤其癌灶周围更为显著，同时也发生在受侵导管和血管周围。在浸润性癌灶周围常见增生的纤维组织先于癌细胞向外伸延，形成瘤周毛刺(图8-11)。

乳腺癌周毛刺的病理组织学结构有三种表现：一种是毛刺中央部为癌细胞团，周边部为纤维组织。这类毛刺较短，呈角锥形，其长度应能反映癌细胞浸润的范围；另一种是毛刺基底宽，近根部含癌细胞团而外部主要为增生的纤维组织。第三种是毛刺细长如针，为三者中最长者，常达5 cm以上，其中没有癌细胞而主要由纤维组织构成。这类毛刺不能反映癌细胞到达的范围，但它是癌灶的组成部分，被视为癌灶浸润的前哨尖兵。

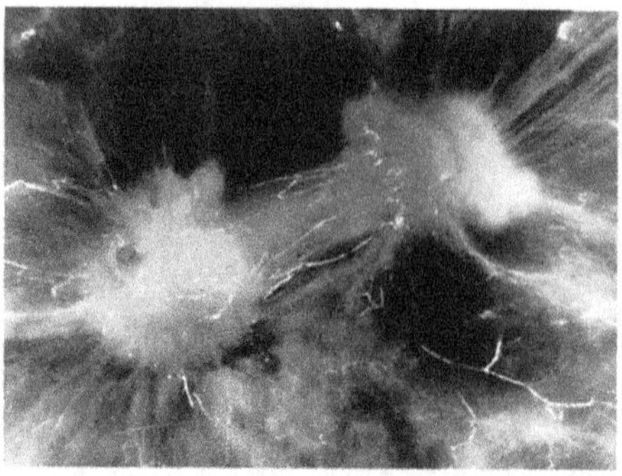

图 8-11　**硬癌**

标本切片X线放大照片，见两个块影：左下肿块不规则圆形，密度显著不均，边缘大量毛刺，辐射状外伸，瘤块上缘一球形结节；右上部肿块形态不规则，密度不均，右缘大量针状毛刺，根部和外部粗细一致，有的外部渐粗，边缘不平滑。镜检示由纤维组织构成，不含癌细胞。两灶纤维毛刺相向生长，互相吻合，形成间桥，并有微血管伴行生长，交通两灶之间

瘤周增生的纤维组织常发生玻璃样变，收缩牵引邻近组织，造成纹理结构变形。导管造影见邻近导管分支牵向瘤体。

标本X线放大照片，见毛刺边缘并不平滑，有的向外伸延反而渐粗。在两灶之间，相向生长，互相吻合，形成间桥。在多灶之间也见毛刺相向生长，形成间桥或交织状。血管造影表明，瘤体边缘大量新生血管和毛刺同步辐射状生长。新生血管也交通两灶之间。

癌灶常沿悬吊韧带浸润皮肤，X线见悬吊韧带腰部增宽，呈鼓腮状。年老妇女见不到悬吊韧带，只见多条细纤维与皮肤内面相连。癌灶可沿这些细纤维浸润皮肤。早期仅见纤维变粗拉直，以后可出现皮肤增厚和陷窝。

采用标本切片X线摄影和病理定位镜检表明，较早期癌灶可发出细纤维毛刺直抵真皮乳头尖端，受侵乳头水肿膨胀，受拉变长，外形模糊，皮肤轻度增厚。进一步发展，真皮乳头消失，皮肤明显增厚，皮肤内形成癌细胞巢，皮肤与癌灶粘连固着。

癌灶很少浸润胸肌，因筋膜起着屏障作用。有时见癌灶沿筋膜表面蔓延。靠近胸壁的癌灶偶尔突破筋膜侵犯胸肌。X线见乳腺后间隙部分消失。

（三）淋巴管蔓延

原发癌灶附近有大量微小淋巴管，特别是毛细淋巴管，在结构上与毛细血管相似，一般无完整基底膜，在内皮细胞间存在间隙，通透性较高，一旦癌细胞从瘤体脱落很容易进入淋巴管。研究表明，癌细胞能主动移向淋巴管，通过内皮细胞间裂隙伸出胞质突起，与癌细胞突起接触的内皮细胞发生变性，最终造成淋巴管缺损，癌细胞进入管内。进入淋巴管内的癌细胞可随淋巴流运行，也常在管内形成癌栓，并随时可穿破淋巴管在间质内生长，形成原发癌瘤周围的卫星灶或乳内远方转移灶，也可发生乳腺内淋巴结转移。有时在原发灶和转移灶之间见有淋巴管相连。淋巴管癌栓可形成淋巴管阻塞，淋巴液回流障碍，从而引起皮肤淋巴管扩张和水肿，皮肤增厚。炎性乳腺癌即由癌细胞淋巴管蔓延所引起。

三、瘤体形态

乳腺癌瘤体形态的形成与多种因素有关。瘤体生长蔓延易受环境影响，发生在较大乳房中

部，周围条件均一，易保持球形发育。发病于小乳房或近胸壁处常呈扁圆或不规则形。多数癌灶，尤其是较大块灶或星形灶，易向胸壁平面方向发展蔓延，其横径明显大于前后径。不同组织类型的癌常有自己的生长方式，形成某种大体形态：膨胀性生长较明显的癌灶多呈团块状；浸润性生长占优势的癌灶多呈星形；还有些癌灶在相当长的时间内不形成肿块或肿块微小且密度低，X线不能显示。由此可见，乳腺癌瘤体形态既是多种多样，又有其形成的规律。从总体看，在X线上可分为非肿块型和肿块型。

(一)非肿块型

非肿块型较少见，主要见于早期癌和特殊型癌。近些年来，随着早期癌诊断水平的提高，非肿块型的发现率日益增加。

1.仅见钙化

无论发生在导管内还是小叶内的癌灶，从原位癌开始就有强烈的钙化倾向，常先于肿块，为早期癌的信号，且常为唯一的阳性X线征象。Frankl报告1 200例乳腺癌中仅见钙化者111例，占9%，占其中321例隐性癌的35%。越是早期癌，仅见钙化的比例越大。国内报道大致相同。早期乳腺癌钙化有明显的特征，常仅据钙化即可做出诊断。各家报道，仅据X线上钙化而诊断或疑诊为乳腺癌者占全部乳腺癌的9%～16%。此类病例，应补充做X线放大摄影，进一步观察钙化的形态，密度和数目。随访复查常见钙化点成倍增多，并常发现新的钙化灶。这是恶性钙化的显著特征。

X线上仅见钙化的癌灶在临床上多是隐性癌，此时应做X线立体定位活检，和(或)钢丝定位，导引外科切取活检。取下的活检标本必须做X线照片，判断钙化灶是否切取，并进一步导引病理取材镜检。全乳切除的标本，很难摸到病灶，也必须做标本X线照片，指示病理取材。

2.仅见间接征象

导管内癌可缓慢在管内生长蔓延，导管内充满癌细胞，管壁和管周纤维组织增生，管壁增厚，管腔扩张，迟迟不形成肿块。小叶原位癌常多中心发生，在小叶内生长时间长，且X线密度低。这些病例，在临床上仅见局部腺体增厚。X线照片仅见局部高密度区，进行性密度增高，纹理结构紊乱，导管相增强，两侧腺体不对称等征象。这些征象的早期，变化轻微，易被忽略，一旦发现可疑，进行导管造影、X线放大照片有助于深入观察并常能确定诊断。

3.特殊型癌

有些特殊型癌可长期不出现乳腺内肿块，另有其特殊的X线表现。Paget病多数仅见乳头、乳晕癌性湿疹伴发管内癌，不形成肿块。X线上常无异常表现或仅见乳晕增厚及乳晕后沿导管排列的钙化或导管相增强。炎性乳腺癌常无肿块发现，仅见由淋巴管癌栓引起淋巴液回流障碍所形成的皮肤广泛增厚和皮下结缔组织水肿征象。

(二)肿块型

肿块型最常见，占85%～90%。表现为团块形、星形和弥漫结节形。

1.团块形

癌灶形态的构成虽与发病部位和所处环境有相当关系，但更主要的是决定于生长方式。膨胀性生长或膨胀性生长占优势的癌灶形成团块形肿块。

(1)圆形或椭圆形：癌灶膨胀性缓慢均匀生长，或在导管内、囊内生长，或有假包膜，易形成圆形或椭圆形肿块，境界清晰，边缘光滑锐利。此种情况多见于髓样癌、乳头状癌腺样囊性癌和早期导管癌。椭圆形肿块的长轴多与皮面平行，这可能与易向宽松的空间发展有关。但偶尔也见其长轴呈前后向，顶着胸肌和皮肤的阻力发育，形成胸肌凹陷和皮肤隆起。

（2）分叶状：瘤块呈分叶状轮廓者亦比较常见，这可能是由于瘤体生长快，各部生长速度不均；有纤维隔分隔瘤体；瘤体周边有大的卫星灶；多个癌灶重叠；均可形成瘤体分叶状形态。

（3）多结节形肿块：是多个小球形灶聚积堆成的多结节合成体。标本X线摄片和病理大切片观察表明，多结节瘤块相当常见，占浸润性癌的35%～47%。术前X线照片表现为边缘结节样突起或凹凸不平的瘤块，特别是边缘见到球形小结节的瘤块，往往是多结节堆成的瘤块。标本X线照片显示，一个瘤块可包含几十个小球形灶。有的虽堆积在一起，仍然保持各自的边界，互相挤压而未融合。有的则部分为多球形结节，部分融合成块。形成多结节瘤块的病理机制尚缺乏研究。成因可能有三种：①一是多中心发生，在一个不大的范围内同时发生多个癌灶，同步膨胀性生长，聚合堆积，形成一个瘤块。此类多结节瘤块，中央和外围的球形结节大小基本相同。②二是中央块较大，周边小结节大小不等，系瘤周淋巴管转移形成的卫星灶。③三是原发癌灶即为小球形结节，一次又一次地发生瘤周淋巴转移，反复形成卫星灶，由大量卫星灶堆积成大小基本相同的多结节瘤块。

（4）不规则形：乳腺癌瘤灶常因组织类型混合或浸润蔓延方式特殊而形成特殊形状，构成X线表现的另一特征。①长条形或串珠形：癌灶沿导管向乳头蔓延，边蔓延边穿破导管向间质浸润生长，形成毛刺外伸的条状块影，酷似长毛蠕虫状。有时沿导管蔓延，间断性向外穿破，形成串珠状瘤灶，主要见于浸润性导管癌。②彗星形：有些圆形癌灶片状向外浸润，愈外愈细，形似彗星尾状，使瘤块呈彗星形，彗星尾尖端多指向乳头，系癌灶沿间质向乳头浸润。有时远方癌灶沿一束导管分支向乳头浸润蔓延，愈近乳头分支愈少，形成彗星尾状。③半球形：见于X线密度差别较大的混合型癌。如半球为单纯癌半球为粉刺癌，或半球为单纯癌半球为硬癌的混合型癌灶。X线照片仅能显示密度较高的单纯癌半球而不能显示密度较低的另半球。这里所说的半球形是指X线影像而言，实际上整个瘤块是球形。④怪异形：有些癌灶向外浸润生长极不均衡，再加上卫星灶的融合，形成多角形、怪异形等奇形怪状。

2.星形

此类癌灶瘤块不大，浸润性生长的趋势很强，并引发瘤周纤维组织强烈的增生反应，先于癌细胞向外伸延，形成瘤周大量针状毛刺。中央不大的瘤块似星体，辐射的毛刺如星芒，故称星形瘤块，有的学者称之为星形癌。星形癌灶的肿块和毛刺主要由纤维组织构成，质硬，也被称为硬癌。病理组织学检查，此型癌也确实主要见于硬癌。近来报告，也常见于浸润性小叶癌。硬癌和浸润性小叶癌在病理组织结构和生物学行为上有相似之处，也许因此出现相似的瘤体形态。星形灶可发生在任何年龄，但多见于老年妇女，易发生在脂肪型乳房。此类癌瘤生长活跃，即使癌块很小，浸润的毛刺却很长，通常为癌块直径的数倍，侵犯范围广泛，易发生转移，预后较差。

以上是典型的星形灶。近来把以下类星形灶也归入星形灶内。癌灶初期膨胀性生长，形成较大肿块后出现明显的间质浸润蔓延，形成边缘大量短毛刺，毛刺基底宽，向外渐细，长度一般不超过瘤体直径，见于各型浸润性癌。有些小癌灶和早期癌灶，引发灶周纤维组织毛刺状增生，也形成星形灶。Kitchen 普查中发现的100例10 mm以下的小癌灶中，星形灶占44%，其中包括33例管内癌伴早期浸润。

3.弥漫结节形

在广泛的乳腺增生基础上发生的多中心癌灶，呈弥漫散布的小结节状。结节灶边缘纤维组织增生，以毛刺状或交织状把结节连接起来。X线平片表现为在密度增高的背景上散在分布大量小结节块影。标本切片X线照片见大量小结节灶，有的散在，有的融合成片。结节之间有纤维毛刺相连。

四、钙化

钙化是乳腺癌常见的X线征象。随着X线照片清晰度的改进，乳腺癌钙化发现率不断增高。据文献报告，乳腺癌钙化率术前X线照片为30%～50%；标本X线照片为40%～70%，Fisher报告高达86%；病理组织学检查为39%～63%，Peters报告高达80%。

（一）钙化机制

乳腺癌钙化发生的机制，尚无统一认识，存在两种观点：一种是坏死细胞矿化论。认为癌灶局部融合灶边缘大量纤维毛刺和伴行的新生微血管缺少血供，营养不良，形成坏死，细胞裂解为碎屑，同时核酸分解出大量磷酸根，加之局部钙离子和碱性磷酸酶增加，而形成磷酸钙。Levitan等还指出，无论癌灶的组织类型如何，在X线片上看到的所有钙化都是在粉刺癌灶部形成的。这些钙化总是伴随着细胞坏死碎屑。另一观点是细胞活跃分泌说，Egan认为，癌细胞钙质新陈代谢增强，不断地分泌钙质，造成超饱和，形成钙质沉着，渐渐堆成不同大小和不等密度的钙化点。Ahmeds行超微结构研究表明，钙质沉着常常限制在癌细胞形成的腺泡样间隙中，开始钙质在癌细胞内为针状结晶，这些结晶被分泌出来后，互相结合成紧密的钙化点。这时结晶样结构已变得模糊不清。他强调，这是癌细胞的活跃分泌过程，而不是细胞碎屑和退变细胞的矿化作用。以后的不少研究支持这种观点。最有说服力的镜头是活着的癌细胞群在显微镜下分泌钙质微粒的情景。这些活癌细胞没有伴存坏死细胞碎屑。

这两种观点可能是乳腺癌钙化的两个方面。说明活的癌细胞和坏死的癌细胞碎屑均可发生钙化。没有癌细胞坏死的导管内癌、小叶原位癌和黏液癌等，属于分泌性钙化。

（二）钙化的成分

乳腺癌钙化点的化学结构尚缺乏研究。Hoef fken等从病理证实的粉刺癌活检标本中取出的微小钙化点进行化学分析表明，钙化点中含钙25.4%，镁2.6%，碳酸5.8%，碳13.8%。光谱分析表明，乳腺癌灶中钙和镁离子最易和磷酸结合。

有报告，有少数乳腺癌钙化是草酸钙，由于结晶体结构的特点而形成多面体外观。X线上表现为钙化点较大，形态不规则。普通光学显微镜看不到，只有偏光显微镜才能显示。

（三）钙化的形态，部位和病期的关系

乳腺癌钙化形态的构成、发生的部位和病期三者密切相关。原位癌的钙化发生在导管内和小叶内。浸润性癌的钙化除上述部位外，还发生在瘤体内的导管壁、纤维间质和坏死区内。不同部位的钙化有不同的形态特征。

管内癌的钙化发生在小导管分支内，互相靠的不紧，有一定距离，多个钙粒融合在一起，充满一小段管腔，形成短线状或杆状。短线状钙化的宽度通常是0.1～0.2 mm，和小导管腔的宽度一致。发生在小导管分叉处则呈“Y”字形。有时病灶广泛，钙化充满几支小导管，造成导管分支铸形。小导管内断续的钙化，形成沿导管走行分布的钙化点行列。粉刺型管内癌坏死细胞碎屑充满管腔形成粉刺样物，经过矿化作用产生钙化。粉刺癌在管内保持的时间长，受累导管更加扩张，线状钙化更粗些，在导管内扩展的范围更广，易形成分叉状和分支状钙化。筛状和低乳头状管内癌系分泌性钙化，钙化的概率比粉刺癌低，钙化产生在筛孔或乳头突起的间隙内，钙化点微

小，形态多为点状或不规则，大小不等。粉刺癌、筛状癌和低乳头状癌常同时存在，在X线照片上形成钙化形态多种多样。小叶原位癌的钙化发生在小叶内导管，包括终末小导管-腺胞，几乎都是微小点状，互相靠得很紧密，钙粒呈不规则的圆形或卵圆形，大小不等，密集成丛。偶见累及小叶外导管，形成短线状钙化。这些钙化征象为乳腺癌X线早期诊断提供了重要依据。如果微小成丛和线状或分叉状钙化同时存在，基本上可确定诊断。浸润性癌瘤块增大，血供不足，易产生坏死或变性，进而引起钙化。发生在导管壁，纤维间质内的钙化，数量少，散在分布，呈多角形。坏死灶内的钙化，形态不规则，多呈多角形，大小不均，多数体积较大，直径在0.3～1.0 mm，有的达2.0 mm以上。

(四)X线检查对钙化的限度和作用

迄今，X线摄片发现乳腺癌钙化的能力有很大限度，最清晰的X线平片也只能发现100 μm左右的钙化点，有更多的微小钙化点在X线医师的眼前漏掉。在显微镜下5 μm厚的组织切片上看到，大部分管内癌钙化灶为独立分隔的许多微小片段，形态多样，每个片段是一个微小钙粒的一部分。几十个，上百个微小钙粒堆积起来，才能形成X线上肉眼可见的钙化点。由此表明，有更多的微小钙化X线平片尚无力显示。一旦发现少量钙化或可疑钙化，必须补充放大摄影，一般放大2倍，可显示50 μm左右的钙化点，使钙化比平片所见成倍增加，并更清晰显示钙化的形态和密度。越放大，钙化点的密集度越大，数量越多，是恶性钙化的显著特征。

早期乳腺癌诊断的关键是病理，而病理诊断的关键是病灶取材准确。无肿块而仅见钙化的早期病灶，临床医师摸不着，病理医师摸不准。X线医师必须密切配合，凡做切取活检，必先做X线钙灶定位。切下的标本常规X线照片，观察钙灶是否切除，导引病理定位取材。全乳切除的标本，应做全乳和连续切片X线照片，确定钙化灶的部位、范围和有否新的钙化灶，协助病理取材。据我们观察，标本切片X线照片的清晰度明显高于X线平片和放大片，发现的钙化点数量更多，钙化灶范围更大，并常能发现新的钙化灶，新的小瘤块和乳内淋巴结，指导病理全面取材，为临床手术后补充治疗提供更全面、更准确的依据。

五、乳腺癌的诊断

在乳腺的影像诊断中，应掌握以2个以上主要恶性征象，或一个主要征象、2个以上次要征象作为诊断恶性的依据。唯一例外是钙化，如X线上表现典型，即使不合并其他异常，亦可诊断为乳腺癌。依照此一原则，乳腺癌影像诊断的正确率在85%～95%，其中假阴性率较高，为8%～10%，而假阳性率较低，仅2%左右。

乳腺癌X线诊断的正确性与下述一些因素有密切关系。

(一)照片质量

乳腺内各种组织均属软组织范畴，它们之间的密度对比相差甚微，故对照片的质量要求甚严，过度曝光或曝光不足均可影响病变的显露而导致误诊。近年推出的Lorad Ⅳ型数字钼靶X线摄影机具有21个自动曝光控制传感器，可有效保证胶片的质量。

(二)病变的部位及类型

在钼靶乳腺摄影中，深位、高位或乳腺尾部的病变容易被漏照。所以在投照前，技术员应亲自检查患者，务使病变区被包含在X线片内，以免漏诊。如确有困难，应进一步行CT或MRI检查。

就乳腺癌的X线类型而言，以浸润型为主要表现者易被误诊断为正常腺体或增生，诊断正确率稍低。小叶癌易被误诊为增生。髓样癌当发生坏死、液化时因密度较低，亦易被漏诊，或因有坏死而被误认为慢性脓肿。

（三）乳房的大小

一般而言，乳房越大，X线诊断正确性越高。这是因为大乳房患者常含有较多脂肪，自然对比较佳，较小肿物亦容易被发现。此外，较大乳房在投照上亦比较容易。据多数学者统计，在小乳房患者中，临床检查的正确性高于X线，在大乳房患者中则不如X线。

（四）年龄

年轻患者的乳房多数腺体丰满，结构致密，而脂肪组织甚少，X线上缺乏自然对比，肿瘤常被掩盖而未能清晰显露，故X线上假阴性率较高。随着年龄增大及生育，乳腺渐趋萎缩，结构变得疏松，乳房大部或全部由脂肪组织组成，此时即使很小肿瘤亦易被发现，X线诊断正确性亦明显提高。一般40岁以后，腺体即大部萎缩。年龄愈大，X线诊断正确性愈高。

（五）乳房类型

致密型的乳房，包括因年轻、增生或妊娠、哺乳期的乳房，因自然对比差，X线诊断的正确性低。脂肪型的乳房因有良好对比，X线诊断正确率高。中间型和导管型乳房则介乎两者之间。

六、乳腺癌的鉴别诊断

根据乳腺癌的不同表现应与不同疾病进行鉴别。

（一）肿块的鉴别诊断

以肿块为主要表现的乳腺癌，主要应与良性肿瘤、囊肿（包括积乳囊肿）及肉芽肿性病变（包括结核、慢性炎症）等鉴别。一般良性肿瘤的形态比较规整，呈类圆形，亦可呈分叶状。肿块边缘光滑整齐，无毛刺、伪足状突起或浸润，周围小梁被单纯推挤移位，有时可见有透亮晕。肿块大小多数大于临床测量。良性肿瘤较少钙化，若有，也均在块影内，且数目少，颗粒粗大，或以粗大钙化为主掺杂少许细小钙化。

囊肿的形态比较规整，多呈类圆形，边缘光滑整齐。CT上根据CT值的测量可明确诊断，一般CT值在±20 HU。积乳囊肿均发生在生育过的妇女，年龄多在40岁以下，在产后1～5年内发现，CT值可接近脂肪密度，常有厚壁，壁可有强化。

结节型的乳腺结核若边缘有纤维组织增生而产生毛刺征象者，与乳腺癌不易鉴别。但乳腺结核比较少见，若有钙化，则均见于结节内，且钙化颗粒较粗大，少数亦可呈细砂状。

乳腺慢性炎症多由急性乳腺炎治疗不当所致，借临床病史可帮助诊断。在钼靶、CT及MRI上常可见病灶中心有脓腔，乳导管造影时造影剂可进入脓腔，形成不规则斑片影。若无脓肿形成，则易与癌相混。

（二）浸润阴影的鉴别诊断

以浸润表现为主的乳腺癌应与乳腺增生病及慢性炎症鉴别。增生病一般累及双乳，多发，呈正常腺体密度，一般较癌性浸润要淡，亦无癌的各种次要X线征象。

少数不典型的急性乳腺炎可与浸润型乳腺癌相混，此时可用抗生素治疗1～2周后再拍片复查，若系炎症，可明显吸收。慢性炎症通常呈密度不均的浸润，内有多数大小不等囊样透亮的坏死灶，血运一般不丰富，亦无乳腺癌的特征性微小钙化。

(三)良、恶性钙化的鉴别诊断

除癌有钙化外,其他一些良性病变,如腺纤维瘤、分泌性疾病、外伤性脂肪坏死、慢性乳腺炎、乳腺结核、乳腺腺病、导管扩张症及导管上皮增生等,亦均可出现钙化,必须与癌瘤的钙化鉴别。

通过文献材料及经验,良、恶性钙化的鉴别要点如下。

(1)从发生率看,钙化多数(73.6%)见于乳腺癌,良性病变的钙化仅占钙化病例的 26.4%,且良性钙化中近半数(48.1%)发生在年龄较轻的腺纤维瘤患者中。年龄较大的腺纤维瘤患者若有钙化,则钙化颗粒常很粗大,可占据肿块的大部或甚至全部,与癌的钙化很易鉴别。

(2)乳腺癌的钙化半数左右可仅位于病变紧外方或病灶的内、外方兼有,而良性病变的钙化几乎均位于肿块或致密浸润区内。

(3)乳腺癌的钙化通常呈多形性微小钙化,直径小于 0.5 mm;或呈纤细和(或)分支状钙化,外形不规则,宽度小于 0.5 mm。法国 de Lafoutan 认为,小线虫样、线样/分支形及不规则大小的微小钙化是恶性的可靠指征。而良性钙化的颗粒多比较粗大,通常在 0.5 mm 以上,亦可伴有微小钙化,但以粗大钙化为主。少数黏液腺癌的钙化颗粒可能比较粗大而类似良性钙化。偶尔结核或腺泡性腺病的钙化可能以微小钙化为主而类似恶性的钙化。

(4)乳腺癌的钙化数常较多,64%在 10 枚以上,25%在 30 枚以上,若微小钙化数超过 30 枚,或每平方厘米超过 20 枚,则癌的可能性极大。良性钙化一般数目较少,多数(66.7%)在 10 枚以下,仅 10%在 30 枚以上。

(5)当钙化数较多时,呈稀疏散在分布时常为良性病变,呈密集分布时常为乳腺癌。

(四)毛刺的鉴别诊断

毛刺是乳腺癌的一个比较特异性的 X 线征象,故有毛刺的肿块,几可肯定是乳腺癌,但识别时切勿将正常乳腺小梁误认为毛刺。少数肉芽肿性病变(如结核)或乳腺脂肪坏死中偶可见到毛刺。但乳腺结核和乳腺脂肪坏死都比较少见,且后者多数有乳房外伤史,多发生在脂肪丰满的乳房中,病变多数位于皮下脂肪层内。

(五)皮肤增厚的鉴别诊断

皮肤增厚并非为乳腺癌的特异征。可引起乳房皮肤局限增厚的原因:乳腺癌;创伤(包括乳腺针吸或切检后 2~4 周内,乳房局部挫伤,烫伤后的水肿等);炎症(慢性乳腺炎,乳腺脓肿,结核等);皮肤瘢痕(包括慢性炎症或结核后的瘢痕,皮肤感染后的瘢痕,瘢痕疙瘩等);皮肤本身病变,如皮肤表面的痣、疣等;乳腺导管扩张症等。可引起乳房皮肤弥漫增厚的原因:炎症性乳腺癌;胸壁或腋部手术后引起的淋巴或静脉回流障碍;各种原因引起的皮肤水肿,如乳房过大引起的垂吊性水肿、过度肥胖、充血性心力衰竭、黏液水肿、肾性水肿等;皮肤本身病变,如硬皮病、鱼鳞癣、皮肤炎症及其他原发皮肤病等;迅速的减重;急性乳腺炎;淋巴阻塞,如腋淋巴结的淋巴瘤、转移瘤等;全乳放疗照射后等。

由于引起乳房皮肤增厚的原因很多,在鉴别时,放射医师应尽可能亲自追询病史及检查患者,绝大多数病例可得到明确答案。

(六)血运增加的鉴别诊断

乳房的血运情况有很大的个体差异,为确定有无血运增加,应与对侧乳房作比较,且两侧的乳房压迫程度应基本相同。导致血运增加的原因可能有习惯于一侧乳房哺乳或原因不明的正常差异;急性乳腺炎;其他感染,如感染性囊肿或乳腺脓肿;乳腺纤维囊性病变;及乳腺癌等。虽然造成乳腺血运增加的原因很多，但除乳腺炎及癌外，其他原因造成血运增加的发生率都比较低，且血运增加的程度亦较轻。

（七）阳性“导管征”的鉴别诊断

除乳腺癌外，阳性导管征亦可见于某些良性疾病，如良性导管上皮增生、导管扩张症及乳头状瘤病等。但良性病变的导管征中，增粗的导管比较光滑，密度较淡，无伴发的肿块影，临床常仅表现为乳头溢液。乳腺癌的导管征时，增粗的导管比较致密、粗糙，且均指向远端的肿块或致密浸润区。

（孙景云）

第九章　颅脑疾病CT诊断

第一节　脑血管疾病 CT 诊断

急性期脑血管疾病(CVD)以脑出血和脑梗死多见,CT 和 MRI 诊断价值大;动脉瘤和血管畸形则需配合 DSA、CTA 或 MRIA 诊断。

一、脑出血

(一)病理和临床概述

脑出血是指脑实质内的出血,依原因可分为创伤性和非创伤性,后者又称原发性或自发性脑内出血,多指高血压、动脉瘤、血管畸形、血液病和脑肿瘤等引起的出血,以高血压性脑出血常见,多发于中老年高血压和动脉硬化患者。出血好发于基底核、丘脑、脑桥和小脑,易破入脑室。血肿及伴发的脑水肿引起脑组织受压、软化和坏死。血肿演变分为急性期、吸收期和囊变期,各期时间长短与血肿大小和年龄有关。

(二)诊断要点

呈边界清楚的肾形、类圆形或不规则形均匀高密度影,周围水肿带宽窄不一,局部脑室受压移位(图 9-1)。破入脑室可见脑室内积血。

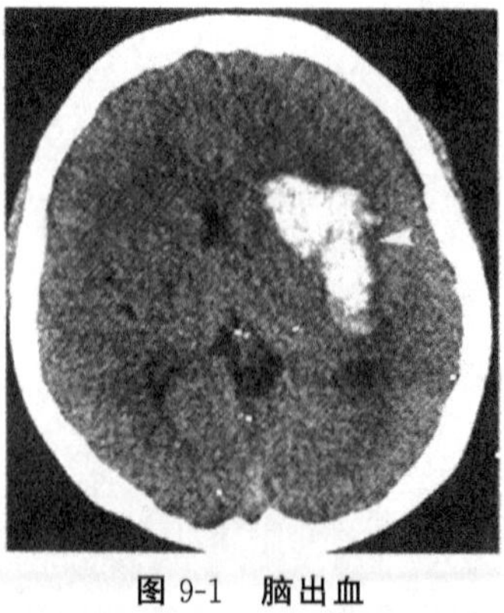

图 9-1　脑出血

女性患者,68 岁,突发言语不清、左侧肢体偏瘫 4 小时就诊,CT 显示左侧基底核区条片状高密度影,左侧侧脑室受压变形急性期表现为脑内密度均匀一致的高密度灶，呈卵圆形或圆形为主，CT 值为 50～80 HU；吸收期始于 3～7 天，可见血肿周围变模糊，水肿带增宽，血肿缩小并密度减低，小血肿可完全吸收；囊变期始于 2 个月以后，较大血肿吸收后常遗留大小不等的囊腔，伴有不同程度的脑萎缩。

(三)鉴别诊断

脑外伤出血，结合外伤史可以鉴别。

(四)特别提示

血肿不同演变时期 CT 显示的密度不同，容易误诊，应密切结合临床。

二、脑梗死

(一)病理和临床概述

脑梗死包括缺血性和出血性脑梗死及腔隙性脑梗死。缺血性脑梗死是指脑血管闭塞导致供血区域脑组织缺血性坏死。其原因有：①脑血栓形成，继发于脑动脉硬化、动脉瘤、血管畸形、炎性或非炎性脉管炎等；②脑栓塞，如血栓、空气、脂肪栓塞；③低血压和凝血状态。病理上分为缺血性、出血性和腔隙性脑梗死。出血性脑梗死是指部分缺血性脑梗死继发梗死区内出血。腔隙性脑梗死系深部髓质小动脉闭塞所致，为脑深部的小梗死，在脑卒中病变中占 20%，主要好发中老年人，常见于基底核、内囊、丘脑、放射冠及脑干。

(二)诊断要点

1.缺血性梗死

CT 示低密度灶，其部位和范围与闭塞血管供血区一致，皮髓质同时受累，多呈扇形。基底贴近硬膜。可有占位效应。2～3 周时可出现“模糊效应”，病灶变为等密度而不可见。增强扫描可见脑回状强化。1～2 个月后形成边界清楚的低密度囊腔(图 9-2A)。

2.出血性梗死

CT 示在低密度脑梗死灶内，出现不规则斑点、片状高密度出血灶，占位效应较明显(图 9-2B)。

3.腔隙性梗死

CT 表现为脑深部的低密度缺血灶，大小 5～15 mm，无占位效应(图 9-2C)。

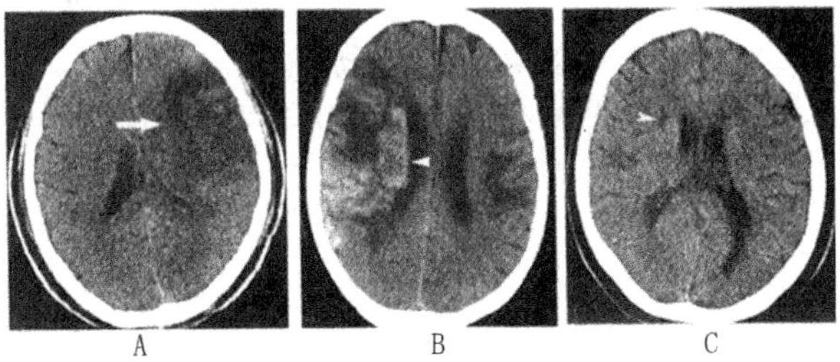

图 9-2　脑梗死

A.男性患者，75 岁，突发肢体偏瘫 1 天，CT 显示左侧额、颞叶大片低密度梗死灶；B.女性，64 岁，突发肢体偏瘫 5 小时，经诊断为右颞大片脑梗死后入院后行溶栓治疗。3 天后病情加重，CT 显示右侧颞顶叶大片出血性脑梗死；C.女性，67 岁，头昏 3 天，CT 显示右侧颞叶基底核区腔隙性脑梗死(箭头)

(三)鉴别诊断

1.胶质瘤

详见后文胶质瘤部分。

2.脑炎

结合病史和临床症状及实验室检查。

(四)特别提示

CT 对急性期及超急性期脑梗死的诊断价值不大,应行 MRI 弥散加权扫描。病情突然加重时应行 CT 复查,明确有无梗死后出血即出血性脑梗死,以指导治疗。

三、动脉瘤

(一)病理和临床概述

动脉瘤好发于脑底动脉环及附近分支,是蛛网膜下腔出血的常见原因,发生的主要原因是血流动力学改变,尤其是血管分叉部血癌流动对血臂壁形成剪切力及搏动压力造成血管壁退化;动脉粥样硬化也是常见因素;另外常与其他疾病伴发,如纤维肌肉发育异常、马方综合征等。按形态可分为常见的浆果形、少见的梭形及罕见的主动脉夹层。浆果形的囊内可有血栓形成。

(二)诊断要点

分为三型,Ⅰ型无血栓动脉瘤(图 9-3A),平扫呈圆形高密度区,均一性强化;Ⅱ型部分血栓动脉瘤(图 9-3B),平扫中心或偏心处高密度区,中心和瘤壁强化,其间血栓无强化,呈"靶征";Ⅲ型完全血栓动脉瘤,平扫呈等密度灶,可有弧形或斑点状钙化,瘤壁环形强化。动脉瘤破裂时CT 图像上多数不能显示瘤体,但可见并发的蛛网膜下腔出血,脑内血肿、脑积水、脑水肿和脑梗死等改变。

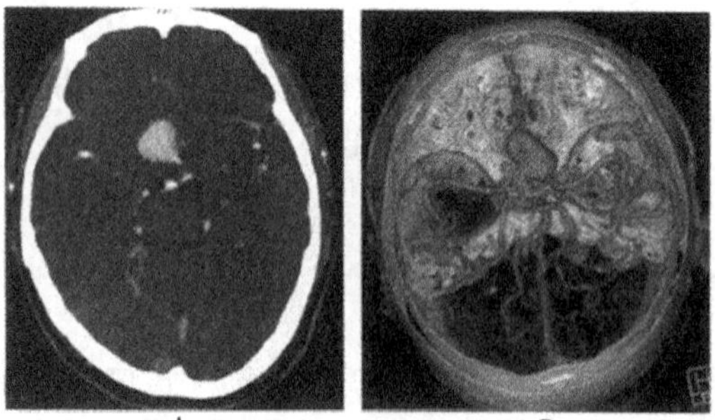

A　　B

图 9-3　前交通动脉瘤

A.男性患者,24 岁,因不明原因蛛网膜下腔出血而行 CT 检查,增强可见鞍上池前方可见一囊样结节灶,强化程度与动脉相仿;B.CTA 的 VRT 重建显示前交通动脉瘤

(三)鉴别诊断

1.脑膜瘤

与脑膜宽基相接。

2.脑出血

结合病史及临床症状。

(四)特别提示

CTA 对动脉瘤显示价值重大,可以立体旋转观察载瘤动脉、瘤颈及其同周围血管的空间关系。

四、脑血管畸形

（一）病理和临床概述

脑血管畸形为胚胎期脑血管的发育异常，根据 Mc Cormick 1996 年分类，分为动、静脉畸形、静脉畸形、毛细血管扩张症、血管曲张和海绵状血管瘤等。动、静脉畸形最常见，好发于大脑中动脉、后动脉系统，由供血动脉、畸形血管团和引流静脉构成。好发于男性，以 20～30 岁最常见。儿童常以脑出血就诊，成人以癫痫就诊。

（二）诊断要点

显示不规则混杂密度灶，可有钙化，并呈斑点或弧线形强化，水肿和占位效应缺乏（图 9-4A）。可合并脑血肿、蛛网膜下腔出血及脑萎缩等改变。

（三）鉴别诊断

海绵状血管瘤，增强扫描呈轻度强化，病灶周围无条状、蚓状强化血管影。MRI 可显示典型的网格状或爆米花样高低混杂信号，周围见低信号环。

（四）特别提示

CTA 价值重大，可以立体旋转观察供血动脉和引流静脉（图 9-4B）。MRI 显示更清楚。

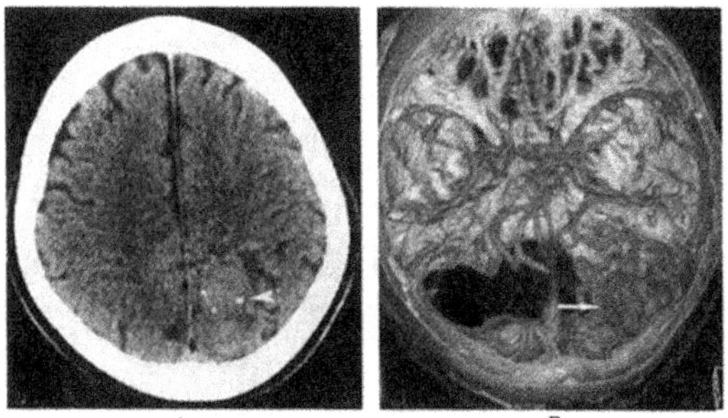

A　　　　B

图 9-4　颅内动静脉畸形

A.男性，患者 19 岁，因癫痫不规则发作 5 年来院检查，CT 平扫显示左侧顶、枕部脑实质内可见多发斑点状钙化影，局部脑实质密度增高。DSA 证实为颅内动静脉畸形；B.CTA 的 VRT 重建显示为左侧顶枕叶 AVM

（刘志伟）

第二节　脱髓鞘疾病 CT 诊断

一、病理和临床概述

脱髓鞘疾病是一组以神经组织髓鞘脱失为主要病理改变的疾病。可分为原发性和继发性两类。多发性硬化是继发性脱髓鞘疾病中最常见的一种，病因不明，以脑室周围髓质和半卵圆中心多发性硬化斑为主，也见于脑干、脊髓和视神经。20～40 岁女性多见，临床上呈多灶性脑损害，或伴有视神经和脊髓症状，病程缓解与发作交替且进行性加重。

二、诊断要点

侧脑室周围和半卵圆中心显示多灶性低或等密度区，也见于脑皮质、小脑、脑干和脊髓，多无占位效应。活动期病灶有强化，激素治疗后或慢性期则无强化。

三、鉴别诊断

(一)老年脑

可以出现脑白质变化，但正常老年人无多发硬化的临床病表现，且很少 60 岁以后发病。

(二)SLE

患者有时脑白质改变类似多发硬化，但脑室周围白质变化较重，外周部分白质变化较轻，脑皮质常伴萎缩。

四、特别提示

MRI 对硬化斑的显示远较 CT 敏感，尤其是在小脑和脑干。激素治疗效果较好。MRI 矢状面上有特征表现，病灶为条状垂直于侧脑室。硬化斑 T_1WI 呈稍低或等信号，T_2WI 和水抑制像均呈高信号。

(刘志伟)

第三节　颅内感染 CT 诊断

颅内感染的病种繁多，包括细菌、病毒、真菌和寄生虫感染，主要通过血行性感染或邻近感染灶直接扩散侵入颅内，少数可因开放性颅脑损伤或手术造成颅内感染。改变包括脑膜炎、脑炎和动静脉炎。

一、脑脓肿

(一)病理和临床概述

脑脓肿以耳源性常见，多发于颞叶和小脑；其次为血源性、鼻源性、外伤性和隐源性等。病理上分为急性炎症期、化脓坏死期和脓肿形成期。

(二)诊断要点

急性炎症期呈大片低密度灶，边缘模糊，伴占位效应，增强无强化；化脓坏死期，低密度区内出现更低密度坏死灶，轻度不均匀性强化；脓肿形成期，平扫见等密度环，内为低密度并可有气泡影，呈环形强化，其壁完整、光滑、均匀，或多房分隔(图 9-5)。

(三)鉴别诊断

(1)胶质瘤：胶质瘤的环状强化厚薄不均，形态不规则，常呈花环状、结节状强化，中心坏死区密度不等，CT 值常大于 20 HU。

(2)脑梗死多见于老年高血压患者，有明确突发病史，经复查随访，占位效应减轻。

(3)与肉芽肿病鉴别。

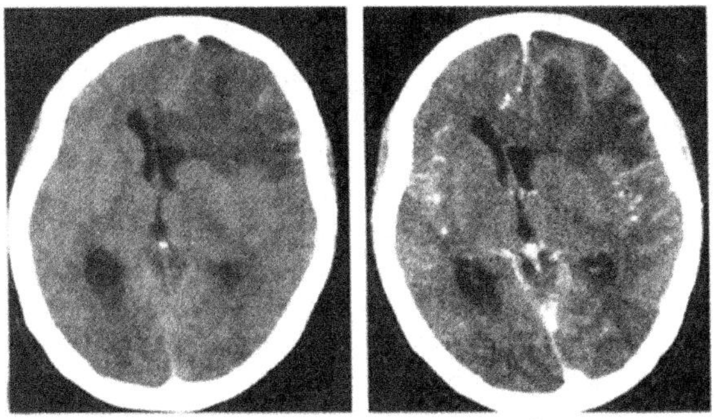

A　　　　B

图 9-5　脑脓肿

男性患者，24 岁，因头痛、呕吐 2 天入院，CT 平扫显示左额叶不规则低密度灶，占位效应明显。增强可见病灶呈环形均匀强化，未见明显壁结节，中心低密度区无明显变化，周围水肿明显，左侧侧脑室前角明显受压移位变形。考虑为脓肿形成，经抗感染治疗后情况好转

(四)特别提示

CT 诊断该病应结合病史、脑脊液检查。

二、结核性脑膜脑炎

(一)病理和临床概述

结核性脑膜脑炎是结核菌引起脑膜弥漫性炎性反应，并波及脑实质，好发于脑底池。脑膜渗出和肉芽肿为其基本病变，可合并结核球、脑梗死和脑积水。

(二)诊断要点

CT 早期可无异常发现。脑底池大量炎性渗出时，其密度增高，失去正常透明度；增强扫描脑膜广泛强化，形态不规则。肉芽肿增生则见局部脑池闭塞并结节状强化。

脑结核球平扫呈等或低密度灶，增强扫描呈结节状或环形强化。

(三)鉴别诊断

蛛网膜下腔出血，平扫呈高密度，增强扫描无明显强化，脑底池形态规则，无局部闭塞及扩张改变；此外需同脑囊虫病，转移瘤及软脑膜转移等鉴别，需结合病史。

(四)特别提示

CT 诊断应结合脑脊液检查、X 线胸片检查等。

三、脑猪囊尾蚴病

(一)病理和临床概述

脑猪囊尾蚴病是猪绦虫囊尾蚴在脑内异位寄生所致。人误食绦虫卵或节片后，卵壳被胃浊消化后，蚴虫经肠道血流而散布于全身寄生。脑猪囊尾蚴病为其全身表现之一，分为脑实质型、脑室型、脑膜型和混合型。脑内囊虫的数目不一，呈圆形，直径 4～5 mm。囊虫死亡后退变为小圆形钙化点。

(二)诊断要点

脑实质型 CT 表现为脑内散布多发性低密度小囊，多位于皮、髓质交界区，囊腔内可见致密小点代表囊虫头节。不典型者可表现为单个大囊、肉芽肿、脑炎或脑梗死。脑室型以第四脑室多

见；脑膜型多位于蛛用膜下隙，和脑膜粘连，CT 直接征象有限，多间接显示局部脑室或脑池扩大，相邻脑实质光滑受压。常合并脑积水。囊壁、头节和脑膜有时可强化。

（三）鉴别诊断

1.蛛网膜囊肿

常位于颅中窝、侧裂池，边缘较平直，可造成颅骨压迫变薄。

2.转移癌

呈大小不一的圆形低密度灶，增强扫描环状、结节状强化，病灶周围明显水肿。

3.脑结核

结合病史、CT 特点可以区别。

（四）特别提示

需要结合有无疫区居住史、有无生食史等。

四、急性播散性脑脊髓炎

（一）病理和临床概述

急性播散性脑脊髓炎或称急性病毒性脑脊髓炎，可见于病毒（如麻疹、风疹、水痘等）感染后或疫苗（如牛痘疫苗、狂犬病疫苗等）接种后，临床表现为发热、呕吐、嗜睡、昏迷。一般在病毒感染后 2～4 天或疫苗接种后 10～13 天发病。发病可能与自身免疫机制有关。

（二）诊断要点

CT 表现急性期脑白质内多发、散在性低密度灶，半卵圆中心区明显，有融合倾向，增强呈环形强化。慢性期表现为脑萎缩。

急性病毒性脑炎时，主要表现为早期脑组织局部稍肿胀，中、后期可以出现密度减低（图 9-6），增强扫描可以有局部软脑膜强化，增厚改变，脑沟显示欠清。

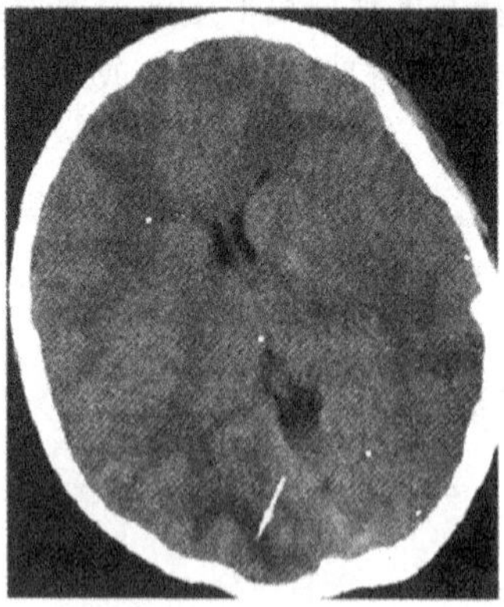

图 9-6　病毒性脑炎

女性患者，11 岁，因头昏嗜睡 2 天，CT 可见右侧枕叶局部脑皮质肿胀、白质水肿改变，经脑脊液检查证实为病毒性脑炎

（三）鉴别诊断

同软脑膜转移、结核性脑膜炎等鉴别。

（四）特别提示

应进行脑脊液检查。MRI 成像及增强扫描对显示该病有很好的效果。

五、肉芽肿性病变

（一）病理和临床概述

肉芽肿种类繁多，主要有炎症性和非炎症性。侵犯脑内的肉芽肿主要有炎症性，其中以结核性最常见。炎症性肉芽肿是炎症局部形成主要以巨噬细胞增生构成的境界清楚的结节样病变。病因有：结核、麻风、梅毒、真菌及寄生虫、异物、其他疾病等。临床表现与颅内占位类似。

（二）诊断要点

CT平扫表现等或稍高密度的边界清楚的结节灶（图9-7）。增强扫描呈结节样强化，也可以因内部发生坏死而呈环形强化，后者常见于结核性肉芽肿。少部分肉芽肿内可见钙化。可以单发或多发。好发于大脑皮质灰质下。

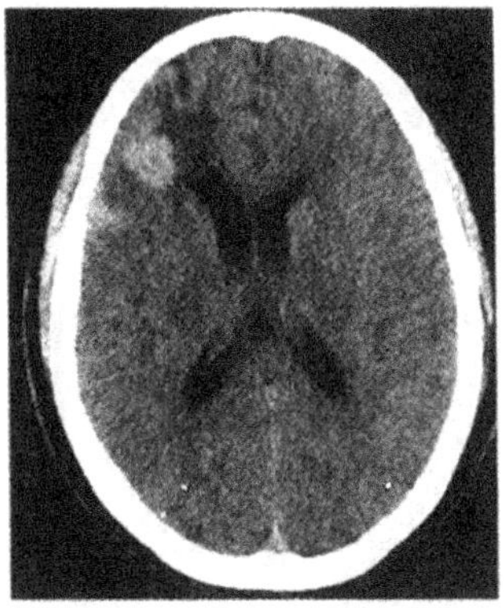

图9-7　结核性肉芽肿

男性患者，32岁，因头晕嗜睡3天就诊，CT平扫显示右侧额、颞叶大脑皮质灰质下及灰质区可见高密度结节灶，右侧侧脑室前角扩大伴局部白质区低密度改变，手术病理检查为结核性肉芽肿

（三）鉴别诊断

（1）脑转移肿瘤，水肿较明显，增强扫描呈环状或结节状，一般有原发病史，临床复查随访进展明显。

（2）同部分脑肿瘤鉴别困难。

（四）特别提示

应进行脑脊液检查。MRI成像及增强扫描对显示该病有很好的效果。

（刘志伟）

第四节　颅脑外伤CT诊断

颅脑外伤是脑外科常见病，国内统计占损伤的第1～2位，为年轻人第一位死因。颅脑外伤多由直接暴力所致，极少可由间接暴力引起。目受力部位不同和外力类型、大小、方向不同，可造成不同程度的颅内损伤，如脑挫裂伤、脑内、外出血等，脑外出血又包括硬膜外、硬膜下和蛛网膜下腔出血。急性脑外伤病死率高。CT 应用以来，脑外伤诊断水平不断提高，极大降低了病死率和病残率。

一、脑挫裂伤

(一)病理和临床概述

脑挫裂伤是临床最常见的颅脑扭伤之一，包括脑挫伤和脑裂伤。脑挫伤是指外力作用下脑组织发生局部静脉瘀血、脑水肿、脑肿胀和散在的小灶性出血。脑裂伤则是指脑膜、脑组织或血管撕裂。二者常合并存在，故统称为脑挫裂伤。

(二)诊断要点

CT 表现为低密度脑水肿区内，散布斑点状高密度出血灶。小灶性出血可以互相融合，病变小而局限时可以没有占位效应，但广泛者可以有占位征象(图 9-8)。

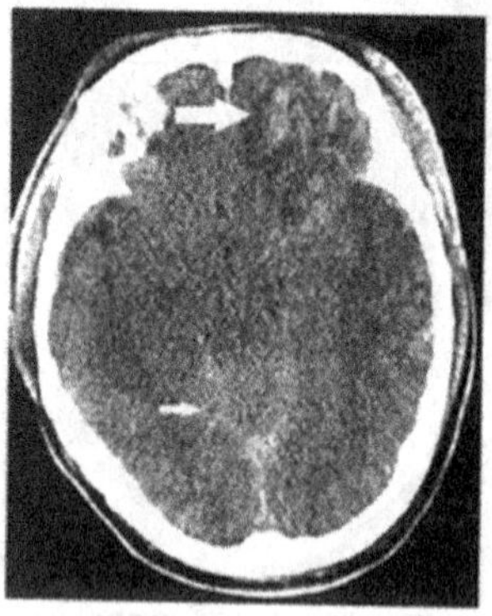

图 9-8　颅脑外伤 2 小时后 CT 检查

大箭头所示为左额叶挫裂伤，小箭头为小脑上池蛛网膜下腔出血

早期低密度水肿不明显，随着时间推移，水肿区逐渐扩大，第 3～5 天达到高峰，以后出血灶演变为低密度，最终形成软化灶。

(三)鉴别诊断

(1)部分容积效应，前颅底骨可能因部分容积效应反映到脑额叶高密度影，但薄层扫描后即消失。

(2)出血性脑梗死，有相应的临床表现和病史。

(四)特别提示

CT 可以快速诊断，病变小者如治疗及时一般能痊愈，不遗留或很少有后遗症。病变较大者形成软化灶。

二、脑内血肿

(一)病理和临床概述

外伤性脑内血肿约占颅内血肿的 5%。多发生于额、颞叶，即位于受力点或对冲部位脑表面区，与高血压性脑出血好发位置不同。绝大多数为急性血肿且伴有脑挫裂伤和(或)急性硬膜下血肿。少数为迟发血肿，多于伤后 48～72 小时内复查 CT 时发现。

(二)诊断要点

CT 表现为边界清楚的类圆形高密度灶(图 9-9)。血肿进入亚急性期时呈等密度，根据占位效应和周围水肿，结合外伤史，CT 仍能诊断。

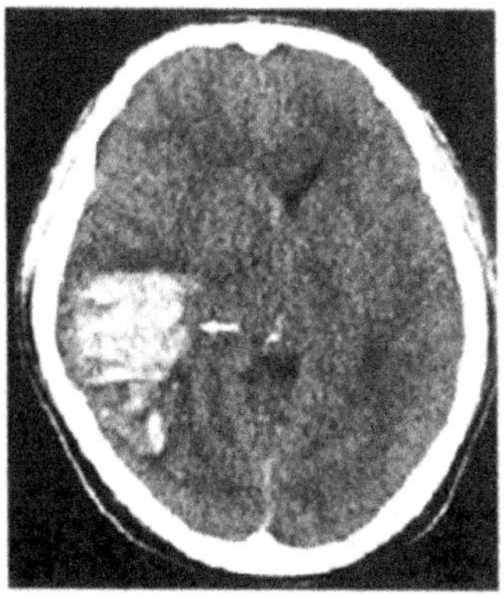

图 9-9 脑内血肿

颅脑急性外伤后 6 小时行 CT 检查，可见右颞脑内血肿，周边可见低密度水肿带，右侧侧脑室受压改变，中线结构左移

(三)鉴别诊断

主要与高血压性脑出血鉴别，根据有无外伤史很容易鉴别。

(四)特别提示

CT 可以快速诊断，如果血肿较大，可以进行立体定向血肿穿刺抽吸术。如外伤后 CT 扫描原来无血肿患者有进行性意识障碍者，应及时进行 CT 复查，以除外迟发性血肿。

三、硬膜外血肿

(一)病理和临床概述

硬膜外血肿位于颅骨内板与硬膜之间的血肿，临床常见，占 30%。主要因脑膜血管破裂所致，脑膜中动脉常见，血液聚集硬膜外间隙。硬膜与颅骨内板粘连紧密，故血肿较局限，呈梭形。临床表现因血肿大小、部位及有无合并伤而异。典型表现为外伤后昏迷、清醒、再昏迷。此外，有颅内压增高表现，严重者可出现脑疝。

(二)诊断要点

CT 表现为颅板下见局限性双凸透镜形、梭形或半圆形高密度灶(图 9-10)，多数密度均匀，但亦可不均匀，呈高、等混杂密度影，主要是新鲜出血与血凝块收缩时析出的血清混合所致。

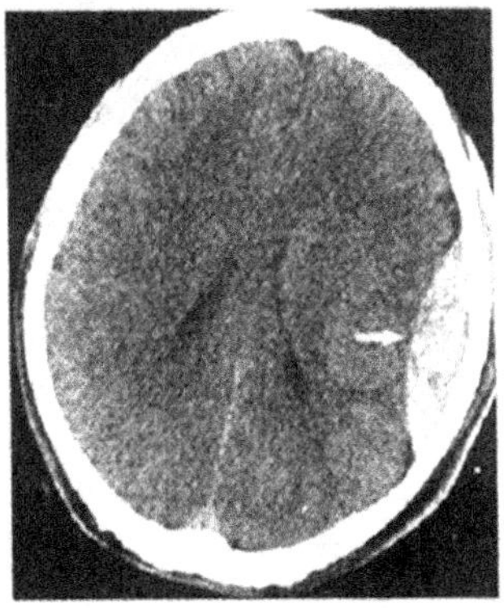

图 9-10 硬膜外血肿

颅脑外伤后 3 小时行 CT 检查，左颞可见梭形高密度影，手术证实为硬膜外血肿

硬膜外血肿多位于骨折附近，一般不跨越颅缝。跨越者常以颅缝为中心呈“3”字形。

(三)鉴别诊断

主要与高血压性脑出血鉴别，根据有无外伤史很容易鉴别。

(四)特别提示

CT 对硬膜外血肿具有很重要的诊断价值，应注意的是硬膜外血肿一般伴有局部颅骨骨折。

四、硬膜下血肿

(一)病理和临床概述

硬膜下血肿是位于硬膜与蛛网膜之间的血肿，临床常见，占颅内血肿 40%。主要因静脉窦损伤出血所致，血液聚集于硬膜下腔，沿脑表面分布。急性期是指外伤后 3 天内发生的血肿，约占硬膜下血肿的 70%。病情多较危重，常有意识障碍；亚急性期是指外伤后 4 天～3 周内发生的血肿，约占硬膜下血肿 5%，原发损伤一般较轻，出血较慢，血肿形成较晚，临床表现较急性者出现晚且轻；慢性期是指伤后 3 周以上发生的血肿，约占 20%。慢性硬膜下血肿并非是急性或亚急性硬膜下血肿的迁延，而是有其自身的病理过程。可为直接损伤或间接的轻微损伤，易忽略。好发老年人，为脑萎缩使脑表面与颅骨内板间隙增宽，外伤时脑组织在颅腔内移动度较大所致血管断裂出血。慢性硬膜下血肿常不伴有脑挫裂伤，为单纯性硬膜下血肿。患者症状轻微，多于伤后数周或数月出现颅内压增高、神经功能障碍及精神症状来就诊。

(二)诊断要点

急性期见颅板下新月形或半月形高密度影，常伴有脑挫裂伤或脑内血肿，脑水肿和占位效应明显(图 9-11)。亚急性表现为颅板下新月形或半月形高、等密度或混杂密度区。1～2 周后可变为等密度；慢性期表现为颅板下新月形或半月形低密度、等密度、高密度或混杂密度区。血肿的密度和形态与出血时间、血肿大小、吸收情况及有无再出血有关。

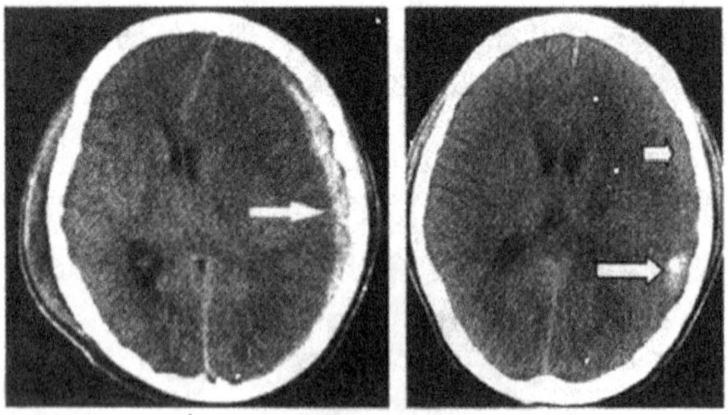

图 9-11　硬膜下血肿 CT 检查

A.颅脑外伤 5 小时后行 CT 检查，可见左侧额、颞、顶颅板下新月形高密度影，手术证实为硬膜下血肿；B.1 周前有颅脑外伤史的患者，CT 检查发现左侧额、颞、顶颅板下新月形等密度影(小箭头)，部分有高密度(长箭头)为新鲜出血，手术证实为慢性硬膜下血肿伴少量新鲜出血

(三)鉴别诊断

主要与硬膜外血肿鉴别，硬膜下血肿呈新月形，可以跨越颅缝。

(四)特别提示

CT 对急性硬膜下血肿诊断很有价值，但对亚急性、慢性硬膜下血肿却显示欠佳，血液因其顺磁性，所以在 MRI 下显示非常清楚，应进一步行 MRI 检查。

五、外伤性蛛网膜下腔出血

(一)病理和临床概述

外伤性蛛网膜下腔出血，近期外伤史，蛛网膜小血管破裂所致，多位于大脑纵裂和脑底池。脑挫裂伤是外伤性蛛网膜下腔出血的主要原因，两者常并存。

(二)诊断要点

CT 表现为脑沟、脑池内密度增高影，可呈铸形。大脑纵裂出血多见，形态为中线区纵行窄带形高密度影。出血亦见于外侧裂池、鞍上池、环池、小脑上池或脑室内。蛛网膜下腔出血一般 7 天左右吸收。

(三)鉴别诊断

结核性脑膜炎，根据近期外伤史和临床症状容易鉴别。

(四)特别提示

CT 在急性期显示较好，积血一般数天后吸收消失。伤后 5～7 天后，CT 难以显示，血液因其顺磁性，所以在 MRI 下显示非常清楚，故应行 MRI 检查。

六、硬膜下积液

(一)病理和临床概述

硬膜下积液又称硬膜下水瘤。占颅脑外伤的 0.5%～1%。系外伤致蛛网膜撕裂，使裂口形成活瓣，导致脑脊液聚积。可因出血而成为硬膜下血肿。临床上可无症状，也可以有颅内压增高的临床表现。

(二)诊断要点

呈颅骨内板下方新月形均匀低密度区，密度与脑脊液相似，多位于双侧额部。纵裂硬膜下积液表现为纵裂池增宽，大脑镰旁为脑脊液样低密度区(图 9-12)。

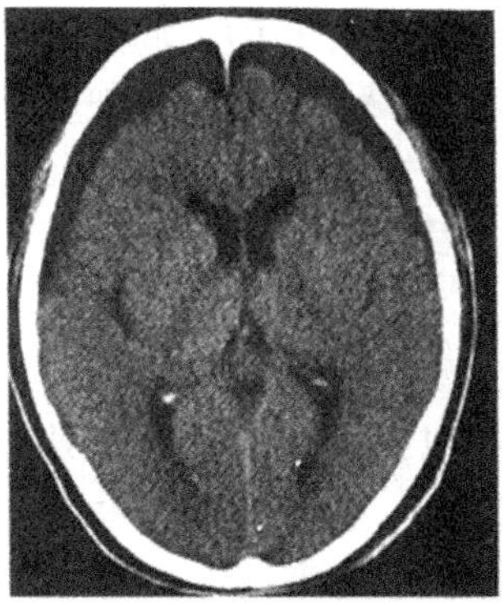

图 9-12　硬膜下积液

颅脑外伤 7 天后 CT 复查示双侧额、颞部颅板下可见新月形低密度影，为硬膜下积液

(三)鉴别诊断

老年性脑萎缩，根据年龄情况和其他部分脑实质有无萎缩等情况可以鉴别。

(四)特别提示

CT 诊断硬膜下积液时应结合临床病史及年龄等因素。　(刘志伟)

第五节　颅内肿瘤CT诊断

颅内肿瘤是中枢神经系统最常见的疾病之一。原发性颅内肿瘤可以发生在脑组织、脑膜、脑神经、垂体、血管及残余胚胎组织中,继发性颅内肿瘤多来源于身体各个部位的原发性肿瘤。颅内肿瘤的发生以20～50岁年龄组最常见,男性稍多于女性。以星形细胞肿瘤、脑膜瘤、垂体瘤、颅咽管瘤、听神经瘤和转移瘤等较常见。胶质瘤、脑膜瘤和垂体腺瘤为颅内三大原发性肿瘤。可以出现以下症状:颅内高压综合征、神经系统定位体征、内分泌功能失调、脑脊液循环障碍等。

CT检查目的主要在于确定有无肿瘤,并对其做出定位、定量乃至定性诊断。根据病灶所在的位置及其与脑室、脑池和脑叶的对应关系及同相邻硬膜与颅骨结构的比邻关系多不难做出定位诊断,但临界部位肿瘤,仅轴位扫描可能出现定位困难,需要薄层扫描后再进一步多方位重建。MRI因多方位扫描,一般定位无困难。

CT灌注扫描有助于脑瘤内血管生成及血流状态的研究,而脑瘤内血管生成对肿瘤生长、分级、预后有重要影响。CT灌注可以反映血管生成引起血流量、血容量和毛细血管通透性的改变,从而有助于判断肿瘤的生物学特性,并估计预后情况。

一、星形细胞肿瘤

(一)病理和临床概述

星形细胞肿瘤成人多发生于大脑,儿童多见于小脑。按肿瘤组织学分为6种类型,且依细胞分化程度不同分属于不同级别。1993年WHO分类,将星形细胞瘤分为局限性和弥漫性两类。Ⅰ级,即毛细胞型、多形性黄色星形细胞瘤及室管膜下巨细胞型星形细胞瘤,占胶质瘤5%～10%,小儿常见。Ⅱ级星形细胞瘤,包括弥漫性星形细胞瘤、多形性黄色星形细胞瘤(Ⅱ级),间变性星形细胞瘤为Ⅲ级,胶质母细胞瘤为Ⅳ级。Ⅰ～Ⅱ级肿瘤的边缘较清楚,多表现为瘤内囊腔或囊腔内瘤结节,肿瘤血管较成熟;Ⅲ～Ⅳ级肿瘤呈弥漫浸润生长,肿瘤轮廓不规则,分界不清,易发生坏死、出血和囊变,肿瘤血管丰富且分化不良。

(二)诊断要点

1.Ⅰ级星形细胞瘤

(1)毛细胞型常位于颅后窝,具有包膜,一般显示为边界清楚的卵圆形或圆形囊性病变,但内部囊液CT值较普通囊液高,20～25 HU。瘤周水肿和占位效应较轻。部分可呈实质性,但密度仍较脑实质为低(图9-13)。增强扫描无或轻度强化,延迟扫描可见造影剂进入囊内。

(2)多形性黄色星形细胞瘤通常位于大脑皮质的表浅部位,一半以上为囊性,增强后囊内可见强化结节,囊壁不强化。不足一半为实质性,密度不均,有钙化及出血,增强后不均强化。

(3)10%～15%结节性硬化患者可以发生此瘤,常位于室间孔附近,形成分叶状肿块,并可见囊变及钙化。增强扫描有明显强化。

2.Ⅱ级星形细胞瘤

平扫呈圆形或椭圆形等或低密度区,边界常清楚,但可见局部或弥漫性浸润生长,15%～20%有钙化及出血,增强扫描一般不强化。Ⅲ～Ⅳ级肿瘤多呈高、低或混杂密度的囊性肿块,可有斑点状钙化和瘤内出血，肿块形态不规则，边界不清，占位效应和瘤周水肿明显，增强扫描多呈不规则环形伴壁结节强化，有的呈不均匀性强化（图 9-14、图 9-15）。

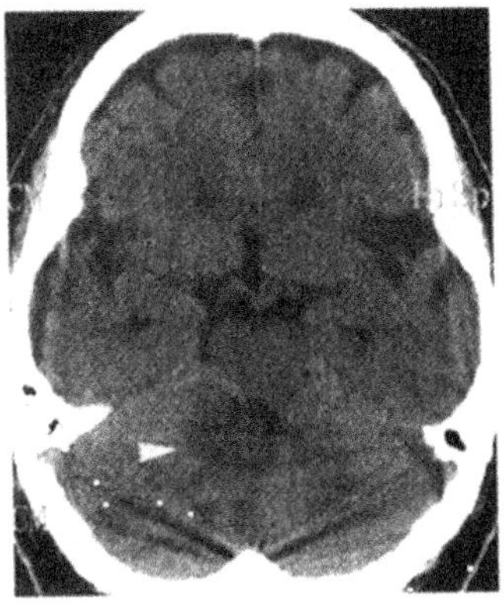

图 9-13　毛细胞型星形细胞瘤

男性患者，63 岁，因头昏不适 3 个月来院就诊，CT 显示小脑右侧低密度影，边界尚清；第四脑室受压变形。病变内部 CT 值约 20 HU。手术病理为毛细胞型星形细胞瘤

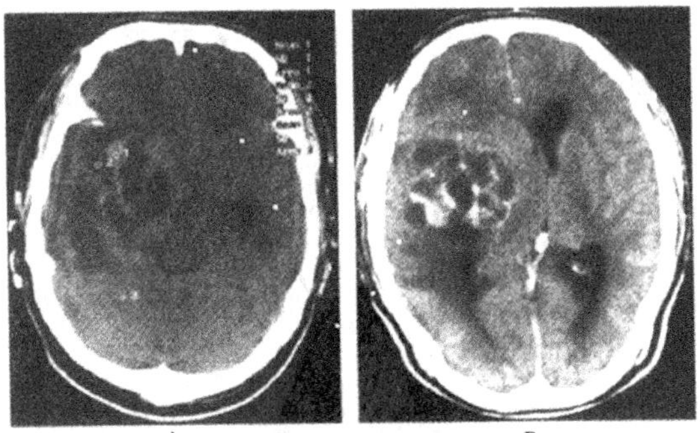

A　　B

图 9-14　Ⅲ级星形细胞瘤

A、B 两图为男性患者，26 岁，因头昏 1 个月，癫痫发作 2 天，行 CT 扫描示左侧颞叶片状不规则高低混杂密度囊性肿块，边界不清，增强扫描呈不规则环形伴壁结节强化。手术病理为Ⅲ级星形细胞瘤

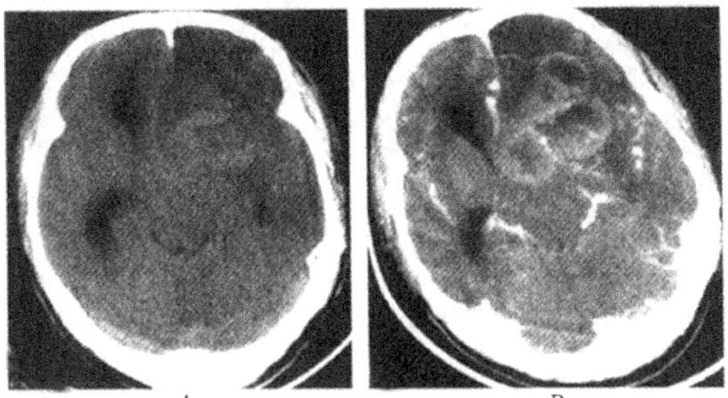

A　　B

图 9-15　胶质母细胞瘤

A、B 两图为男性患者，17 岁，因头痛 2 个月来院就诊，CT 示：左额叶密度不均肿块影，边界不清，中心及周围低密度，侧脑室受压变形，中线结构向右移位，增强呈环状中度不均强化肿块影，环形欠规则，厚薄不均，内为不均低密度，病灶前较大低密度水肿区。手术病理为胶质母细胞瘤

(三)鉴别诊断

1.脑梗死

同Ⅱ级星形细胞瘤相鉴别。一般脑梗死与相应供血血管的区域形态相似，如楔形、扇形、底边在外的三角形等，无或轻微占位效应，并且 2～3 周后增强扫描可见小斑片状或结节状强化。

2.脑脓肿

有相应的临床症状，增强扫描厚壁强化较明显。

3.转移瘤

一般多发，有明显的水肿。

(四)特别提示

CT 对星形细胞瘤诊断价值有限，MRI 对颅内病变显示尤为清晰，并可以多方位、多参数成像，应补充 MRI 检查。

二、脑膜瘤

(一)病理和临床概述

脑膜瘤多见于中年女性，起源于蛛网膜粒帽细胞，多居于脑外，与硬脑膜粘连。好发部位为矢状窦旁、脑凸面、蝶骨嵴、嗅沟、脑桥小脑角、大脑镰和小脑幕等，少数肿瘤位于脑室内。肿瘤包膜完整，多由脑膜动脉供血，血运丰富，常有钙化，少数有出血、坏死和囊变。组织学分为上层型、纤维型、过渡型、砂粒型、血管瘤型等 15 型。脑膜瘤以良性为最常见，少部分为恶性，侵袭性生长。

(二)诊断要点

平扫肿块呈等或略高密度，常见斑点状钙化。多以广基底与硬膜相连，类圆形，边界清楚，瘤周水肿轻或无，静脉或静脉窦受压时可出现中度或重度水肿。颅板侵犯引起骨质增生或破坏。增强扫描呈均匀性显著强化(图 9-16)。

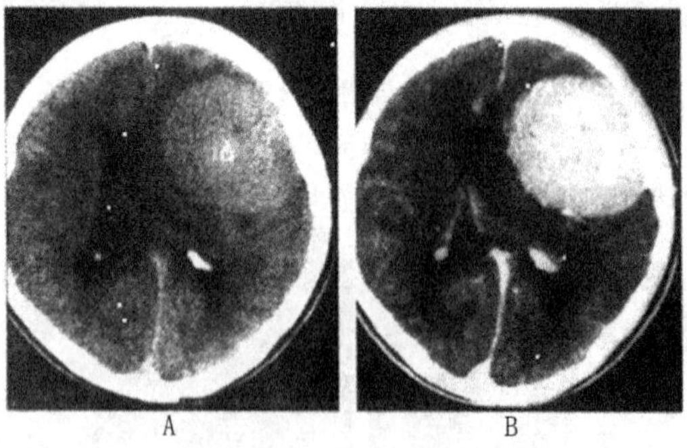

图 9-16　纤维型脑膜瘤

A、B 两图 CT 检查显示肿瘤为卵圆形，均匀的略高密度灶，与硬脑膜相连，邻近脑沟消失，有白质受压征，增强后明显均匀强化。术后病理为纤维型脑膜瘤

少数恶性或侵袭性脑膜瘤可以侵犯脑实质及局部骨皮质，但基本也基于局部脑膜向内、外发展。

(三)鉴别诊断

1.转移瘤

一般有大片裂隙样水肿及多发病变，较容易鉴别。

2.胶质瘤

一般位于脑内，与脑膜有关系者，可见为窄基相接，增强强化不如脑膜瘤。

3.神经鞘瘤

位于脑桥小脑角区时较难鉴别，但 MRI 有较大意义。

（四）特别提示

CT 对该病有较好的价值，但显示与脑膜的关系不如 MRI。

三、垂体瘤

（一）病理和临床概述

绝大多数为垂体腺瘤。按其是否分泌激素可分为非功能性腺瘤和功能性腺瘤。直径＜10 mm者为微腺瘤，＞10 mm 者为大腺瘤。肿瘤包膜完整，较大肿瘤常因缺血或出血而发生坏死、囊变，偶可钙化。肿瘤向上生长可穿破鞍隔突入鞍上池，向下可侵入蝶窦，向两侧可侵入海绵窦。

（二）诊断要点

肿瘤较大时，蝶鞍可扩大，鞍内肿块向上突入鞍上池，或侵犯一侧或者两侧海绵窦。肿块呈等或略高密度，内常有低密度灶，均匀、不均匀或环形强化。

局限于鞍内＜10 mm 的微腺瘤，宜采取冠状面观察，平扫不易显示，增强呈等、低或稍高密度结节（图 9-17）。间接征象有垂体高度＞8 mm，垂体上缘隆突，垂体柄偏移和鞍底下陷。

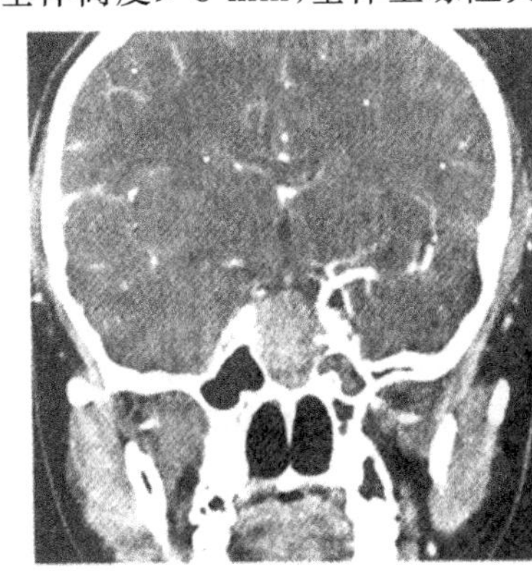

图 9-17　垂体腺瘤

CT 检查示垂体窝内可见类圆形稍高密度影，边界清楚，蝶鞍扩大，鞍底下陷；增强扫描肿瘤均匀强化。术后病理为垂体腺瘤

（三）鉴别诊断

1.颅咽管瘤

位于鞍区一侧，位于鞍区时鞍底无下陷或鞍底骨质无变化。

2.脑膜瘤

位于蝶嵴的脑膜瘤与脑膜关系密切。

（四）特别提示

注意部分垂体微腺瘤 CT 需要冠状位扫描，可以显示垂体柄偏移，正常垂体柄位正中或下端极轻的偏斜（倾斜角为 1.5°左右），若明显偏移肯定为异常。MRI 矢状位、冠状位扫描对显示正常垂体及垂体病变有重要价值。

四、听神经瘤

(一)病理和临床概述

听神经瘤为成人常见的颅后窝肿瘤。起源于听神经鞘膜,早期位于内耳道内,以后长入脑桥小脑角池,包膜完整,可出血、坏死、囊变。

(二)诊断要点

头颅 X 线平片示内耳道呈锥形扩大,骨质可破坏。CT 示脑桥小脑角池内等、低或高密度肿块,瘤周轻、中度水肿,偶见钙化或出血,均匀、非均匀或环形强化(图 9-18)。第四脑室受压移位,伴幕上脑积水。骨窗观察内耳道呈锥形扩大。

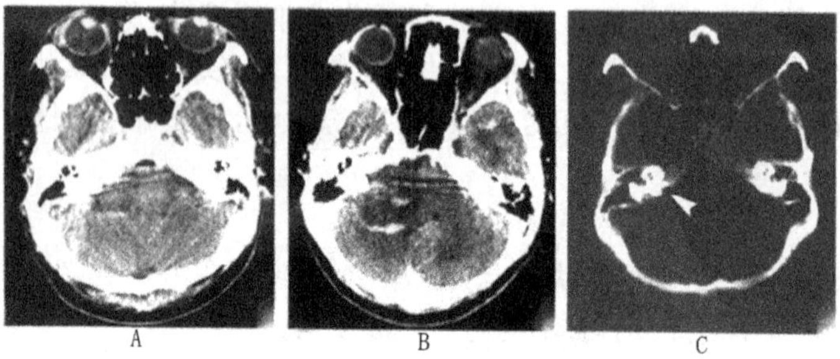

A B C

图 9-18 听神经瘤 CT 检查

A、B.女性患者,29 岁,右侧耳鸣 7 个月,近来加重伴共济失调,CT 扫描可见右侧脑桥小脑角区肿块,宽基于岩骨尖,内有大片囊变区。增强呈实质部分明显强化;C.骨窗观察可见右侧内听道喇叭口扩大(箭头所指),图 C“十”字所示为颈静脉孔

(三)鉴别诊断

1.桥小脑脚区的脑膜瘤

CT 骨窗观察可见内听道无喇叭口样扩大是重要征象。

2.表皮样囊肿

匍行生长、沿邻近蛛网膜下腔铸型发展、包绕其内神经和血管、无水肿等可以鉴别,MRI 对诊断该疾病有很好的优势。

3.颅咽管瘤

CT 可见囊实性病变伴包膜蛋壳样钙化。

4.特别提示

内听道处应薄层扫描,内耳道呈锥形扩大。高强场 MRI 行局部轴位、冠状位扫描可以显示位于内听道内较小的肿瘤。

五、颅咽管瘤

(一)病理和临床概述

颅咽管瘤来源于胚胎颅咽管残留细胞的良性肿瘤,以儿童多见,多位于鞍上。肿瘤可分为囊性和实性,囊性多见,囊壁和实性部分多有钙化,常见为鸡蛋壳样钙化。

(二)诊断要点

鞍上池内类圆形肿物,压迫视交叉和第三脑室前部,可出现脑积水。肿块呈不均匀低密度为主的囊实性改变或呈类圆形囊性灶(图 9-19A),囊壁可以有鸡蛋壳形钙化,实性部分也可以不规则钙化，边界清楚呈高密度。囊壁和实性部分呈环形均匀或不均匀强化，部分颅咽管瘤呈实性见图 9-19B。

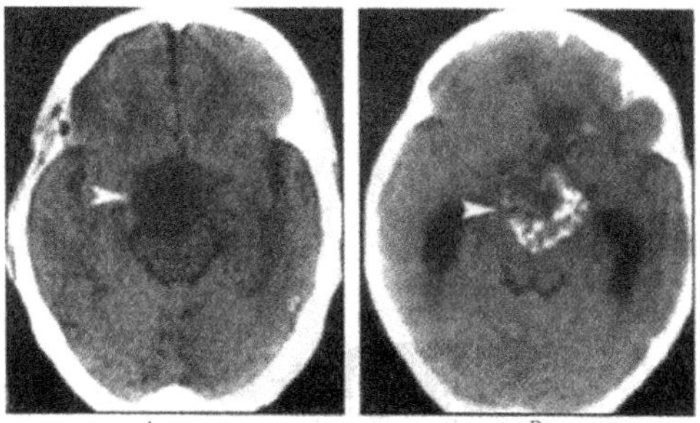

A　　　　　　　　　　B

图 9-19　颅咽管瘤

A.男性患者，13 岁，头昏来院检查，CT 显示鞍上池内囊性占位，边界清楚。手术病理证实为囊性颅咽管瘤；B.男性患者，65 岁，因双眼复视 3 年，近来数月有加重来院就诊，CT 显示鞍上池区囊实性肿块，壁多发钙化，边界清楚。手术病理为实性颅咽管瘤

（三）鉴别诊断

垂体瘤及囊变、脑膜瘤等。

（四）特别提示

冠状位扫描更有帮助，应补充 MRI 扫描。

六、转移瘤

（一）病理和临床概述

转移瘤多发于中老年人。顶枕区常见，也见于小脑和脑干。多来自肺癌、乳腺癌、前列腺癌，肾癌和绒癌等原发灶，经血行转移而来。常为多发，易出血、坏死、囊变，瘤周水肿明显。临床上一般有原发肿瘤病史后出现突发肢体障碍或头痛等症状，也有部分患者因出理神经系统症状，经检查发现脑内转移灶后再进一步查找原发灶。

（二）诊断要点

典型征象是“小肿瘤、大水肿”，部分肿瘤平扫无显示，增强扫描有明显强化后显示清晰，可以只有很小的肿瘤病灶，便可出现大片指压状水肿低密度影（图 9-20）。

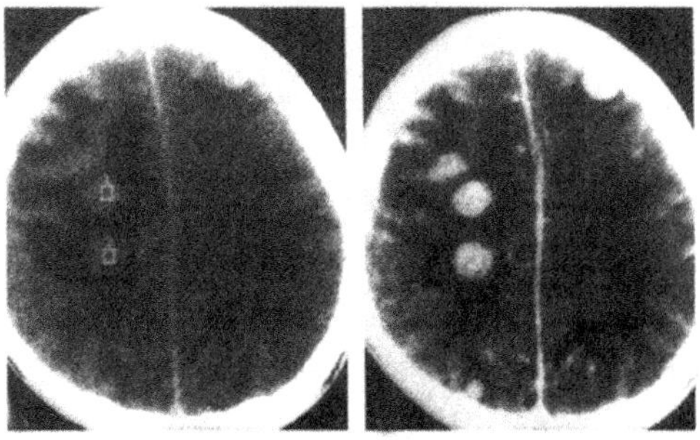

A　　　　　　　　　　B

图 9-20　转移瘤

男性患者，68 岁，1 年前右下肺癌手术切除病史，7 天前无明显诱因下出现头痛、呕吐，CT 检查可见双侧额顶叶可见多发类圆形结节灶，周围可见大片水肿带，增强病灶明显均匀强化，边界清晰

(三)鉴别诊断

1.脑猪囊尾蚴病

有疫区居住史，可见壁结节或钙化，脑炎，一般结合临床表现及实验室检查可以做出诊断。

2.多发脑膜瘤

根据有无水肿及与脑膜关系可以鉴别。

3.胶质母细胞瘤

瘤内有出血、坏死，显著不均匀强化等。

(四)特别提示

须注意的是部分肿瘤要增强扫描才能显示，MRI显示效果要优于CT。

七、少支神经胶质瘤

(一)病理和临床概述

少支神经胶质瘤多发于30～50岁，约占颅内肿瘤3%。以额叶、顶叶等常见，很少发生于小脑和脑桥。肿瘤发生于白质内，沿皮质灰质方向生长，常暴及软、硬膜，可侵及颅骨和头皮。肿瘤乏血供，多钙化，钙化常位于血管壁和血管周围。可以伴囊变和出血。病理上可以分为单纯型和混合型，但影像学上难以区分。

(二)诊断要点

好发于额叶。肿瘤位置一般较表浅，位于皮质灰质或灰质下区，边界清楚或不清楚。肿瘤内囊变及钙化使密度不均匀，呈高、低混杂密度。钙化多为条带状、斑块状及大片絮状，囊变可以单或多囊，少见出血。瘤周水肿及占位效应较轻微(图9-21)。

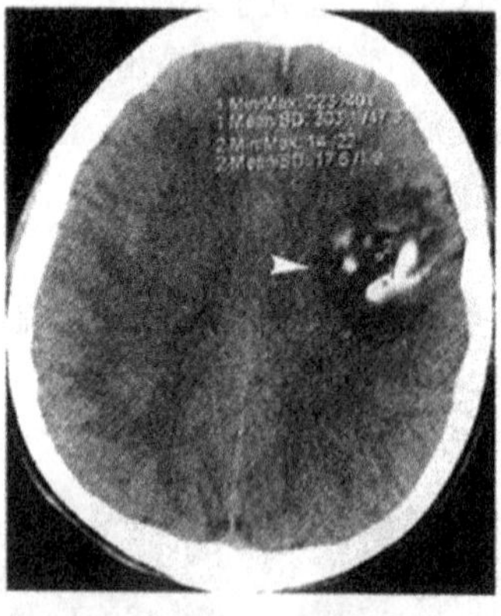

图9-21　少支胶质瘤

男性患者，42岁，癫痫偶发1年，发作间隔缩短约2个月，CT显示左侧额顶叶边界清楚肿瘤，内可见条片状钙化，钙化CT值约303 HU，占位效应轻微。手术病理结果为少支胶质瘤

(三)鉴别诊断

1.星形细胞瘤

星形细胞瘤常位于脑白质及其深部，而少支胶质瘤位于脑表浅皮质和皮质灰质下区。

2.神经颜面综合征

一般为小点状钙化，有明显的三叉神经分布区域颜面部血管痣等。

(四)特别提示

需要注意的是与一般钙化和血管畸形的钙化相鉴别。MRI 显示软组织肿瘤的效果要优于CT,但显示钙化的效果较差。

八、室管膜瘤

(一)病理和临床概述

室管膜瘤为发生于脑室壁与脊髓中央管室管膜细胞的神经上皮瘤,多发于儿童及青少年,占颅内肿瘤1.9%～7.8%。占小儿颅内肿瘤的13%,男女比例为3∶2。室管膜瘤为中等恶性程度肿瘤。多于术后通过脑脊液种植转移。好发部位第四脑室底部最为常见,其次为侧脑室、第三脑室、脊髓、终丝和脑实质。临床表现因肿瘤生长部位不同而异。一般主要有颅内高压、抽搐、视野缺损等,幕下肿瘤还可以伴有共济失调。

(二)诊断要点

幕下室管膜瘤为等、稍低密度软组织肿块,有时可以在肿瘤周围见到残存第四脑室及瘤周水肿,呈低密度环状影。CT可以显示瘤内钙化及出血,钙化约占一半,呈点状或位于瘤周。增强扫描肿瘤有轻至中度强化(图9-22)。

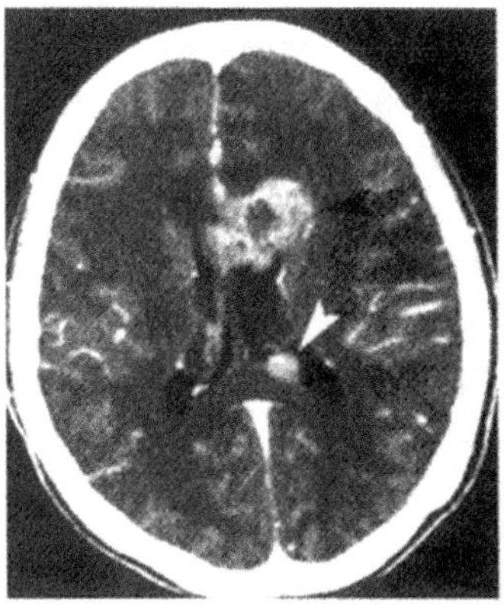

图9-22 侧脑室内室管膜瘤伴种植转移

男性患者,19岁,因头昏1个月,抽搐1天就诊,CT扫描可见左侧侧脑室前角肿块,瘤内有囊变,左侧侧脑室体部后壁可见一结节灶。增强扫描肿块及结节有明显强化。手术病理为侧脑室内室管膜瘤伴种植转移

幕上室管膜瘤囊变及出血较幕下多见,肿瘤有较显著强化

(三)鉴别诊断

(1)髓母细胞瘤:一般位于幕下,应行MRI矢状位扫描,可见显示发生部位为小脑蚓部。

(2)毛细胞星形细胞瘤。

(四)特别提示

MRI矢状位及冠状位扫描显示肿瘤与第四脑室关系非常有优势,对诊断有重大价值。

九、髓母细胞瘤

(一)病理和临床概述

髓母细胞瘤好发于颅后窝,以小脑蚓部最常见,多发于男性儿童,约占儿童颅后窝肿瘤的18.5%。

髓母细胞瘤为原始神经外胚层瘤，恶性程度较高。一般认为起源于髓帆生殖中心的胚胎残余细胞，位于蚓部或下髓帆，再向下生长而填充枕大池。本病起病急，病程短，多在3个月内死亡。

（二）诊断要点

平扫为边缘清楚的等或稍高密度肿瘤，周边可见低密度第四脑室影（图9-23）。增强扫描主要呈中等或轻度强化，少部分可以明显强化或不强化。

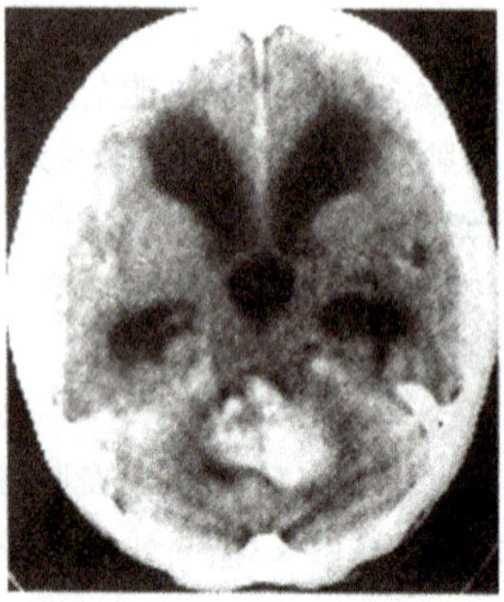

图9-23　髓母细胞瘤

3岁患者，因呕吐、步态不稳2周就诊，CT增强扫描可见第四脑室内肿块，有中等均匀强化。手术病理为髓母细胞瘤

（三）鉴别诊断

同第四脑室室管膜瘤、毛细胞星形细胞瘤等鉴别。

（四）特别提示

MRI矢状位及冠状位扫描显示肿瘤与第四脑室关系，非常有优势，对诊断有重大价值。

十、原发性淋巴瘤

（一）病理和临床概述

中枢神经系统原发性淋巴瘤是相对罕见的颅内肿瘤，占颅内原发瘤的0.8%～1.5%。均为非霍奇金病。但近年来由于获得性免疫缺陷综合征（AIDS）及器官移植术后服用大量免疫抑制药的患者增多，淋巴瘤的发生率逐年增高。原发性淋巴瘤恶性程度高，病程短，如不及时治疗。患者将会在短期内死亡。因此早期诊断意义重大。好发于额叶、颞叶、基底核区、丘脑，也可以发生于侧脑室周围白质、胼胝体、顶叶、三角区、鞍区及小脑半球、脑干。临床表现无特异性，主要有：①基底部脑膜综合征，头痛、颈项强直、脑神经麻痹及脑积水等，脑脊液检查可见瘤细胞；②颅内占位症状，癫痫、精神错乱、痴呆、乏力及共济失调等。

（二）诊断要点

平扫大多数为稍高密度肿块，也可以表现为等密度，一般密度均匀，呈圆形或类圆形，边界多数较清楚或呈浸润性生长使边界欠清。瘤内囊变、出血、钙化相对少见。肿瘤可以单发亦可以多发，大小不等。病灶占位效应轻微，瘤周水肿轻或中等（图9-24）。

继发于AIDS或其他免疫功能缺陷时，病理上常有瘤中心坏死，CT上表现为低密度灶。增强扫描肿瘤大多数均匀强化，少数形态不规则，边缘不清及强化不均匀。沿室管膜种植转移者可见室管膜不均匀增厚并明显强化。侵及脑膜者亦如此。AIDS患者，病灶可见低密度周围的环形强化。

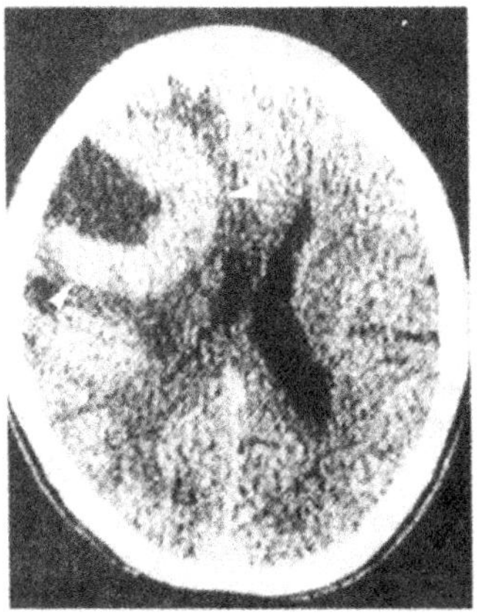

图 9-24　原发性淋巴瘤

男性患者，36 岁，因头痛 1 周来院就诊，CT 平扫见右侧额叶巨大肿块，呈类圆形稍高密度，中央有低密度影，宽基于脑膜。手术病理为原发性淋巴瘤

（三）鉴别诊断

1.继发淋巴瘤

临床上有 AIDS 或器官移植史，一般难以鉴别。

2.转移瘤

多发，大片水肿。

3.其他

需要鉴别的还有星形细胞瘤、脑膜瘤等。

（四）特别提示

CT 与 MRI 均可以作为首选方法，但 MRI 增强扫描时剂量增加后可以显示小病变，T_2WI 显示瘤周水肿效果非常好。

十一、血管母细胞瘤

（一）病理和临床概述

血管母细胞瘤又叫成血管细胞瘤，系起源于内皮细胞的良性肿瘤，占中枢神经系统原发性肿瘤的1.1%～2.4%。好发于小脑，亦见于延髓及脊髓，罕见于幕上。发生于任何年龄，以中年男性多见。病理上常为囊性，含实性壁结节，壁结节常靠近软脑膜，以便于接受血供。实性者常为恶性，预后较差。临床症状较轻微或呈间歇性，有头痛、头晕、呕吐、眼球震颤、言语不清等症状。

（二）诊断要点

平扫时囊性肿瘤表现为均匀的低密度灶，囊液内因含蛋白及血液，密度较脑脊液稍高，囊性肿瘤的壁结节多为等或稍低密度（图 9-25A）。增强后囊性肿瘤壁不强化或轻度强化，壁结节明显强化（图 9-25B）。

实性肿瘤多为等或稍低密度混杂灶，呈轻度或中等强化。

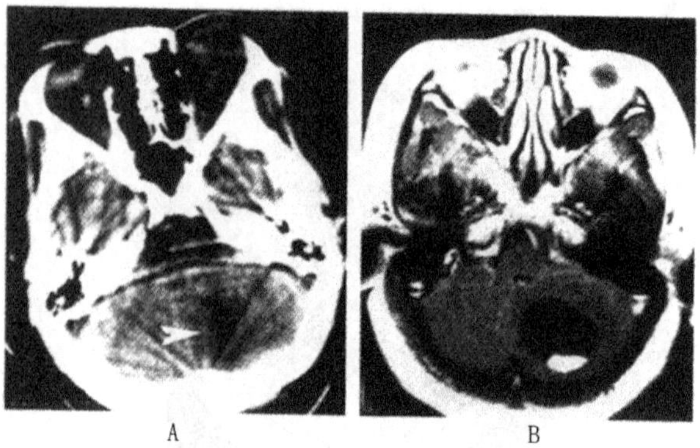

图 9-25　血管母细胞瘤

A.男性患者，48 岁，因头痛、呕吐及共济失调来院就诊，CT 平扫可见左侧小脑半球可见囊性灶，边界及壁结节显示欠清，手术病理为血管母细胞瘤；B.与前者为同一患者，MRI 增强显示囊性灶，壁轻微强化，后壁上有明显强化的壁结节

（三）鉴别诊断

囊性肿瘤需要与星形细胞瘤、脑脓肿、转移瘤相鉴别。实性肿瘤需要与星形细胞瘤等相鉴别。

（四）特别提示

CT 平扫不容易发现壁结节，增强效果较好，但与 MRI 比较应以后者作为首选方法，MRI 增强多方位扫描，显示壁结节效果极佳。

（刘志伟）

第十章 胸部疾病CT诊断

第一节 食管疾病 CT 诊断

一、食管裂孔疝

(一)病理和临床概述

食管裂孔疝指腹腔内脏器通过膈食管裂孔进入胸腔,疝入内脏多为胃。病因分先天性及后天性,以后天性多见。依据其形态可分为先天性短食管型、滑动型食管裂孔疝、食管旁裂孔疝及混合型食管裂孔疝。临床有胃食管反流、消化道溃疡等症状。

(二)诊断要点

膈肌食管裂孔增大,膈上见腹腔内疝入脏器,即疝囊,如为胃疝入,则可见胃黏膜阴影(图 10-1)。

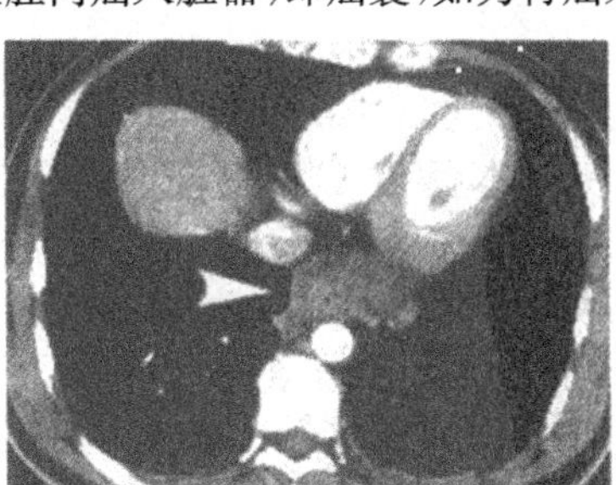

图 10-1 食管裂孔疝

CT 检查显示食管胃环扩大,胃囊疝入胸腔

(三)鉴别诊断

食管变异;横膈裂孔,行钡剂造影即可鉴别。

(四)特别提示

钡剂造影是本病的主要诊断依据,CT 对该病发生胃扭转时可提供有价值的观察。

二、食管良性肿瘤

食管良性肿瘤主要为食管平滑肌瘤。

(一)病理和临床概述

食管良性肿瘤起源于食管肌层,为黏膜下壁内肿瘤,肿瘤质硬,呈膨胀性生长,有包膜。好发于食管中下段。临床表现病程较长,症状多不显著,主要为胸骨后不适或喉部异物感。

(二)诊断要点

食管壁肿块,圆形或椭圆形,向腔内或腔外生长,外缘光滑,密度均匀;增强后均匀强化。

(三)鉴别诊断

食管癌、食管平滑肌肉瘤,肉瘤一般较大,容易出现出血坏死。

(四)特别提示

食管良性肿瘤一般病程长,不影响进食。CT 检查意义在于发现邻近结构侵犯情况。

三、食管癌

(一)病理和临床概述

食管癌为我国最常见恶性肿瘤之一,与多种因素有关,如饮酒过量、亚硝胺、真菌毒素、遗传因素等。好发于食管中下段,以鳞状上皮癌多见。据病理解剖及 X 射线表现将食管癌分为蕈伞型、浸润型、髓质型及溃疡型。持续性进行性吞咽困难为其典型临床表现。

(二)诊断要点

1.管壁增厚

早期为偏心性,进一步发展整个管壁增厚,黏膜破坏,相应段管腔狭窄,龛影形成;局部形成软组织肿块,增强扫描肿瘤中等度强化(图 10-2)。

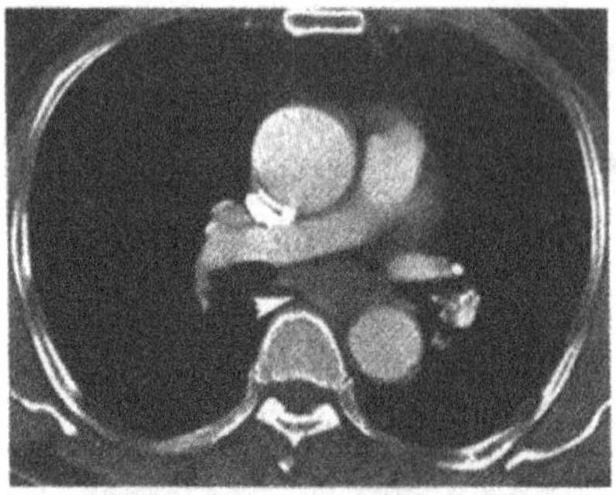

图 10-2　食管癌

CT 检查显示食管中段管壁明显增厚,局部形成软组织肿块,相应段管腔狭窄

2.侵犯食管周围结构

侵犯食管周围结构表现为周围脂肪间隙模糊消失,侵犯气管表现为食管-气管瘘形成,可伴有纵隔淋巴结增大。

(三)鉴别诊断

食管癌与食管平滑肌瘤鉴别,平滑肌瘤边缘规则,周围黏膜不是破坏而是受压改变。

(四)特别提示

食管癌一般行食管钡剂造影即可,CT 检查主要判断食管癌的病变范围及壁外侵犯情况。

(张　叶)

第二节　胸壁疾病 CT 诊断

胸壁由皮肤、浅筋膜、深筋膜、胸上肢肌、胸廓、肋间组织及胸内筋膜等共同构成，因此胸壁主要包含皮肤、脂肪、肌肉、血管、神经等软组织及肋骨、胸骨的骨性结构。胸壁疾病包括畸形、外伤、感染、肿瘤及术后改变等。乳腺疾病此处不予介绍。

一、畸形

胸壁畸形主要由胸廓的骨性结构畸形所致，如鸡胸、桶状胸及胸廓不对称等，其病因可为先天性，亦可为后天各种原因所致，一般轻度的胸廓畸形对人体的生理功能影响不大，但严重胸廓畸形可不同程度影响心、肺功能。以下简略介绍与临床相关的畸形：鸡胸、漏斗胸和桶状胸、扁平胸。

(一)鸡胸和漏斗胸

1.病因及病理

造成鸡胸、漏斗胸这两种畸形原因有先天发育异常、营养不良及继发于胸腔内的疾病。严重的鸡胸、漏斗胸可引起心、肺受到不同程度的压迫，引起心脏移位，影响肺通气功能，还易发生呼吸道感染等病症。

2.CT 表现

鸡胸在 CT 上表现胸骨前突，可合并相连接的前肋呈反弓形，胸前壁呈楔状凸起，胸廓的前后径比左右径还长，状如禽类胸廓。漏斗胸在 CT 上表现为胸骨凹陷畸形，相连接的肋骨弓形程度增大，状如漏斗。

(二)桶状胸和扁平胸

1.病因

桶状胸可由慢性支气管炎、哮喘等疾病形成的肺气肿所致，扁平胸可因先天发育形成，也可为慢性消耗性疾病所致，如肺结核等。

2.CT 表现

桶状胸表现为胸廓的前后径增长，有时超过左右径，以中下前肋为主的肋间隙加宽，整个胸廓呈圆桶形(图 10-3)。扁平胸表现为胸部的前后径不到左右径的一半，呈扁平状，且颈部细长、锁骨突出。

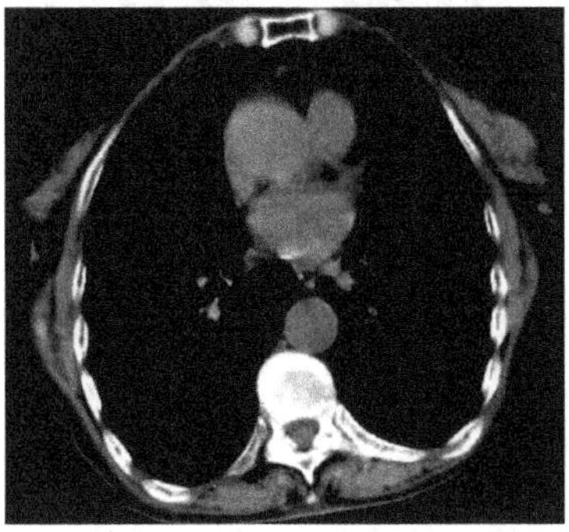

图 10-3　**桶状胸**

前后径明显增大，前后径大于左右径，胸似桶状胸廓畸形常伴有其他疾病，因此在通过 CT 发现胸廓畸形的同时，还应密切注意肺、心脏等部位表现。另外，胸廓为肋骨、胸骨和胸椎之间的连接共同构成的统一体，当其中某一骨性结构畸形时，常伴有其他骨性结构改变，因此，观察 CT 表现时，需结合 X 线平片进行全面观察。

二、外伤

胸部损伤根据是否穿破胸膜分为闭合性和开放性两类，而表现在胸壁损伤主要为骨性结构和软组织损伤，如肋骨、胸骨骨折及软组织血肿等。临床上无论是闭合性损伤还是开放性损伤，胸腔内、纵隔内脏器受损及合并腹部脏器损伤形成胸腹联合伤时都是临床急症。因此 CT 观察胸壁外伤的同时必须注意肺内、纵隔及腹腔等变化，如皮下积气、胸腔积液、气胸、间质性肺气肿、心包积液、腹内游离气体等征象。CT 还可有发现因外伤残留在胸壁的异物，并且可观察到异物是否损伤纵隔内重要脏器(图 10-4)。另外，应用 CT，特别是螺旋 CT 的重建技术对诊断胸骨骨折、细微的肋骨骨折及肋软骨骨折较 X 线平片有明显优势(图 10-5)。

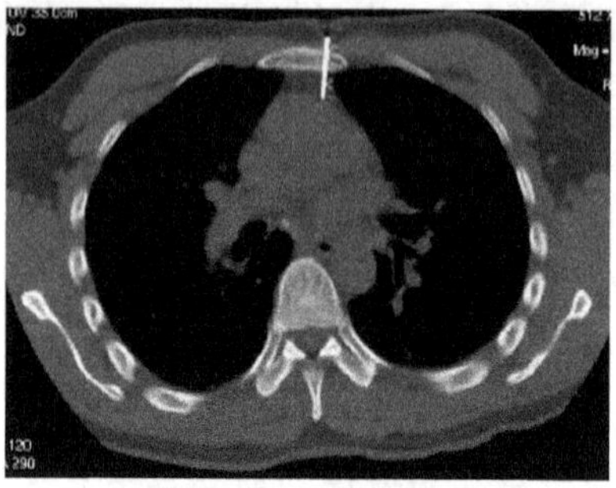

图 10-4　胸壁异物

高密度条形异物穿过胸骨，进入前纵隔，紧贴升主动脉

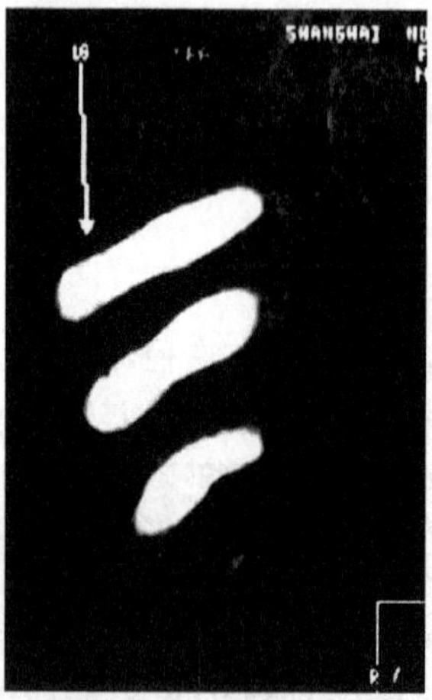

图 10-5　肋骨外伤

CT 矢状面重建可以清楚地看到肋骨的骨折线

三、感染

胸壁感染包括非特异性感染和特异性感染，特异性感染包含结核、真菌感染，非特异性感染为一般统称的化脓性感染。我国现在结核患者的数量居世界第二位，疫情的严重性仅次于印度，

近几年有迅速发展，部分地区甚至有蔓延趋势，因此，以下重点介绍胸壁结核。

(一)胸壁结核

胸壁结核是胸壁常见疾病，根据中华医学会结核病学会最新分类法，胸壁结核归类于肺外结核。

1.病因

原发性胸壁结核少见，主要继发于肺、胸膜及纵隔淋巴结等结核，但胸壁结核并非和肺、胸膜及纵隔淋巴结结核呈同步性，有相当一部分胸壁结核患者其肺内病灶已吸收或趋于吸收。其主要感染途径如下。

(1)淋巴道播散：此为最常见的感染途径，结核菌由肺、胸膜及纵隔淋巴结等原发灶经淋巴道感染胸壁组织，以胸骨旁、肋间为主的淋巴丰富区最易累及。早期病变局限于胸壁淋巴结，后可蔓延侵犯周围软组织、骨质。

(2)血行播散：体内原发病灶的结核菌通过血液播散至胸壁上血供丰富的胸骨、肋骨骨松质内，导致结核性骨髓炎，而后引起骨质破坏，病灶破溃侵入软组织。

(3)直接侵犯：肺、纵隔结核病灶穿破胸膜后直接侵犯胸壁，或是结核性脓胸破溃，病灶累及胸壁，此种形式常有肺、纵隔、胸腔结核病灶与胸壁病灶的相互连接。

2.病理

胸内结核以淋巴、血行播散和直接侵犯累及胸壁淋巴结及胸壁各层组织，包括骨骼和软组织，形成无痛性冷脓肿并可导致骨质破坏；胸壁结核脓肿以起源于胸壁深处的淋巴结较多，经穿透肋间肌蔓延至胸壁浅部皮下层，往往在肋间肌层里外各有一个脓腔，中间有孔道相通，形成葫芦状。有的脓肿穿透肌间隙之后，因重力坠积作用，逐渐向外向下沉降至胸壁侧面或上腹壁，脓肿穿透皮肤可形成窦道。

3.临床表现

发病年龄常见于35岁以下的青年人，以男性为多。大多数患者全身症状不明显，若原发结核病灶尚有活动，则可有低热、盗汗等中毒症状。早期，患者只有不痛、不热、不红的冷脓肿，因此又称为无痛性寒性脓肿，按之有波动，少数患者可出现轻微疼痛。随着病灶继续发展，穿破皮肤，排出水样浑浊脓液，无臭，可伴有干酪样物质，如经久不愈，可形成溃疡、窦道。如合并非特异性感染时，可出现急性炎症症状。

4.CT表现

(1)病变早期可只显示软组织增厚，后可形成软组织肿块，提示冷脓肿形成。淋巴道播散是其主要的感染方式，因此肿块常位于肋间及胸骨旁，其形态各异，常表现为梭形、圆形及椭圆形，内可伴钙化(图10-6，图10-7)。淋巴道播散形成的冷脓肿，边缘较光整，但也可侵及胸腔、周围骨质而边缘模糊；血行播散和直接侵犯形成的冷脓肿，软组织肿块常边缘模糊(图10-8)。平扫CT可示肿块中心区为低密度液化区，周围为稍低于肌肉密度的软组织块影。增强CT见周围软组织密度可强化，中心区的液性密度不强化。这种表现有一定特征性，但亦见于真菌感染或肿瘤伴坏死改变。

(2)胸壁结核通常可伴脓肿相邻的骨质呈溶骨性改变。病变部位一般在肋软骨处、肋骨或胸骨肋骨连接处。淋巴道播散形成的冷脓肿常为先出现肿块，后有骨质破坏；血行播散者先出现骨质破坏，后出现肿块；直接侵犯者，一般先出现肿块，后有骨质破坏，但亦可软组织肿块及骨质破坏同时出现。

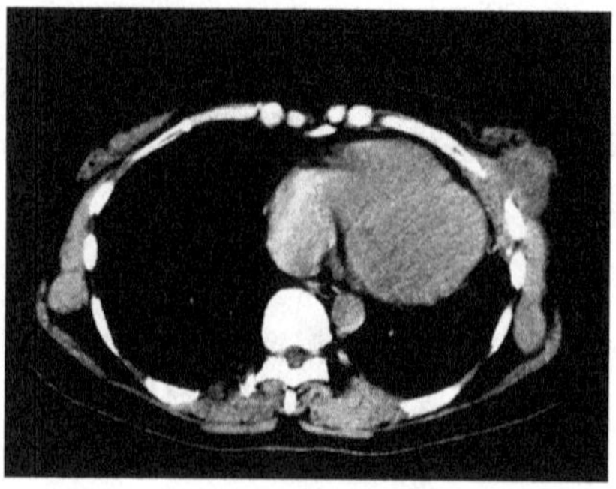

图 10-6 冷脓肿(1)

左侧胸壁包块影,与胸腔相通,局部的胸膜增厚

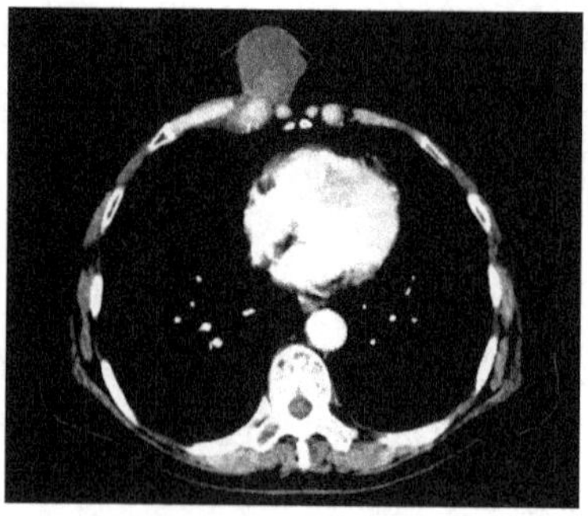

图 10-7 冷脓肿(2)

右侧胸壁包块影,密度不均,边缘光整

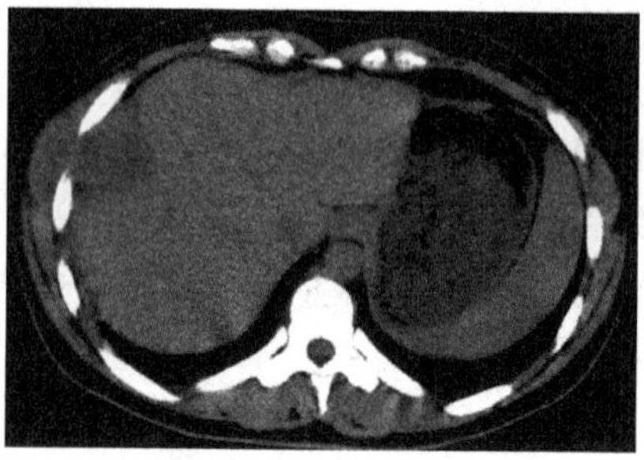

图 10-8 胸壁结核

右侧胸壁受结核直接侵犯,肿胀,肌间隙模糊

(3)发现胸壁结核同时,应密切注意肺、胸膜及肺门纵隔淋巴结情况。胸壁结核患者肺内、胸膜病变常常较轻,常可表现为肺内趋于陈旧性的条索影、钙化等病变,胸膜上常只表现为胸膜增厚粘连,伴部分钙化。如为直接侵犯形成的胸壁结核,肺内、胸膜病灶较严重,并清晰可见与胸壁病灶相连。胸壁结核常合并淋巴结结核,因此肺门纵隔、腋窝、锁骨上窝、颈部等部位淋巴结肿大情况需密切关注。

(二)其他胸壁感染

胸壁其他感染形成的脓肿主要包括化脓性感染和真菌感染,CT 表现与胸壁结核类同,结合临床病史后一般可明确诊断。胸壁化脓性软组织脓肿多为胸部手术继发,原发性胸壁化脓性软组织脓肿有典型的红、肿、热、痛及全身中毒症状。胸壁真菌感染少见,主要为奴卡菌、放线菌等真菌性肺部感染后直接侵犯胸壁,临床上常有明显的免疫缺陷提示。

四、肿瘤

胸壁肿瘤包括原发性和继发性,其中以继发性多见,包括各类恶性肿瘤经血行、淋巴道转移至胸壁及肺癌、乳癌、胸膜间皮瘤等胸部恶性肿瘤直接侵犯胸壁。胸壁肿瘤按组织成分不同又可分为软组织源性肿瘤和骨源性肿瘤。

(一)原发性软组织肿瘤

按组织不同可分为:①脂肪组织肿瘤;②纤维组织肿瘤;③肌肉组织肿瘤;④脉管组织肿瘤;⑤神经组织肿瘤;⑥其他肿瘤。

1.脂肪组织肿瘤

胸壁常见脂肪组织肿瘤主要为良性的脂肪瘤及恶性的脂肪肉瘤。

(1)脂肪瘤：一种由成熟脂肪细胞组成的良性肿瘤，是最常见的良性脂肪组织肿瘤，也是最常见的胸壁原发性软组织肿瘤。

病理：病理上，外观为扁圆形或分叶状，有包膜，质地柔软，切面色淡黄，似正常的脂肪组织。肿瘤大小不一，直径由数厘米至数十厘米不等，常为单发，亦可为多发。镜下结构与正常脂肪组织的主要区别在于有包膜。瘤组织分叶，大小、形态不规则，并可有不均等的纤维组织间隔存在。

临床表现：脂肪瘤可发生于任何年龄，但以中青年好发，男性居多。在胸壁常见的部位为前胸壁皮下组织，亦可发生于肌间内及胸膜外。脂肪瘤临床上生长缓慢，一般无明显症状，但也有引起局部疼痛者，肿块质地柔软，似面团状，深部脂肪瘤体积增大时，可压迫神经产生相应的症状。肿瘤很少恶变，手术易切除。

CT表现：胸壁脂肪瘤在CT上表现典型，多呈均匀低密度影，CT值常在－50 HU以下，部分肿瘤内可见少许线网状纤维分隔，少数肿瘤内可见钙化。发生于皮下的脂肪瘤由于相邻组织的关系，肿瘤常可见边界锐利清晰的薄层包膜，CT增强后包膜可有强化，肿瘤较大时可引起相邻骨质吸收。肿瘤形态上可因发生部位不同有所差异：发生于皮下者病灶较小时常呈圆形，肿瘤增大时因胸廓受限常呈扁圆形(图10-9)；发生于胸膜外者在CT横断面可呈上下肋骨间隙中的哑铃形、葫芦形的脂肪密度肿块，一部分在肋间肌下，另一部分突向胸腔，肋间隙可扩大，这一点与胸膜脂肪瘤有不同，胸膜脂肪瘤很少突向胸壁(图10-10)；发生于肌内的胸壁脂肪瘤形态各异，因胸壁的肌肉多为阔肌，其在CT横断面上多呈条梭形(图10-11)。

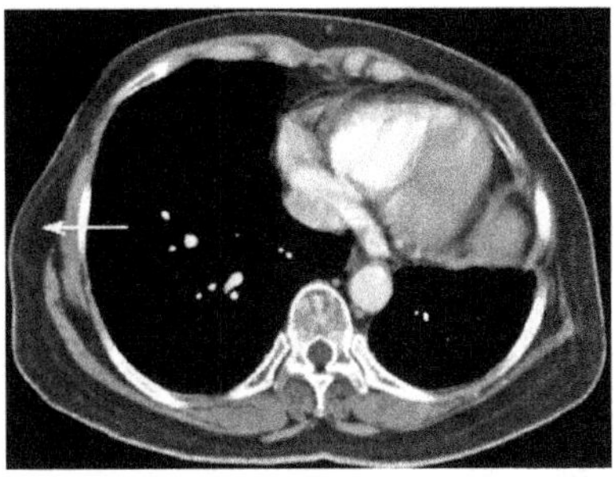

图10-9　**胸壁脂肪瘤**(1)

右侧胸壁皮下内见扁圆形低密度影，密度均匀，边缘清晰，外缘可见薄层包膜(箭头所指)

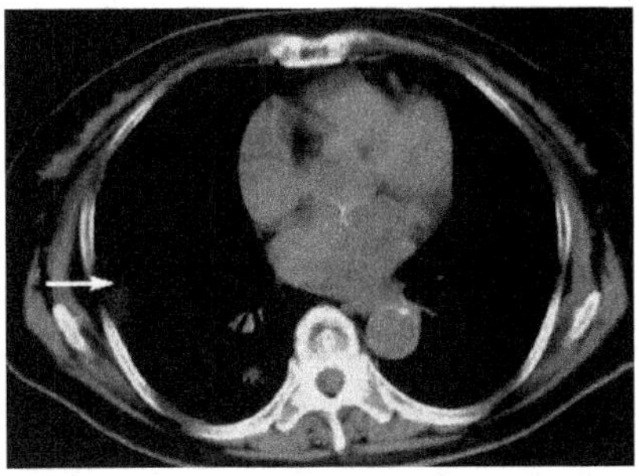

图10-10　**胸壁脂肪瘤**(2)

右侧肋间肌内侧脂肪膨鼓，呈葫芦状，部分病灶突入胸腔(箭头所指)

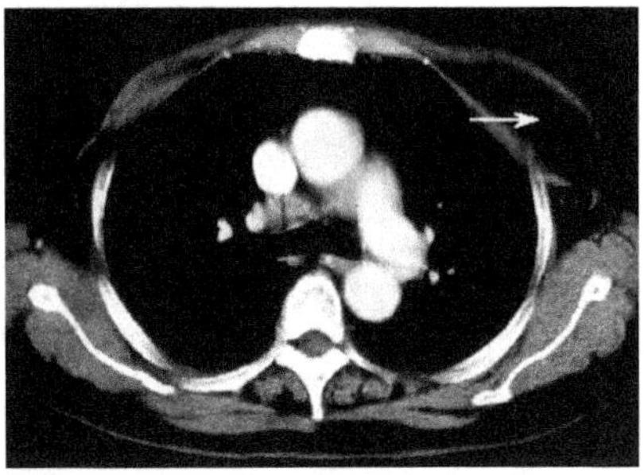

图10-11　**胸壁脂肪瘤**(3)

左侧胸壁梭形低密度影，位于胸大肌与胸小肌之间(箭头所指)

(2)脂肪肉瘤:一种由不同分化程度和异型性的脂肪细胞组成的恶性肿瘤,是最常见软组织肉瘤之一。

病理:肿瘤呈结节状或分叶状,境界清楚,可有假包膜,发生在胸壁的脂肪肉瘤体积常不大。肿瘤切面观因组织学类型不同有较大差异。分化良好的脂肪肉瘤可类似脂肪瘤;黏液脂肪肉瘤则呈黏液样或胶样;分化差的脂肪肉瘤可呈鱼肉样或脑髓样,常伴出血、坏死和囊性变。镜下脂肪肉瘤形态多种多样,最主要的是在肿瘤组织中有胞浆空泡的脂肪母细胞。

临床表现:脂肪肉瘤主要发生于成年人,发病高峰年龄在40～60,很少发生在儿童,男性稍多于女性。主要发生在大腿及腹膜后,位于胸壁的发生率较低。胸壁脂肪肉瘤临床表现主要为病灶压迫、浸润周围组织引起的疼痛、触痛或功能障碍。

CT表现:胸壁脂肪肉瘤在CT典型表现为肿瘤内部密度显著不均匀,内可见低密度的脂肪密度组织和不规则的软组织密度影混合存在,如软组织成分较多时,CT上很难显示脂肪组织密度。肿瘤较大时,肿瘤内部出现出血、坏死或囊变时,软组织密度内可见液性坏死区。肿瘤包膜不清,边界毛糙模糊,相邻骨质可有侵犯破坏。增强CT扫描可见肿瘤内的软组织成分有强化。一般,脂肪肉瘤与脂肪瘤CT图像鉴别较容易,而且胸壁脂肪肉瘤肿瘤生长部位较深,很少发生在皮下,临床上肿瘤增大相对较快,但部分分化良好的脂肪肉瘤与脂肪瘤非常相似,需通过组织病理学检查确诊。

2.纤维组织肿瘤

纤维组织主要由细胞(成纤维细胞、脂肪细胞及未分化间充质细胞等)、纤维(胶原纤维、弹性纤维及网状纤维)和基质组成,它们在多种因素作用下,可发生多种增生性瘤样病变及肿瘤,根据细胞分化和成熟程度、肿瘤的生物学行为,可分为良性、纤维瘤病和恶性三类。良性病变主要包括纤维瘤、疤痕疙瘩及弹性纤维瘤等;恶性病变包括纤维肉瘤、黏液纤维肉瘤及炎症型纤维肉瘤等;纤维瘤病生物学特性介于良、恶性之间,其常呈浸润性生长,具有低度恶性,但极少转移。

胸壁纤维组织肿瘤主要来源于胸壁皮下组织、筋膜、肌腱和韧带等,发生在胸壁的纤维瘤病少见,以下简述较常见的几种肿瘤。

(1)纤维瘤和纤维肉瘤。①病理:纤维瘤镜下主要有分化成熟的成纤维细胞、纤维细胞及数量不等的胶原纤维构成。纤维肉瘤镜下可见有不同程度核分裂的瘤细胞及胶原纤维组成,肿瘤内瘤细胞和胶原纤维的比例决定其恶性程度,胶原纤维成分越少,肿瘤恶性程度越高。②临床表现:胸壁纤维瘤男女均可发病,可发生于成人和儿童,临床多表现为胸壁深部单个或多个圆形、椭圆形无痛结节或肿块,生长缓慢,如短期增大明显,应考虑恶变。纤维肉瘤多发生于四肢,发生于胸壁少见,其发生年龄多见于成年,男性多见,临床上早期生长缓慢,肿瘤较小呈结节状,一般无症状,后期肿瘤可迅速增大,可出现疼痛、皮肤溃疡等,肿瘤术后易复发,较少有转移。③CT表现:纤维瘤和纤维肉瘤CT平扫病灶密度均可与肌肉密度相同或稍高或稍低于肌肉密度(图10-12)。纤维瘤密度多均匀,少数不均匀,内少见坏死、钙化、囊变及出血,而纤维肉瘤密度多不均匀,内可见斑点样钙化、坏死、囊变及出血。纤维瘤边缘多光整,境界多较清,而纤维肉瘤边缘多不光整,境界模糊。增强CT纤维瘤可有轻度强化或不强化,而纤维肉瘤有不规则、不均匀强化(图10-13)。当肿瘤较大时,纤维瘤和纤维肉瘤均可引起周围组织受压、移位、变形及骨质破坏,但胸壁纤维肉瘤易侵犯胸腔、纵隔,CT上可伴随胸腔积液等征象,并且其骨质破坏呈浸润性,不同于纤维瘤的压迫性骨质吸收。④CT上纤维肉瘤常随肿瘤增大,出现瘤内低密度区的机会也增高,但部分纤维肉瘤基质内含黏液样物质的特殊类型,如黏液纤维肉瘤、低度恶性纤维黏液样肉瘤，肿瘤一般密度不均，低于肌肉密度，肿瘤较小时内部便可出现低密度区（图 10-14）。

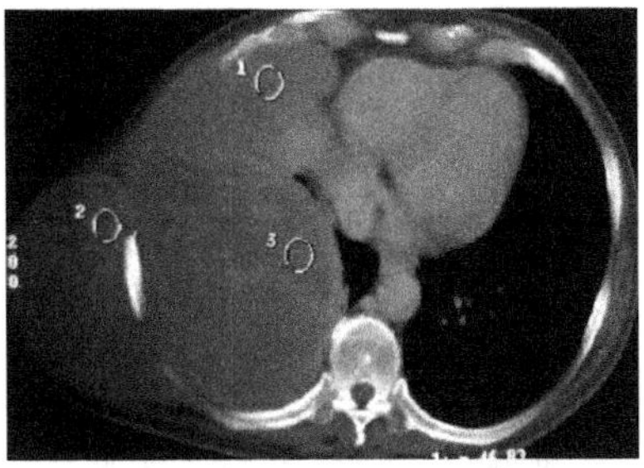

图 10-12　胸壁纤维肉瘤(1)

右侧胸壁巨大包块影，占据胸腔内外，CT 平扫，其密度与肌肉相同

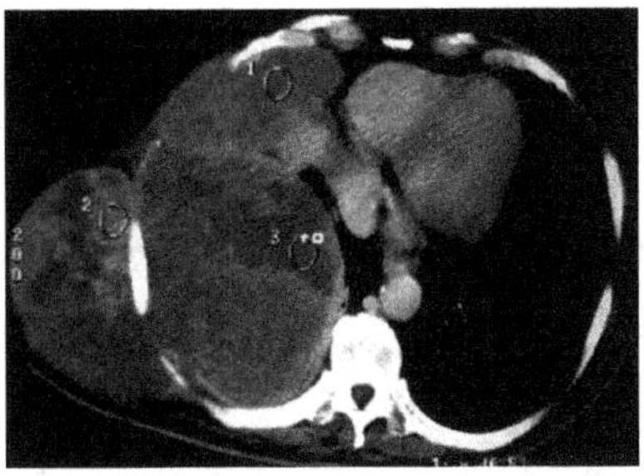

图 10-13　胸壁纤维肉瘤(2)

与图 10-12 为同一患者，增强扫描，密度不均，内有不规则坏死灶

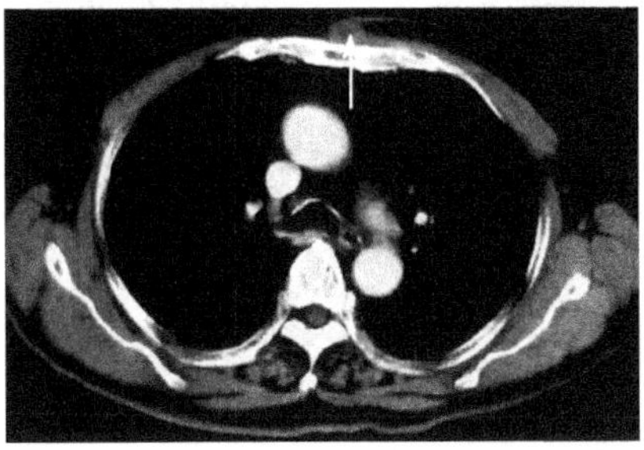

图 10-14　胸壁黏液型纤维肉瘤

胸骨前见一结节影，增强扫描密度不均，内可见低密度区

(2)弹性纤维瘤：弹性纤维瘤是一种富含大量弹性纤维的瘤样病变。绝大多数发生于 50 岁以上老年，而且女性占大多数。本病有特征性发生部位，为背部肩胛下区及侧胸壁，因此胸壁弹性纤维瘤不少见。胸壁弹性纤维瘤 CT 多表现为侧胸壁上肌肉密度肿块影，边缘不光整，境界不清，内可出现条状脂肪密度影。

(3)瘢痕疙瘩：瘢痕疙瘩是真皮和皮下的纤维组织增生性病变，常在皮损后出现，如注射、手术、接种及昆虫叮咬等，瘢痕体质者容易出现，但少数患者无明显损伤史，而胸壁瘢痕疙瘩常出现于胸部手术后，其 CT 表现为胸壁表浅部形态不规则的肌肉密度影或稍高于肌肉密度，边缘不清，境界模糊，常伴有胸部手术痕迹。

3.纤维组织细胞肿瘤

纤维组织细胞肿瘤是以成纤维细胞和组织细胞为基本细胞成分且可能起源于原始间叶细胞

的一组软组织肿瘤，根据其细胞分化及生物学特性可分为良性、中间型及恶性三类，良性如纤维组织细胞瘤、网状组织细胞瘤及黄色瘤等，此类肿瘤细胞分化良好，手术切除后不复发也无转移；中间型如非典型纤维黄色瘤、巨细胞成纤维细胞瘤及丛状纤维组织细胞瘤等，它们具有局部浸润性，手术切除后易复发，但极少转移；恶性纤维组织细胞瘤恶性程度极高，手术切除后极易复发，转移常见。胸壁纤维组织细胞瘤 CT 表现类似于其他软组织肿瘤。以下简单阐述恶性纤维组织细胞瘤。

恶性纤维组织细胞瘤大体形态，肿瘤呈结节状或分叶状鱼肉样肿块，大小变异较大，胸壁 MFH 一般不是很大。肿瘤境界较清，可有假包膜。镜下可见多形性和组织结构多样性特点的瘤细胞，主要包括成纤维细胞、组织细胞、巨细胞、黄色瘤细胞和炎症细胞，细胞形态复杂、奇异。

(1)病理：恶性纤维组织细胞瘤是中老年人最常见的多形性软组织肉瘤，其发病年龄大多数在 40 岁以上，男性多于女性，好发于四肢、躯干、腹膜后及头颈部。临床上主要表现为局部肿块，肿瘤一般生长较慢，有文献认为接触放射线史者可继发恶性纤维组织细胞肿瘤。MFH 属于高度恶性肿瘤，术后复发率可达 55%～80%，转移常见，最主要为血行转移，因此胸壁恶性纤维组织细胞瘤肺内转移率很高。

(2)临床表现：胸壁恶性纤维组织细胞瘤可发生于胸壁任何部位，肿瘤形态不规则，可呈分叶状，边缘不光整，境界模糊，密度常为肌肉密度或稍高于肌肉密度，内密度不均匀，可见钙化、坏死、囊变及出血。增强 CT 可见肿瘤不规则强化。由于胸壁骨性组织密集及组织厚度不大，肿瘤常常早期侵犯骨质、胸腔及纵隔(图 10-15)，肿瘤可早期转移至肺内，因此观察胸部 CT 时应密切注意肺部改变。

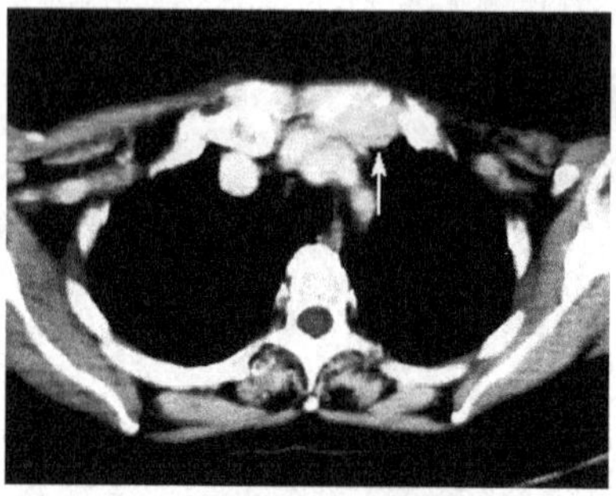

图 10-15　**胸壁恶性纤维组织细胞瘤**

左侧胸锁关节见一肿块影，侵犯胸骨(箭头所指)

4.神经组织肿瘤

胸壁神经组织肿瘤以良性的神经鞘瘤和神经纤维瘤及恶性神经鞘瘤和恶性神经纤维瘤为主，它们主要来源于肋间神经。另外，周围型神经纤维瘤病可出现胸壁多发软组织结节、肿块。

(1)神经鞘瘤、神经纤维瘤：神经鞘瘤由 Schwann 细胞发生，又称施万瘤，或称神经鞘膜瘤，其可发生于颅神经、脊神经及周围神经，颅内主要发生于听神经。神经纤维瘤由神经内衣、神经外衣及神经膜细胞组成，发生在颅内少见，主要发生在周围神经部位。胸壁神经鞘瘤和神经纤维瘤主要发生于胸壁周围神经中的肋间神经。神经鞘瘤和神经纤维瘤任何年龄均可发生，神经鞘瘤好发于 30～50 岁，神经纤维瘤好发于 20～30 岁，二者男性发病率均稍高于女性。胸壁神经鞘瘤和神经纤维瘤临床上多表现为胸壁上缓慢生长的无痛肿块，较表浅的肿瘤可见局部皮肤有少量色素沉着。

临床表现：胸壁神经鞘瘤和神经纤维瘤 CT 平扫均可表现为边缘光整、境界清晰的稍低于肌肉密度肿块，增强 CT 软组织密度均可强化(图 10-16)。神经鞘瘤易出现囊变、出血及坏死，因此常可表现为低密度肿块，肿瘤内可出现钙化；神经纤维瘤很少出现囊变、出血及坏死，一般不出现钙化，如肿瘤内出现低密度区，提示恶变可能。因胸壁神经鞘瘤和神经纤维瘤主要来源于肋间神经，CT 表现上肿瘤大多生长于肋间，相邻肋骨可见压迫性骨质吸收，随着肿瘤体积增大易突入胸腔(图 10-17，图 10-18)，CT 上常与胸膜、肺内肿块较难鉴别。

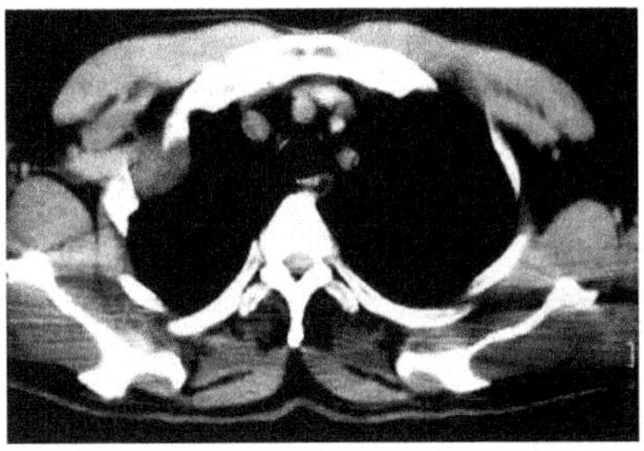

图 10-16　胸壁神经鞘膜瘤

右侧胸壁肋间隙见一结节影，密度均匀，边缘光整

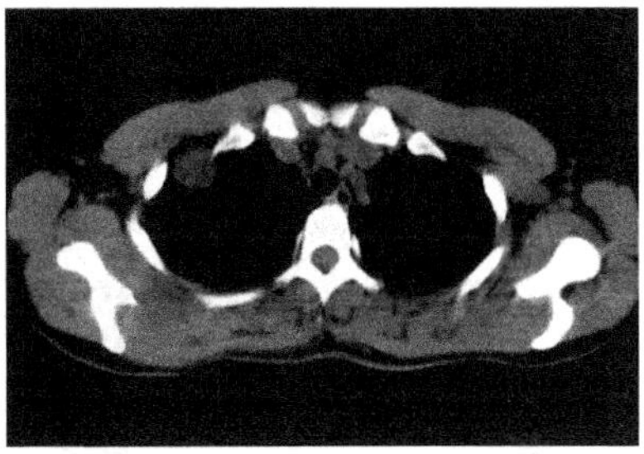

图 10-17　胸壁神经纤维瘤(1)

右侧胸壁肋间隙见一结节影，突入胸腔，密度均匀，边缘光整

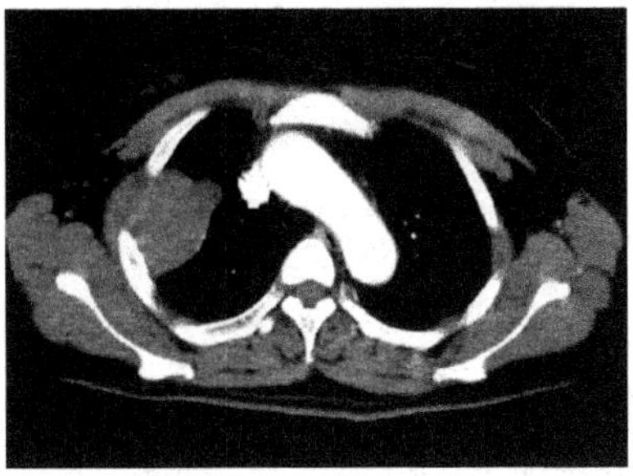

图 10-18　胸壁神经纤维瘤(2)

右侧胸壁包块影，突入胸腔，并有胸壁肌肉增厚

(2)恶性神经鞘瘤(malignant peripheral nerve sheath tumor，MPNST)、恶性神经纤维瘤病理上肿瘤界限不清，没有包膜，浸润生长，或呈多结节状，伴有出血、坏死和囊性变。组织学上如见神经鞘瘤结构，诊断为恶性神经鞘瘤，如见神经纤维瘤结构，则诊断为恶性神经纤维瘤。

病理：可以是原发或者是由神经鞘瘤、神经纤维瘤恶变而来，有学者认为神经鞘瘤恶变少见，而神经纤维瘤恶变可达 20%以上，任何年龄都可发生。此类肿瘤大多是低度恶性的肿瘤，局部浸润和复发。少数病例恶性程度高，浸润明显，可见远处转移。

临床表现：胸壁恶性神经鞘瘤和恶性神经纤维瘤平扫 CT 可表现为胸壁单发或多发的等于或低于肌肉密度占位，境界大多较清，内可见坏死、囊变、出血及钙化，增强 CT 可见不规则强化。肿瘤可侵犯肋骨、胸腔，出现骨质破坏及胸腔积液等。

(3)神经纤维瘤病：神经纤维瘤病是一种人类常染色体显性遗传性疾病，30%～50%的病例有家族史，其特征为皮肤色素沉着和多发性神经纤维瘤。1882 年，Von Recklinghausen 从临床表现与病理特征方面进行了更全面的描述，故命名为 Von Recklinghausen 氏病。根据肿瘤发生部位可分三型：①中枢型，常并发神经胶质瘤和脑膜瘤；②周围型，以皮肤多发神经纤维瘤最突出；③内脏型，较少见，为内脏及自主神经系统的肿瘤。

临床表现:本病是一种慢性进行性疾病,男性发病率约为女性 2 倍。在婴儿的早期患者除皮肤有咖啡牛奶斑外,其他症状很少;随着年龄增长症状逐渐增多,主要表现为皮肤色素斑和多发性神经纤维瘤,超过 20 岁的患者可恶变。临床上,牛奶咖啡斑为本病的一个重要体征,为有诊断意义的皮损之一;皮肤肿瘤,即发生于皮肤及皮下的多发性神经纤维瘤,在儿童期即可出现,到青春期后明显发展,好发于躯干、四肢及头部;50%的患者有神经系统的症状;骨、肾上腺、生殖系统及血管也可发生肿瘤而引起相应的症状,如骨质破坏、高血压等。

CT 表现:CT 平扫肿瘤可呈肌肉密度或低于肌肉密度、境界清晰的结节、肿块。增强 CT 肿瘤可轻度强化或不强化。该病可出现全身多发肿瘤,因此胸部 CT 发现胸壁肿瘤后,应行全身 CT 扫描,可发现其他部位肿瘤。如有恶变倾向时,肿瘤可侵犯肌群、骨质、胸腹膜及纵隔等,能发现多部位相应的改变(图 10-19～图 10-24)。

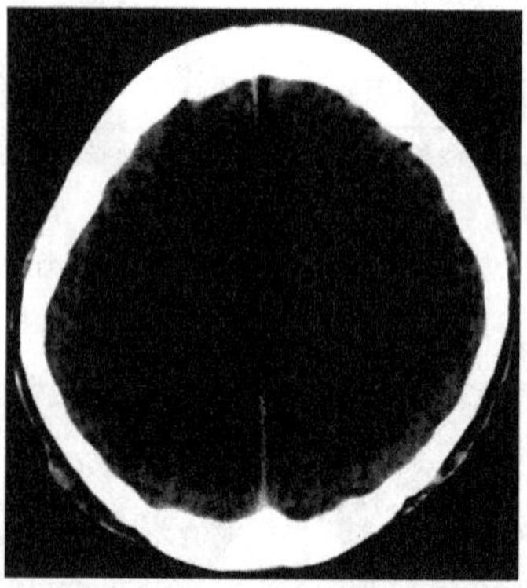

图 10-19　神经纤维瘤病(1)

头颅皮下多发小结节影

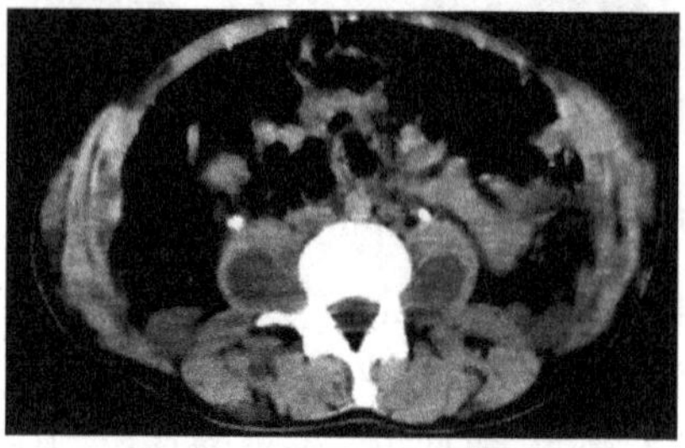

图 10-20　神经纤维瘤病(2)

与图 10-19 为同一患者,双侧腰大肌及双侧皮下多发结节影

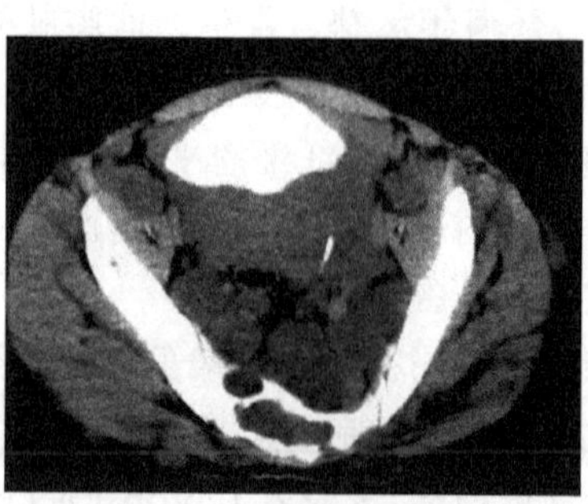

图 10-21　神经纤维瘤病(3)

与图 10-19 为同一患者,盆腔内多发包块,膀胱侵犯,骶骨骨质破坏,双侧皮下多发结节影

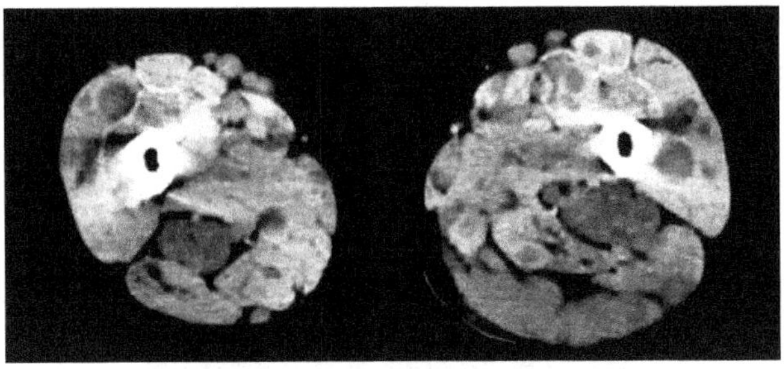

图 10-22　**神经纤维瘤病**(4)

与图 10-19 为同一患者，双侧大腿肌内多发不规则结节影

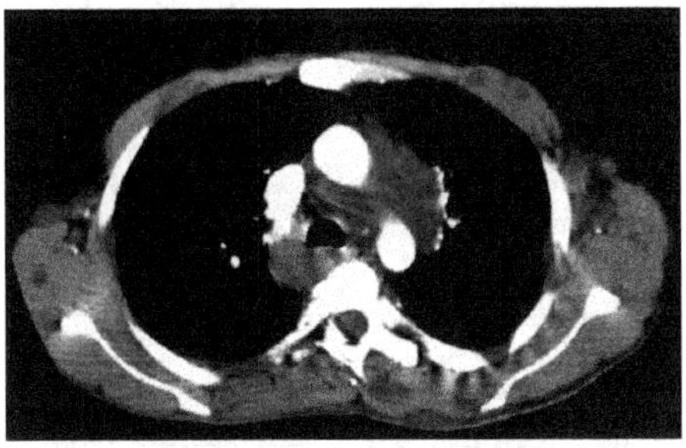

图 10-23　**神经纤维瘤病**(5)

与图 10-19 为同一患者，纵隔及双侧胸壁多发结节影

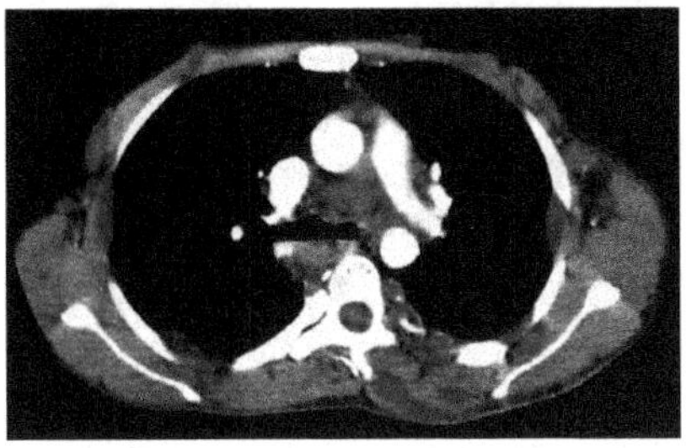

图 10-24　**神经纤维瘤病**(6)

与图 10-19 为同一患者，双侧胸壁多发结节、胸膜结节、纵隔结节影

5.脉管组织肿瘤

脉管组织包括血管和淋巴管，绝大多数脉管组织肿瘤起源于血管，以下简述起源血管及血管周围组织的胸壁软组织肿瘤。

(1)分类：胸壁起源于血管的肿瘤，临床类型常见有良性的毛细血管瘤和海绵状血管瘤，中间型的血管内皮瘤，恶性的血管肉瘤。胸壁起源于血管周围组织的肿瘤，临床类型主要包括良性血管外皮瘤和良性球瘤，恶性血管外皮瘤和恶性球瘤。

(2)临床表现：胸壁起源于血管的肿瘤，毛细血管瘤和海绵状血管瘤好发于婴幼儿，浅表的肿瘤肤色上可有不同程度表现，触之一般柔软；深部的肿瘤多呈胸壁上皮下结节，触之较软。血管内皮瘤好发于中青年，多表现为胸壁皮下单发或多发结节，手术切除后可复发，但不转移。胸壁血管肉瘤，主要为皮肤血管肉瘤及乳腺血管肉瘤，好发于老年人，一般质地较硬。

胸壁起源于血管周围组织的肿瘤：好发于成年人，一般处于胸壁深部，血管外皮瘤体积较大，而球瘤体积较小，生长缓慢或不生长，发生恶变时体积可明显增大，其中恶性血管外皮瘤恶性程度极高，早期可转移，而恶性球瘤恶性程度低，手术切除可治愈，一般不发生转移。

(3)CT 表现：一般胸壁浅部血管瘤形态各异，深部胸壁血管瘤多呈圆形、类圆形或不规则形，平扫 CT 密度多低于肌肉密度，内可见钙化。典型血管瘤特征性表现为增强 CT 可见明显强化或瘤内、瘤周可见明显增粗的血管影，但部分实质性血管瘤，特别是起源于血管周围组织的肿瘤强化不一定明显(图 10-25)。当病灶体积较大，边缘不光整，境界模糊，内呈实质性低密度，增强 CT 可见不规则强化(图 10-26)，病灶侵犯周围组织，应考虑恶性。

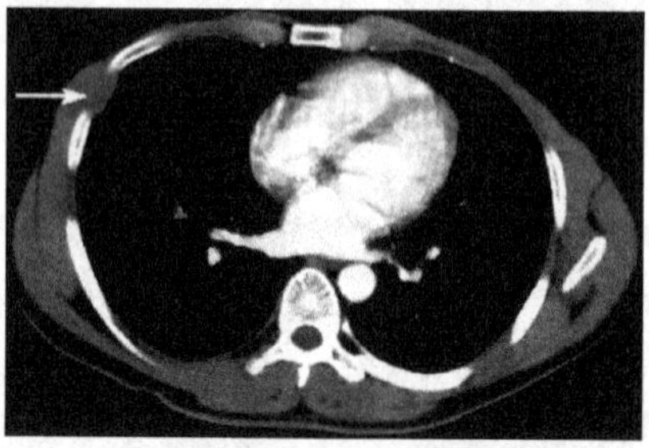

图 10-25　胸壁血管瘤

右侧胸壁结节影，增强扫描无明显强化(箭头所指)

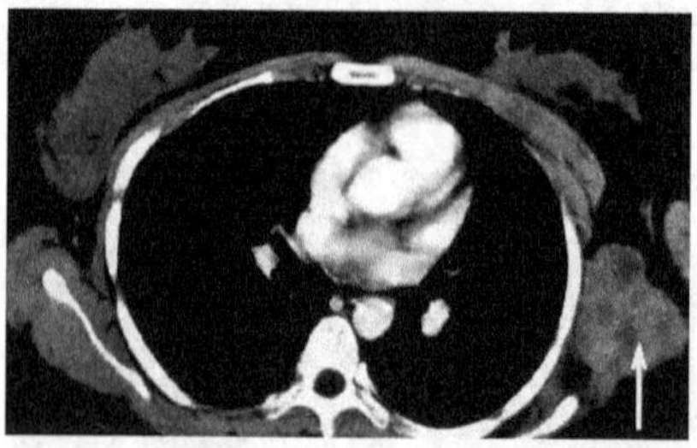

图 10-26　胸壁恶性血管外皮瘤

左侧腋窝肿块影，增强扫描密度不均匀(箭头所指)

6.肌肉组织肿瘤

胸壁肌肉组织肿瘤主要有以下两组：起源于皮肤竖毛肌的平滑肌源性肿瘤和起源于骨骼肌的横纹肌源性肿瘤，发生于胸壁不多见。

良性肿瘤 CT 上一般呈边缘光整，境界清晰的圆形、类圆形结节，平扫 CT 密度一般低于肌肉密度，增强 CT 可有轻度强化。恶性肿瘤 CT 上一般呈边缘不光整、境界模糊、形态不规则的肿块，平扫 CT 密度呈不规则低密度肿块，内可见钙化、坏死等，增强后可有不规则强化，并常可见侵犯周围组织及远处转移表现。

7.其他肿瘤

(1)原发性软组织恶性淋巴瘤：本病指原发于结缔组织、脂肪及骨骼肌内的恶性淋巴瘤，少见，多发生于老年人，好发于四肢及胸腹壁。发生于胸壁的原发性软组织恶性淋巴瘤 CT 表现无明显特征性(图 10-27)，可侵犯胸腔及周围组织(图 10-28)。

(2)皮样囊肿：皮样囊肿好发于前下纵隔，胸壁皮样囊肿罕见，此收集 1 例胸壁皮样囊肿，以供参考，此例增强 CT 表现为前胸壁中线处突出于胸壁的皮下椭圆形软组织肿块，内密度均匀，稍低于肌肉密度，边缘光整，境界清晰(图 10-29)。

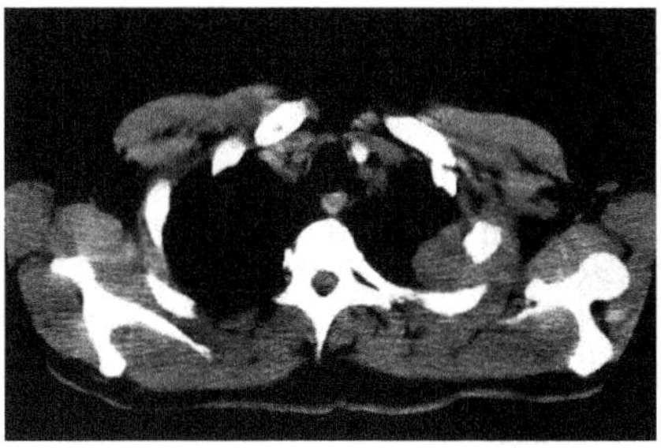

图 10-27　原发性软组织恶性淋巴瘤(1)

左侧胸壁结节影，边缘光整

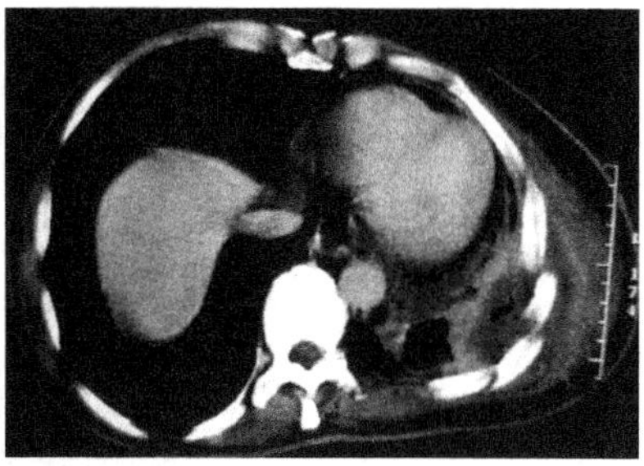

图 10-28　原发性软组织恶性淋巴瘤(2)

左侧胸壁包块影，密度不均，胸壁明显肿胀，并侵犯胸腔

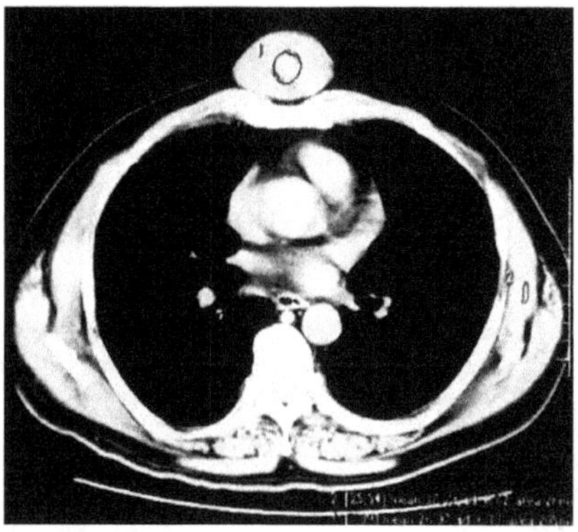

图 10-29　胸壁皮样囊肿

前胸壁圆形软组织密度影，密度均匀，边缘光整

(二)原发性骨源性肿瘤

胸壁骨性组织包括肋骨、胸骨及胸椎，一般胸椎归于脊椎部分讨论，在此只讨论肋骨和胸骨原发性肿瘤。胸壁骨性组织原发性肿瘤发生率远远低于转移性肿瘤，并且大部分发生于肋骨，而胸骨原发性肿瘤少见，但其大多数为恶性。以下简述几种胸壁原发性骨源性肿瘤。

1.骨软骨瘤

骨软骨瘤是最常见的良性骨肿瘤，又称外生骨疣，在胸壁常发生在肋骨上，常沿肋骨体的前后侧面或近前端出现特征性骨疣，带蒂的骨疣可深入胸腔或胸壁软组织，CT 对其定位及相邻组织的改变较 X 线平片有优势。

2.软骨瘤

软骨瘤根据发生部位可分为内生性、外生性和皮质旁三种类型，好发于四肢短骨，发生在肋骨和胸骨少见。

CT 上肿瘤常呈边缘锐利的分叶状骨性肿瘤，CT 对肿瘤内钙化提示较 X 线平片更加清晰，特别是内生性软骨瘤内的沙粒状钙化，外生性软骨瘤的特征性改变为软骨帽，CT 可更清晰提示恶变时的肿瘤内软组织成分增多及周围组织改变。

3.骨化性纤维瘤

骨化性纤维瘤的肿瘤结构如纤维瘤，内可有不同量的骨组织。青年人好发，为肋骨常见原发性骨肿瘤，常发生在肋骨前段。

CT 上肿瘤可呈肋骨膨胀性改变，皮质变薄，边缘可锐利，亦可模糊，内主要为低密度的软组织影，可伴条状、点状及网状致密影(图 10-30)。

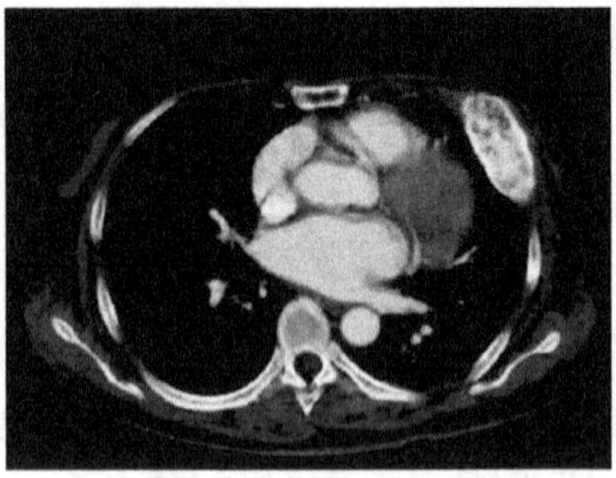

图 10-30　胸壁骨化性纤维瘤

左侧肋骨明显膨胀性改变，骨皮质变薄，内小斑状影

4.骨囊肿

骨囊肿多发生于四肢长骨，发生在短骨及扁骨少见，多发生于青少年，常伴病理性骨折。多为单房性，但也可为多房性。在胸壁上常发生于肋骨前端。

CT 上呈各种形状膨胀性改变，内可见液性密度区（图 10-31），多房者内见分隔的骨嵴（图 10-32）。

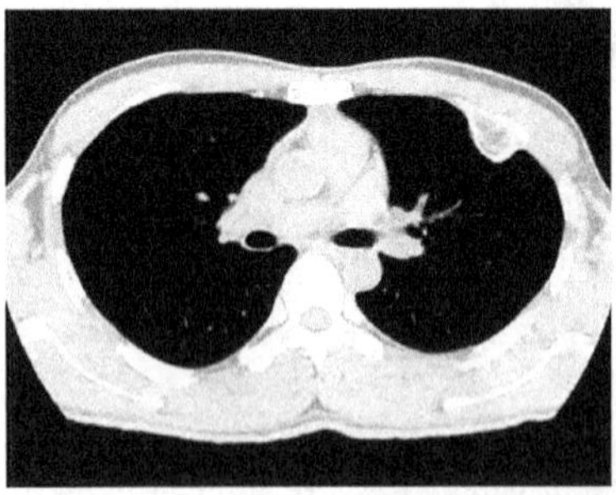

图 10-31　胸壁骨囊肿(1)

双侧肋骨前端膨胀性改变，内有液性密度影

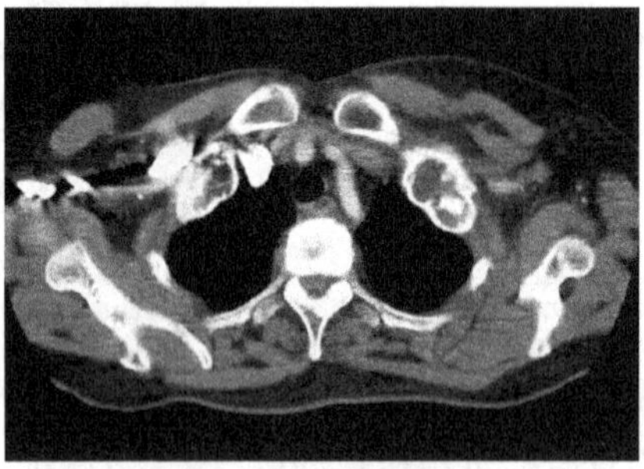

图 10-32　胸壁骨囊肿(2)

双侧肋骨前端膨胀，其内结构不规则

5.骨髓瘤

骨髓瘤可多发，亦可单发，好发于成年人，男性较女性多见，多累及扁平骨，因此胸壁骨髓瘤受累较多见。临床上常继发贫血、消瘦、骨痛及全身衰竭，半数病例尿液中可见本周氏蛋白。CT 上可见胸骨、肋骨内多个囊性溶骨性破坏区，肿瘤较大时可突破骨皮质，产生病理性骨折。

6.Ewing 肉瘤

Ewing 肉瘤为一种圆细胞骨瘤，发病高峰在 10～20 岁，男性比女性多见，肋骨、胸骨可被累及。临床类似急性骨髓炎、多发性骨髓瘤。CT 上主要呈溶骨性改变，在确定病变范围方面更有帮助。

7.骨肉瘤

骨肉瘤主要发生于青少年，男性居多，最多见于四肢长骨，发生在胸壁骨肉瘤罕见，CT 上表现为浸润性骨破坏，伴有软组织肿块，与其他胸壁恶性肿瘤鉴别难，CT 主要观察肿瘤范围、周围组织及胸部转移灶。

(三)继发性胸壁肿瘤

继发性胸壁肿瘤占胸壁肿瘤的大多数，包括软组织源性和骨源性，可有全身恶性肿瘤转移至胸壁，多见于肺癌、乳癌、甲状腺癌及前列腺癌，亦可由肺癌、乳癌、胸膜间皮瘤、纵隔恶性肿瘤及肝癌等直接侵犯胸壁。

继发性胸壁肿瘤CT表现多样，大多数与其他原发性肿瘤难以鉴别，需紧密结合临床病史，另需观察肿瘤范围、分布、周围组织及原发肿瘤等情况。继发性胸壁软组织源性肿瘤，如为远处转移，可呈单发或多发大小不等结节、肿块，可分布于胸壁各层，若肿瘤较大时可侵犯周围骨质，形成溶骨性骨破坏；如为相邻部位的恶性肿瘤直接侵犯，形成软组织肿块常同时发生相邻骨质破坏。继发性胸壁骨源性肿瘤，以肋骨最为多见，可单发亦可多发，呈溶骨性、成骨性及混合性（图10-33），其中大多数为溶骨性和混合性，少数为成骨性如前列腺癌转移，转移瘤多伴软组织密度肿块（图10-34，图10-35），肿瘤较大时与继发性胸壁软组织源性肿瘤难以鉴别。

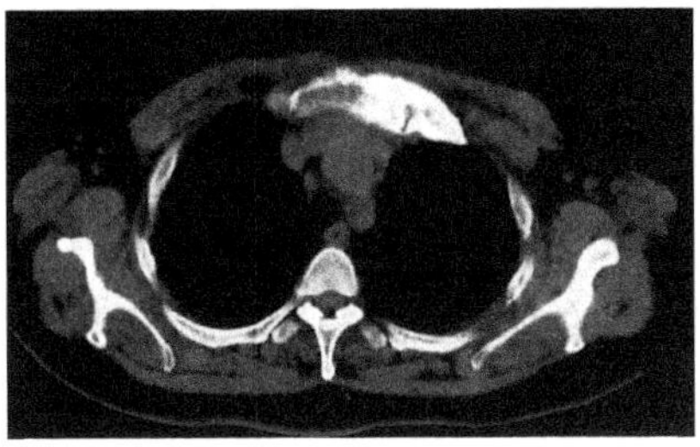

图10-33　胸壁转移瘤(1)

胸骨及左侧肋软骨骨质增白，结构不规则

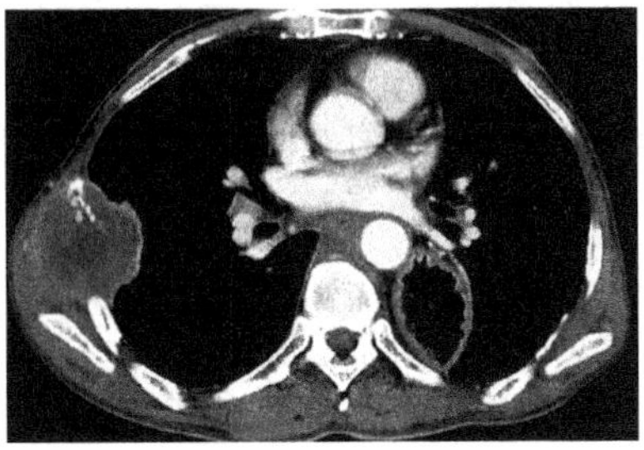

图10-34　胸壁转移瘤(2)

胃癌术后右侧胸壁转移包块影，邻近肋骨骨质破坏

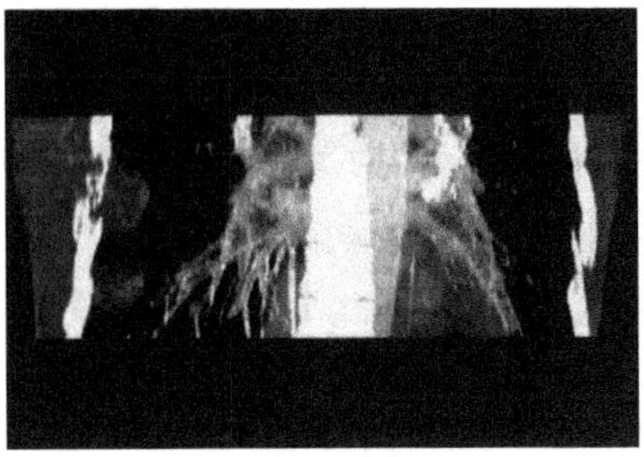

图10-35　胸壁转移瘤(3)

与图10-34为同一患者，MIP重建，右侧胸壁两个包块影，邻近肋骨骨质破坏

五、术后表现

肺、纵隔内脏器术后，CT可发现胸壁各组织不同程度改变。胸壁软组织可出现不同程度受损，但部分微创手术胸壁软组织受损不一定能发现，如胸腔镜下手术。骨组织受损，其中肺部手术常伴单个、多个肋骨体部缺损，手术相邻部位的部分肋骨可出现因手术引起的医源性骨折，纵

隔各内脏手术常伴胸骨受损。肺部术后，常可见术侧胸廓畸形、缩小，部分可出现健侧胸廓因健肺代偿性气肿而扩大。在创伤较大的胸部手术，如胸改术、开窗术，以上改变更加明显，并可伴有其他表现，如胸改后胸壁上可见不同物质的填充物，开窗术后可见胸壁部分缺损，胸腔与外界相通。

六、皮下气肿

胸壁皮下气肿可为自发性，亦可为医源性。胸壁皮下气肿由各类气胸突破纵隔胸膜，或纵隔气肿破裂进入胸壁皮下引起，先累及颈面部，后为前上、侧胸壁、双侧腋窝，严重者可累及腹壁，CT 表现为前上、侧胸壁皮下疏松组织内见弥漫的条状、线状及片状气影，一般为双侧对称。医源性及外伤性皮下气肿，为外伤、胸腔闭式引流术及肺穿刺术等致肺内气体进入胸壁皮下，皮下气肿一般较局限，CT 上表现为局部皮下可见少许点状、条状气影。另外，高张性肺大疱误行胸腔闭式引流术或高压性气胸胸腔闭式引流不当，肺内高压的气体进入胸壁，皮下气肿范围可较大，甚至可表现如胸壁皮下气肿由各类气胸突破纵隔胸膜，或纵隔气肿破裂进入胸壁皮下引起的皮下气肿，但一般患侧较重。

七、CT 在胸壁疾病诊断方面的优劣

CT 对胸壁软组织的分辨率要远高于 X 线平片，通过测定病变的 CT 值可分辨气性、脂性、囊性、钙化及实质性等密度，另通过增强 CT 可提供病变血供情况，可初步对病变进行定性。与 MRI 比较 CT 对组织分辨率要差，除脂肪源性、血管性等少数表现典型的软组织病变有直接定性能力，对其他很多软组织肿瘤性质较难确定，需通过组织活检进行确诊，但对钙化的检出，CT 优于 MRI。

CT 对胸壁骨性病变的诊断能力是 MRI 无法比拟的。CT 较 X 线平片图像更加清晰，内部结构观察得更加细致。胸壁软组织肿瘤均可引起相邻骨质改变，而 CT 可分辨出大部分骨质改变为受压吸收还是侵犯、破坏。CT 对胸骨、胸锁关节显示要明显优于 X 线平片。虽然目前螺旋 CT 可制作出各种三维图像，但这些三维骨性图像分辨率仍低于 X 线平片，对诸多骨肿瘤定性能力低于 X 线平片。

CT 横断面图像可清晰将胸壁各组织清晰分开，不产生组织重叠现象，对病变定位能力较 X 线平片有优势；MRI 可显示各方位图像，其对胸壁组织的定位能力较 CT 更有优势。另外，常规 CT 对肋骨扫描表现为分节性，还可因为容积效应出现各种伪影，不利于观察，只有通过对病变肋骨行倾斜角度扫描，才能使同一肋骨在同一平面显示。

CT 对胸壁软组织是否侵犯胸腔或肺内肿瘤是否侵犯胸壁，常仅凭胸膜外脂肪线改变情况来判断，而 MRI 对这方面较 CT 有优势。因胸壁疾病常和肺部疾病同时存在，而 MRI 对肺部成像有明显缺陷，因此 CT 对全面观察病变较 MRI 有优势。

综上所述，对胸壁疾病的影像学检查方法除 CT、X 线平片和 MRI 外，还包括 US 和放射性核素检查，它们各有优缺点，在胸壁疾病影像学诊断上应进行综合评估。

（张　叶）

第三节　硅沉着病 CT 诊断

硅沉着病是由于长期吸入游离二氧化硅粉尘所致的以肺部弥漫性纤维化为主的全身性疾病，是法定肺尘埃沉着病中人数最多、危害最严重的，约占法定肺尘埃沉着病发病总人数的 43%。

一、病因与接触机会

硅沉着病的病因是吸入游离二氧化硅，它是石英的主要成分，约 95%的矿物和岩石都含有石英。因此，凡与矿物、岩石的开采、使用有关的行业都有可能接触游离二氧化硅。

(1)采矿业：金属矿石的开采，云母、氟石、硅质煤等的采掘。

(2)开山筑路：隧道和涵洞的钻孔、爆破等。

(3)建筑材料工业：石料的开采、轧石及石料的整理加工等。

(4)钢铁冶金业的矿石原料加工、准备、炼钢炉的修砌。

(5)机械制造业：铸造工艺中型砂准备、浇铸、铸件开箱、清砂整理、喷砂等。

(6)耐火材料业：原料准备、成型、焙烧等。

(7)制陶、瓷工业的原料准备、碾碎、加工磨细等。

(8)玻璃制造业原料的准备。

(9)石粉行业：石英加工、碾压、研磨、筛分、装袋、运输等。

(10)造船业：喷砂除锈。

(11)搪瓷业：原料制备和喷花、涂釉等。

二、分类

由于接触粉尘中的游离二氧化硅含量不同，其所引起的临床表现、疾病的发展和转归，甚至病理改变均有所不同。

(一)慢性或典型硅沉着病

粉尘中游离二氧化硅含量低于 30%，接触工龄一般在 20～45 年。病变以硅结节为主，以肺上叶为多，可能与肺下叶对粉尘的清除较好有关。这种单纯硅沉着病的硅结节一般<5 mm，对肺功能的损害也较少见或不严重。硅沉着病可形成进行性大块状纤维化，通常发生在两肺上部，是由于纤维结节融合所致。此种病变即使脱离粉尘接触之后也仍然会进展。

(二)快进型硅沉着病

粉尘中游离二氧化硅含量在 40%～80%，接触工龄一般在 5～15 年发病，纤维化结节较大，X 线片上可形成所谓“暴风雪”样改变，进行性大块状纤维化可发生在两肺中野，病变进展很快，肺功能损害常较严重。此型硅沉着病多见于石英磨粉工和石英喷砂工。

(三)急性硅沉着病

急性硅沉着病亦称硅性蛋白沉着症，是一种罕见的硅沉着病，发生在接触二氧化硅含量很高且浓度很高的粉尘作业工人中。此型硅沉着病首先由 Buechner 和 Ansari 在喷砂工中发现并报道。一般在接触 1～3 年发病，迅速进展并由于呼吸衰竭而死亡。其病理特征和非特异性肺泡蛋白沉着症所见相同，即肺泡由脂质蛋白物所填充。临床表现以呼吸困难、缺氧为明显，气体弥散功能严重受损。

三、病理

硅沉着病的基本病变是硅结节、弥漫性肺间质纤维化和硅沉着病团块的形成，硅结节是诊断硅沉着病的病理形态学依据。

尸检大体标本：肺呈灰黑色，体积增大，重量增加，质坚韧，胸膜增厚粘连；切面两肺分布有许多硅结节及间质纤维化，晚期可见单个或多个硅沉着病团块，质硬如橡胶；支气管-肺门淋巴结增大、变硬粘连。

硅结节外观：呈圆形灰黑色，质韧，直径 2～3 mm，多位于胸膜下、肺小叶及支气管、血管周围淋巴组织中。典型硅结节境界清楚，胶原纤维致密扭曲，呈同心圆排列，中心可见不完整的小血管，纤维间无细胞反应，出现透明性变，其周围肺泡被挤压变形，偏光显微镜检查硅结节中可见折光的矽尘颗粒。

弥漫性肺间质纤维化在典型硅沉着病中并不突出，而主要表现为胸膜下、肺小叶间隔、小血管及小支气管周围和邻近的肺泡间隔有广泛的纤维组织增生，呈小片状或网状结构。严重者肺组织破坏，代之以成片粗大的胶原纤维，其间仅残存少数腺样肺泡及小血管。

硅沉着病团块形成是硅沉着病发展的严重阶段，多位于两肺上叶、中叶内段和下叶背段。组织学上表现为硅结节的融合。团块可发生坏死、钙化，形成单纯的硅沉着病空洞，但较少见。也可并发结核形成硅沉着病结核空洞。

四、发病机制

各项研究学说很多，如表面活性学说、机械刺激学说、化学中毒学说、免疫学说等。但都各有偏颇，仍不十分清楚。目前以 Heppleston 提出的细胞毒学说是研究热点。该学说认为肺巨噬细胞吞噬石英粉尘颗粒后，发生崩解、坏死，继而释放出一种能促进成纤维细胞增生和促进胶原形成的细胞因子，称为 H 因子。该因子种类很多，均属炎性介质。如有肿瘤坏死因子（TNF）、成纤维细胞生长因子（FGF）、表面细胞生长因子（EGF）、转化细胞生长因子（TGF_{β}）、胰岛素样生长因子（IGF）、血小板生长因子（PDGF）、白三烯（LTB_4、LTG_4）、白介素（IL-1α、IL-6）、淋巴因子（CD4、CD8）等。其中以白介素（IL-1）和肿瘤坏死因子（TNF）对肺损伤最突出，且有协同作用。

最近又有人提出氧自由基学说，认为石英粉尘可诱导氧自由基的产生，提示“粉尘-自由基-细胞因子”是矽尘毒性作用的连锁反应，是肺纤维化的启动点。

五、CT 表现

（一）圆形小阴影

圆形小阴影是硅沉着病的典型影像学表现。高千伏胸片常以 q、r 型为主；反之，则小阴影小、淡、稀疏，以 p 型为主。对前者，CT 表现为弥漫性分布的高密度小结节影，边缘清楚、锐利，其显示率与高千伏胸片相差不大。而对后者，高千伏胸片往往显示模糊，不易确定。CT 有明显的显示优势。表现为两肺野内弥漫性分布的粟粒样影，密度较淡而均匀。早期多以两中下肺野为主，随病变发展可逐渐布满全肺野。部分病例亦可先出现于两上肺野。密集度较低时小粟粒影常呈簇状分布。有时小阴影与血管断面区别有一定困难，鉴别要点：血管断面是由近而远逐级分支的，有时可见分叉，分布有一定规律，且边缘清晰锐利；而肺尘埃沉着病小阴影较淡而模糊，无分叉，稀疏时常呈簇状分布。高分辨CT显示更为清楚，与常规CT比较，肺尘埃沉着病小阴影的锐利度明显增加，但形态不一定呈圆形，也可呈星芒状。动态观察，随着硅沉着病病情进展，期别升高，肺气肿的加重，小阴影的密集度在下肺野逐渐稀疏，而上肺野逐渐密集，直至融合成为大阴影团块(图10-36)。

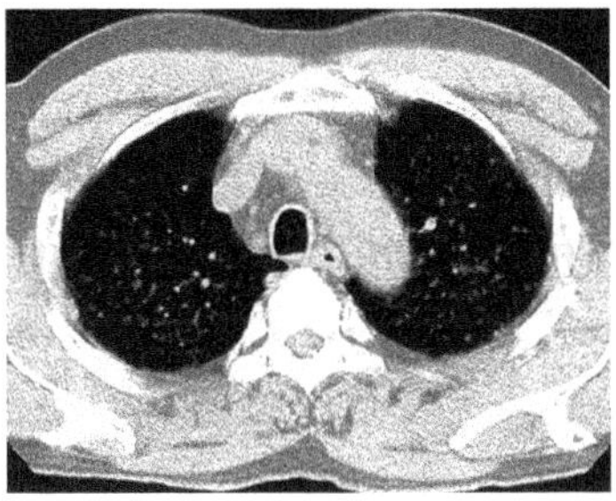

图 10-36　硅沉着病的圆形小阴影

双肺弥漫性高密度小结节影，边缘较模糊，密度较淡，无分叉

(二)不规则小阴影

其病理基础是肺间质纤维化。病变早期常以s型小阴影最早出现，高千伏胸片不易与紊乱的肺纹理鉴别，易发生误诊、漏诊。CT表现为肺小叶间隔增厚，HRCT显示明显优于常规CT，观察应以HRCT为主。表现为：①与胸膜垂直或接近垂直的短线形影，多位于肺野外围，为小叶间隔增厚所致；其边缘多有毛糙、粗细不均、呈不规则状、有的呈结节或串珠状(图10-37)；②小叶内线影，起于胸膜下1 cm处呈分支状，但不与胸膜面接触，其形态基础是小叶内动脉及其伴行细支气管周围纤维组织增生。在肺外周出现多边形或分散紊乱的线状影，长短不一，在高分辨CT上显示更为清楚。随病变发展，不规则小阴影增多，可交织成网状，线状影也逐渐变粗，可牵拉周围肺组织，若病变位于叶间裂附近，可使之移位(图10-38)。

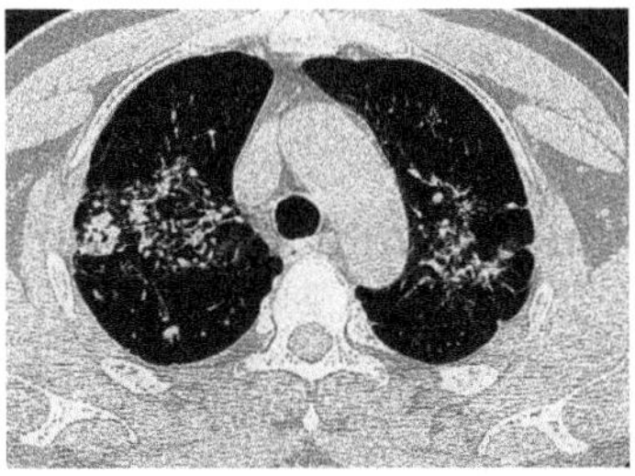

图 10-37　硅沉着病不规则阴影

双肺上叶多发不规则短条索状影，边缘毛糙，粗细不均，还有与胸膜垂直的短线

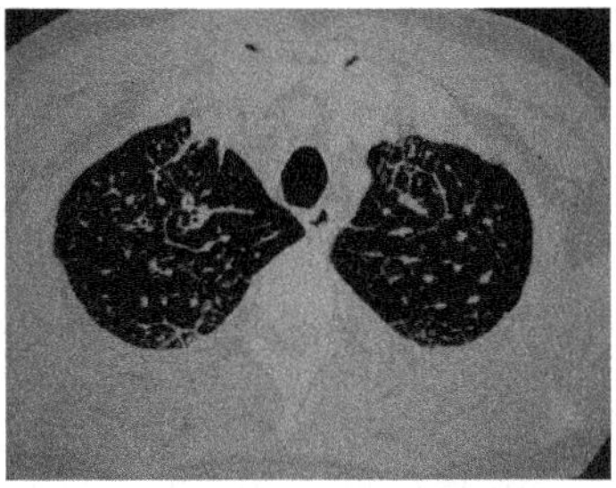

图 10-38　硅沉着病小叶内线

双肺上叶见散在圆形小阴影，还有不规则长短不一的短线

（三）大阴影和融合团块

应用CT检查大阴影和融合团块并非单纯为了提高其检出率，一般都有明确的鉴别诊断目的和意义，一般有以下几种：①判定是否符合Ⅲ期标准；②与肿瘤鉴别；③观察是否合并肺结核；④观察是否有空洞。CT可准确测量病灶大小，因而可准确掌握Ⅲ期标准。典型的Ⅲ期硅沉着病融合团块多发生于两肺上叶后段或下叶背段，CT表现为形态不规则的软组织密度团块，边界清楚，边缘常可见，周围可有较粗大的纤维条索影或粗毛刺，呈典型的“伪足征”改变。其周围常显示肺组织、支气管变形、牵拉移位、扭曲，甚至闭塞，且多伴有支气管扩张及瘢痕旁肺气肿；大阴影内可伴有或不伴钙化，一般双侧对称出现。少数可发生于中叶或单侧，形态呈类圆形，也可见相邻支气管阻断，酷似肺癌，须与肺癌鉴别。CT增强扫描时，硅沉着病团块一般无强化，边缘有粗大毛刺，周围有瘢痕旁型肺气肿，其他肺野内可见肺尘埃沉着病小阴影背景。而肺癌肿块可见不规则强化，边缘可见分叶和细毛刺，且支气管有阻塞，常伴有阻塞性肺炎或阻塞性肺不张。硅沉着病团块因缺血坏死可出现空洞，但空洞内壁无结节样凹凸不平，此点与肺癌空洞明显不同。CT对肺结核的渗出性病灶的显示远较高千伏胸片准确。硅沉着病团块边界较清楚，而肺结核的渗出性病灶边界模糊，容易区分(图10-39)。

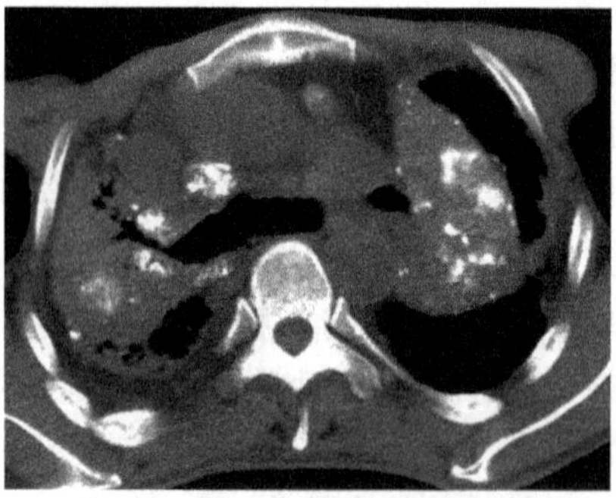

图10-39　硅沉着病融合团块

双肺上叶见融合团块影，内有多发不规则钙化

（四）支气管扩张

硅沉着病患者因肺内弥漫性纤维化的牵拉而常发生支气管扩张，此种支气管扩张多呈柱状，CT表现为肺野内条状透光影，或大于同级血管的小环形透光影，呈“印戒征”，常伴有支气管壁增厚，也可表现为支气管扭曲与并拢。有时可见支气管结石，呈不规则斑点状高密度影。支气管扩张和支气管结石可能都是硅沉着病患者咯血的原因之一。

（五）淋巴结肿大及钙化

CT对纵隔、肺门淋巴结的观察远优于高千伏胸片。不论淋巴结钙化与否，均能显示，且能准确地分组。CT观察硅沉着病患者的淋巴结肿大不仅限于肺门，且见纵隔内也可有多组淋巴结肿大。关于硅沉着病患者肺门淋巴结钙化，X线胸片常以描述为“蛋壳样”钙化为最典型，但CT观察下的“蛋壳样”钙化并非真正的“蛋壳样”，而是呈不规则小斑片或小斑点样钙化为多，也可见环形钙化(图10-40)。

（六）胸膜增厚及钙化

CT对胸膜增厚、粘连及其范围的显示十分敏感，硅沉着病患者胸膜增厚、粘连发生率很高，且范围很广。早期最先常发生于肺底部和肺尖部，高千伏胸片常不能发现，而CT，尤其是HRCT可清晰显示。晚期可发生弥漫性胸膜增厚、粘连(图10-41)。

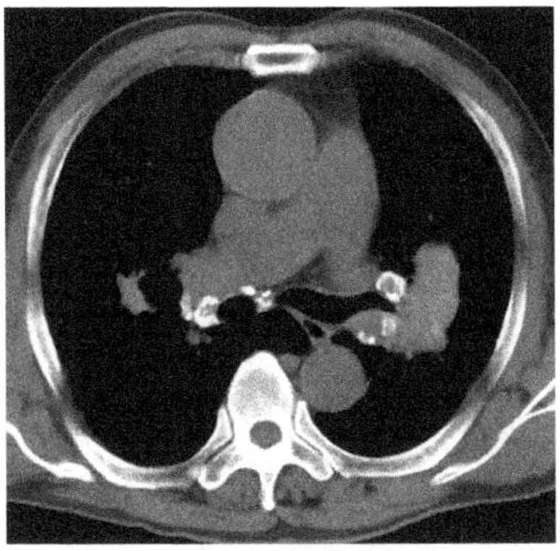

图 10-40　硅沉着病淋巴结钙化

双肺上叶融合团块，纵隔肺门淋巴结钙化，部分为环状钙化

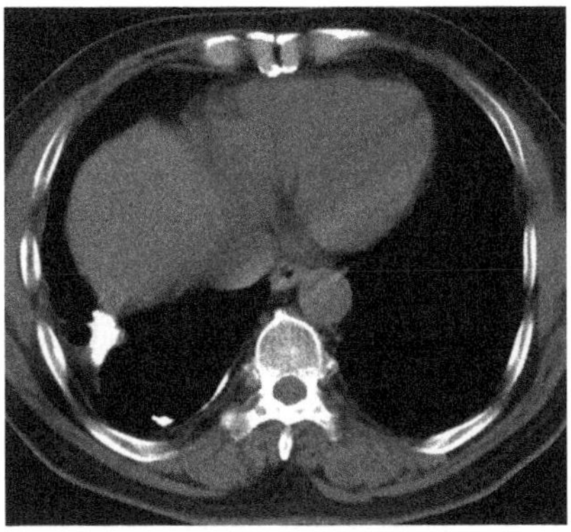

图 10-41　硅沉着病胸膜增厚

右下胸膜增厚伴钙化

(七)肺纹理

硅沉着病患者由于肺间质纤维化，可导致肺纹理的一系列改变，CT 主要表现为：①分布于肺外周部分的网状影，胸膜下 2 cm 范围内小血管 3 级以上分支明显增多；②胸膜下弧线影：为距胸膜1 cm以内长度＞10 mm 的与胸膜平行的线样影(图 10-42)；③与胸膜相连或与胸膜垂直的胸膜下短线，后者是位于肺组织深部的不规则线影(图 10-43)。

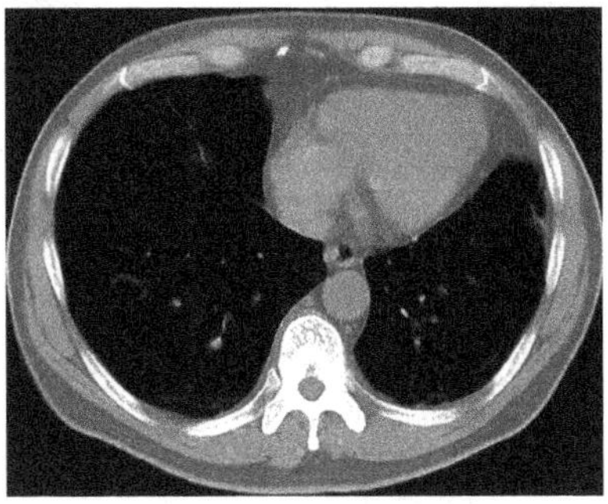

图 10-42　硅沉着病胸膜下线

双肺下叶靠近后胸膜处见弧形线样影

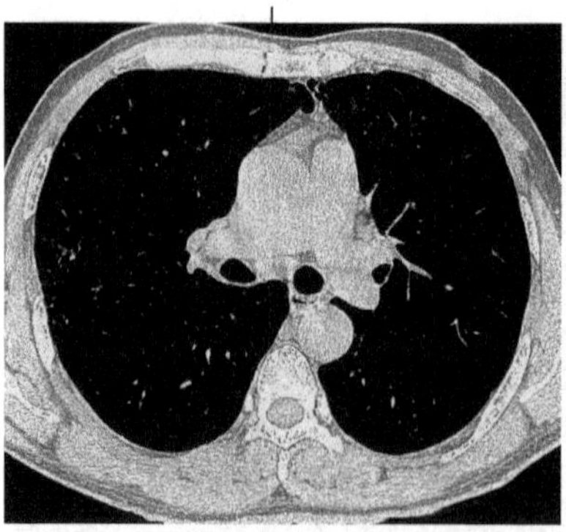

图 10-43 硅沉着病胸膜下短线影

右肺靠近胸膜处见散在与胸膜相连或垂直的短线影

(八)肺气肿

硅沉着病患者因肺间质纤维化而常发生肺气肿，CT 能显示肺气肿的各种类型。

1.小叶中心型肺气肿

其特点是在肺野内出现散在分布的小圆形、无壁的低密度阴影，另外还有多发不规则低密度影，其内无明显的肺纹理，可见有环状不规则边缘区，直径为 2～10 mm。

2.全小叶型肺气肿

其特点是全小叶的破坏而形成的较大范围的低密度区，且大小和形态多不规则，病变区内血管纹理明显减少，形成弥漫性“简化”的肺结构。

3.瘢痕旁型肺气肿

见于邻接局部肺实质瘢痕处，多发于肺尘埃沉着病团块纤维灶旁(图 10-44)。

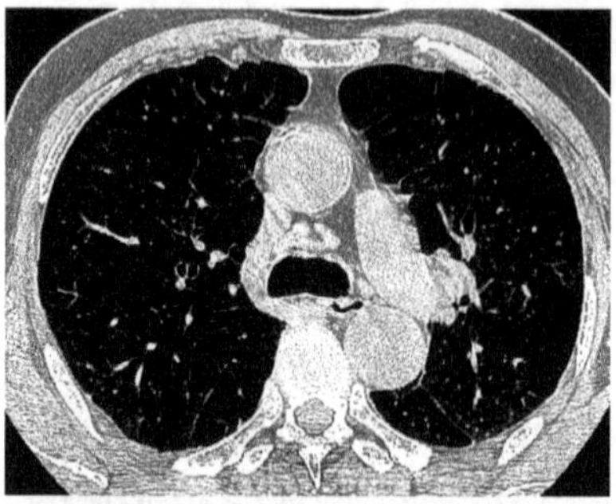

图 10-44 硅沉着病的肺气肿

六、鉴别诊断

(一)血行播散型肺结核

1.急性粟粒型肺结核

双肺粟粒状阴影常呈三均匀表现，分布均匀，密度均匀，大小均匀。肺尖常受累，结节可融合成片。

2.亚急性粟粒型肺结核

粟粒阴影大小不一，密度不一，分布不均。

上述两者均有典型的结核中毒症状，有时可见胸腔积液。痰涂片可查到抗酸杆菌，PPD 试验阳性。且无粉尘职业接触史。与硅沉着病鉴别当无困难。

(二)特发性肺纤维化

病因不明,是一种肺泡壁的弥漫性机化性炎症,CT 表现为毛玻璃样影和弥漫性小叶间隔增厚,病变以两中下肺野为重,尤其是高分辨 CT 上的毛玻璃影与硅沉着病可资鉴别。

(三)结节病

结节病是一种原因未明的多系统非干酪肉芽肿性疾病,最常累及肺。CT 表现为肺门及纵隔淋巴结肿大,伴或不伴肺内纤维化。其特点是肺内病灶形态大小不一,活动期可见毛玻璃影,HRCT 显示更为清楚,经治疗后病灶变化快。纵隔、肺门淋巴结肿大较硅沉着病明显,但一般无钙化。

(四)肺含铁血黄素沉着症

肺含铁血黄素沉着症是由于长期反复肺毛细血管扩张、淤血和破裂出血,含铁血黄素沉着于肺组织所引起的异物反应,患者常有风心病史,鉴别较容易。而特发性肺含铁血黄素沉着症则十分少见,应密切结合职业史。

(五)肺泡微石症

表现为两肺弥漫性分布的钙质细粒,自上而下逐渐增多,以下后部最密,其密度较硅沉着病高,可多年无变化。常伴胸膜和心包膜的钙化。本病与家族遗传有关。

(六)肺癌

硅沉着病团块常为双侧对称性,多发生于上肺野,形态不规则,边缘有粗大毛刺,肿块周围可见瘢痕旁型肺气肿,双侧肺野内可见肺尘埃沉着病小阴影的背景,增强后硅沉着病团块一般无强化,纵隔、肺门淋巴结多普遍肿大,常伴有钙化,但无淋巴结融合坏死。肺癌多为单侧,即使为罕见的双侧肺癌,也无对称性,形态多为分叶状类圆形,边缘为细毛刺,周围常有阻塞性肺炎或肺不张,增强后有不规则强化,纵隔、肺门淋巴结为不对称肿大,可融合成团并出现坏死。

(张　叶)

第四节　肺癌 CT 诊断

一、发病率

肺癌是严重威胁人类健康和生命的恶性肿瘤,也是世界上发病最多的恶性肿瘤之一。

自 1990 年以来,全世界肺癌病例以 20%的速度递增(男性为 17%,女性为 27%)。肺癌发病的趋势和地区内吸烟人数的趋势密切相关,美国和北欧、西欧男性吸烟人数已经从高峰下降,其男性肺癌发病也呈减缓趋势;发达国家女性因吸烟导致肺癌发病率和死亡率增高,而发展中国家因为女性吸烟稀少,故发病率低。受环境污染和国人吸烟人群庞大等肺癌危险因素和人口增长与老龄化的双重因素的影响,中国肺癌发病率显著增加,成为中国最常见、增幅最大的恶性肿瘤之一。

导致肺癌发生有两大危险因素——吸烟和空气污染。75%～90%肺癌和吸烟相关。烟叶中含有多种致癌物。吸烟与肺鳞状细胞癌、小细胞癌的相关性比与肺腺癌的相关性更强,而暴露在香烟环境中,即吸二手烟者承担的肺癌患病风险也和低剂量吸烟者相当。空气污染是导致肺癌的第二个危险因素，空气污染主要存在于室内，由建筑物内部逐渐释放而出，包括一些放射性物质。室内空气污染作为肺癌危险因素和吸烟具有协同作用。

二、病理学分类

按照组织解剖学对肺癌分类，能更方便临床诊断和治疗的需要。

（一）按解剖部位分

1.中央型肺癌

发生于肺段和肺段以上支气管的肺癌，约占所有肺癌的 3/4，以鳞状上皮细胞癌和小细胞癌多见。

2.周围型肺癌

发生在段支气管以下的肺癌，约占肺癌的 1/4，以腺癌多见。

3.弥漫型肺癌

癌组织沿肺泡管、肺泡弥漫浸润生长，累及部分肺叶或在肺内呈散在分布的多发结节。

（二）按组织学分

肺癌组织学分类有两大类：小细胞肺癌（small cell lung cancer，SCLC）和非小细胞肺癌（non small cell lung cancer，NSCLC），后者包括鳞状上皮细胞癌、腺癌、大细胞癌和鳞腺癌。

1.非小细胞肺癌

非小细胞肺癌占肺癌总数的 75%左右，各型细胞分期、治疗相似，但是组织类型和临床表现各有差异。

（1）鳞癌：是最常见的肺癌，占整个肺癌的 30%，好发于 50 岁以上的男性，一般有吸烟史，血行转移发生晚，因而手术切除效果好，约占肺癌手术切除病例的 60%。多数起源于段和亚段支气管黏膜，形成肿块，堵塞管腔。肿块中央易发生坏死，空洞多见。多数鳞癌为中等分化或低分化。

（2）腺癌：是第二常见肺癌，占整个肺癌的 25%，女性多于男性，早期就可以侵犯血管和淋巴管，引起远处转移，累及胸膜。腺癌主要起源于小支气管的黏液腺体，因此，3/4 以上的腺癌发生于肺的周边，生长速度比较缓慢，约 50%为孤立性肺结节，空洞少见。

在诊断上，肺腺癌常常需要与来自其他脏器（如肠道、乳腺、甲状腺和肾脏）的转移性腺癌相鉴别。肺腺癌也常发生于原先肺有损伤的区域，即所谓的瘢痕癌。

（3）大细胞癌：是一种高度恶性的上皮肿瘤，多位于肺的周边实质，占整个肺癌的 15%。大细胞癌中有 10%左右鳞状分化，80%左右腺样分化，而与鳞癌和腺癌难以区分。

（4）腺鳞癌：明确的腺癌和鳞癌结构混杂或分别存在于同一肿块内。

2.小细胞肺癌

常见于较为年轻的男性，是肺癌中恶性程度最高者。肿瘤早期就发生血行和淋巴转移，肿瘤浸润性强，生长速度快，多数位于大的支气管，表现为中央型肺癌，在支气管黏膜下层呈浸润性生长，引起管腔狭窄。小细胞肺癌对放化疗敏感。

三、临床表现

除定期查体发现的肺癌者外，大多数肺癌患者在就诊时已经出现临床表现。其临床表现有肺癌原发肿瘤引起的刺激性咳嗽、持续性咳嗽、肺不张、咯血、胸闷、气促等；肿瘤在胸内蔓延可导致的胸痛、呼吸困难、声音嘶哑、上腔静脉阻塞、心包积液、胸腔积液等；肺癌远处转移导致的相应表现，以及非转移性肺外表现（包括内分泌异常、神经肌病、脑病、皮肤病变和全身性症状等）。

四、分期

肺癌的分期和患者的治疗方案选择、预后密切相关。无论临床诊断还是影像学诊断，都必须把分期诊断涵盖其中，才是完整的诊断。目前普遍采用的是国际抗癌联盟（UICC）公布的肺癌国际分期标准。肺癌国际分期标准主要适用于非小细胞肺癌。小细胞肺癌由于通常不以手术作为首选，较多采用放疗，因此，以癌症是否局限于一个放疗照射野，分为局限期和广泛期。

五、治疗和预后

肺癌的治疗方法和其他实体肿瘤一样，包括手术治疗、放疗、化疗，近年来还有生物靶点治疗。

（1）非小细胞肺癌的治疗。①外科治疗：对肺癌根治治疗，目前主要采用手术为主的综合治疗。对 T_1N_0、T_2N_0 肺癌采用外科根治术，5 年生存期可达到 75%～80%；对 T_1N_1 和 T_2N_1 期采用根治性切除并纵隔淋巴结清扫，5 年生存率为 15%～20%；T_3N_0 期肺癌的 5 年生存率为 30%～50%；如果术前已经明确是 N_2 期或 N_3 期患者，不主张手术。②对于不能外科治疗的患者行化疗、放疗、分子靶向治疗等；对于局部广泛期肺癌患者，放化疗联合已经成为规范治疗方案。

（2）小细胞肺癌是一种恶性程度较高的肿瘤，绝大多数患者于确诊时已伴有淋巴结或远处转移，且无手术治疗的指征。不利的预后因素包括广泛期疾病、乳酸脱氢酶（LDH）值升高、不良的行为状态评分、体重下降与男性性别。局限期小细胞肺癌的治疗应采用化疗联合同期胸部放射的治疗方案；广泛期疾病以全身化疗为主；即便对于老年或行为状态评分较差的患者，联合化疗仍值得推荐；治疗后肿瘤达完全缓解者应接受预防性全颅放疗，以降低颅脑转移率。

六、原发性肺癌 CT 表现

按原发性支气管肺癌的 CT 表现可分为周围型肺癌（起自肺门以远的支气管肺癌）和位于中央支气管树的中央型肺癌（起自与肺门密切相关的支气管）两种。

（一）周围型肺癌

约 40% 支气管肺癌起源于段以后的支气管，其大小各异，但如＜1 cm 时，胸片上不易发现，而 CT 因其分辨率较高，可检出较小的病灶，并可准确评价其大小和形态。

1.大小、形态和边缘

除了某些肺泡细胞癌或发生于间质纤维化区的周围性肺癌外，一般都表现为圆形或卵圆形，是影像学上成人孤立性肺结节诊断中的难题之一。在＞20 mm 的孤立性肺结节中，恶性肿瘤的患病率达到 80%～85%；如＜5 mm 则恶性肿瘤的机会小于 1%；6～10 mm 的结节 24% 为恶性结节；而 11～20 mm 的结节，33% 为恶性结节。由于肿瘤各部分的生长速度不一，可出现分叶状边缘，在生长较慢处呈脐样切迹或凹陷，曾有人把无钙化的孤立性肺结节的边缘形态在 CT 上分为 4 类：①1 型为边缘锐利、光滑；②2 型为中度光滑伴有一些分叶状；③3 型为不规则起伏或轻度毛刺状；④4 型为明显的不规则和毛刺状。在 66 个 1 型边缘的结节中，78.8%（52 个）为良性结节；350 个 2 型边缘者中 57.7%（202 个）也为良性结节；而 218 个 3 及 4 型边缘者，有 193 个

(88.5%)为恶性结节。也有人以分叶部分的弧度为准,把分叶状边缘分为浅分叶和深分叶两种,凡弦距/弦长>2/5为深分叶,后者在肺癌诊断中有重要意义,但分叶状边缘在25%良性结节中也可见到,尤其是在错构瘤中。

CT上的结节-肺界面对良、恶性的区别也有帮助。88%~94%的原发性肺癌可见到毛刺状边缘,表现为自结节向周围放射的无分支的细短线影,近结节端略粗,以在HRCT上所见最好。病理上,为结节中的促结缔组织增生反应引起向周围肺野内放射的纤维性线条。在恶性结节中它也可以是肿瘤直接向邻近支气管血管鞘内浸润或局部淋巴管扩张的结果,但它在HRCT上难以和由纤维性反应引起的毛刺区别,毛刺状边缘无完全的特异性,因为在慢性肺炎或肉芽肿中有时也能见到(图10-45)。

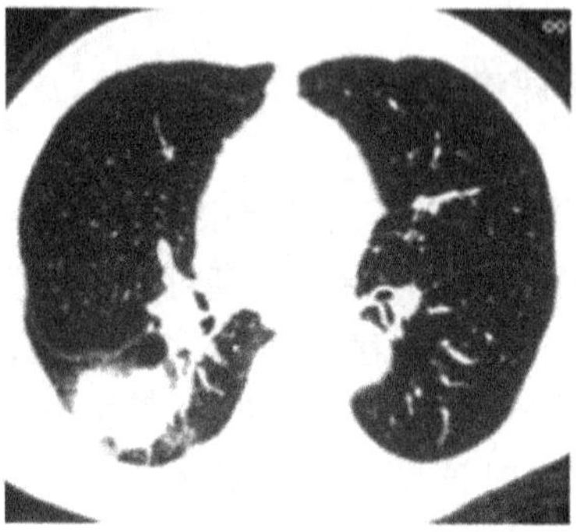

图 10-45 肺癌患者的横断面 CT 图(1)

患者男性,67岁,右下叶腺癌;肿瘤边缘呈分叶状,有细毛刺,为4型边缘

2.密度

在Zuirewich等报道的68例恶性结节中,80%呈不均匀密度,CT上表现为钙化、磨玻璃影、小泡样低密度区、空气支气管征、明显的空洞或无空洞的肿瘤坏死。

(1)钙化:在病理上,肺癌内可见钙化,钙化可由于肿瘤坏死区的营养不良或肿瘤本身的原因而致,后者可见于黏液性腺癌。但除了在肺标本上,肺癌中的钙化很少能在胸片上检出,而薄层CT在钙化的检出上较标准胸片敏感。据报告胸片在恶性结节中钙化的检出率仅0.6%~1.3%,但在CT上其钙化检出率可达7%~13.4%,几乎为胸片的10倍。6%~10%的肺癌在CT上可仅用肉眼即见到其内部的钙化,在有疑问者中则可用测量结节或肿块内的衰减值,以确定其有无钙化,许多学者采用的区分钙化和非钙化的衰减值为200 HU。

肺癌中的钙化多数表现为结节或肿块内偏心性的针尖状或云雾状钙化。不常出现大块钙化区,钙化仅占据结节的一小部分,常在10%体积以下(图10-46)。非小细胞肺癌或小细胞肺癌都可发生钙化,钙化与细胞类型也无关,虽然小的周围型肺癌可发生针尖状钙化,但大多数发生钙化的肺癌直径都>5 cm。

(2)磨玻璃影成分:虽然大部分非钙化的周围型肺癌是实心的,即肿瘤表现为软组织密度,但有些可出现全部或局灶性磨玻璃影密度,前者称为非实心结节,后者为部分实心结节。在一项233例孤立性肺结节的研究中,19%结节内有磨玻璃影成分,其中34%为恶性结节,而实心结节中仅7%为恶性结节。部分实心结节中的恶性率为63%,非实心结节中的恶性率为18%,>1 cm的部分实心结节中的恶性率很高。1996年Jang正式报道4例有磨玻璃影的肺泡细胞癌,在病理上磨玻璃影处为非黏蛋白性肺泡细胞癌,而在实心处为黏蛋白性肺泡细胞癌。其中

2 例PET 阴性，可能与肺泡细胞癌中有新陈代谢活力的肿瘤细胞较少有关。此种磨玻璃影中多伴支气管充气征，据此可和其他呈磨玻璃影病变区别。在肺泡细胞癌中磨玻璃影范围越大则生长越慢、预后越好。Kim 报道了有磨玻璃影的 132 例肺泡细胞癌和 92 例腺癌，肺泡细胞癌的磨玻璃影范围比腺癌大(29%：8%)，无淋巴结或远处转移者的磨玻璃影范围大，提示磨玻璃影范围越大预后越好(图 10-47)。

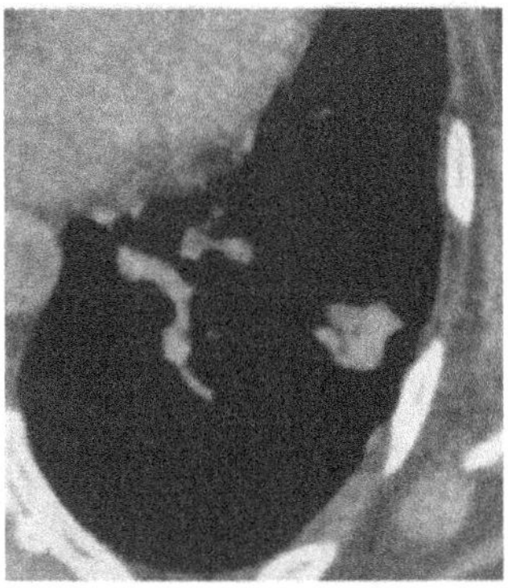

图 10-46 肺癌患者的横断面 CT 图(2)

患者男性，56 岁，鳞腺癌；CT 纵隔窗，肿瘤内可见支气管充气征、空泡征及<10%面积的钙化

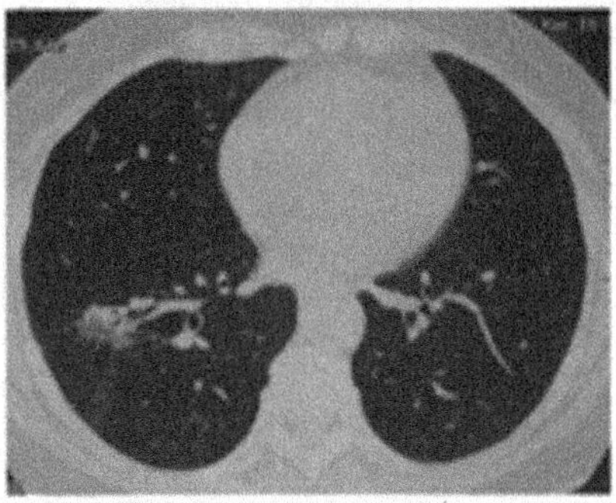

图 10-47 肺癌患者的横断面 CT 图(3)

患者女性，70 岁，右下叶结节。边缘有分叶，80%为磨玻璃影组成，并牵拉斜裂，手术病理为细支气管肺泡癌

(3)空泡征：空泡征表现为结节内 1～2 mm 的点状低密度透亮影。病理上，小泡样低密度区在有些病例中为小的未闭合的含气支气管，在细支气管肺泡癌中也可为伴有乳头状肿瘤结构的小含气囊样间隙。小泡样低密度区可见于 50%的细支气管肺泡癌病例中，较其他恶性病变多见，也可偶见于良性结节中。

(4)空气支气管征：当在 CT 上见到一支气管直接进入结节或在结节内包含有支气管时称为支气管征或支气管充气征。表现为上、下层连续的长条状或分支状小透亮影。Kuriyama 曾对良、恶性结节各 20 个的 HRCT 表现做了这方面的观察，结果发现 65%的恶性结节内均可见通畅的支气管或细支气管，管径正常或稍扩张；而良性结节中仅 1 例(5%)有支气管征。但局限性机化性肺炎可能是一个例外，因为其中 50%的病灶可见支气管征。在恶性结节中，则以腺癌出现支气管征的病例为多。

(5)空洞：指在结节内有较大而无管状形态的低密度透亮影，在 CT 图像上应>5 mm 或相应支气管的 2 倍，而且与上、下层面支气管不相连的圆形或类圆形低密度透亮影(图 10-48、

图 10-49)；病理上为结节内坏死液化并已排出；肿瘤性空洞多为厚壁空洞，壁不规则，可有壁结节；壁厚≤4 mm 者倾向于良性，≥15 mm 者倾向于恶性。在 HRCT 上见到有明显的空洞的结节或肿块者，几乎都是恶性的，其中腺癌要较鳞状细胞癌为多。

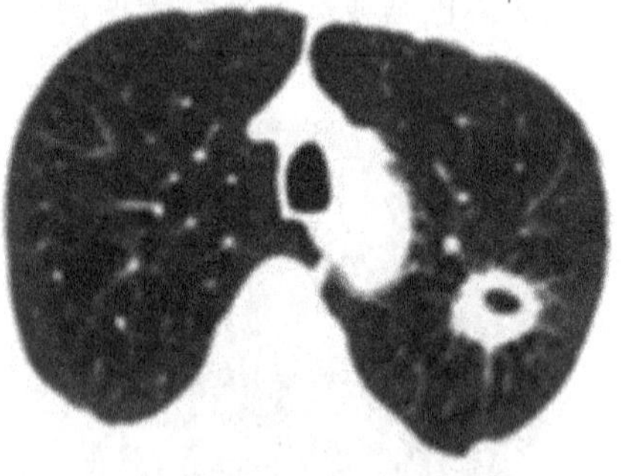

图 10-48 肺癌患者的横断面 CT **图**(4)

患者男，66 岁，左上叶鳞状细胞癌；边缘呈分叶状，有较长的毛刺，内有空洞，本例还有弥漫性肺小叶型肺气肿

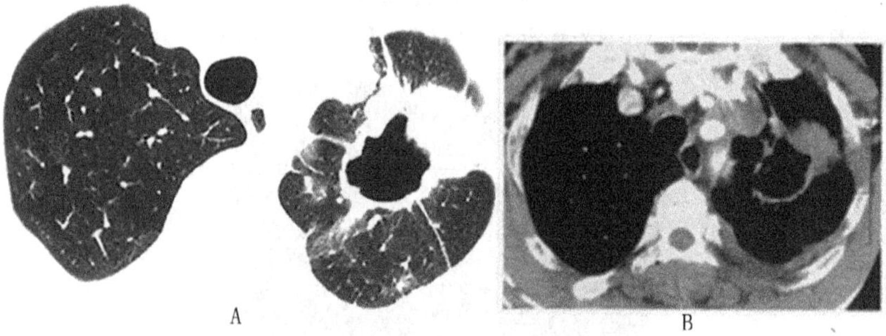

图 10-49 肺癌患者的横断面 CT **图**(5)

患者男，65 岁，左上叶鳞状细胞癌。图 A(肺窗)示肿瘤呈不规则分叶状肿块，内有空洞，洞壁较厚，内壁不规则；图 B(纵隔窗)更清楚的显示空洞壁

3.结节和胸膜的关系

位于肺周围的孤立性肺结节和邻近的胸膜之间可见所谓“胸膜尾征”，它表现为从结节外缘走向胸膜的三角形或放射状线条影，也称“兔耳征”或胸膜皱缩。在病理上，是结节的一种促结缔组织反应而形成的结缔组织带牵扯胸膜向内(图 10-50)；“胸膜尾征”最常见于恶性结节中。在 Zwirewich 的 85 个恶性结节中，58%(49 个)可见，而 Kuriyama 的 18 例周围型小肺癌中 78%(14 例)可见。它们绝大多数见于腺癌和细支气管肺泡癌(63.3%～78.6%)中，少数见于鳞状细胞癌和类癌中，但从未见于转移瘤中。要注意 27%的良性结节也可见到“胸膜尾征”，特别是结核和机化性炎症，这说明在 HRCT 上见到的该种征象对恶性结节来说并不是特异性的；如仅见局部胸膜增厚、粘连，也有结节和胸膜间的条状连接，但无胸膜皱缩是为胸膜反应，可为炎症纤维化或肺肿瘤对胸膜的侵犯。

4.生长速度

大多数肺癌的体积倍增(或直径增加 26%)的时间为 1～18 个月，其中细支气管肺泡癌、黏液表皮样癌和囊腺癌生长较慢。在一项研究中，未分化癌的平均倍增时间为 4.1 个月，鳞状细胞癌为 4.2 个月，腺癌为 7.3 个月。

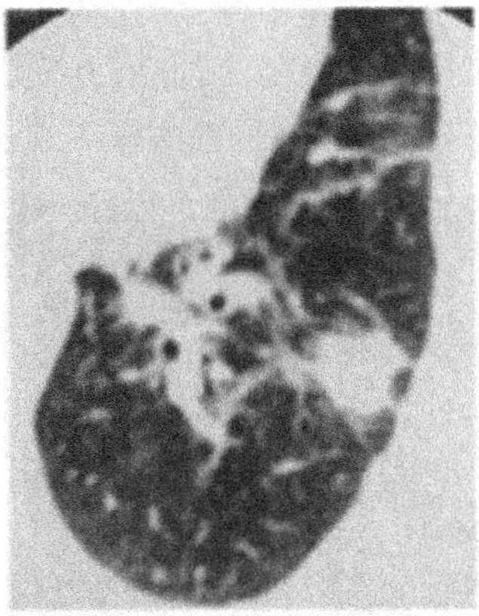

图 10-50　肺癌患者的横断面 CT 图(6)

肺窗图像，结节外缘和胸膜之间可见胸膜尾征，还有血管向肿瘤集中征

5.增强扫描

对无钙化的肺内孤立性结节的增强扫描研究中，注意到注射对比剂前后结节 CT 衰减值和密度形态学上的改变对鉴别结节的良、恶性上有重要价值。

(1)增强后 CT 衰减值的改变：Swensen 等曾报告对 163 例肺内孤立性结节的测量结果，111 例恶性结节注射对比剂前后 CT 衰减值均较平扫时增加 20～108 HU，中位数为 40 HU，而 43 例肉芽肿和 9 例良性病变仅增加 4～58 HU，中位数为 12 HU。Yamashita 等报告对32 例孤立性肺结节的增强结果，平扫时恶性结节和结核球的 CT 值均在 18～20 HU，无明显区别，而错构瘤仅在 1 HU 左右。注射对比剂后恶性结节 CT 值增加 25～56 HU，平均 40±10 HU，而结核球 CT 值增加低于 12 HU，平均 3±6 HU。4 例错构瘤中 3 例仅平均增加2±4 HU，但另 1 例却增加 71 HU，后者根据其 CT 值不能与癌区别。恶性结节注射对比剂后 CT 值逐渐升高，根据时间-衰减曲线大部分在注射后 2 分钟达到峰值。也有报告 61%在注射后 5 分钟达到峰值者，若以注射对比剂后 CT 值增强≥20 HU 为诊断恶性结节的阈值，其灵敏度为 100%，特异性为 76.9%，阳性预期值为 90.2%，阴性预期值为 100%，正确性为 92.6%，这种阈值在肉芽肿疾病发生率较高的地区中更有价值。但在 Swensen 的资料中，也有 9%(15 例)的结节(6 例恶性，9 例良性)增强在 20±5 HU 范围内；因此，增强在 20 HU 左右的病例其诊断可靠性减少，故他们认为若增强在 16～24 HU 时仍应视为不定性结节。若≥25 HU 时则可诊断为恶性结节，此时应进一步做包括经皮针吸活检，经支气管镜活检，直至开胸探查等有创性检查。若增加仅≤15 HU则可在临床密切观察下做定期 X 线复查。

从增强后的时间-密度曲线研究中可知：恶性结节的曲线上升速率较快，达到峰值后曲线维持在较高值；炎性结节的曲线上升更快，峰值更高，但达峰值后下降较快；良性结节的曲线低平或无升高。目前，多数学者认为增强≤20 HU 者高度提示良性，20～60 HU 提示恶性，>60 HU 以炎症结节可能大。

(2)增强后的密度形态学改变。根据注射后肉眼观察到的密度改变，Yamashita 等把孤立性肺结节分为 4 型：中央增强型，增强位于占结节 60%的中央部；周围增强型；完全增强型，结节的周围及中央部均见增强；包囊增强型，仅周围部的最外围增强，此型结节常在注射后早期表现无增强，而在延迟扫描中出现包囊增强。完全增强型多提示为肺癌；周围增强型和包囊增强型见于结核球及大的错构瘤，该两型在CT值的测量中常呈无或仅轻度增强，因为测量时多取结节中央部之故。肺癌有大面积坏死时也可呈周围增强型，此时其CT值增强可＜20 HU。因此，直径＞3 cm的结节做增强扫描时可出现不规则增强的形态学表现(图10-51)。

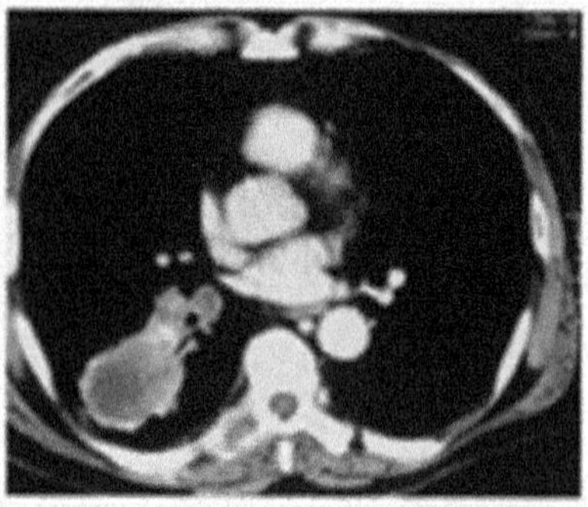

图10-51 肺癌患者的横断面增强CT图(1)

患者男，62岁，右下叶鳞癌；增强CT见肿瘤呈周围强化

(二)中央型肺癌

中央型肺癌最常见的CT表现为病变侧伴支气管管腔变窄或阻塞的肺门部软组织肿块和肿块远侧的肺不张和实变。

1.肺门部肿块

肺门部肿块是中央型肺癌的直接征象，肿块可来自肿瘤本身、因转移而肿大的肺门淋巴结和肿瘤周围的实变或炎症。肿块的边缘不规则，与纵隔之间分界不清，如肺门部肿块的边缘分叶状越明显，则越可能有肿大的淋巴结。肿块的密度一般较均匀，呈软组织密度(图10-52)。

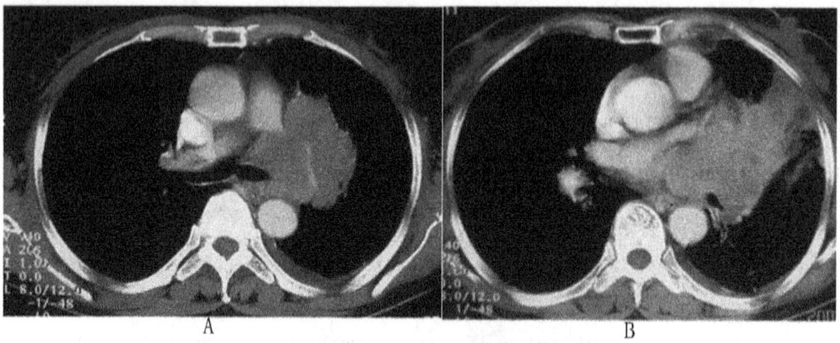

A B

图10-52 肺癌患者的横断面增强CT图(2)

患者女，55岁，左中央型鳞状细胞性肺癌。增强CT纵隔窗可见左肺门边缘不规则肿块，左上叶支气管消失不见，肿瘤包围并闭塞左主肺动脉，并侵入纵隔内，还可见左侧少量胸腔积液。从A图向下一个层面，B图可见肿瘤合并左舌叶肺不张

早期病例在肿块内或其内侧的支气管管壁内缘呈不规则的高低不平，以后管壁增厚，发生不同程度的管腔狭窄，但导致管腔完全阻塞者不多。此时，多可见管壁周围有肿块形成。

中央型肺癌可直接侵犯纵隔胸膜及各种纵隔器官和组织，如心脏、大血管、气管、食管和脊柱。如仅见到上述器官的轮廓线中断，只能假定上述器官有侵犯，而仅有的较可靠的纵隔侵犯的诊断征象是由于肿瘤蔓延而致的纵隔脂肪线的消失。胸膜或心包积液并不是胸膜浸润的可靠征象，而完整的纵隔边缘也不足以除外早期的肿瘤浸润。CT和手术对比的结果显示，在CT上肿瘤和纵隔面的接触未超过3 cm时常仍可切除，但这常需用薄层CT来证实。

2.肿块远侧的肺不张和实变

支气管狭窄、闭塞后将发生一系列继发性改变，如阻塞性肺气肿、阻塞性肺炎、阻塞性肺不张和支气管扩张等，它们并无特征性，是中央型肺癌的间接表现。

大支气管阻塞可导致肺不张和支气管和(或)肺内分泌物的潴留；由于鳞状细胞癌较常见，并且起源于中央气道者也较多，因此是最容易发生肺不张和实变的肺癌类型。由于存在侧支通气这种阻塞后的改变可以是完全的或不完全的，它们都在CT上形成致密影，呈斑片状或均匀性密度增高，常伴有肺容积缩小(图10-52)。虽然支气管充气征在胸片上不易见到，但在CT上的检出比胸片多，特别在治疗后，肿瘤有缩小时。在肿瘤远侧的气道可因黏液潴留而扩张，CT上表现为致密的不张区内出现分支状、结节状的低密度结构，为支气管充液征，在增强扫描后更明显。

当中央型肺癌合并阻塞性肺不张或实变时，要明确肿瘤的大小有困难，在CT平扫时，肿瘤和非肿瘤的肺不张或实变的密度相似，要区别两者是困难的，而在初次诊断时了解肿瘤的位置和大小对肿瘤的处理又是很重要的。快速系列增强扫描有帮助，但要注意扫描的速度和时间，在肺动脉期扫描时肿瘤的强化程度小，而远端的肺不张则呈明显的均匀强化，从而可区分两者。

(三)肺门纵隔淋巴结转移

无论是中央性或周围性肺癌在发展过程中会发生肺门和(或)纵隔淋巴结转移而致的淋巴结肿大。在初次诊断肺癌时，常已有肺门或纵隔淋巴结转移，特别在腺癌和小细胞癌中。肿瘤直径大于3 cm(T_2)时淋巴结转移的发生率要比较小的肿瘤为多，原发肿瘤的位置越靠中央淋巴结受侵的机会也越多。淋巴结的转移常有一定的顺序，首先到同侧的段、叶间或叶淋巴结(N_1)，以后到达同侧纵隔淋巴结(N_2)；但33%病例可见跳跃地转移到纵隔淋巴结，而无肺门淋巴结转移，跳跃转移到对侧纵隔淋巴结(N_3)者也不少见。

当肺癌尚局限于胸部时，有无纵隔淋巴结转移是决定大部分患者最后结果的最重要的指征。如对侧纵隔淋巴结被累及(N_3)，已不能手术；在有症状的同侧纵隔淋巴结被侵犯时(N_2)，手术也可能是不合适的；在手术中发现有N_2淋巴结的预后要比术前CT或纵隔镜已发现有N_2者为佳，其5年生存率可达20%～30%。

七、转移性肺癌CT表现

直径>6 mm的血源性肺转移瘤可在胸片上发现，但CT的灵敏度更高，CT可显示直径>2 mm的胸膜下转移瘤，而在中央肺部则需要直径>4 mm时才能检出。

(一)多发性血源性肺转移瘤

在一个有已知肿瘤病例中，CT见到多发性软组织密度的肺结节时常表明为肺转移瘤。结节的大小不一，自几毫米至几厘米，位于肺周围部者较多。边缘多清楚、光滑(图10-53)，少数来自腺癌的转移瘤可表现为边缘不规则或边缘模糊。在一篇报告中，30%～75%的转移瘤可见肺血管直接进入转移瘤内，但在CT与病理的对照研究中，其检出率<20%，薄层CT在该征象的检出上较可靠。约5%的肺转移瘤发生空洞，常见于来自宫颈癌、结肠癌和头颈部癌(图10-54)。空洞和转移瘤的大小无关，可能和原发肿瘤的病理过程有关，如鳞状细胞癌中的角蛋白液化和腺癌中的黏蛋白/类黏蛋白变性。来自头颈部鳞癌的空洞性转移瘤可很小，壁很薄，可同时有实心结节。钙化见于成骨肉瘤和软骨肉瘤的病例中，偶见于来自产生黏液的肿瘤，如结肠或乳腺癌。

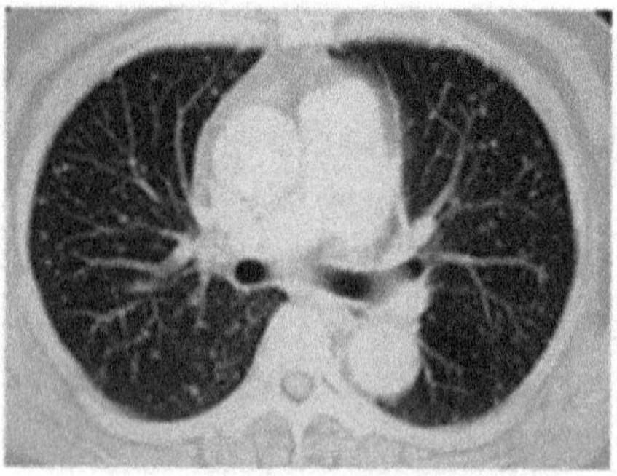

图 10-53 肺癌患者的横断面 CT 图(7)

患者女性,58 岁,右上叶腺癌合并两肺血源性转移瘤,多发性小结节边缘清楚,随机分布,但以肺周围部较多

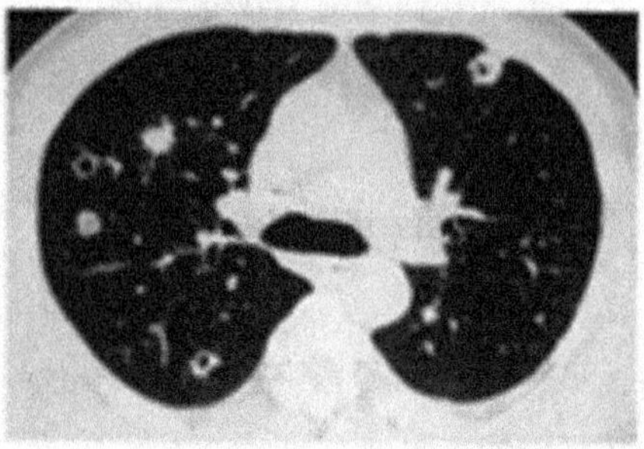

图 10-54 直肠癌肺转移患者的横断面 CT 图

患者男性,70 岁,直肠癌患者的胸部 CT,见两肺血源性转移瘤,大小不一,有空洞,也有实心结节

(二)孤立性肺转移瘤

在一项有胸外恶性肿瘤一年后肺内出现孤立性结节的报告中,63%为原发瘤,25%为转移瘤。在原发病灶为鳞癌者中 65%、腺癌中 50%的孤立性肺结节为原发瘤,而肉瘤者则几乎都为转移瘤。Quint 等报告在原发为头颈、膀胱、乳腺、宫颈、胆管、食管、卵巢、前列腺或胃等癌中的孤立性肺结节多为原发瘤[转移∶原发=(25～26)∶(3～8)];在原发为涎腺、肾上腺、结肠、腮腺、肾、甲状腺、胸腺、子宫等癌中两者机会相似(转移∶原发=13∶16);而原发为黑色素瘤、肉瘤、睾丸癌者中则多为转移瘤(转移∶原发=23∶9)。

孤立性肺转移瘤的 CT 表现和良性结节十分相似,多数为直径小于 2 cm、边缘光滑的圆形结节,有时可呈卵圆形。60%位于胸膜下,25%位于肺周围部,2/3 位于两侧下叶。有时可见到结节-血管征,即在转移性结节和相邻动脉分支之间有相连。另一个有助于与良性结节区别的征象是转移性结节远侧的低密度区,这可能是由于转移瘤阻塞了肺血管造成了其远侧血流灌注不良的结果,良性结节中无此征象。少数孤立性转移瘤的边缘有分叶和毛刺,多来自腺癌的转移,和原发性肺腺癌不易区别。

八、鉴别诊断

原发性肺癌的 CT 表现,特别是其中的周围型肺癌要和许多肺内孤立性肺结节鉴别,纵隔内的转移性淋巴结肿大要和各种肺门和(或)纵隔淋巴结肿大的病变鉴别。

(一)孤立性肺结节的鉴别

1.结核球

约 60%的孤立性肺结节是肉芽肿,可发生于任何年龄组的病例中。据统计,在年龄小于 35 岁的患者的孤立性肺结节中 90%为肉芽肿。肉芽肿多由结核、组织胞浆菌病及球孢子菌病所致,在中国大多数的肉芽肿为结核性。直径≥2.0 cm 的类圆形纤维干酪灶称为结核球,≤2.0 cm 者称为结核结节。结核球的内容物多为凝固状的干酪样坏死,有时有钙化,周围有厚约 1 mm 的纤维包膜。

结核球或结核结节在 CT 平扫上多呈直径 0.5～4 cm,或更大些的圆形或卵圆形病变,大多位于上叶,右侧多于左侧。典型的结核球边缘光滑、锐利(图 10-55),但少数也可模糊,甚至呈分叶状,90%的病例其周围可见到卫星灶,发生空洞者也不少见,空洞多呈偏心性、裂隙状或新月状。结核的重要特征是经常发生钙化,各种良性钙化形态如弥漫性、靶心状、点状、爆米花状及层状等,均可见于结核球中,尤其层状或全部钙化几乎是结核球的特征性表现,经常伴有肺门淋巴结钙化。

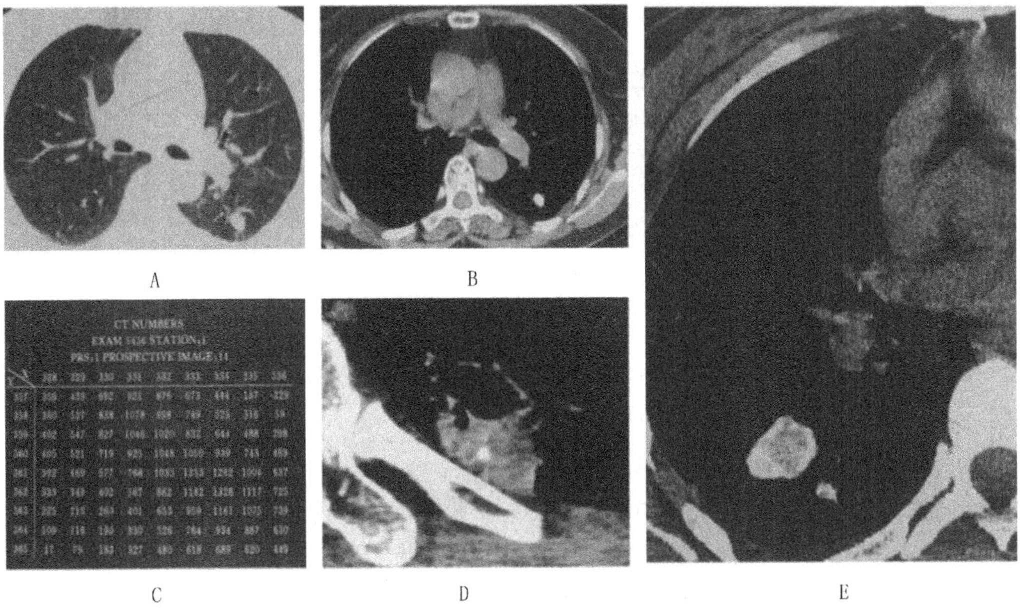

图 10-55　结核球患者的横断面 CT 图

A.左下叶背段结核球,CT 肺窗示病灶呈结节状,边缘较光滑;B.纵隔窗,结节呈弥漫性全钙化;C.为上述病灶的像素 CT 值分析,多在 300 HU 以上;D.左下叶结核球,CT 平扫纵隔窗示病灶边缘不规则,内部见靶心钙化;E.右下叶结核球,CT 平扫纵隔窗见病灶边缘呈环状钙化,周围有小的钙化卫星灶

此外,多数的结核球有胸膜粘连带,也是本病在 CT 上的另一重要特征。结核球在 CT 上可保持几个月或几年不变,偶有进行性增大者。通常,病变越大,其活动性可能越大。在增强扫描时结核球 CT 值增加常低于 12 HU,平均 3±6 HU。结核球在增强扫描后的形态学表现上也有较特征性的表现,Murayama 等曾对 12 例经手术切除的无钙化结核球做了 CT 增强类型的观察,发现 7 例(58%)呈环状边缘增强,其中 2 例为不完全的环状增强;2 例(17%)于结节中央部可见弧线状增强;其余 3 例(25%)为无特异性的增强,其中 2 例呈部分增强,1 例为均匀增强。

结核球主要需和周围型小肺癌鉴别。周围型肺癌的形态不规则,边缘毛糙,有分叶,而且多为深分叶，并可见毛刺，可有空泡征和支气管充气征，但钙化少见；而结核球边缘多光整，空洞多呈偏心性，钙化常见，周围多有卫星灶等可资鉴别，如有困难可作增强扫描，结核球多无强化或呈边缘强化，而肺癌多为均匀或不均匀强化，强化幅度多在 20 HU 以上。

2.错构瘤

错构瘤是最常见的肺部良性肿瘤，占手术切除的肺结节病例中的 6%～8%，仅次于肺癌和肉芽肿病（结核球）。起源于支气管的未分化间质细胞，由间质和上皮组织混合组成，有不同程度钙化和骨化的软骨、脂肪或黏液瘤样结缔组织是其突出的组织成分。

CT 表现为肺内结节或肿块，呈圆形或类圆形，77%的直径在 3 cm 以下，但也可达到 10 cm 以上，边缘光滑，可有分叶，密度均匀，内部可有钙化或代表脂肪的低密度区。CT 诊断标准为：①结节直径小于 2.5 cm；②边缘光滑；③结节内含有 CT 值在－140～－40 HU 的局灶性脂肪区，或有与脂肪共存的 CT 值＞170 HU 的钙化（图 10-56）。有时分叶较深，可误诊为肺癌，但后者除有分叶外，常有细短毛刺和棘状突起，胸膜凹陷，结节内有时有支气管充气征或空泡，有利于鉴别诊断。

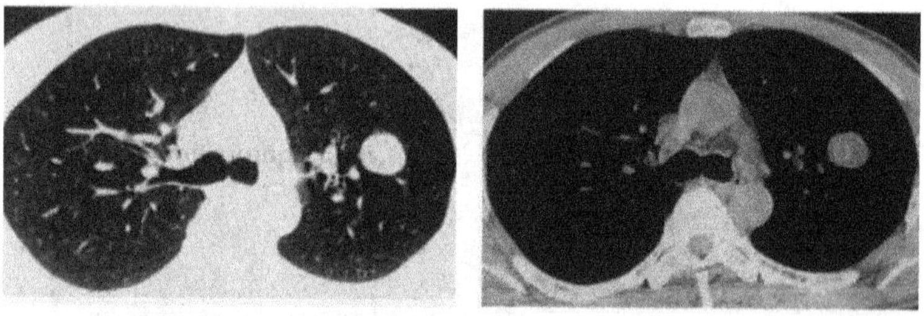

A　　B

CT NUMBERS
EXAM: 8602　STATION: 1
PRS: 1　PROSPECTIVE　IMAGE: 19

Y \ X	389	390	391	392	393	394	395	396	397
259	18	22	-12	-18	-43	10	-47	-60	-45
260	62	-45	29	6	26	-1	18	25	62
261	16	-12	1	-58	-37	26	6	-27	-28
262	-3	-37	-16	-19	43	-46	-53	-23	34
263	-65	-41	14	-67	-11	-70	35	-40	-38
264	11	-33	15	-28	-10	-11	-80	-46	5
265	7	25	-8	-26	7	68	7	21	-68
266	-10	-3	73	33	-18	-44	-19	-24	-15
267	-28	-19	-65	-9	-18	-66	-42	-34	-24

C

图 10-56　错构瘤患者的横断面 CT 图

患者男，45 岁，无症状；图 A 为左肺上叶直径 2 cm 结节，边缘光滑；图 B 为纵隔窗，见结节密度均匀，取小区域为兴趣区，测量其内部像素的 CT 值；图 C：兴趣区内有 15 个像素的 CT 值在－140～－40 HU，提示有脂肪存在，手术证实为错构瘤

3.炎性假瘤

本病的细胞成分多样，病程长短不一，临床上有多种不同的命名，但本质上并非是真正的肿瘤，而是一种非特异性的慢性炎症性增生，其病理基础是肺实质炎性增生性瘤样肿块，属于不吸收或延迟吸收的肺炎。

在 CT 表现上具有良性病变的征象，但无特征性。大多呈圆形或类圆形的结节或肿块，大小 2～6 cm，多在 3 cm 以内，但少数可达 10 cm 以上，多位于肺周围部或紧贴胸膜并可与其发生粘连，边缘较清楚或毛糙，分叶少见，邻近胸膜常有尖角样胸膜反应。密度较均匀，偶有钙化，少数病例可出现洞壁光滑的空洞或支气管充气征。平扫时 CT 值略高，增强时呈不均匀的明显增强，部分病例不强化或仅有边缘强化。纵隔内多无淋巴结肿大，此点有助于良性病变的诊断。

随访中可长期无变化或缓慢增大，如边缘出现分叶、毛刺等征象时要想到恶变的可能。

4.局限性机化性肺炎

本病为不吸收或延迟吸收的肺炎，占全部肺炎的 5%～10%。病理上可见肺泡和呼吸细支气管内的炎性渗出物机化，并有炎性细胞浸润，是不可逆的病变。

根据 Kokno 的经验，本病都位于肺周围部，39%和胸膜相接，44%直径＜2 cm，大部分（72%）呈卵圆形、楔形或梯形，呈圆形者仅 28%；94%边缘清楚而不规则，50%病例可见胸膜尾征和空气支气管征，56%病灶周围有卫星灶，在随访中 3/4 病例病灶有缩小、密度减低或消失（图 10-57）。

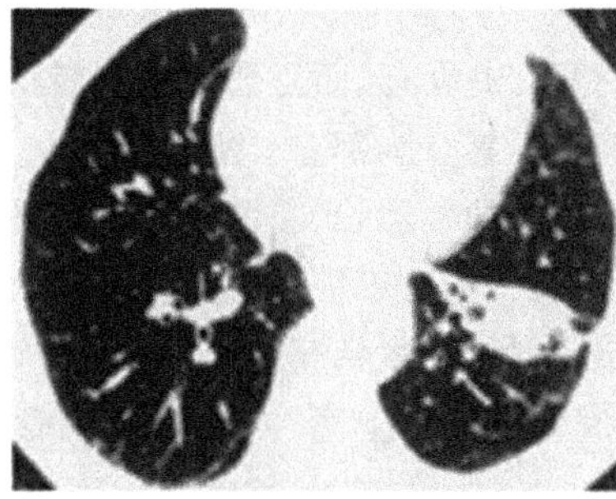

图 10-57　机化性肺炎患者的横断面 CT 图

患者男，45 岁，左肺下叶内前基底段，斜裂下梭形结节，内有大小不等的低密度影，并可见胸膜尾征。手术证实为机化性肺炎

由于本病病灶边缘不规则，病灶内有空气支气管征等常难以与肺癌鉴别，但本病位于肺周围部胸膜下，呈卵圆形、梭形或梯形的形态，病灶周围有卫星灶等特征有助于本病的诊断，如不能肯定，应及早进行肺活检，必要时，可在较短间隔期（3～4 周）后复查，观察病灶有无缩小。

5.真菌病

多种真菌可在肺部形成病灶，其中较常见的有曲霉菌、毛霉菌、白色念珠菌、隐球菌和组织胞浆菌等。它们大多是继发在全身性疾病、机体免疫力下降的基础上，导致肺部真菌病的发生。

各种肺部真菌感染在 CT 上多无特征性表现，不能加以区分，也难以和其他病因所致的肺炎、结核、肿瘤或脓肿鉴别。常见的 CT 表现有呈累及多个肺段或肺叶的炎症性改变，边缘模糊，内可有空洞形成；肺内单个或多个结节也不少见，大小不一，多位于肺的中外带，边缘多较模糊，有的结节边缘围绕以磨玻璃影，出现所谓"晕征"，是病变累及小肺动脉导致出血性梗死的结果；当多个结节增大融合时可形成肿块，其边缘可呈分叶状，有的周围也有"晕征"，肿块内部密度均匀或不均匀，有坏死液化时出现空洞，一般空洞内壁较光滑，厚薄不一。真菌感染还可引起肺门和（或）纵隔淋巴结肿大、胸腔积液、胸膜增厚，甚至肋骨破坏等。

孤立性真菌感染所致的结节或肿块须与周围型肺癌、结核球、炎性假瘤等鉴别。周围型肺癌多有分叶或毛刺的边缘，一般周围无晕征，有胸膜尾征等，较易鉴别。结核球的边缘清晰，较光滑，周围有卫星灶，内部密度较高，多有钙化等也常可与之鉴别。

（二）肺门和（或）纵隔淋巴结肿大的鉴别

许多其他疾病，包括肺癌以外的肿瘤、感染、结节病和反应性增生等都可引起纵隔和肺门淋巴结肿大，需要和肺癌转移所致的肿大淋巴结鉴别。在肿瘤中包括恶性淋巴瘤、转移瘤、白血病等。转移瘤常来自支气管、食管和乳腺，如原发肿瘤位于胸外时，则多来自肾、睾丸和头颈部。感染中最常见者为结核和真菌，后者常见为组织胞浆菌病和球孢子菌病；结节病是又一种经常引起淋巴结肿大的原因。淋巴结肿大还可见于其他各种疾病：如硅沉着病、煤工肺尘埃沉着症、石棉沉着病、Castleman 病、淀粉样变、慢性铍肺、Wegener 肉芽肿、多发性骨髓瘤、组织细胞增生症X、严重的肺静脉压力增高和药物引起的淋巴结病等。反应性过度增生是淋巴结对肺感染、细胞碎屑和异物反应性改变，是一种急或慢性、非特异性的炎症过程，产生了淋巴结的炎症和过度增生。它们见于肺感染、支气管扩张和各种急、慢性间质性肺病等的淋巴引流区。

1.淋巴瘤

恶性淋巴瘤是淋巴过度增生病中的一部分，现在一般把恶性淋巴瘤分为霍奇金淋巴瘤(HL)和非霍奇金淋巴瘤(NHL)两种，它们在临床、病理和预后上均有所不同，在淋巴瘤(HL)中可见到Reed-Sternberg细胞，而NHL中没有，而且恶性程度较淋巴瘤(HL)高，预后差。每种又根据组织学改变分为几个型，它们都可累及胸部。

上纵隔淋巴结肿大是淋巴瘤(HL)的标志，最易累及上纵隔和气管旁淋巴结链，不累及肺门淋巴结者也很少见，其他区的淋巴结——隆突下、膈上、食管旁和乳内等区的发生率依次下降。在治疗前淋巴结很少钙化，在治疗后则可发生钙化。

广泛的纵隔淋巴结肿大可造成上腔静脉阻塞、对食管或气管的压迫。病变还可累及肺部及胸膜，但检出率要较淋巴结者为少。NHL的临床表现和病理特征都较淋巴瘤(HL)复杂，病变在全身较为广泛，仅40%累及胸部，在全部NHL中10%仅累及纵隔。

在病理上一般先根据病变的大体表现分为低、中、高三个等级，然后再分为10类，一般NHL在发现时要较淋巴瘤(HL)为严重，但它不像HL那样，解剖部位的分期并不重要，而是其病理组织学改变和肿瘤的大小更重要。

在CT表现上，虽然两种淋巴瘤在全身分布可不一样，但在胸内淋巴结的表现是相似的。典型表现为两侧但不一定是对称的肺门淋巴结肿大，一侧肺门淋巴结肿大者非常少见。纵隔中气管旁淋巴结和隆突下淋巴结受累者至少和气管支气管淋巴结一样多或还要多，累及前纵隔和胸骨后淋巴结者也不少，当它们很大时，甚至可直接破坏胸骨，当肺部有病变时都有纵隔淋巴结肿大。但在NHL的组织细胞亚型可仅有肺部改变而无淋巴结肿大。在淋巴瘤中增大的淋巴结可呈散在状或融合成块，边缘清楚或模糊，大多数病例中增大的淋巴结在增强扫描中有增强，大部分为轻度或中度增强，小部分可增强达50 HU以上，后者多为霍奇金病，但也有不增强者。

20%病例的淋巴结内有低密度囊状坏死区，在治疗后淋巴结有缩小时，囊状坏死区可继续存在。治疗前淋巴结内有钙化者很少见，在经化疗或放疗后淋巴结内可发生钙化，呈不规则、蛋壳状或弥漫性钙化。

在与肺癌转移而致的肺门和(或)纵隔淋巴结肿大的鉴别上肿大淋巴结的位置很重要，肺癌转移而致的肿大淋巴结的分布位置多沿原发肺癌的淋巴转移的途径发生，常有肺门淋巴结肿大，至晚期才有对侧纵隔或肺门淋巴结肿大，而此时肺内的原发病灶多已较明显；而淋巴瘤者肺内可无原发病灶，其肿大的淋巴结多为两侧对称，好融合成片，淋巴结之间的界线消失，不易分出该组中的每个淋巴结，增强扫描时为中度增强，较肺癌所致者为低，这些均有助于鉴别。

2.结节病

结节病也是一种常引起肺门和纵隔淋巴结肿大的全身疾病，淋巴结肿大是结节病最常见的胸部表现，发生于75%～80%的患者中。

在学者报告的一组病例中78.1%可见淋巴结肿大，他们除左上气管旁区(2L区)、左气管支气管区(10L区)外，其余各区均可被累及，尤以右下气管旁区(4R区)、右气管支气管区(10R区)、主-肺动脉窗区(5区)及隆突下区(7区)为多见，其检出率均在60%以上。

两侧对称的肺门淋巴结肿大伴有气管旁淋巴结肿大是结节病的典型表现，右侧气管旁淋巴结比左侧者发生率高。病变淋巴结的大小各异，肿大的肺门淋巴结的边缘清楚、常呈分叶状。两侧对称分布是结节病的又一大特点(图10-58)，因为在其他淋巴结肿大的病变，如结核、淋巴瘤和转移瘤中很少是两侧对称的。纵隔内的肿大淋巴结常多区同时发生，可累及前、中和后纵隔等各区淋巴结，在 CT 上 25%～66%累及前纵隔，但都伴有它区的淋巴结肿大，如仅为前纵隔淋巴结肿大，强烈提示为结节病以外的疾病，特别是淋巴瘤；结节病的淋巴结可发生钙化，在 CT 上的检出率为 44%～53%，钙化仅发生在有病变的淋巴结内，是纤维组织营养不良的表现，而与高钙血症或合并结核无关。钙化可发生于任何区的淋巴结中，但以肺门和气管旁为多见。钙化的形态也无特异性，但有的表现为蛋壳状钙化较有特异性，因为它仅见于结节病和硅沉着病中，偶见于结核中。在增强扫描中淋巴结多为中度的弥漫性增强，很少有呈环状强化者。

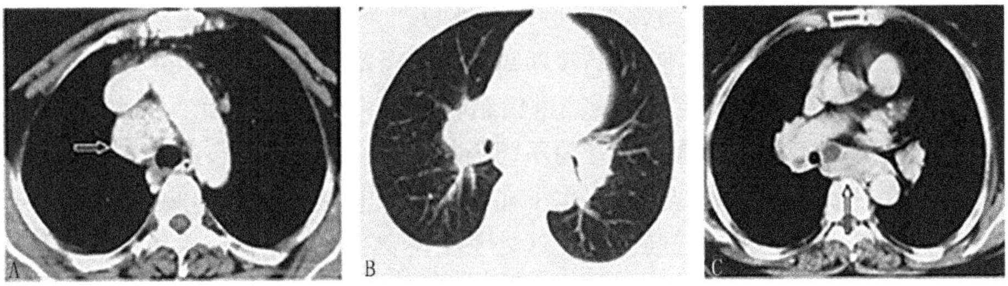

图 10-58　结节病横断面 CT 图

患者女，53 岁，结节病。增强 CT 纵隔窗见右气管旁(4R 区)淋巴结肿大(图 A 箭头)，增强后呈弥漫性强化，CT 值较高，达 80 HU。图 B 为图 A 的向下层面，见两侧叶间区(11 区)淋巴结肿大，气管旁＋两侧肺门淋巴结增大是结节病的典型表现。图 C 为图 B 的增强 CT 纵隔窗，除 11 区淋巴结肿大外，还可见隆突下(7 区)淋巴结肿大，并有囊变(箭头)

在与肺癌转移而致淋巴结肿大的鉴别上，淋巴结的位置仍很重要，虽然有些结节病病例肺内可见到大小不等的结节或肿块，但其肿大淋巴结的位置和肺内病变无肯定的关系；结节病中的肿大淋巴结虽然也可以长得很大，但常仍可见到各个淋巴结的边缘，肿大淋巴结可发生钙化，增强扫描时多为中、高度增强，较肺癌转移者稍高；而肺癌转移所致的淋巴结肿大可发生融合，并很少发生钙化；大多数结节病患者在第一次检查时淋巴结已达最大的大小，在以后的 3～6 个月减小，2/3 在 1 年后不再可见，仅 6%在 2 年后仍可见但也有减小，淋巴结逐渐缩小，这也有助于和纵隔淋巴瘤或转移瘤鉴别。

3.纵隔淋巴结结核和真菌感染

纵隔和(或)淋巴结结核多见于儿童的原发性结核中，近年来随着抗结核药物的滥用和艾滋病的流行，成人中继发结核性纵隔淋巴结炎也不少见，以中老年人和免疫损害者为多见，在报告的一组成人病例中的平均年龄为 45.9 岁。患者多无症状或有因肿大的淋巴结压迫邻近纵隔组织而引起相应的症状。

在 CT 上，几乎各区的淋巴结都可以被累及，但 60%左右位于右气管旁上区(2R 区)，20%左右位于右气管旁下区(4R 区)和主-肺动脉窗区(5 区)内。淋巴结的大小对判断病变的活动性上有一定意义，Moon 等认为活动性者和非活动性者的平均长径分别为 2.8 cm 和 2.1 cm。平扫时淋巴结的密度对诊断也有重要意义，Im 等认为直径大于 2 cm 的淋巴结在平扫上呈中央相对低密度区时表明病变为干酪坏死期。增强 CT 扫描对本病的诊断和鉴别诊断有决定性意义。在增强时 85%～100%的活动性淋巴结呈明显环形强化(CT 值 101～157 HU)，而中央区密度较低(CT 值 40～50 HU)，当有液化时 CT 值将更低，有的淋巴结的边缘较模糊也提示病变有淋巴结外蔓延；上述表现经抗结核治疗后有明显好转或完全消失，证实为活动性病变。非活动性者则在增强扫描时呈均匀状，而无边缘环状强化、中央低密度的表现。

本病虽然肺内常无实质性活动病变，但 67%可见肺内有陈旧性结核病变。

在纵隔淋巴结结核与肺癌转移而致的淋巴结肿大的鉴别上，平扫时淋巴结中央低密度和增强扫描时典型的边缘环形增强有重要意义。特别是边缘环形增强在肺癌转移而致者中不多见，但CT并不是经常都能区别它们。MRI可能有用，如肿大淋巴结在MRI的 T_1 和 T_2 加权像上都呈低信号强度而考虑为炎性肿块时，必须考虑纵隔淋巴结结核的可能。

真菌感染中常见者为组织胞浆菌病和球孢子菌病，它们在我国较少见，当组织胞浆菌病累及肺和(或)纵隔及胸外组织时，常见纵隔淋巴结肿大，表现为伴或不伴有肺部改变的一侧或两侧肺门淋巴结、纵隔淋巴结或肺内淋巴结肿大。肺部改变可表现为局灶性肺炎、一个或多个结节，可出现空洞或钙化，在无肺部改变的本病中，诊断需结合流行病学、临床材料和实验室资料。

4.肺癌以外的其他胸部恶性肿瘤的纵隔淋巴结转移

(1)食管癌：食管淋巴管构成围绕食管的不间断的致密的黏膜下丛，上2/3食管淋巴管向头侧引流，下1/3的淋巴管向下引流至腹部，也可在多水平上直接和邻近的胸导管交通，作为这种广泛引流系统的结果，常发生跳跃性转移，在远处发生淋巴结转移，而不累及中间的淋巴结。上中部食管的播散常累及气管旁淋巴结，下部食管癌转移的最常见淋巴结为胃小弯和胃左动脉淋巴结(胃肝韧带淋巴结)。

食管癌因纵隔淋巴结转移而肿大时，其肿大程度可能较因肺癌而转移者为小，Schroder对1 196个因食管癌而切除的淋巴结的研究中表明，129个(10.8%)为恶性，其大小和转移无明显相关。无转移淋巴结平均为5 mm，转移淋巴结平均为6.7 mm，仅12%转移淋巴结直径>10 mm。但Dhar报告直径<10 mm的转移淋巴结的预后要较>10 mm者为好。由于食管癌病例发现有纵隔淋巴结肿大时，其进食困难的症状多已较明显，在临床上和肺癌淋巴结转移的区别一般不困难。

(2)恶性胸膜间皮瘤：恶性胸膜间皮瘤起自脏层和膈肌胸膜，其自然的播散是通过脏层胸膜到肺，局部扩张到胸壁和膈肌。上中部前胸膜淋巴引流到内乳淋巴结，下部胸膜淋巴引流到膈肌周围淋巴结。后胸膜淋巴引流到胸膜外淋巴结，后者位于脊柱旁邻近肋骨头的胸膜外脂肪内。膈肌胸膜有丰富的淋巴管网络，沟通胸腔和腹腔。膈肌的前部和侧方淋巴管引流入内乳和前纵隔淋巴结，后部膈肌淋巴管引流到主动脉旁和后纵隔淋巴结。后纵隔淋巴管再向上引流和中纵隔淋巴管交通，也可向下引流到胃肝韧带和腹腔动脉淋巴管。

恶性胸膜间皮瘤的纵隔淋巴结转移可表现为累及一侧肺门或支气管肺淋巴结，也可累及隆突下和包括内乳淋巴结的同侧纵隔淋巴结，严重时累及对侧纵隔或内乳淋巴结。此时胸膜间皮瘤的结节或肿块多已十分明显(图10-59)。

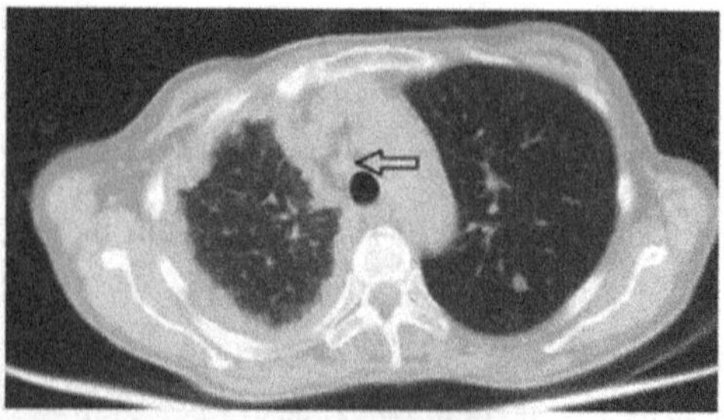

图 10-59 胸膜间皮瘤

患者女，58岁，胸膜间皮瘤。右侧胸膜呈典型的环状增厚，表面高低不平。纵隔内可见右下气管区(4R区)淋巴结肿大(箭头)

5.肺尘埃沉着症(肺尘埃沉着病)

在长期吸入生产性粉尘的工人中也会发生肺门和纵隔淋巴结的变化,表现为淋巴结的肿大和(或)钙化(图 10-60)。在报告的 100 例煤工肺尘埃沉着病的 CT 检查中,83%有淋巴结肿大,88%有淋巴结钙化。在有大块纤维化的Ⅲ期肺尘埃沉着病患者中的肿大淋巴结检出率较无大块纤维化的Ⅰ、Ⅱ期肺尘埃沉着病明显增多。此时,要和肺癌所致者鉴别,除肺尘埃沉着病的大块纤维化的 CT 表现和肺癌有不同外,肺尘埃沉着病中的肿大淋巴结较小,以直径在 1.5 cm 以下者为多,而且钙化的发生率高,有助于鉴别。

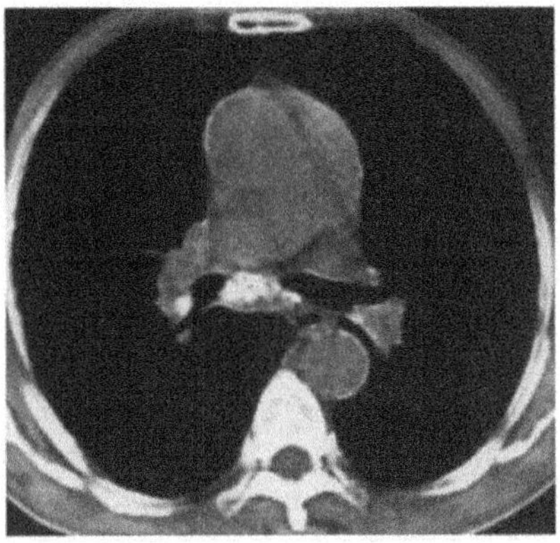

图 10-60　肺尘埃沉着病患者横断面 CT

患者男性,55 岁,煤工肺尘埃沉着病。隆突下(7 区)淋巴结肿大,并有大量钙化

6.Castleman 病

Castleman 病也称良性巨淋巴结增生症,原因不明,在青年人(平均 33 岁)中多见。它也可为多灶性累及胸内、外淋巴结,以在纵隔内最多见。

在组织学上,它分为两型:透明血管型(90%)和浆细胞型。前者的 CT 表现为纵隔或肺门部有一侧或两侧软组织密度肿块,边缘清楚,可有分叶,有时可十分巨大,并发生钙化,肿块可延伸至颈部或腹膜后。平扫时的 CT 值为 43～55 HU,平均 47 HU,在增强扫描时肿块有非常明显的增强,CT 值可达 80～125 HU,平均 90 HU,在动态扫描中可见从周边到中央的逐渐强化,这有助于鉴别诊断。鉴别诊断中要包括各种在增强扫描中有强化的病变,如结节病、结核病、血管免疫性淋巴结病和血管性转移瘤,特别是来自肾细胞癌、甲状腺乳头状癌和小细胞肺癌者。

(孙景云)

第十一章　腹部疾病CT诊断

第一节　胃十二指肠疾病 CT 诊断

一、溃疡性疾病

(一)病理和临床概述

胃十二指肠溃疡是消化道常见疾病，十二指肠较胃多见，与胃酸水平及幽门螺杆菌感染有关。病理表现为胃壁溃烂缺损，形成壁龛。临床表现长期反复上腹疼痛。

(二)诊断要点

CT、MRI 对胃十二指肠溃疡的诊断价值不大，尤其是良性溃疡；恶性溃疡较不典型时表现为胃壁不规则增厚或腔外软组织肿块。

(三)鉴别诊断

溃疡性疾病需活检与溃疡型胃癌鉴别。

(四)特别提示

溃疡性病变主要靠钡剂造影或胃镜诊断，CT 在观察溃疡穿孔、恶变等方面有一定优势。

二、憩室

(一)病理和临床概述

十二指肠憩室占消化道憩室首位，胃憩室少见。病因不清，可能与先天性肠壁发育薄弱有关，病理为多层或单层肠壁向腔外呈囊袋状突出，多位于十二指肠内侧。单纯憩室无症状，合并憩室炎或溃疡可有上腹痛、恶心、呕吐等症状。

(二)诊断要点

憩室表现为圆形或卵圆形囊袋状影，与肠腔关系密切，三维重组常见一窄颈与肠腔相连。其内密度混杂，含有气体、液体或高密度对比剂。十二指肠乳头旁憩室常引起胆管及胰管扩张(图 11-1)。

(三)鉴别诊断

胃十二指肠憩室具有典型表现，行钡剂造影检查一般可确诊。

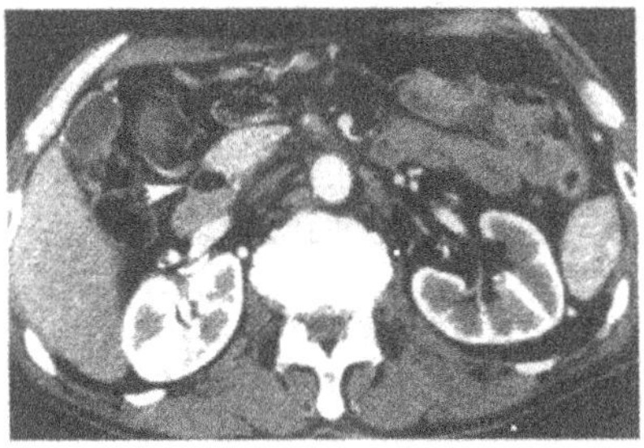

图 11-1　胃十二指肠球后憩室

CT 显示可见十二指肠降部前方类圆形空气集聚

(四)特别提示

对于胆管、胰管扩张患者,在排除结石及肿瘤后,应考虑到十二指肠壶腹部憩室可能。

三、胃淋巴瘤

(一)病理和临床概述

胃淋巴瘤(GL)原发性起源于胃黏膜下层淋巴组织,肿瘤局限于胃肠壁及其周围区域淋巴结;也可继发全身恶性淋巴瘤。临床症状除上腹痛、消瘦及食欲减退外,可有胃出血、低热等。

(二)诊断要点

胃淋巴瘤胃壁广泛或节段性增厚,胃腔变形缩小,增厚胃壁密度较均匀。增强扫描增厚胃壁均匀强化,其强化程度较皮革样胃低。肾门上下淋巴结肿大或广泛主动脉旁淋巴结肿大,常侵犯胰腺(图 11-2)。

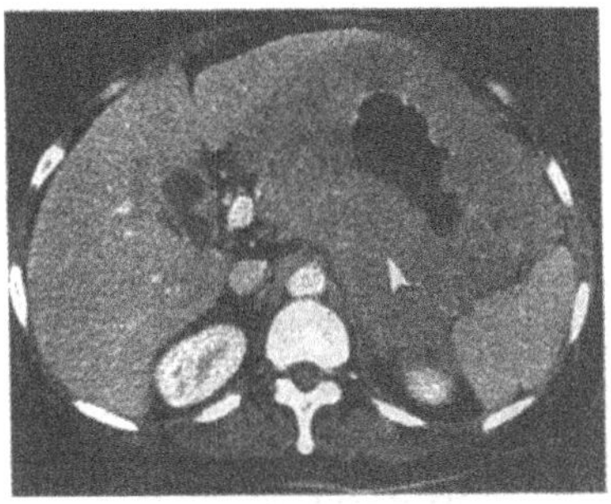

图 11-2　淋巴瘤

CT 检查显示胃体部胃壁弥漫性增厚,强化均一,胃腔狭窄

(三)鉴别诊断

胃淋巴瘤需与胃癌鉴别,胃壁增厚、胃腔缩小不明显、较少侵犯胃周脂肪层及增强强化效应不及胃癌等征象有助于胃淋巴瘤诊断。

(四)特别提示

CT 对检出早期淋巴瘤比较困难,但能充分显示中晚期淋巴瘤的病变全貌。病变确诊依靠活检。

四、胃间质瘤

(一)病理和临床概述

胃间质瘤是一类独立来源于胃间叶组织的非定向分化肿瘤,以往将其诊断为平滑肌或神经源性肿瘤，多数间质瘤为恶性，好发胃体，以膨胀性、腔外性生长为主，肿瘤越大恶性可能性越大。临床表现进行性上腹疼痛，有呕血及柏油样便，可触及包块。

(二)诊断要点

胃间质瘤肿瘤较大，常在 5 cm 以上，腔外肿块常向腹腔薄弱区域突出，肿块密度不均，有坏死囊变，增强扫描中等度不均质强化；肿块腔内部分凹凸不平，可见溃疡龛影。腔外肿块有向邻近结构浸润现象(图 11-3)。

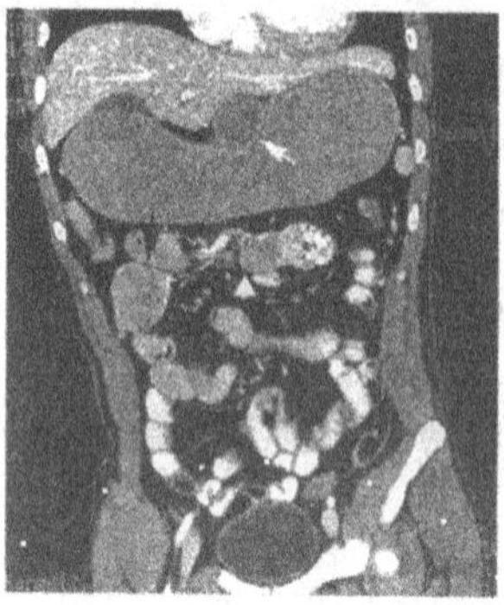

图 11-3　多发间质瘤

CT 显示胃小弯及十二指肠旁腔外肿块，密度不均，有坏死囊变，增强扫描中等度不均质强化

(三)鉴别诊断

同胃癌、肝肿瘤、淋巴瘤等鉴别，膨胀性、腔外性生长有助于间质瘤诊断。

(四)特别提示

CT 重建有助于判断肿瘤起源部位。要明确病理诊断必须进行光镜检查及免疫组化检测，包括c-KIT、PDGFRα 和 CD34。

五、胃癌

(一)病理和临床概述

胃癌在我国居消化道肿瘤首位。病因至今不明，好发年龄为 40～60 岁，可发生在胃任何部位，以胃窦、小弯、贲门常见。胃癌起于黏膜上皮细胞，都为腺癌。早期胃癌临床症状轻微，进行期胃癌表现为上腹痛、消瘦及食欲减退。

(二)诊断要点

胃壁局限或广泛增厚，胃腔狭窄，胃腔内形成不规则软组织肿块，表面凹凸不平，早期扫描肿瘤强化明显。周围组织受侵时表现为胃周脂肪层模糊消失，腹腔腹膜后淋巴结增大，常伴肝转移(图 11-4)。

(三)鉴别诊断

胃平滑肌瘤，边界光整规则，瘤内易出现出血坏死、囊变及钙化，有套叠征、胃溃疡。

(四)特别提示

胃肠造影检查只能观察胃腔内结构，CT 检查意义在于发现胃周结构侵犯情况，腹腔腹膜后有无淋巴结转移等，对临床分期有重要意义。

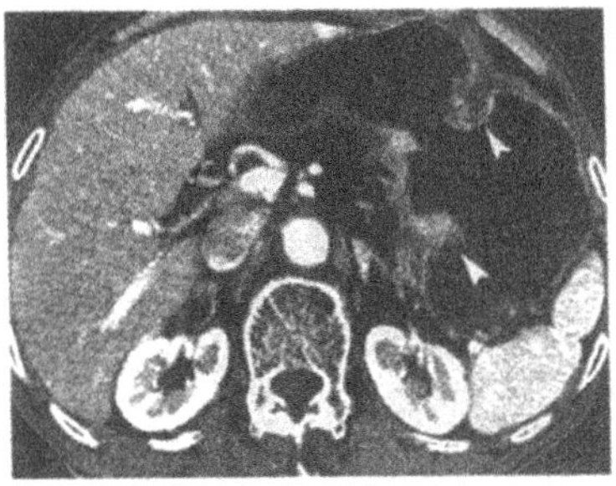

图 11-4　胃癌

CT 显示胃小弯侧前、后壁不规则增厚，后壁见浅大腔内溃疡，增强扫描动脉期明显强化

（高　娜）

第二节　肝脏疾病 CT 诊断

一、肝囊肿

（一）病理和临床概述

肝囊肿是比较常见的良性疾病，根据发病原因不同，可将其分为非寄生虫性和寄生虫性肝囊肿。非寄生虫性又分为先天性和后天性（如创伤、炎症性和肿瘤性，又称为假性囊肿）。以先天性肝囊肿最常见，先天性起源于肝内迷走的胆管或因肝内胆管和淋巴管在胚胎期发育障碍所致。可单发或多发，肝内两个以上囊肿者称为多发性肝囊肿。有些病例肝散在大小不等的囊肿，又称为多囊肝，通常并存有肾、胰腺、脾、卵巢及肺等部位囊肿。本节主要讨论先天性肝囊肿表现。临床一般无表现，巨大囊肿可压迫肝和邻近脏器产生相应症状（图 11-5）。

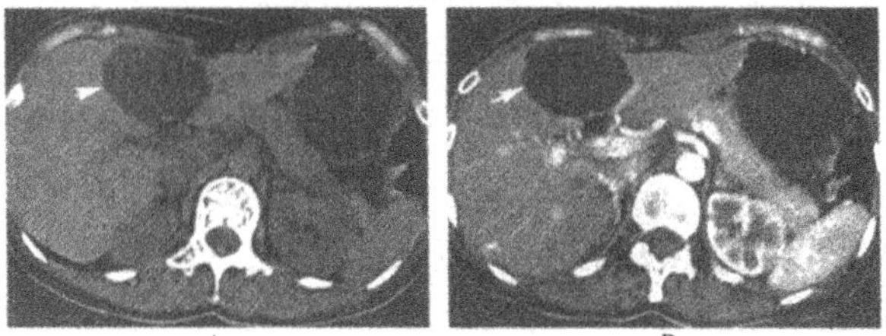

A　　B

图 11-5　肝囊肿

A.CT 平扫可见左侧肝叶呈低密度囊性改变，呈张力较高；B.CT 增强扫描可见左侧肝叶囊性病变未见强化

（二）诊断要点

CT 上表现为单个或多个、圆形或椭圆形、密度均匀、边缘光滑的低密度区，CT 值接近于水。合并出血或感染时密度可以增高。增强后囊肿不强化。

（三）鉴别诊断

囊性转移瘤；肝棘球蚴囊肿；肝囊肿无强化，密度均匀可鉴别。

(四)特别提示

肝囊肿的诊断和随访应首选B超,其敏感度和特异性高。对于疑难病例,可选用CT或MRI。其中MRI对小囊肿的准确率最高,CT因部分容积效应有时不易区分囊性或实质性。

二、肝内胆管结石

(一)病理和临床概述

我国肝内胆管结石发病率约16.1%,几乎全是胆红素钙石,由胆红素、胆固醇、脂肪酸与钙盐组成。可为双侧肝内胆管结石,也可限于左肝或右肝,左肝内胆管。肝内胆管结石的形成与细菌感染、胆汁滞留有关。肝内胆管结石与肝内胆管狭窄、扩张并存较多见。因此有胆汁的滞留。狭窄于两侧肝管均可见到,以左侧多见,也可见于肝门左、右肝管汇合部。

主要临床表现:①患者疼痛不明显,发热、寒战明显,周期发作;②放射至下胸部、右肩胛下方;③黄疸;④多发肝内胆管结石者易发生胆管炎,急性发作后恢复较慢;⑤肝大、肝区叩击痛;⑥多发肝内胆管结石者,多伴有低蛋白血症及明显贫血;⑦肝内胆管结石广泛存在者,后期出现肝硬化、门静脉高压。

(二)诊断要点

(1)单纯肝内胆管结石或伴肝外胆管结石、胆囊结石,按结石成分CT表现可分为高密度结石、略高密度结石、等密度结石、低密度结石、环状结石5种类型。胆石的CT表现与其成分有关,所以,CT可以提示结石的类型。肝内胆管结石主要CT表现为管状、不规则高密度影,典型者在胆管内形成铸型结石,密度与胆汁相比以等密度到高密度不等,以高密度为多见。结石位于远端较小分支时,肝内胆管扩张不明显;结石位于肝内较大胆管者,远端小分支扩张。

(2)肝内胆管结石伴感染,肝内胆管结石可以伴感染,主要有胆管炎、胆管周围脓肿形成等。CT表现为胆管壁增厚,有强化;对胆管周围脓肿,CT可以表现为胆管周围可见片状低密度影或呈环形强化及延迟强化等表现。

(3)肝内胆管结石伴胆管狭窄,CT可以显示结石情况及逐渐变细的胆管形态。

(4)肝内胆管结石伴胆管细胞癌,CT增强扫描可以在显示肝内胆管结石外及扩张胆管的同时,对肿块的位置、大小、形态及其对周围肝实质侵犯情况可以精确分析,动态增强扫描有特异性的表现。依表现分两型,肝门型和周围型。肝门型主要表现有,占位近侧胆管扩张,70%以上可显示肿块,呈中度强化。局限于腔内的小结节时,可以显示胆管壁增厚和强化,腔内软组织影和显示中断的胆管。动态增强扫描其强化方式呈延迟强化,具有较高的特异性。周围型病灶一般较大,在平扫和增强扫描中,都表现为低密度多数病例有轻度到中度强化,以延迟强化为主,常伴有病灶内和(或)周围区域胆管扩张。

(三)鉴别诊断

肝内胆管结石容易明确诊断,主要需要将肝内胆管结石伴间质性肝炎与胆管细胞癌相鉴别。

(四)特别提示

肝内胆管结石的影像学检查一般首选B超、CT和MRI,由于单纯的胆管结石较少,伴有胆管炎、胆管狭窄的居多,所以,MRCP因其可以完整显示胆管系统又成为一项重要的检查项目;但单纯MRCP对伴有胆管细胞癌或不伴胆管扩张的胆管结石显示效果不佳,CT和MRI及增强扫描的价值重大(图11-6)。

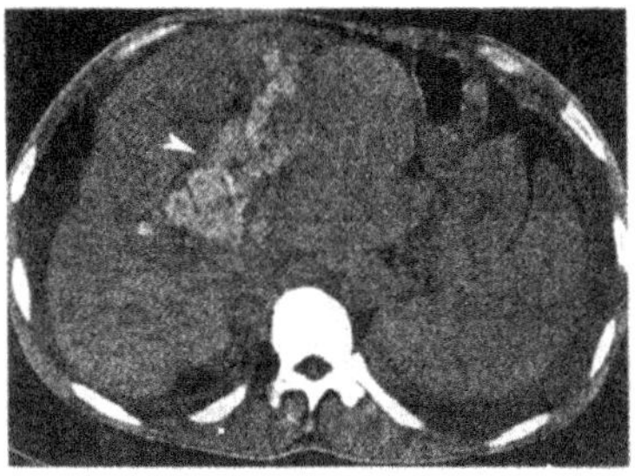

图 11-6 肝内胆管结石

CT 显示左肝内胆管内多发结节状高密度灶，肝内胆管扩张，肝脾周围少量积液

三、肝脏挫裂伤

(一)病理和临床概述

肝脏挫裂伤，肝脏由于体积大，肝实质脆性大，包膜薄等特点，在腹部受到外力撞击容易产生闭合伤，多由高处坠入、交通意外引起。临床表现为肝区疼痛，严重者失血性休克。

(二)诊断要点

1.肝包膜下血肿

包膜下镰状或新月状等低密度区，周围肝组织弧形受压。

2.肝实质血肿

肝内圆形、类圆形或星芒低密度灶。

3.肝撕裂

肝撕裂为多条线状低密度影，边缘模糊(图 11-7)。

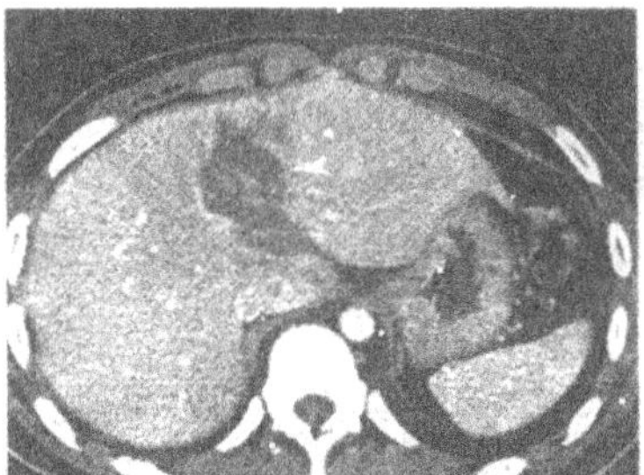

图 11-7 肝挫裂伤

CT 显示肝左叶内片状低密度灶，边缘模糊，增强扫描内部轻度不均质强化

(三)鉴别诊断

FNH 结合病史，容易诊断。

(四)特别提示

CT 检查能准确判断肝外伤的部位、范围、肝实质损伤和大血管的关系、腹腔积血的量，为外科决定手术或保守治疗提供重要依据。

四、肝脏炎性病变肝脓肿

(一)病理和临床概述

肝脓肿是肝内常见炎性病变，分细菌性、阿米巴性、真菌性、结核性等，以细菌性、阿米巴性肝脓肿多见。肝脓肿病理改变可分为 3 层结构，中心为组织液化坏死，中间为含胶原纤维的肉芽组织构成，外周为移行区域，为伴有细胞浸润及新生血管的肉芽组织。临床出现肝大、肝区疼痛、发热及白细胞计数升高等急性感染表现。

(二)诊断要点

平扫肝实质圆形或类圆形低密度病灶，中央为脓腔，密度均匀或不均匀，CT 值高于水低于肝，有时可见积气或液平面。脓腔壁为较高密度环状阴影，急性期可见壁外水肿带，边缘模糊。增强扫描脓肿壁明显环状强化，中央坏死区无强化，典型称“双环”征，代表强化脓肿壁及水肿带。

“双环”征和脓肿内积气为肝脓肿特征性表现(图 11-8)。

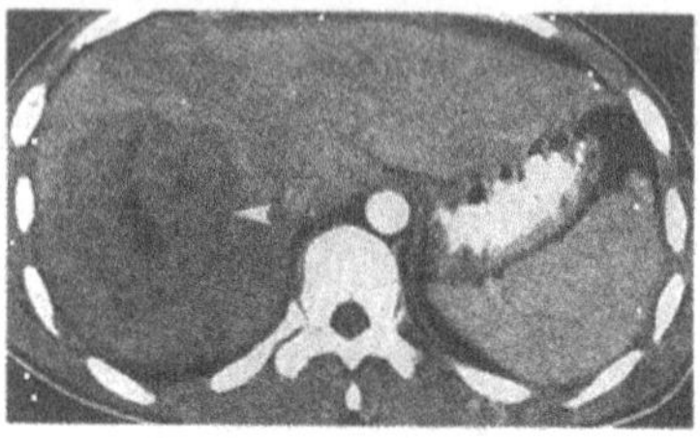

图 11-8　肝脓肿

CT 检查显示肝右叶类圆形混杂密度团块，增强扫描脓肿壁见环状强化，外缘见晕征，中心区域低密度脓腔未见强化

(三)鉴别诊断

肝癌、肝转移瘤，典型病史及“双环”征有助于肝脓肿诊断。

(四)特别提示

临床起病急，进展快有助于肝脓肿诊断，不典型病例需随访观察。

五、肝硬化

(一)病理和临床概述

肝硬化是以肝脏广泛纤维结缔组织增生为特征的慢性肝病，正常肝小叶结构被取代，肝细胞坏死、纤维化，肝组织代偿增生形成再生结节，晚期肝脏体积缩小。引起肝硬化主要原因有乙肝、丙肝、酗酒、胆道疾病、寄生虫等。早期无明显症状，后期可出现腹胀、消化不良、消瘦、贫血及颈静脉怒张、肝大、脾大、腹水等症状。

(二)诊断要点

(1)肝叶比例失调，肝左叶尾叶常增大，右叶萎缩，肝裂增宽，肝表面凹凸不平，表面呈结节状，晚期肝硬化体积普遍萎缩。

(2)脾大(＞5 个肋单位)，脾静脉、门静脉扩张及侧支循环建立，出现胃短静脉、胃冠静脉及食管静脉曲张，部分患者见脾肾分流。

(3)腹水，表现为腹腔间隙水样密度灶。少量腹水常积聚于肝脾周围，大量腹水时肠管受压聚拢，肠壁浸泡水肿(图 11-9)。

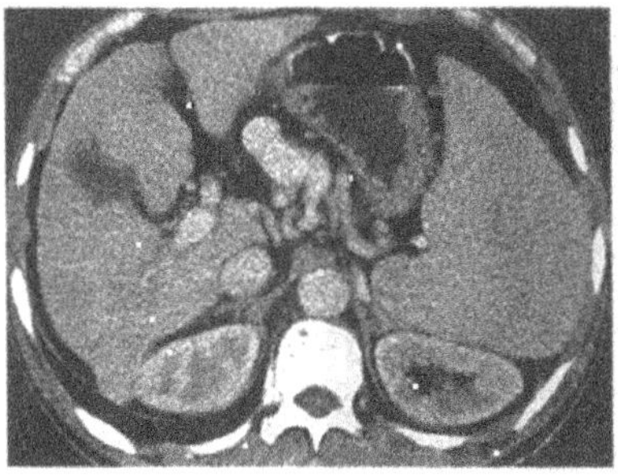

图 11-9 肝硬化

CT 检查显示肝脏体积缩小，肝叶比例失调，脾大，门静脉扩张伴侧支血管形成

(三)鉴别诊断

弥漫型肝癌，增强扫描动脉期肝内结节明显强化及门脉癌栓，AFP 显著升高等征象均有助于肝癌诊断。

(四)特别提示

CT 可直观显示肝脏形态和轮廓改变，观察肝密度改变，可初步判断肝硬化程度。同时可全方位显示肝内血管，为 TIPSS 手术的操作进行导向。

六、脂肪肝

(一)病理和临床概述

脂肪肝为肝内脂类代谢异常，诱发三酰甘油和脂肪酸在肝内聚积、浸润和变性，分局灶性脂肪浸润及弥漫性脂肪浸润两种。常见原因有肥胖、糖尿病、肝硬化、激素治疗及化疗后等。临床表现为肝大、高脂血症等症状。

(二)诊断要点

(1)局灶性脂肪浸润，表现为肝叶或肝段局部密度减低，密度低于脾脏，无占位效应，其内见血管纹理分布。

(2)弥漫性脂肪浸润，表现为全肝密度降低，肝内血管异常清晰(图 11-10)。

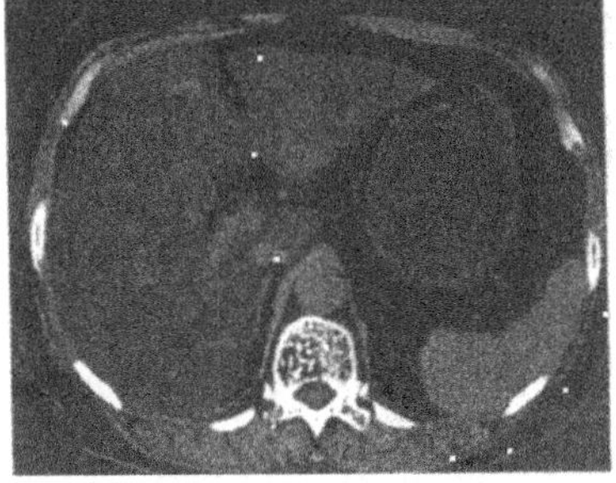

图 11-10 脂肪肝

CT 检查显示肝脏平扫密度均匀性减低，低于脾脏密度，肝内血管纹理异常清晰

(3)常把肝/脾 CT 比值作为脂肪肝治疗后的观察指标。

(三)鉴别诊断

肝癌；血管瘤；肝转移瘤；局限性脂肪肝或弥漫性脂肪肝中残存肝岛有时呈圆形或类圆形，易误诊为肿瘤或其他病变。增强扫描表现、无占位效应、无门脉肝静脉阻塞移位征象，可作为鉴别诊断依据。

（四）特别提示

对于肝岛、局灶性脂肪浸润及脂肪肝基础上伴有病变的检查，MRI具有优势。

七、肝细胞腺瘤

（一）病因病理及临床表现

肝细胞腺瘤与口服避孕药或合成激素有关，肿瘤由分化良好、形似正常的肝细胞组织构成，无胆管，表面光滑，有完整假包膜。主要见于年轻女性，多无症状，停用避孕药肿块可以缩小或消失。

（二）诊断要点

平扫为圆形低密度块影，边缘锐利。少数为等密度，增强扫描动脉期较明显强化。有时肿瘤周围可见脂肪密度包围环，为该肿瘤特征。

（三）鉴别诊断

(1)肝癌：与肝细胞癌相比腺瘤强化较均匀，无结节中结节征象。

(2)局灶性结节增生：中央瘢痕为其特征。

(3)血管瘤：早出晚归，可多发。

（四）特别提示

肝腺瘤在CT上与其他实质性肿瘤表现相似，不易做出定性诊断。若有长期口服避孕药史，可供诊断参考。

八、肝脏局灶性结节增生

（一）病因病理及临床表现

肝脏局灶性结节增生(FNH)是一种相对少见的肝脏良性富血供占位。病变常为单发，易发生于肝包膜下，边界多清晰，但无包膜，其病理表现为实质部分由肝细胞、Kupffer细胞、血管和胆管等组成，肝小叶的正常排列结构消失；肿块内部有放射性纤维瘢痕、瘢痕组织内包含一条或数条供血滋养动脉为其病理特征。临床多见于年轻女性，通常无临床症状。

（二）诊断要点

平扫表现为等或略低密度，中央瘢痕为更低密度；动态增强扫描FNH表现基本恒定，表现为动脉期明显均匀强化(中央瘢痕除外)，程度强于肝细胞肝癌及海绵状血管瘤，门脉期强化程度降低，略高于正常肝组织，中央瘢痕一般延时强化(图11-11)。

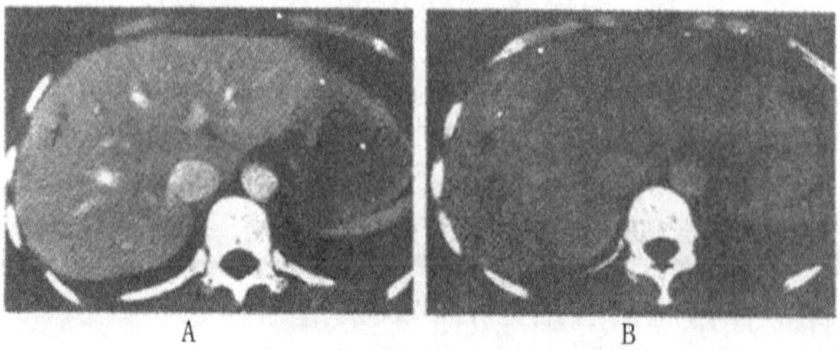

图11-11 肝局灶性结节增生

CT检查显示增强扫描肝右前叶类圆形团块强化，中央星芒瘢痕延迟期强化

(三)鉴别诊断

FNH 主要与肝细胞肝癌鉴别,FNH 无特殊临床症状,中央瘢痕为其特征。

(四)特别提示

CT 可动态反映病灶血供特点,定性能力强。对于不典型者,以放射性核素扫描和 MRI 检查意义大。

九、肝脏血管平滑肌脂肪瘤

(一)病因病理及临床表现

肝血管平滑肌脂肪瘤(HAML)是一种较为少见的肝脏良性间叶性肿瘤,由血管、平滑肌和脂肪 3 种成分以不同比例组成。随着病理诊断水平的不断提高,近年来对其报道逐渐增多,但由于该瘤的形态学变异多样化,因此大多数病倒易误诊为癌、肉瘤或其他间叶性肿瘤。

(二)诊断要点

HAML 病理成分的多样化导致临床准确诊断 HAML 存在一定困难。根据 3 种组织成分的不同比例将肝血管平滑肌脂肪瘤分 4 种类型。①混合型:各种成分比例基本接近(脂肪10%～70%)。混合型 HAML 是 HAML 中常见的一种类型,CT 平扫为含有脂肪的混杂密度,各种成分的比例相近,增强扫描动脉期软组织成分有明显强化,多数能持续到门静脉期,病灶中心或边缘可见高密度血管影(图 11-12A～B)。②平滑肌型:脂肪<10%,根据其形态分为上皮样型、梭形细胞型等。平滑肌型 HAML 中脂肪含量<10%,动脉期及门静脉期强化都略高于周围肝组织,但术前准确诊断困难(图 11-12C～E)。③脂肪型(脂肪≥70%):脂肪型 HAML 影像学表现相对有特征性,脂肪影是其特征性 CT 表现之一。其他成分的比例相对较少。因此在 CT 扫描时发现有低密度脂肪占位要高度怀疑 HAML(图 11-12F)。④血管型:血管型 HAML 诊断依靠动态增强扫描。发现大多数此类的 HAML 在注射对比剂后 40 秒,病灶达到增强峰值,延迟期(>4 分钟)病灶仍然强化,强化方式酷似血管瘤,造成鉴别诊断困难,主要靠病灶内含有脂肪及中心高密度点状血管影加以区分。

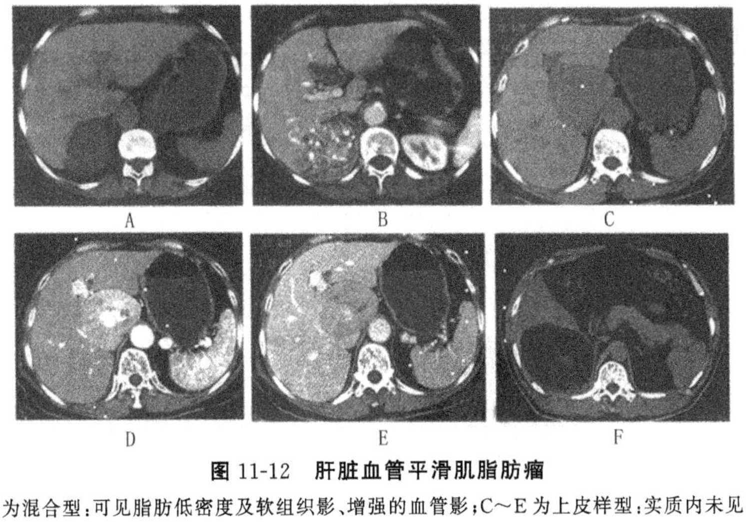

图 11-12　肝脏血管平滑肌脂肪瘤

A～B 为混合型:可见脂肪低密度及软组织影、增强的血管影;C～E 为上皮样型:实质内未见明显脂肪密度,中央可见粗大畸形的血管影,增强扫描为"快进快出"模式;F 为脂肪型,大部分为脂肪密度

(三)鉴别诊断

脂肪型 HAML 首先要与肝脏含脂肪组织的肿瘤鉴别:①脂肪瘤及脂肪肉瘤,CT 值多在－60 HU以下,而且无异常血管及强化组织,脂肪肉瘤形态不规则,边缘不光滑;②肝局灶性脂肪浸润,常呈扇形或楔形,无占位表现,其内有正常血管穿过;③肝癌病灶内脂肪变性,分布弥散,界限不清,伴有液化坏死和血管侵犯,有肝硬化和甲胎蛋白升高;④髓源性脂肪瘤,由于缺乏血供,血管造影呈乏血供或少血供。

平滑肌型 HAML 需要与肝癌、血管瘤、腺瘤等相鉴别:①肝细胞癌,增强扫描“早进早出”,动脉期多为明显强化,呈高密度,但门静脉期及平衡期强化不明显,密度相对低于周围正常肝组织。肝血管平滑肌脂肪瘤的软组织成分在门静脉期仍呈稍高密度,尤其对于脂肪成分少的 HAML 容易误诊为肝癌。②肝脏转移瘤或腺瘤,鉴别诊断主要依赖于病史,瘤内出血、坏死有助于鉴别肝腺瘤。③血管型平滑肌脂肪瘤的强化方式和血管瘤的强化方式相似,在平衡期仍然为较高密度。肝血管瘤由扩张的血管及血窦组成,血窦内衬内皮细胞,有厚薄不一的纤维隔,其血供特点为“快进慢出”,在增强扫描时强化密度与肝动脉相近,动脉期、门静脉期均多为明显强化,而平衡期多为稍高密度。较大的肝血管瘤内可有纤维化,呈低密度,与肝血管平滑肌脂肪瘤内含脂肪的低密度明显不同,因而鉴别诊断主要依靠 HAML 内有脂肪成分及中心血管影。

(四)特别提示

动态增强多期扫描可充分反映 HAML 的强化特征,有助于提高 HAML 诊断的准确性,但是对不典型病灶必须结合临床病史和其他影像检查方法,CT 引导下细针抽吸活检对肝脏 HAML 诊断很有帮助。少脂肪的 HAML 可以行 MRI 同相位、反相位扫描。

十、肝脏恶性肿瘤

(一)肝癌

1.病因病理及临床表现

肝癌是成人最常见的恶性肿瘤之一,肝癌患者大多具有肝硬化背景。有三种组织学类型:肝细胞型、胆管细胞型、混合细胞型。肿瘤主要由肝动脉供血,易发生出血、坏死、胆汁郁积。肿块＞5 cm 为巨块型;＜5 cm为结节型;细小癌灶广泛分布为弥漫型。纤维板层样肝细胞癌为一种特殊类型肝癌,以膨胀性生长并较厚包膜及瘤内钙化为特征,多好发青年人,无乙型肝炎、肝硬化背景。

2.诊断要点

(1)肝细胞型肝癌,表现为或大或小、数目不定低密度灶。CT 值低于正常肝组织 20 HU 左右。有包膜者边缘清晰;边缘模糊不清,表明浸润性生长特征,常侵犯门静脉及肝静脉。有些肿瘤分化良好平扫呈等密度。增强扫描表现多种多样,通常动脉期癌灶明显不均匀强化,门静脉期及延迟期快速消退,即所谓“快进快出”强化模式(图 11-13)。

(2)胆管细胞型肝癌,平扫为低密度肿块,增强动脉期无明显强化,门静脉期及延迟期边缘强化、并向中央扩展。发生在较大胆管者,可见肿瘤近端胆管呈节段性扩张(图 11-14)。

3.鉴别诊断

肝癌同肝血管瘤、肝硬化再生结节、肝转移瘤等区别,乙型肝炎病史、AFP 升高、并肝内胆管结石及门脉癌栓等均有助于肝癌诊断。

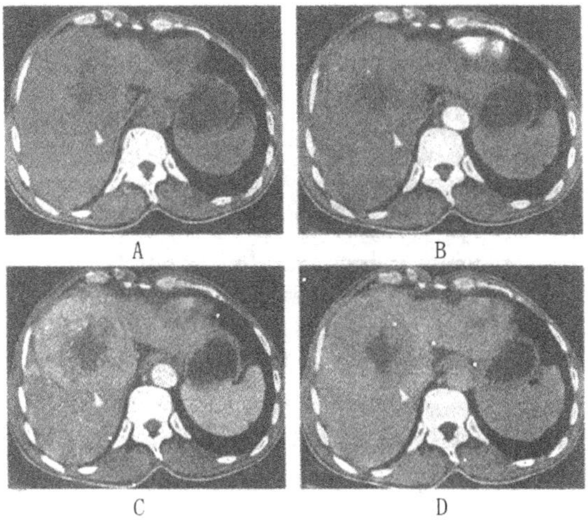

图 11-13　肝癌的平扫、动脉期、静脉期及延迟扫描

A～D 为 CT 显示动脉期扫描肝脏右叶病灶明显强化，见条状供血血管影。静脉期及延迟期扫描病灶强化程度降低，见假包膜强化

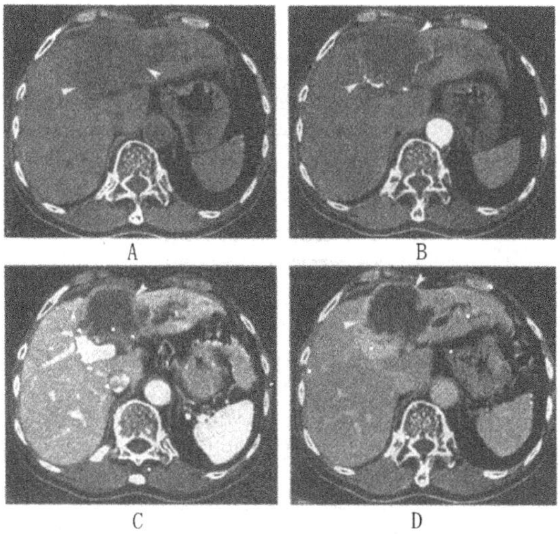

图 11-14　左肝外叶胆管细胞癌

A.左肝外叶萎缩，平扫可见肝内低密度肿块；B～D.左肝肿块逐渐强化，边缘不规则

4.特别提示

一般肝癌通过典型 CT 表现、慢性肝病史、AFP 升高可确诊。部分不典型者可通过影像引导下穿刺活检明确诊断。

(二)肝转移瘤

1.病因病理及临床表现

肝转移瘤，由于肝脏为双重供血，其他脏器恶性肿瘤容易转移至肝脏，尤以门静脉为多，故消化系统肿瘤转移占首位，其次为肺、乳腺等肿瘤。肝转移性肿瘤多为结节或圆形团块状，中心易发生坏死、出血和囊变，钙化较常见。

2.诊断要点

可发现 90%以上肿瘤，表现为单发或多发圆形低密度灶，大部分病灶边缘较清晰，密度均匀，

CT 值 15～45 HU,若中心坏死、囊变密度则更低。若有出血、钙化则局部为高密度。增强扫描瘤灶边缘变清晰,呈花环状强化,称"环靶征",部分病灶中央延时强化,称"牛眼征"(图 11-15)。

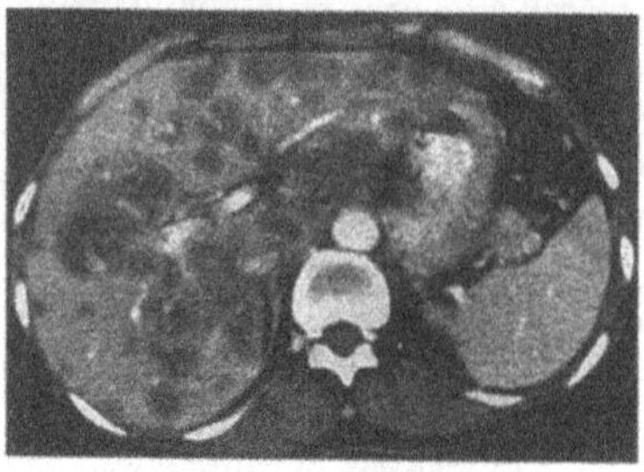

图 11-15　乳腺癌肝转移

CT 检查显示肝内见广泛低密度结节及团块状转移瘤,境界较清,增强扫描边缘环状强化

3.鉴别诊断

肝转移瘤同肝癌、肝血管瘤、肝硬化再生结节、局灶性脂肪浸润等鉴别,结合原发病灶,一般诊断不难。

4.特别提示

结合原发病灶,一般诊断不难。多血供肿瘤有平滑肌肉瘤、肾癌、甲状腺癌、胰岛细胞瘤;少血供肿瘤有胃癌、胰腺癌及恶性淋巴瘤;黏液腺癌易产生钙化;结肠癌、平滑肌肉瘤易发生出血、坏死;直肠癌可为单发巨大肿块;卵巢癌常见肝包膜种植转移。

十一、肝脏血管性病变

(一)肝海绵状血管瘤

1.病因病理及临床表现

海绵状血管瘤,起源于中胚叶,为中心静脉和门静脉发育异常所致。由大小不等血窦组成,血窦内充满血液,与正常肝组织间有薄的纤维包膜。瘤体小至数毫米,大至数十厘米,直径＞4 cm称巨大血管瘤。小血管瘤无症状,巨大血管瘤引起压迫症状,血管瘤破裂致肝内或腹腔出血。

2.诊断要点

平扫为圆形或类圆形低密度灶,边缘清晰,密度均匀。动态增强扫描动脉期病灶周边结节或环状强化,门静脉期逐渐向中心充填,延迟期(5～10 分钟)病灶大部或全部强化。整个强化过程称"早出晚归"为血管瘤特征性征象。巨大血管瘤可见分隔或钙化。大血管瘤内部多有纤维、血栓及分隔而不强化(图 11-16)。

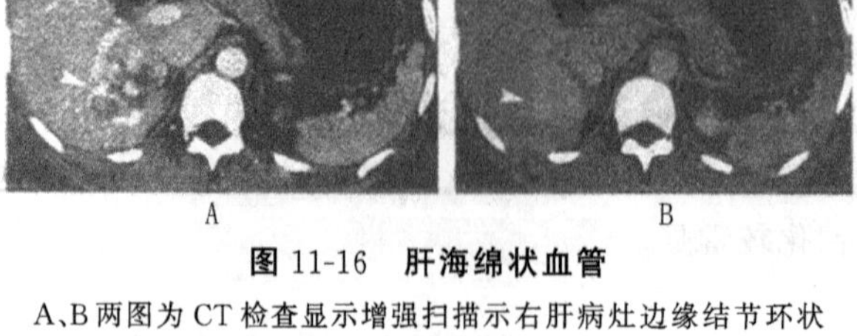

A　　　　B

图 11-16　肝海绵状血管

A、B 两图为 CT 检查显示增强扫描示右肝病灶边缘结节环状强化,平衡期病灶被充填呈高密度改变

3.鉴别诊断

肝细胞癌;肝转移瘤;肝细胞癌的“快进快出”强化模式与血管瘤容易鉴别,转移瘤一般有原发病史,且呈环状强化。

4.特别提示

CT是诊断血管瘤主要手段,但若未做延迟扫描或时间掌握不好,可能会误诊;特别是伴有脂肪肝的患者,CT诊断较困难,可选用MRI检查,MRI诊断血管瘤有特征表现。

(二)布-加综合征

1.病因病理及临床表现

布-加综合征是指肝静脉流出道阻塞和由此引起的相应表现,阻塞可以发生于肝与右心房之间的肝静脉或下腔静脉内。BCS是一全球性疾病,其发病率、病因、病变类型及临床表现具有一定地域性。在亚洲,BCS多由下腔静脉膜性闭塞所致,多无明确病因。临床主要表现为下腔静脉梗阻和门静脉高压症状,发病年龄以20～40岁为多见,男性略高于女性,如诊断不及时可以导致肝实质纤维化、肝硬化甚至肝衰竭而死亡。BCS依据其病变类型和阻塞部位临床分为肝静脉阻塞型、下腔静脉阻塞型及肝静脉下腔静脉均阻塞型。

2.诊断要点

CT表现有以下特征:①肝静脉和(或)下腔静脉明显狭窄或闭塞。CT可以直接显示肝静脉和下腔静脉的情况。②肝实质内呈网格状改变或局部低密度影,增强扫描时呈渐进式强化,为肝淤血所致的局部区域有相对减弱的动脉血流,窦后压力增高,门静脉血流减慢所致。显示门静脉高压征象包括腹水及胆囊水肿及胆囊静脉显示及侧支循环形成等。③肝内侧支血管,在CT增强上表现多发“逗点状”异常强化灶,为扭曲袢状血管,尤其在延迟期扫描可以显示肝内迂曲高密度影。④肝硬化改变,伴或不伴轻度脾大。⑤肝脏再生结节,病理检查中,60%～80%的BCS患者肝内可见到>5 mm的多发的再生结节,也称腺瘤性增生结节或结节样再生性增生。通常为散在多发,圆形或类圆形,边界清楚,大小不等,通常直径为0.2～4.0 cm,少数可达7～10 cm。部分位于周边的结节可引起肝轮廓改变(图11-17)。

3.鉴别诊断

(1)多发性肝转移瘤:其强化多为边缘强化,多个转移结节呈明显均一强化者少见,与BCS再生结节不同,结合其他影像学表现及临床资料不难鉴别。

(2)与可能合并的肝细胞癌进行鉴别:肝细胞癌有其特征性的“快进快出”强化模式,血浆甲胎蛋白浓度的升高可提示肝细胞癌的发生。

(3)局灶性结节增生(FNH):FNH在延迟扫描可以有进一步强化。但鉴别意义不大,因为两者都是属于肝细胞及血管等间质过度增殖形成的良性结节。

4.特别提示

MRI和CT能很好地显示肝脏实质信号或密度的改变,增强以后能清楚地显示血管结构及血供变化情况。另外,MRI可以多方位做肝血管成像,最大限度显示血管结构而不用静脉注射造影剂。特别对于那些因血管病变严重或肝静脉开口闭塞即使行血管造影也难以显示的血管结构,能够清楚地显示。相位敏感技术及MRI血管造影有助于评价门静脉通畅度和血流方向。超声检查是诊断BCS的首选检查方法可为临床病变的定位、分型提供可靠的诊断,但US的局限性在于不能全面评价凝血块或肿瘤累及下腔静脉或肝静脉的情况。静脉造影是诊断的金标准,目前采用介入方法治疗BCS已十分普遍。

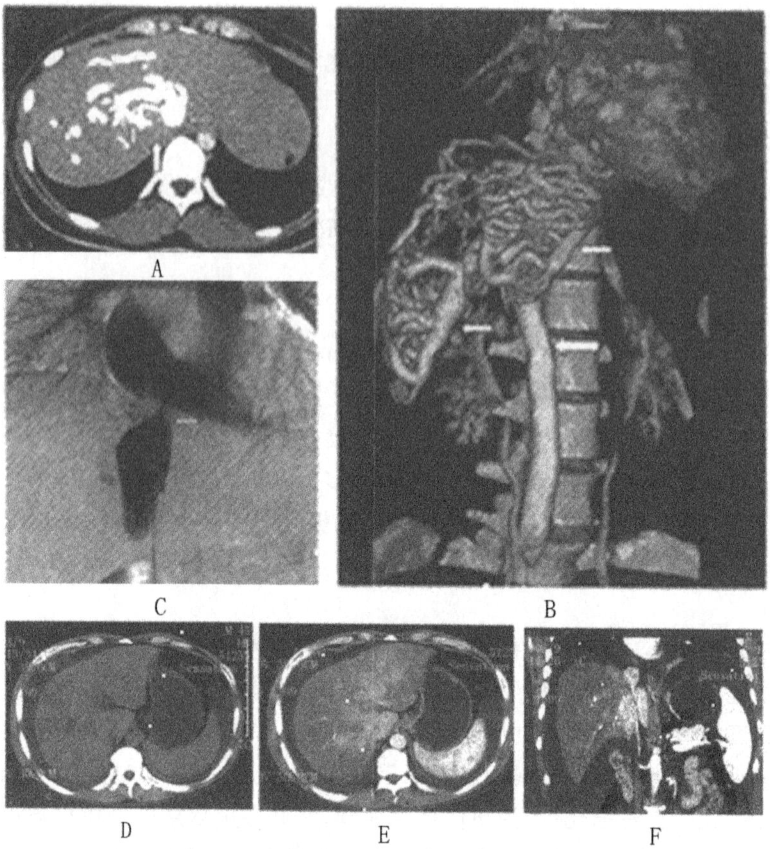

图 11-17　布加综合征

A、B 为 CT 增强延迟扫描和 VRT 重建，可见肝中、右静脉造影剂滞留，下腔静脉内造影剂滞留明显；C.DSA 下腔静脉造影可见膜状物；D～F 为另一例患者，男，45 岁，平扫肝脏密度不均匀，有腹水；增强扫描可见肝实质明显不均匀强化；冠状位重建可见下腔静脉肝内段明显受压

（三）肝小静脉闭塞病

1.病因病理及临床表现

肝小静脉闭塞病（VOD）是指肝小叶中央静脉和小叶下静脉损伤导致管腔狭窄或闭塞而产生的肝内窦后性门静脉高压症。本病的致病原因据目前所知有两大类，一是食用含吡咯双烷生物碱植物或被其污染的谷类；二是癌肿化疗药物和免疫抑制药的应用。另有文献认为，肝区放疗3～4周内，对肝照射区照射剂量超过 35 Gy 时也可发生本病。含吡咯双烷生物碱的植物与草药有野百合碱、猪屎豆、千里光（又名狗舌草）、“土三七”等。

病理表现：急性期肝小叶中央区肝细胞由于静脉回流不畅致出血坏死，无炎细胞浸润；亚急性期肝小叶、肝小静脉支内皮增生、纤维化致管腔狭窄，出现血液回流障碍。周围有广泛的纤维组织增生；慢性期呈同心源性肝硬化的表现。

急性期起病急骤，上腹剧痛、腹胀、腹水；黄疸、下肢水肿少见，有肝功能异常；亚急性的特点是持久性的肝大，反复出现腹水；慢性期表现以门脉高压为主。

2.诊断要点

（1）CT 平扫：肝大，密度降低，严重者呈“地图状”、斑片状低密度，呈中到大量腹水。

（2）增强动脉期：肝动脉呈代偿改变，血管增粗、扭曲，肝脏可有轻度的不均匀强化。

(3)门静脉期:特征性的“地图状”、斑片状强化和低灌注区;肝静脉显示不清,下腔静脉肝段明显变扁,远端不扩张亦无侧支循环,下腔静脉、门静脉周围“晕征”或“轨道征”,胃肠道多无淤血表现(图 11-18)。

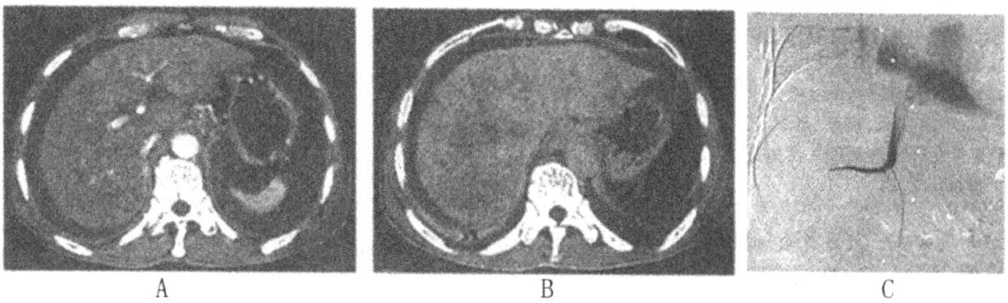

图 11-18　肝小静脉闭塞病

A、B、C 三图为该患者服用“土三七”20 天后出现腹水,肝功能损害。CT 示肝淤血改变,肝静脉未显示,门静脉显示正常,侧支循环较少。造影见下腔静脉通畅,副肝静脉显示良好

(4)延迟期:肝内仍可有斑片、“地图状”的低密度区存在。

3.鉴别诊断

布-加综合征:主要指慢性型约有 60%的患者伴有躯干水肿、侧腹部及腰部静脉曲张等下腔静脉梗阻的表现,而 VOD 无这种表现;CT 平扫及增强可发现 BCS 的梗阻部位,肝内和肝外侧支血管形成等血流动力学改变等。

4.特别提示

对临床有明确病史、符合肝脏 CT 3 期增强表现特征者,可以提示 VOD 的诊断,并根据平扫和增强前后的肝实质密度改变程度和肝内血管的显示清晰程度,提供临床对肝脏损害程度的判断。明确诊断应行肝静脉造影和肝穿刺活检。临床无特异性治疗。

(四)肝血管畸形

1.病理和临床概述

肝血管畸形分为先天性和特发性两类,前者为遗传性出血性毛细血管扩张症(HHT)的肝血管异常表现的一部分,较为多见;后者为单纯肝血管畸形,而无其他部位或脏器的血管畸形。文献报道,HHT 有4 个特征:家族性,鼻咽部出血,脏器出血及内脏动、静脉畸形。一般认为如果上述症状出现三项即可诊断 HHT,在肝脏的发生率占总发生率的 8%,主要的临床表现为肝硬化,继而出现肝性脑病,食管静脉曲张及充血性心力衰竭等。HHT 的病变主要累及毛细血管、小静脉及小中动脉,表现为毛细血管扩张,动、静脉畸形及动、静脉瘘。这种改变可累及皮肤、黏膜、肺、胃肠道、肝脏和中枢神经系统,肝脏受累概率为8%~31%,可形成肝硬化改变。特发性肝动脉畸形仅指肝动脉异常,而无其他脏器和部位相应血管畸形,但同 HHT 比较两者的肝动脉畸形改变是类似的。

2.诊断要点

CT 和增强造影示患者有典型的肝内动、静脉瘘、轻度门静脉、肝静脉瘘,肝血管畸形有许多伴发改变,如增粗肝动脉压迫局部胆管,可使胆管扩张,由于血流动力学改变致肝大、尾叶萎缩等(图 11-19)。

增强扫描动脉期肝实质灌注不均匀,可见斑片状强化区并其间夹杂散在点状强化,腹腔动脉干及肝内动脉明显增宽、扭曲改变,同时伴肝脏增大,动脉期全肝静脉清晰显影,门静脉期肝实质密度强化基本均匀,门静脉一般无明显异常改变。

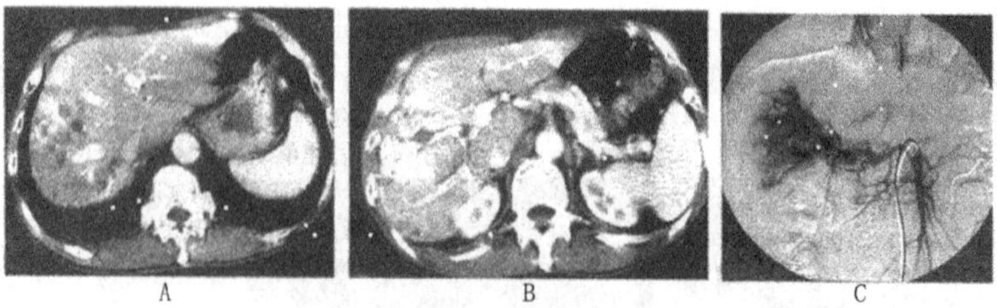

图 11-19　特发性肝血管畸形

A、B、C.CT 检查显示动脉期肝内异常强化灶，门静脉提前出现。造影见肝动脉杂乱，肝静脉、门静脉提前出现。该患者给予两次 NBCA 栓塞畸形血管，肝功能良好

3.鉴别诊断

肿瘤所致动、静脉瘘，可见肝脏肿块，有临床病史，一般可以鉴别。

4.特别提示

双期螺旋 CT、CTA、MRA 能特别有助于显示血管畸形的血流特征及空间关系，同时可以发现肝脏动、静脉畸形的其他伴发表现，这些很难被其他影像技术很好地显示，可以充分认识病灶的影像学特征，为诊治提供可靠的影像学信息。动态增强 MRA 也可以直观显示肝动脉畸形改变，是 US 和传统 CT 不可比拟的。肝动脉造影是诊断肝血管畸形的金标准。

（高　娜）

第三节　胆囊疾病 CT 诊断

一、胆囊结石伴单纯性胆囊炎

（一）病理和临床概述

胆囊结石伴单纯性胆囊炎，急性胆囊炎病理改变是胆囊壁充血水肿及炎性渗出，严重者胆囊壁坏死或穿孔形成胆瘘，常合并结石。临床常有慢性胆囊炎或胆囊结石病史，症状为右上腹疼痛，放射至右肩，为持续性疼痛并阵发性绞痛，伴畏寒、呕吐。

（二）诊断要点

平扫示胆囊增大，直径＞15 mm，胆囊壁弥漫性增厚超过 3 mm，常见胆囊结石；增强扫描增厚胆囊壁明显均匀强化。胆囊窝可有积液，若胆囊壁坏死穿孔，可见液平面（图 11-20）。

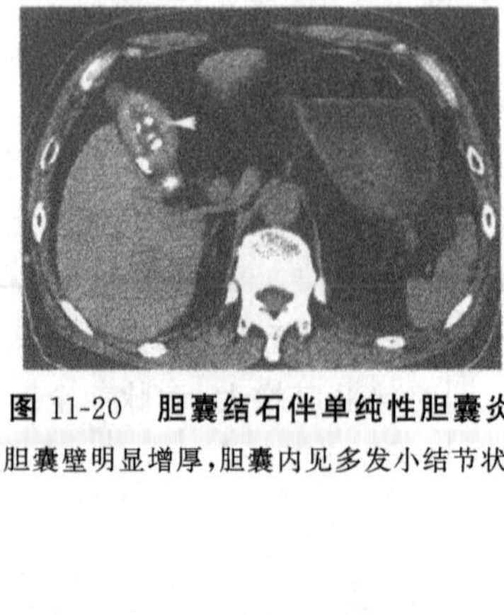

图 11-20　胆囊结石伴单纯性胆囊炎

CT 检查示胆囊壁明显增厚，胆囊内见多发小结节状高密度结石

(三)鉴别诊断

慢性胆囊炎;胆囊癌,胆囊癌常表现为胆囊壁不规则增厚,伴相邻肝脏浸润。

(四)特别提示

USO 为急性胆囊炎、胆囊结石最常用检查方法。CT 显示胆囊窝积液、胆囊穿孔及气肿性胆囊炎方面有较高价值。

二、黄色肉芽肿性胆囊炎

(一)病理和临床概述

黄色肉芽肿性胆囊炎(XGC)是一种以胆囊慢性炎症为基础,伴有胆汁肉芽肿形成,重度增生性纤维化,以及泡沫状组织细胞为特征的炎性疾病。常见于女性,患者常有慢性胆囊炎或结石病史,临床表现与普通胆囊炎相似。

(二)诊断要点

(1)不同程度胆囊壁增厚,弥漫性或局限性,胆囊增大。

(2)胆囊壁可见大小不一、数目不等的圆形或椭圆形低密度灶,病灶可融合,增强无明显强化。胆囊壁轻中度强化。

(3)可显示黏膜线。

(4)胆囊周围侵犯征象,胆囊结石或钙化(图 11-21)。

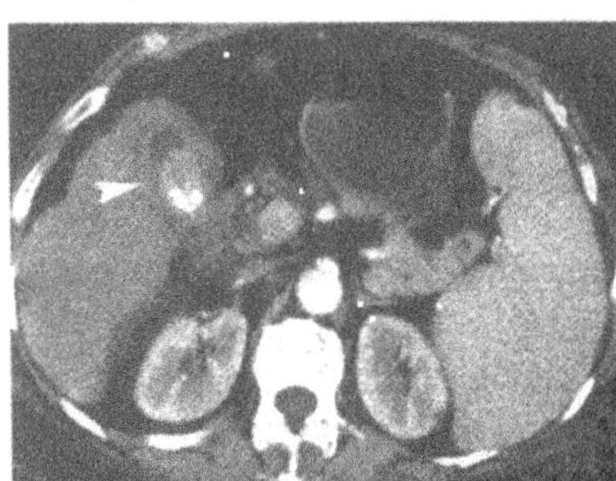

图 11-21 黄色肉芽肿性胆囊炎

CT 检查示胆囊壁弥漫性不均性增厚,中央层可见低密度,呈"夹心饼干"征。胆囊壁轻中度强化,胆囊腔内见高密度结石,胆囊窝模糊不清

(三)鉴别诊断

胆囊癌,急性水肿或坏死性胆囊炎,鉴别困难。

(四)特别提示

CT 常易误诊为胆囊癌伴周围侵犯。诊断需由切除的胆囊做病理检查后才能最终确诊。

三、胆囊癌

(一)病理和临床概述

胆囊癌病因不明,可能与胆囊结石及慢性胆囊炎长期刺激有关。多见于中老年,以女性多见,早期无明显症状,进展期表现为右上腹持续性疼痛、黄疸、消瘦、肝大及腹部包块。约 80%合并胆囊结石,70%~90%为腺癌,80%呈浸润性生长。晚期肿瘤侵犯肝脏、十二指肠、结肠肝曲等周围器官,可通过肝动脉、门静脉及胆管远处转移。

(二)诊断要点

胆囊癌分胆囊壁增厚型、腔内型、肿块型和弥漫浸润型。表现为胆囊壁不规则性增厚或腔内肿块,增强扫描明显强化,常并胆管受压扩张,邻近肝组织受侵表现为低密度区(图 11-22)。

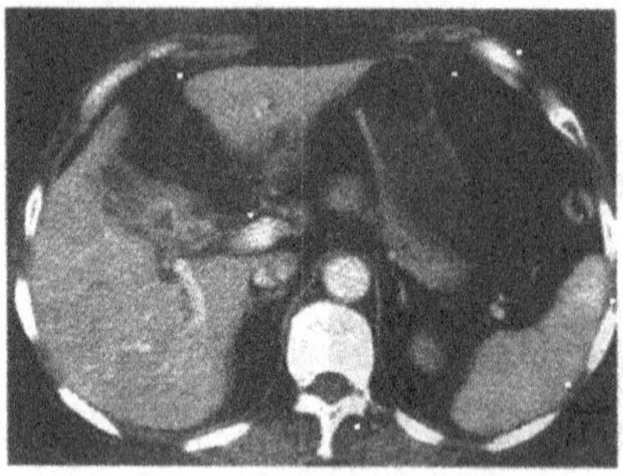

图 11-22 胆囊癌侵犯局部肝脏

CT 增强扫描可见胆囊正常结构消失,胆囊壁不规则增厚伴延迟不均匀强化,局部肝脏可见受累

(三)鉴别诊断

有时与慢性胆囊炎或胆囊腺肌增生症鉴别困难。

(四)特别提示

CT 虽然在诊断胆囊癌上很有价值,但有一定的局限性,如早期胆囊癌,CT 易漏诊;而晚期胆囊癌,CT 不易区分肿瘤来源;胆囊癌胆管内播散不易发现等。

(高 娜)

第四节 脾脏疾病 CT 诊断

一、脾脏梗死及外伤

(一)脾脏梗死

1.病因病理及临床表现

脾脏梗死指脾内动脉分支阻塞,造成脾组织缺血坏死所致。风湿性心脏病二尖瓣病变和肝硬化是引起脾梗死常见原因。临床多无症状,有时可有上腹痛、发热、左侧胸腔积液等。

2.诊断要点

平扫表现为脾内三角形或楔形低密度区,多发于脾前缘近脾门方向。增强扫描周围脾组织明显强化,而梗死灶无强化,境界变清(图 11-23)。

3.鉴别诊断

脾梗死容易诊断,慢性期有时需与脾肿瘤鉴别,增强有助于鉴别。

4.特别提示

脾梗死一般不需要处理。CT 扫描的目的在于观察梗死的程度。MRI 价值同 CT 相仿。

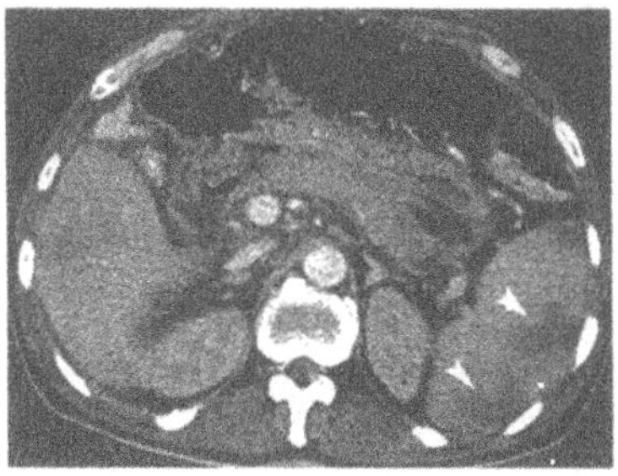

图 11-23 脾梗死

CT 检查显示脾内多发楔形低密度灶，尖端指向脾门，增强扫描未见强化

(二)脾挫裂伤

1.病因病理及临床表现

脾挫裂伤绝大部分是闭合性的直接撞击所致。脾是腹部外伤中最常累及的脏器。病理包括脾包膜下血肿、脾脏挫裂伤、脾撕裂、脾脏部分血管阻断和脾梗死。临床表现为腹痛、血腹、失血性休克等。

2.诊断要点

(1)脾包膜下血肿：包膜下新月形低密度灶，相应脾脏实质呈锯齿状。

(2)脾实质内出血：脾内多发混杂密度，呈线状。圆形或卵圆形改变，增强扫描斑点状不均质强化。

(3)其他：腹腔积血(图 11-24)。

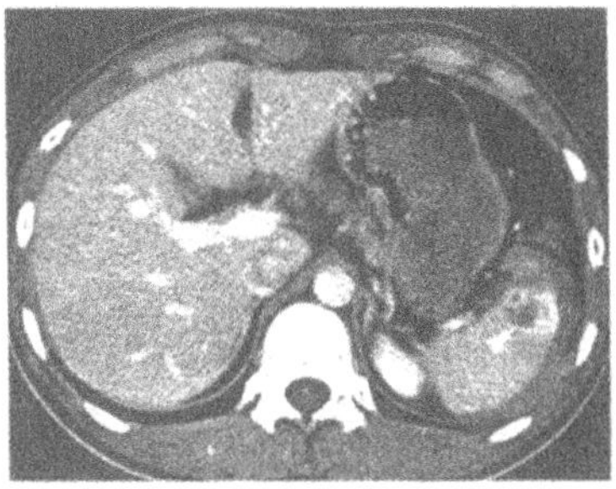

图 11-24 脾挫裂伤

CT 检查显示脾包膜下新月形血肿，脾实质内不规则低密度灶，增强扫描不均质强化

3.鉴别诊断

平扫脾挫裂伤与脾分叶、先天切迹及扫描伪影有时难以鉴别，应行增强扫描观察。

4.特别提示

急性脾损伤患者平扫有时可表现正常，应行增强扫描观察。CT 检查对脾挫裂伤诊断非常准确，累及脾门时应考虑手术。

二、脾脏血管瘤

(一)病因病理及临床表现

脾脏血管瘤是脾脏最常见的良性肿瘤，多发生于 30～60 岁，女性稍多。成人为海绵状血管瘤，小儿多为毛细血管瘤。较大血管瘤可有上发痛、左上腹肿块、压迫感及恶心、呕吐等症状。约

25％产生自发性破裂急腹症而就诊。

(二)诊断要点

平扫为比较均匀低密度影，多为单发，边缘清晰，形态规则，合并出血时密度增高或不均匀，瘤体较大可伴有钙化。增强扫描瘤体边缘见斑点状强化，逐渐向中心部充填，平衡期和延迟扫描整个瘤体呈高密度填充(图 11-25)。

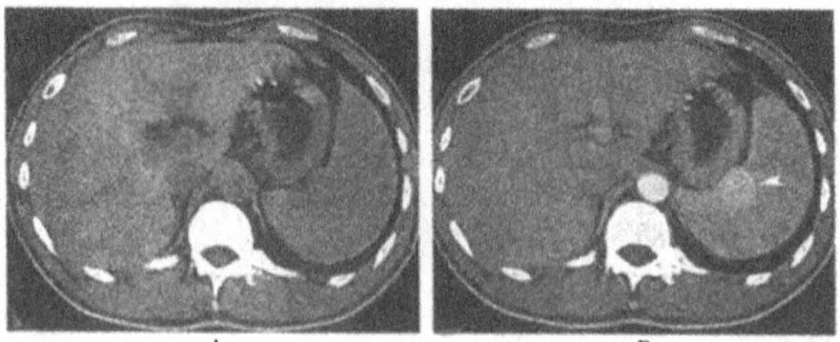

A B

图 11-25 CT 平扫及增强扫描

A、B 两图 CT 检查显示可见脾门处结节状稍低密度灶，增强扫描明显强化，边缘光整

(三)鉴别诊断

脾脏错构瘤，密度不均匀，发现脂肪密度为其特征。

(四)特别提示

因脾脏血管瘤网状内皮增厚及中心血栓、囊变等原因，少部分脾状血管瘤强化充填缓慢。MRI 显示脾血管瘤的敏感性高于 CT。

三、脾脏淋巴瘤

(一)病因病理及临床表现

脾脏淋巴瘤分脾原发性恶性淋巴瘤及全身恶性淋巴瘤脾浸润两种。病理上分为弥漫性脾大、粟粒状肿物及孤立性肿块。临床表现有脾大及其相关症状。

(二)诊断要点

(1)原发性恶性淋巴瘤表现脾大，脾内稍低密度单发或多发占位病变，边缘欠清，增强扫描不规则强化、边缘变清。

(2)全身恶性淋巴瘤脾浸润表现脾大、弥漫性脾内结节灶，脾门部淋巴结肿大(图 11-26)。

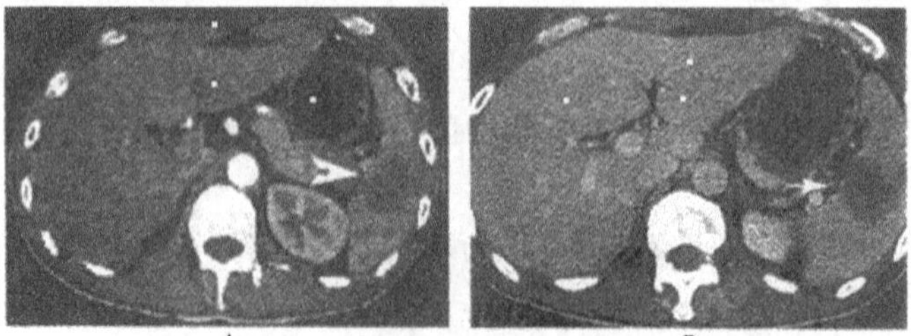

A B

图 11-26 脾内多发类圆形低密度灶

A、B 两图 CT 显示边缘不规则强化，胰尾受累

(三)鉴别诊断

转移瘤，有时鉴别困难，需密切结合临床。

（四）特别提示

淋巴瘤的诊断要依靠病史，CT上淋巴瘤病灶可互相融合成地图样，此点同转移瘤不同。MRI平面梯度快速回波增强扫描对淋巴瘤的诊断很有帮助。

（高　娜）

第五节　胰腺疾病CT诊断

一、胰腺炎

胰腺炎分为急性胰腺炎、慢性胰腺炎。

（一）急性胰腺炎

1.病理和临床概述

急性胰腺炎为常见急腹症之一，多见于成年人，暴饮暴食及胆道疾病为常见诱因，分水肿型及出血坏死型两种。水肿型表现为胰腺大、间质充血水肿及炎症细胞浸润；出血坏死型表现为胰腺腺泡坏死、血管坏死性出血、脂肪坏死。伴胰周渗液及后期假性囊肿形成。临床起病急骤，持续性上腹部疼痛，放射胸背部，伴发热、呕吐、甚至低血压休克。血和尿中淀粉酶升高。

2.诊断要点

(1)水肿型：轻型CT表现正常，多数表现为胰腺不同程度增大，密度正常或稍低，轮廓清或欠清，可有胰周渗液，增强后胰腺均匀性强化。

(2)出血坏死型：胰腺体积弥漫性增大、密度不均匀，常见高低混杂密度区，增强扫描见低密度坏死区，胰周脂肪层模糊消失，胰周见低密度渗液，肾前筋脉增厚。常并发胰腺蜂窝织炎及胰腺脓肿(图11-27)。

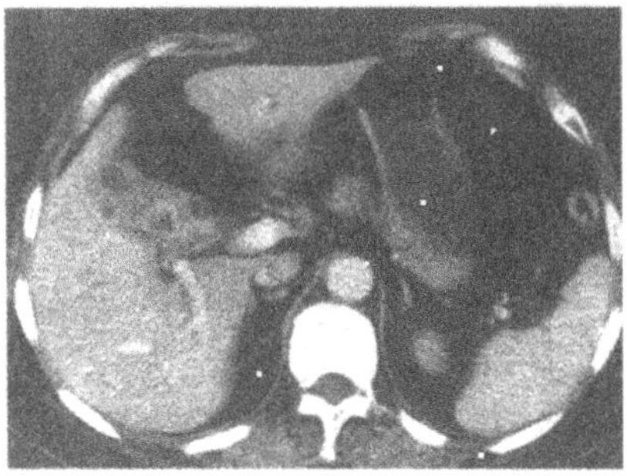

图11-27　急性胰腺炎

CT检查显示胰腺弥漫性肿胀、密度减低，胰周见低密度渗液，左侧肾前筋膜增厚

3.鉴别诊断

同胰腺癌、胰腺囊腺瘤鉴别，典型临床病史及实验室检查有助于胰腺炎诊断。

4.特别提示

部分患者早期CT表现正常，复查时才出现胰腺增大，胰周渗液等征象。CT对出血坏死性胰腺炎诊断有重要作用。因此临床怀疑急性胰腺炎时应及时行CT检查及复查。

(二)慢性胰腺炎

1.病因病理及临床表现

慢性胰腺炎在我国以胆道疾病的长期存在为主要原因。病理特征是胰间质纤维组织增生或胰腺腺泡广泛进行性纤维化和胰腺实质破坏,以及有不同程度炎症性改变。临床视其功能受损不同而有不同表现,常有反复上腹痛及消化障碍。

2.诊断要点

(1)胰腺轮廓改变,外形可表现为正常、弥漫性增大或萎缩,或局限性增大,弥漫性增大常见于慢性胰腺炎急性发作者。

(2)主胰管扩张,直径>3 mm,常伴导管内结石或导管狭窄。

(3)胰腺密度改变,钙化是慢性胰腺炎特征,胰腺实质坏死区表现为不均质边界不清低密度区,增强扫描早期可见强化。

(4)假囊肿形成。

(5)肾前筋膜增厚(图 11-28)。

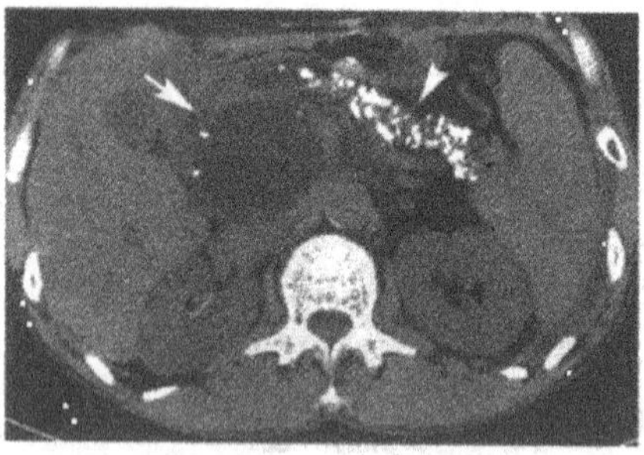

图 11-28 慢性胰腺炎

CT 检查显示胰腺萎缩,广泛钙化,胰管局部扩张,胰头后方区域见假性囊肿形成

3.鉴别诊断

胰腺癌,慢性胰腺炎常表现为胰管不规则扩张、胰周血管受压。而胰腺癌常表现为胰管中断、胰周血管侵犯。

4.特别提示

CT 诊断慢性胰腺炎时,最关键就是要排除胰腺癌或是否合并胰腺癌。行 MRCP 检查观察病变区胰管是否贯穿或中断,有助于提高诊断正确性。

二、胰腺良性肿瘤或低度恶性肿瘤

(一)胰岛细胞瘤

1.病因病理及临床表现

胰岛细胞瘤起源于胰腺内分泌细胞,根据有无激素分泌活性,分功能性和非功能性两大类。90%功能性胰岛细胞瘤直径不超过 2 cm,85%为良性;非功能性胰岛细胞瘤瘤体总是很大。不同肿瘤其临床表现不一样,无功能胰岛细胞瘤小者无症状,大者以腹部肿块为主诉;功能性胰岛细胞瘤因分泌不同激素而症状不同,如胰岛素瘤表现为持续性低血糖,胃泌素瘤表现为胰源性溃疡等。

2.诊断要点

动态增强扫描因肿瘤血管丰富而增强显示。非功能性胰岛细胞瘤瘤体很大,平扫呈等或低密度，肿块呈椭圆形或分叶状，可出现囊变坏死，少数有钙化，邻近器官受压改变。增强扫描实质部明显强化，肿瘤不侵犯腹腔干及肠系膜血管根部周围脂肪层(图 11-29)。

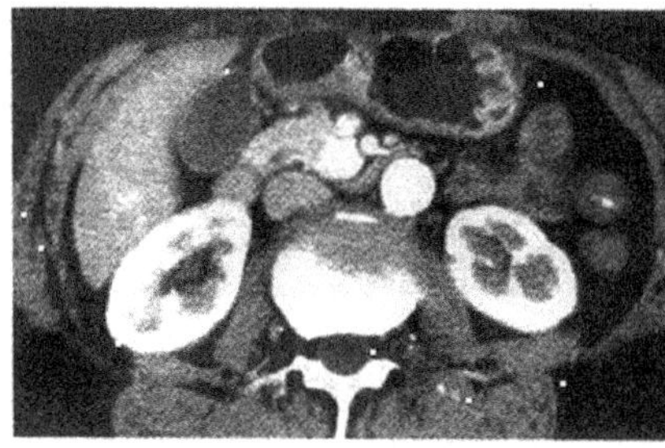

图 11-29　胰岛细胞瘤

CT 检查显示胰腺钩突旁明显强化结节，边缘规则，与周围血管界清

3.鉴别诊断

无功能胰岛细胞瘤需与胰腺癌鉴别，瘤体大、富血管、瘤体内钙化及无胰腺后方血管侵犯等征象有助于诊断胰岛细胞瘤。

4.特别提示

功能性胰岛细胞瘤由于肿瘤小，常规 CT 检出的敏感性不高。判断胰岛细胞瘤良、恶性影像学检查不可靠，需应用免疫化学检查和内分泌标识来分类。

(二)胰腺囊性肿瘤

1.病因病理及临床表现

胰腺囊性肿瘤比较少见，病理上分为大囊及小囊型。好发于胰体、尾部，高龄女性多见，一般无明显临床症状，肿瘤较大时可触及腹部包块，胃肠道可有不适症状。

2.诊断要点

胰腺内壁较厚的囊性肿块，大囊型直径＞2 cm，小囊型直径＜2 cm，囊壁可见向腔内突出乳头状肿瘤，或表现为多个小囊状肿物，中心呈放射状间隔。增强扫描较明显强化(图 11-30)。

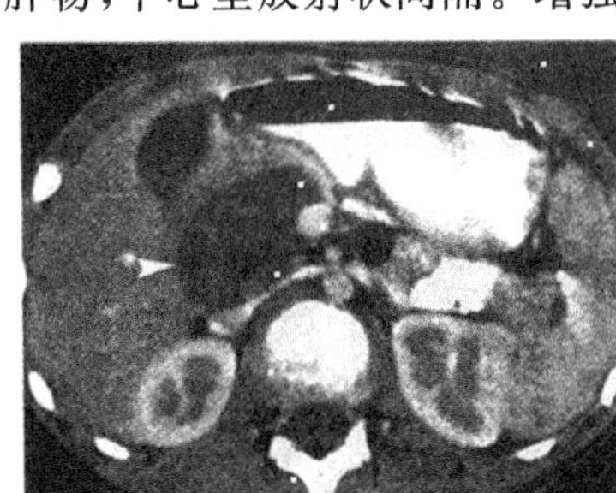

图 11-30　胰头囊腺瘤

CT 检查显示胰头区囊性占位，前缘见受压推移正常胰腺组织，增强扫描病灶内部环状强化

3.鉴别诊断

囊性腺瘤与囊性腺癌很难鉴别，血管造影有利于鉴别。

4.特别提示

发现胰腺小囊性占位，特别发生在体尾部，不要轻易诊断胰腺囊肿或囊性瘤，一定要密切随访。

三、胰腺癌

（一）病因病理及临床表现

胰腺癌主要源于导管细胞，无明确诱发因素，慢性胰腺炎是个重要因素。多见于60～80岁，男性好发。按临床表现为胰头癌、胰体尾部癌及全胰腺癌。腹痛、消瘦和乏力为胰腺癌共同症状，黄疸是胰头癌突出表现。

（二）诊断要点

（1）胰腺局限或弥漫性增大，肿块形成。

（2）胰腺内不均质低密度肿块，内部可有液化坏死区，增强扫描病灶轻度强化（图11-31）。

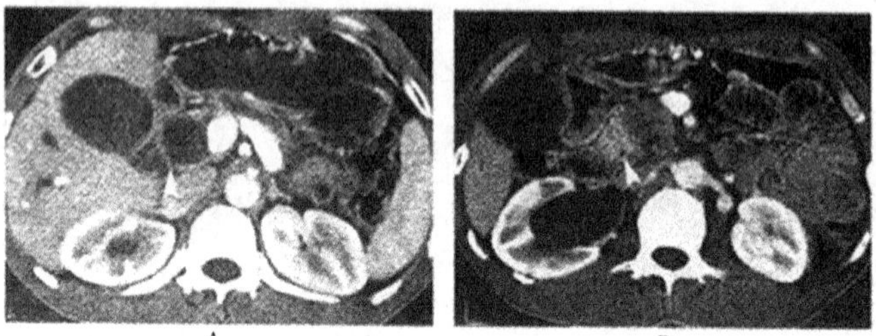

图 11-31　胰头癌

A、B.两图CT显示胆道胰管扩张呈“双管征”。胰头区见低密度肿块，增强扫描轻度不均质强化，正常胰腺实质仍明显强化（箭头），右肾盂积水

（3）病变处胰管中断，远侧胰管扩张、周围腺体萎缩，胰头癌可出现“双管”征。

（4）胰周脂肪层模糊消失伴条索状影，血管（腹腔干、肠系膜上动静脉多见）被包埋。

（三）鉴别诊断

主要与囊腺瘤、胰岛细胞瘤及慢性胰腺炎鉴别，胰管中断征象是胰腺癌特征征象。囊腺瘤表现为大小不等囊腔，胰岛细胞瘤为富血供肿瘤，强化明显，慢性胰腺炎一般有典型病史。

（四）特别提示

CT是诊断胰腺癌的“金标准”。胰周侵犯及胰周血管包绕是胰腺癌不可切除的可靠征象。

（高　娜）

第十二章　泌尿生殖系统疾病CT诊断

第一节　肾脏疾病 CT 诊断

一、肾脏外伤

(一)病理和临床概述

肾脏遭受任何直接损伤如暴力挤压、骨折损伤、牵拉撕裂，或间接暴力如强烈震荡等均可导致损伤。近年来，医源性损伤亦逐渐增多。根据其病理特征，一般将肾外伤分为 3 型：①轻型损伤，包括肾挫伤、表浅性裂伤、包膜下血肿；②中型损伤，伤及肾实质或延及集合系统；③重型损伤，包括肾粉碎性伤及肾蒂损伤。临床表现为血尿、休克、腰部疼痛、腰肌紧张或有肿块，同时常合并其他脏器损伤。

(二)诊断要点

肾出血是肾外伤最常见的征象。肾损伤表现多样，一般可表现为：①肾因水肿和出血而增大，或肾脏因肾周血肿或漏尿而移位；②肾轮廓模糊不清或失去连续性；③肾实质裂隙、缺损或碎裂，肾内出血，轻的出现局限性血肿，边界清，严重者出现不规则不均匀的混杂密度；④肾周血肿是诊断肾破裂最常见的征象，表现为新月形或环形包膜下血肿，严重者随肾包膜撕裂，出血进入肾周间隙或肾旁间隙；⑤尿外漏，表明肾集合系统损伤；⑥合并其他脏器损伤(图 12-1)。

(三)鉴别诊断

一般可明确诊断，注意排除肾是否伴有其他病变。

(四)特别提示

肾在泌尿系统中最易发生损伤。由于肾血供丰富，具有高分辨率的 CT 显示出其优势。可明确损伤的程度和范围。三维 CT 重建对肾盂、输尿管、肾血管损伤的判断很有帮助。肾血管损伤的金标准是肾动脉造影，对于肾血管小分支出血患者可行肾动脉栓塞治疗。

二、肾囊肿

(一)病理和临床概述

肾囊肿分为肾单纯囊肿和多囊肾。肾单纯囊肿最常见，多见于成人，为后天形成，目前认为是肾小管憩室发展而来。病理上多见于肾皮质的浅深部或髓质，囊壁薄，内含透明液体，与肾盂不同。临床多无症状。多囊肾指肾皮质和髓质内发生的多发囊肿的遗传性疾病，按遗传方式分为常染色体显性遗传型（成人型）多囊肾和常染色体隐性遗传型（儿童型）多囊肾。前者多在30岁后发病，表现为肾脏增大、局部不适、血尿、蛋白尿、高血压等。后者基本病变为肾小管增生和囊状扩张，有不同程度肝门周围纤维化和肝内胆管囊状扩张。临床有肾、肝症状。

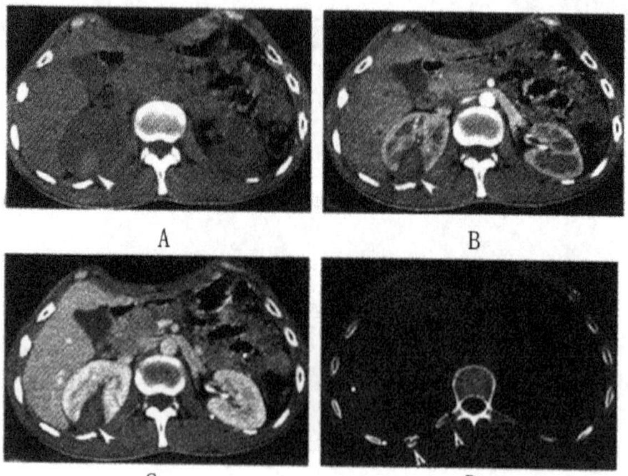

图 12-1 **肾破裂**

A、B、C、D为右肾破裂的CT三维重建，右肾上极破裂，边缘不规则，局部未见血液供应

（二）诊断要点

1.单纯囊肿

平扫为圆形或椭圆形低密度灶，水样密度。增强扫描不强化、壁薄（图12-2）。

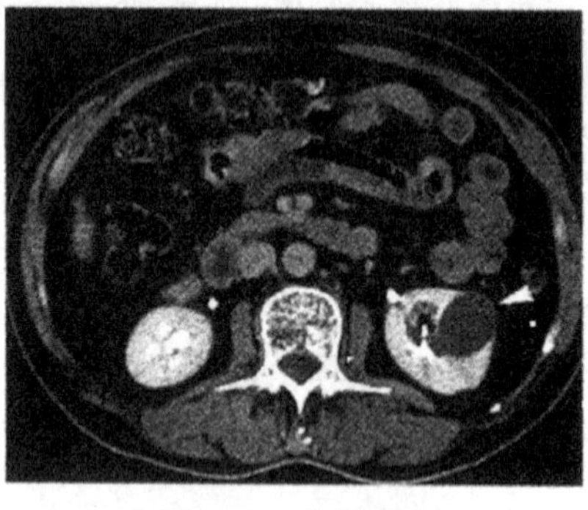

图 12-2 **左肾囊肿**

CT检查示左肾实质内见一圆形囊状积液，未见强化

2.特殊类型

肾盂旁囊肿，位于肾窦内，可能为淋巴源性或肾胚胎组织残余发展而成，低密度，可压迫肾盂和肾盏，还有一种高密度囊肿，平扫比肾实质高，可能为出血、含蛋白样物质所致。

3.多囊肾成人型

肾内多发囊状水样低密度，大小不等，不强化。

4.多囊肾儿童型

双肾对称增大有分叶，肾实质密度低，肾盂小，囊肿不易发现，增强扫描肾实质期延长，可见多发、扩张的肾小管密度增高，放射状分布。

(三)鉴别诊断

1.囊性肾癌

癌灶边缘有强化,可伴有后腹膜淋巴结转移及邻近脏器受侵犯等改变。

2.肾母细胞瘤

多见于儿童,为肾脏实质性肿块,肾静脉往往受侵,易发生肺转移。

3.髓质海绵肾

肾皮、髓质交界区多发小钙化灶,呈簇状分布。

(四)特别提示

B 超是诊断肾囊肿常用而有效的方法。CT、MRI 均明确诊断,并起到鉴别诊断价值。

三、肾结石

(一)病理和临床概述

肾结石在尿路结石中居首位,发病年龄多为 20～50 岁,男性多于女性,多为单侧性。发病部位多见于肾盂输尿管连接部、肾盏次之,偶可见于肾盂源性囊肿或肾囊肿内。病理改变主要为梗阻、积水、感染及对肾盂黏膜和肾实质的损害。结石根据其组成成分分为阳性和阴性结石两类。临床症状主要为血尿、肾绞痛和排石史。当结石并发感染和梗阻性肾积水时,则出现相应临床症状。

(二)诊断要点

平扫可发现阳性及阴性结石,阴性结石密度常高于肾实质,CT 值常为 100 HU 以上,无增强效应。结石常为圆形、卵圆形、鹿角状。螺旋 CT 薄层扫描可发现$<$2 mm 的结石。结石继发肾积水表现为患侧肾盂肾盏扩大,为均匀一致的低密度,部分患者在低密度中能发现高密度结石。长期梗阻导致肾皮质萎缩,增强扫描肾实质强化差,集合系统内对比剂浓度低(图 12-3)。

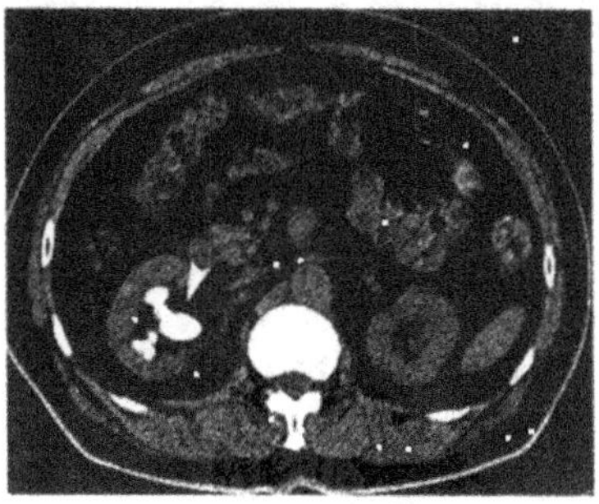

图 12-3　**肾结石**

CT 检查示肾盂内可见鹿角状高密度灶

(三)鉴别诊断

血凝块,密度明显低于结石;钙化灶,不引起近侧尿路梗阻。

(四)特别提示

腹部 X 线平片能发现 90%以上的阳性结石,能确定结石位置、形状、大小。静脉肾盂造影能发现 X 线平片不能显示的阴性结石,并判断肾积水程度。CT 检查的分辨率明显高于 X 线平片,可同时发现肾及其周围结构的形态学和功能学改变,CT 不仅能发现肾积水的程度,还能确定其梗阻位置。

四、肾结核

(一)病理和临床概述

肾结核90%为血行感染引起，肺结核是主要原发病灶，骨关节结核、肠结核等也可成为原发灶。其他传播途径尚包括经尿路、经淋巴管和直接蔓延。致病菌到达肾皮髓交界区形成融合的结核结节，感染多是双侧性的。病变发展扩大，结节中心坏死，干酪样物液化排出，形成空洞。病灶常在肾乳头处侵入肾盂、肾盏，进而到达全肾或其他部位，肾结核可随集合系统累及输尿管、膀胱，男性可累及生殖系统。肾结核多见于青壮年，20～40岁，男性多见，主要症状有尿频、尿痛、米汤样尿及血尿、脓尿等。部分患者有腰痛。

(二)诊断要点

(1)早期肾小球血管丛病变，CT检查无发现。

(2)当病变发展干酪化形成寒性脓肿，破坏肾乳头时，CT见单侧或双侧肾脏增大，肾实质内边缘模糊的单发或多发囊状低密度区，CT值接近于水，增强扫描呈环状强化，与之相通的肾盏变形。

(3)后期肾体积缩小，肾皮质变薄，肾盂、肾盏管壁增厚，不规则狭窄。脓肿溃破可形成肾周或包膜下积脓，肾周间隙弥漫性软组织影。50%可见钙化，“肾自截”可见弥漫性钙化(图12-4)。

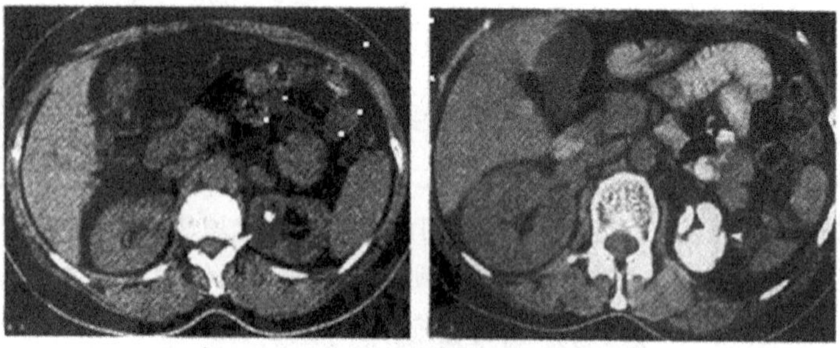

图12-4　肾结核

A.肾结核，肾实质内多发囊状低密度区伴斑点状钙化；B.肾自截，全肾钙化

(三)鉴别诊断

(1)肾囊肿：肾实质内单发或多发类圆形积液，无强化，囊壁极少钙化。

(2)肾积水：积液位于肾盂、肾盏内。

(3)细菌性肾炎：低密度灶内一般不发生钙化。

(四)特别提示

静脉肾盂造影是诊断肾结核的重要方法，但早期不能显示结核病灶，晚期肾功能受损时又不能显影。诊断不明确可选择CT检查，CT的价值在于判断病变在哪侧肾、损害程度，能更好地显示病灶细节、肾功能情况、肾门及腹膜后淋巴结有无肿大，是确定肾结核治疗方案必不可少的检查方法。

五、肾脓肿

(一)病理和临床概述

肾脓肿是肾非特异性化脓性脓肿，主要由血运播散引起，少数由逆行感染所致。常为单侧性病变。其致病菌多为金黄色葡萄球菌，病理改变为致病菌在肾皮质内形成多发局限性脓肿，数个脓肿可合并成较大脓肿，偶尔全肾累及。临床表现有突然起病，畏寒、高热、腰部疼痛、患侧腰肌紧张及肋脊角叩痛、食欲缺乏等。血常规示白细胞计数升高，中性粒细胞比例升高。

（二）诊断要点

1.急性浸润期

CT 平扫肾实质内稍低密度，边界不规则病灶，边缘模糊，增强呈边缘清晰的低密度灶。

2.脓肿形成期

可见不规则脓腔，增强呈环状强化，外周见水肿带。脓肿内可见小气泡及液化区。

3.肾周脓肿

脓肿可波及肾周、后腹膜及腰大肌，也可向肾盂内蔓延，形成肾盂积脓（图 12-5）。

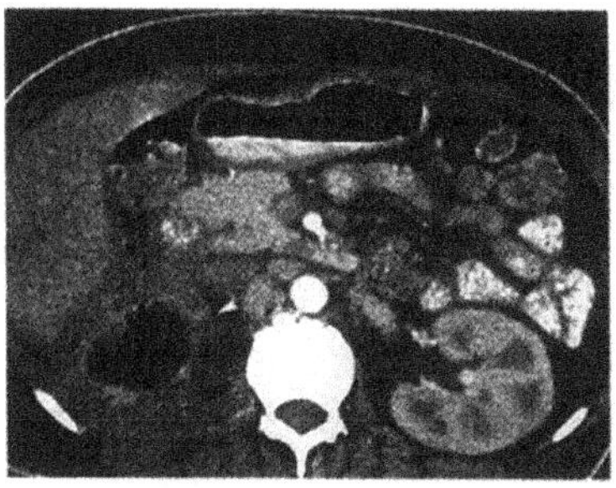

图 12-5　**肾脓肿**

CT 示右肾外形增大，边缘模糊，肾实质内见环状强化灶及气体

（三）鉴别诊断

肾结核，半数发生钙化，低密度灶内一般看不见气泡。

（四）特别提示

结合病史、体征、实验室检查和尿路造影可诊断。B 超、CT 不仅可确定病变部位、程度，还可动态观察。尚可行 CT 引导下肾脓肿穿刺诊断或治疗。MRI 检查 T_1WI 像呈低信号，T_2WI 上呈高信号。

六、肾动脉狭窄

（一）病理和临床概述

肾动脉狭窄是指各种原因引起的肾动脉起始部、主干，或其分支的狭窄，是继发性高血压最常见的原因。常见肾动脉狭窄原因有：①大动脉炎，病变常累及主动脉及其分支，我国多见，主要发生于年轻女性，累及肾动脉者多为单侧，好发于起始部；②肌纤维结构不良，见于年轻男性，肾动脉管壁纤维增生，管腔狭窄，常发生在肾动脉远侧 2/3，多位双侧，呈串珠样；③主动脉粥样硬化，见于老年，常有高血压，糖尿病，多发生在肾动脉起始部。其他原因有先天发育不良、肾动脉瘤、动静脉瘘、外伤、肾移植术后、肾蒂扭转、肾动脉周围压迫等。临床主要表现为短期出现高血压，舒张压升高为主。部分患者腰部可闻及杂音。

（二）诊断要点

CT 显示肾脏形态变小，肾萎缩改变。肾皮质变薄，强化程度减低。部分患者血栓形成并脱落导致肾梗死。CTA 可显示肾动脉狭窄或动脉狭窄后扩张。大动脉炎可见血管壁增厚，呈向心性或新月形增厚。动脉粥样硬化的钙化发生在动脉内膜，血管腔不均匀或偏心狭窄（图 12-6）。

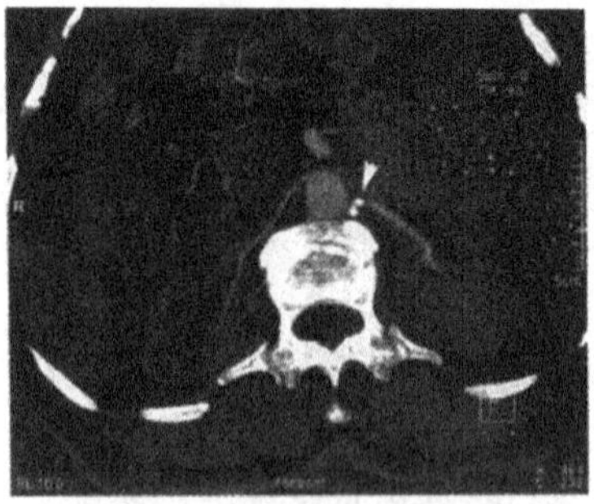

图 12-6 左肾动脉狭窄

曲面重建示左肾动脉起始部钙化引起的左肾动脉狭窄

(三)鉴别诊断

血管造影可明确诊断,一般无须鉴别。

(四)特别提示

本病的早期诊断对于临床治疗有重要影响。CTA、MRA 是无创性检查,诊断敏感性和特异性高,有取代血管造影的趋势。但血管造影是诊断该病的"金标准",能准确显示狭窄部位、范围和程度。同时可施行肾动脉球囊扩张或支架置入术治疗肾动脉狭窄。

七、肾肿瘤

肾肿瘤多为恶性,任何肾肿瘤在组织学检查前都应疑为恶性。临床上较常见的肾肿瘤有源自肾实质的肾癌、肾母细胞瘤及肾盂肾盏发生的移行细胞癌。小儿恶性肿瘤中,肾母细胞瘤占20%以上,是小儿最常见的腹部肿瘤。成人恶性肿瘤中肾肿瘤占 2%左右,绝大部分为肾癌,肾盂癌少见。肾脏良性肿瘤中最常见的是肾血管平滑肌脂肪瘤。

(一)肾血管平滑肌脂肪瘤

1.病理和临床概述

以往认为肾血管平滑肌脂肪瘤是错构瘤,目前通过免疫组化证实该肿瘤系单克隆性生长,是真性肿瘤。绝大部分肾血管平滑肌脂肪瘤是良性,但已有文献报道少数肿瘤恶性变并发生转移。肿瘤主要起源于中胚层,由不同比例的异常血管、平滑肌和脂肪组织组成,一般呈膨胀性生长。肾血管平滑肌脂肪瘤有两个类型:一型合并结节性硬化,此型多见于儿童或青年,肿瘤为双肾多发小肿块。临床无泌尿系统症状。另一型不合并结节性硬化,肾肿块单发且较大,有血尿、腰痛等临床症状。肾血管平滑肌脂肪瘤是肾脏自发破裂最常见的原因。从病理学上看,肾血管平滑肌脂肪瘤可以分为上皮样血管平滑肌脂肪瘤和单形性上皮样血管平滑肌脂肪瘤及单纯的血管平滑肌脂肪瘤,前者有上皮样细胞,含有大量血管成分或少量脂肪组织;中者仅含上皮样细胞和丰富的毛细血管网;后者三者按不同比例在瘤内分布。

2.诊断要点

典型表现为肾实质内单发或多发软组织肿块,边界清楚,密度不均匀,内见脂肪密度,CT 值低于-20 HU。脂肪性低密度灶中夹杂着不同数量的软组织成分,呈网状或蜂窝状分隔。增强后部分组织强化,脂肪组织不强化(图 12-7A)。少部分不含脂肪或含少量脂肪组织(上皮样或单形性上皮样血管平滑肌脂肪瘤)可以类似肾癌样表现,呈不均匀明显强化,包膜不完整,诊断非常困难(图 12-7B~D)。

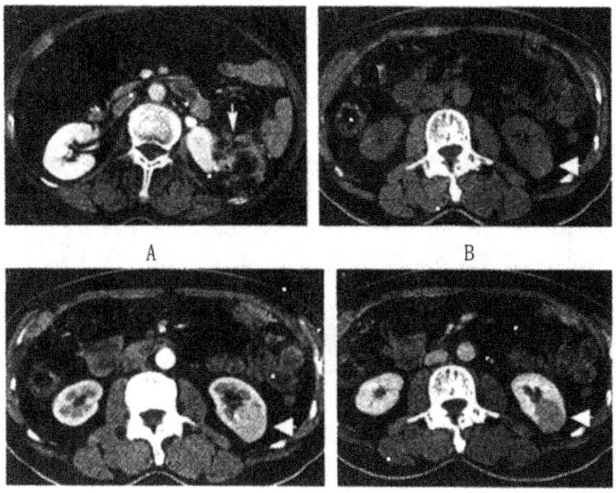

A　　B　　C　　D

图 12-7　肾血管平滑肌脂肪瘤

A.肾血管平滑肌脂肪瘤，肿块内见较多脂肪组织，肿块不规则，突出肾轮廓外；B～D.上皮样血管平滑肌脂肪瘤，可见肿块密度均匀，增强动脉期扫描呈明显均匀强化，静脉期扫描退出呈低密度

3.鉴别诊断

(1)肾癌：肿块内一般看不到脂肪组织。

(2)单纯性肾囊肿：为类圆形积液，无强化。

(3)肾脂肪瘤：为单纯脂肪肿块。

4.特别提示

肿瘤内发现脂肪成分是B超、CT、MRI诊断该病的主要征象。如诊断困难，应进一步行MRI检查，因MRI对脂肪更有特异性。DSA血管造影的典型表现有助于同其他占位病灶的鉴别。少部分肾脏血管平滑肌脂肪瘤伴出血，可以掩盖脂肪的低密度，密度不均匀增高，需要注意鉴别。上皮样或单形性上皮样血管平滑肌脂肪瘤诊断困难者，需要进行穿刺活检。

(二)肾脏嗜酸细胞腺瘤

1.病理和临床概述

肾脏嗜酸细胞腺瘤是一种较罕见的肾脏实质性肿瘤，虽然近年来人们对此瘤的临床病理特征认识加深，但在实际工作中常误诊为肾细胞癌。1976年Klein和Valensi提出肾脏嗜酸细胞腺瘤是一种具有不同于其他肾皮质肿瘤特征的独立肿瘤并获公认。文献报道肾脏嗜酸细胞腺瘤占肾脏肿瘤的3%～7%，发病率多在60岁以上，男性较女性多见。肾嗜酸细胞腺瘤起源于远曲小管和集合管细胞。肿瘤质地均匀，没有坏死、出血及囊性变，而肾细胞癌其肉眼标本最大特点是因瘤体内有出血坏死呈五彩色，即使瘤体小也能见到。该瘤肉眼标本另一个特点是部分肿瘤中央有纤维瘢痕形成。光镜下肿瘤细胞呈巢状或实片状，肾嗜酸细胞腺瘤的胞膜通常不清晰，胞质嗜酸性为此瘤的又一大特点，镜下颗粒粗大，充满胞质，嗜酸性强。肾嗜酸细胞腺瘤无特异性临床表现，通常无症状，瘤体较大者可有腰痛、血尿或腹部包块。该瘤绝大部分为单发，肿瘤大小为0.6～15 cm不等。常局限肾脏实质，很少侵犯肾包膜和血管。

2.诊断要点

CT平扫为较均匀的低密度或高密度。增强后各期均匀强化且密度低于肾皮质。比较特异的是,CT 扫描时出现的中央星状瘢痕和轮辐状强化,可提示肾嗜酸细胞腺瘤的诊断。但也有人认为它们并不可靠。轮辐状强化和中央星状瘢痕,也是嫌色细胞癌的表现之一。但如果螺旋 CT 血管期和消退期双期均表现为轮辐状,应疑诊肾嗜酸细胞腺瘤(图 12-8)。

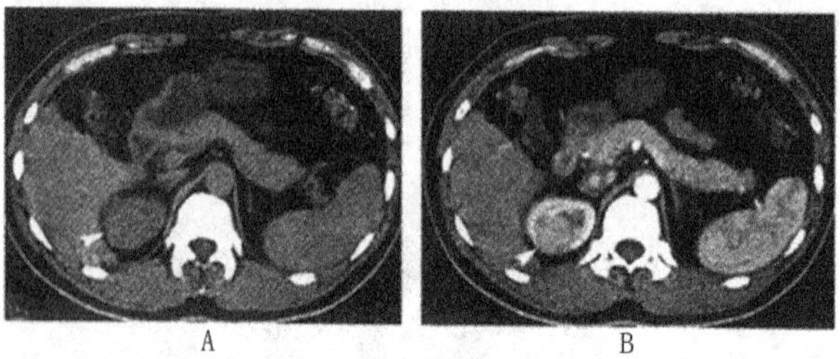

图 12-8 肾脏嗜酸细胞腺瘤

女性患者,34 岁,体检 B 超发现右肾上极占位,CT 平扫显示右肾上极等密度肿块,动脉期呈均匀中等强化,静脉期扫描呈等低密度,手术病理为右肾上极嗜酸细胞瘤

3.鉴别诊断

(1)肾细胞癌:肿块不出现中央星状瘢痕和轮辐状强化,且易侵犯肾包膜和邻近血管。

(2)肾血管平滑肌脂肪瘤:内可见特异性脂肪组织。

4.特别提示

因肿瘤为良性,如术前能正确诊断,则可采用低温冷冻治疗、肾部分切除或肿瘤射频消融术,从而避免不必要的肾脏切除术。近来发现 MRI 在诊断肾嗜酸细胞瘤方面有独特价值,可显示肿瘤包膜完整、中央星状瘢痕、等或低 T_1 信号、稍低或稍高 T_2 信号及强化情况等,可提示诊断。如果仔细观察肾脏 MRI 形态学特点和特异的信号特征,并结合其他辅助影像检查和病史,对绝大多数肾嗜酸细胞腺瘤及其他肾脏肿块,MRI 能做出正确诊断并指导治疗。

(三)肾细胞癌

1.病理和临床概述

肾细胞癌为肾最常见恶性肿瘤,好发年龄 50～60 岁,男性多见。肾细胞癌起源于肾小管上皮细胞,发生在肾实质内,可有假包膜,易发生囊变、出血、坏死、钙化。肾癌易侵犯肾包膜、肾筋膜、邻近肌肉、血管、淋巴管等,并易在肾静脉、下腔静脉内形成瘤栓,晚期可远处转移。病理类型有透明细胞癌、颗粒细胞癌、梭形细胞癌。典型症状有血尿、腰痛和腹部包块。

2.诊断要点

CT 表现为等密度、低密度或高密度肿块。动态增强:早期大部分肾癌强化明显,CT 值可增加≥40 HU;皮质期不利于肿瘤显示;实质期呈相对低密度。肿块局限于肾实质内或突出肾轮廓外。肿块与正常肾脏分界不清,边缘较规则或部分不规则。有时肿瘤内有点状、小结节状,边缘弧状钙化。同时注意观察肾周结构有无侵犯,局部淋巴结有无肿大(图 12-9)。

3.鉴别诊断

(1)肾盂癌:发生在肾盂,乏血供,肿块强化不明显。

(2)肾血管平滑肌脂肪瘤:肿块内有脂肪组织时容易鉴别,无脂肪组织则难以鉴别。

(3)肾脓肿:脓腔见环状强化,内见小气泡及积液。

4.特别提示

B 超检查对肾癌的普查起重要作用,对肾内占位囊性成分的鉴别诊断准确性高。CT 检查可作为术前肾癌分期的主要依据，确定肿瘤有无侵犯周围血管、脏器及淋巴结转移、远处转移。MRI 诊断准确性同 CT，但在诊断淋巴结和血管病变方面优于 CT。

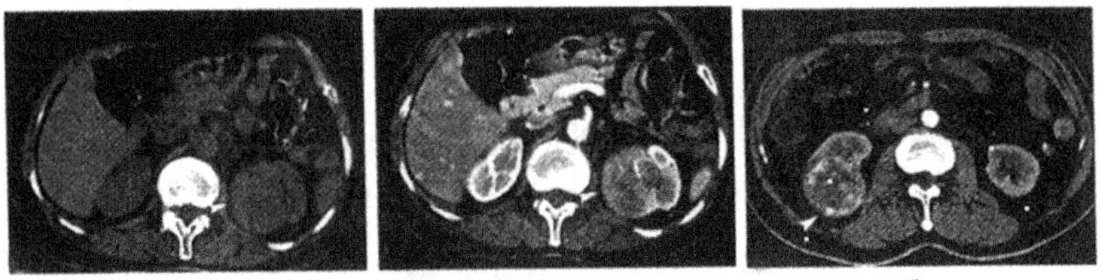

A　　B　　C

图 12-9　**肾癌**

A、B、C 三图为 CT 检查示肾轮廓增大，肿块呈明显不均匀性强化

(四)肾窦肿瘤

1.病理和临床概述

肾窦肿瘤，由肾门深入肾实质所围成的腔隙称肾窦，内有肾动脉的分支、肾静脉的属支、肾盂、肾大、小盏、神经、淋巴管和脂肪组织。有研究者将肾窦病变分为 3 种：一类是窦内固有成分发生的病变，如脂肪组织、集合系统、血管及神经组织来源的；一类是外来的从肾实质发展进入肾窦内的病变；另一类是继发的包括转移或腹膜后肿瘤累及肾窦的肿瘤。原发性肾窦内肿瘤非常罕见，发现其病因或发生肿瘤的解剖组织范围很广，从脂肪组织(如脂肪肉瘤)、神经组织(如副神经节细胞瘤)、淋巴组织(如以良性 Castleman 病或恶性淋巴瘤)，以及血管来源的血管外皮瘤或肌肉来源的平滑肌瘤、血管平滑肌瘤。肾窦肿瘤以良性为主，恶性较少。患者一般临床上症状无特异性表现，以腰部酸痛最为常见；原发性肾窦肿瘤一般直径在4.0 cm左右，可能出现临床症状才引起患者注意，无血尿。

2.诊断要点

(1)CT 示肾盂肾盏为受压改变，与肾盂肾盏分界清晰、光整。

(2)平扫及增强密度均匀(良性)或不均匀(恶性)。

(3)与肾实质有分界，血管源性肿瘤强化非常明显。

(4)脂肪源性肿瘤内见脂肪组织密度(图 12-10)。

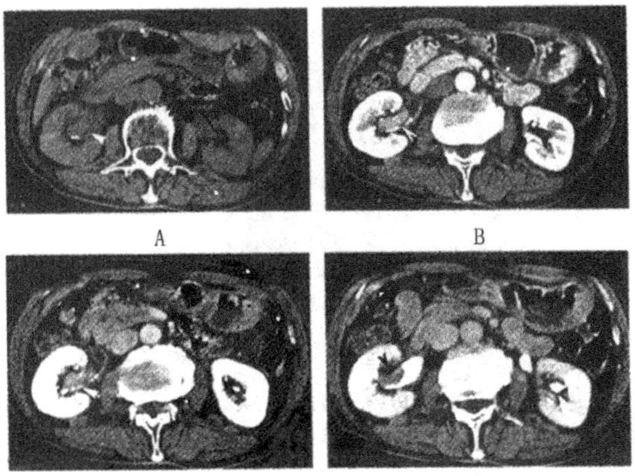

A　　B

C　　D

图 12-10　**肾窦肿瘤**

CT 平扫可见右侧肾窦等密度占位，分泌期扫描可见右侧肾盂受压变扁，但与肿块之间交接光滑，未见受侵犯征象。手术病理为肾窦血管平滑肌瘤

3.鉴别诊断

(1)肾癌,肿块发生于肾实质内,可侵犯肾周及肾窦,一般呈显著强化。

(2)肾盂肿瘤,起源于肾盂,肿块强化差。

4.特别提示

肾区病变的定位对疾病的诊断、手术方案的制订,甚至预后都具有极其重要的临床意义。位于肾窦内的肿瘤一般不需要进行全肾脏切除,而肾实质的肿瘤一般必须全肾切除。CT、IVP、MRI及肾动脉造影对肾窦肿瘤的定位有重要的临床价值,并对肿瘤的定性也有重要的参考价值。

(徐又军)

第二节 膀胱疾病CT诊断

一、膀胱结石

(一)病理和临床概述

膀胱结石95%见于男性,发病年龄多为10岁以下儿童和50岁以上老人。儿童以原发性多见,主要是营养不良所致。继发性则多见于成人,可来源于肾、输尿管,膀胱感染、异物、出口梗阻、膀胱憩室、神经源性膀胱等也可引起继发结石。结石的病理改变是对膀胱黏膜的刺激、继发性炎症、溃疡形成出血、长期阻塞导致膀胱小梁、小房或憩室形成。临床症状主要为疼痛、排尿中断、血尿及膀胱刺激症状。

(二)诊断要点

平扫表现为圆形、卵圆形、不规则形、倒梨形等高密度灶,可单发或多发,大小不一,小至几毫米,大至十余厘米。边缘多光整,CT值常为100 HU以上,具有移动性;膀胱憩室内结石移动性差(图12-11)。

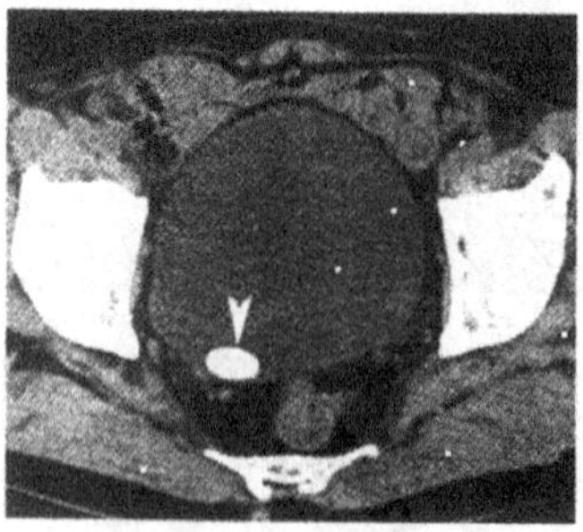

图12-11 膀胱结石

CT显示膀胱后壁见一卵圆形高密度影

(三)鉴别诊断

1.膀胱异物

常有器械检查或手术史,异物有特定形状,如条状等,容易以异物为核心形成结石。

2.膀胱肿瘤

为膀胱壁局限性不规则增厚，可形成软组织肿块，有明显强化。

(四)特别提示

膀胱结石含钙量高，易于在X线平片上确诊。CT对膀胱区可疑病灶定位准确，易于表明位于膀胱腔内、膀胱憩室、膀胱壁及壁外；易于反映膀胱炎等继发改变及膀胱周围改变。一般不需MRI检查。

二、膀胱炎

(一)病理和临床概述

膀胱炎临床分型较多，以继发性细菌性膀胱炎多见。致病菌多为大肠埃希菌，且多见于妇女，由上行感染引起，常合并尿道炎和阴道炎。急性膀胱炎病理上局限于黏膜和黏膜下层，以充血、水肿、出血及小溃疡形成为特征；慢性膀胱炎以膀胱壁纤维增生、瘢痕挛缩为特征。主要症状有尿频、尿急、尿痛等膀胱刺激症状。

(二)诊断要点

(1)急性膀胱炎多表现正常，少数CT平扫增厚的膀胱壁为软组织密度，增强均匀强化。

(2)慢性膀胱炎表现为膀胱壁增厚，强化程度不如前者，无特征性表现(图12-12)。

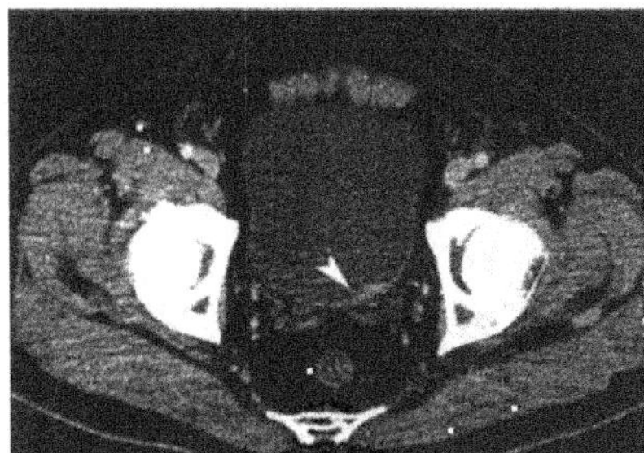

图12-12　膀胱炎

男性患者，有反复膀胱刺激症状，CT检查示膀胱左后壁较均匀性增厚、强化

(三)鉴别诊断

(1)膀胱充盈不良性膀胱壁假性增厚，膀胱充盈满意时，假性增厚消失。

(2)先天性膀胱憩室，为膀胱壁局限性外突形成囊袋样影，容易伴发憩室炎及憩室内结石。

(3)膀胱癌，为膀胱壁局限性、不均匀性增厚，强化不均。

(四)特别提示

膀胱炎主要靠临床病史、细菌培养、膀胱镜检查或活检证实，CT检查结果只作为一个补充。

三、膀胱癌

(一)病理和临床概述

膀胱癌为泌尿系统最常见的恶性肿瘤，男性多见，多见于40岁以上。大部分为移行细胞癌，以淋巴转移居多，其中以闭孔淋巴结和髂外淋巴结最常见，晚期可有血路转移。临床症状为无痛性全程血尿，合并感染者有尿频、尿痛、排尿困难等。

(二)诊断要点

肿瘤好发于膀胱三角区后壁及侧壁；常为多中心。CT表现为膀胱壁向腔内乳头状突起或局部增厚，增强呈较明显强化。当膀胱周围脂肪层消失，表示肿瘤扩展到膀胱壁外，可有边界不清的软组织肿块和盆腔积液，也可有膀胱周围和盆壁淋巴结转移(图 12-13)。

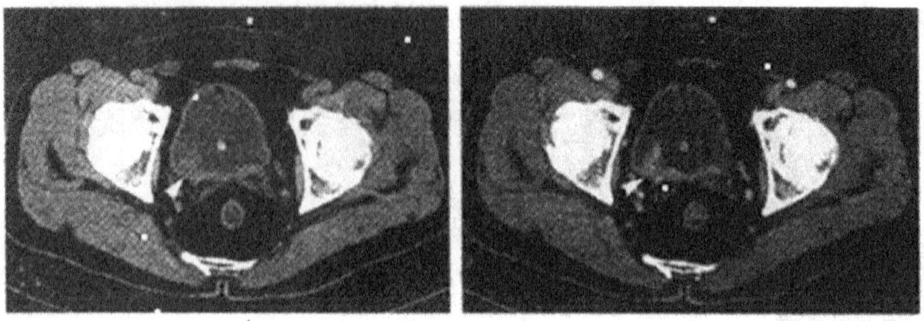

A　　　　B

图 12-13　膀胱癌

A、B 两图为 CT 检查示右侧膀胱三角区可见不规则增厚软组织密度，增强扫描有明显不均匀强化

(三)鉴别诊断

1.膀胱炎

为膀胱壁较广泛均匀性增厚，强化均匀。

2.前列腺肥大

膀胱基底部形成局限性压迹，CT 矢状位重建、MRI 可鉴别。

3.膀胱血块

平扫为高密度，CT 值一般＞60 HU，增强无强化，当膀胱癌伴出血、大量血块包绕肿块时，则难以鉴别。

(四)特别提示

CT 可为膀胱癌术前分期提供依据，明确有无周围脏器、盆壁侵犯及淋巴结转移。膀胱癌术后随访可发现复发或并发症。膀胱壁增厚也可见于炎症性病变或放射后损伤。MRI 的定位价值更高。

(张海东)

第三节　输尿管疾病 CT 诊断

一、输尿管外伤

(一)病理和临床概述

输尿管外伤可单发或并发于泌尿系统外伤。泌尿系统遭受任何直接或间接暴力均可导致损伤。近年来，医源性损伤亦逐渐增多。输尿管损伤的病理取决于其损伤的程度。如完全断裂，则尿液积聚于腹膜后以肾后间隙最常见。如有瘢痕收缩则形成狭窄、闭塞和阻塞。临床表现多样，可有伤口漏尿或尿外渗，尿瘘形成；腹膜炎症状；尿道阻塞，无尿等(图 12-14)。

(二)诊断要点

平扫可发现阳性及阴性结石，阴性结石密度也常高于肾实质，CT 值常为 100 HU 以上，无增强效应。结石多位于输尿管狭窄部位即肾盂输尿管连接部、输尿管与髂动脉交叉处、输尿管膀胱入口处。间接征象可表现为输尿管扩张，肾盂、肾盏积水等，并可显示结石周围软组织炎症、水肿(图 12-15)。

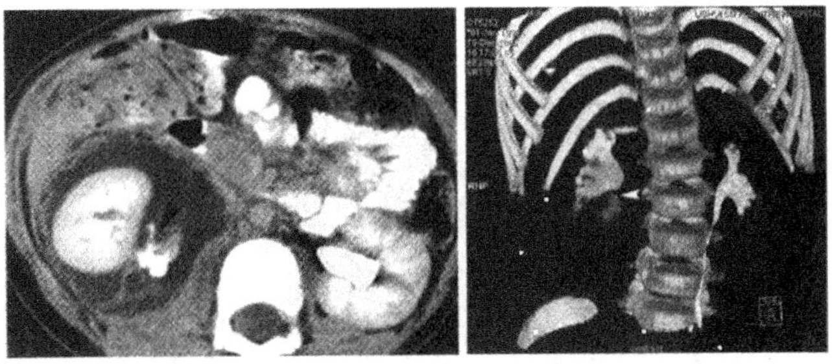

A　　B

图 12-14　**输尿管断裂三维重建**

车祸患者，右输尿管上段区见片状造影剂外渗，输尿管中下段未显影

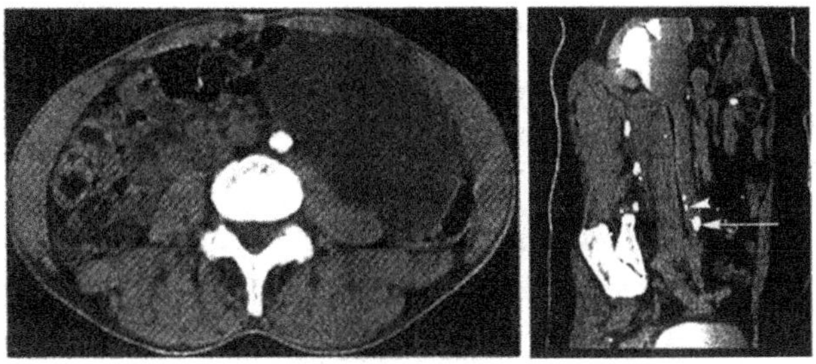

A　　B

图 12-15　**输尿管内多发结石**

图中长箭头所示为较大的一颗结石，小箭头为两颗细小结石

(三)鉴别诊断

1.盆腔静脉石

位于静脉走行区，为小圆形高密度灶，病灶中心为低密度。

2.盆腔骨岛

位于骨骼内。

(四)特别提示

临床诊断以 X 线平片及静脉尿路造影为首选。但 CT 对结石的大小、部位、数目、形状显示更准确，免除了其他结构的影响；同时能易于显示肾盂扩张和肾盂、肾盏积水及梗阻性肾实质改变，能客观评价结石周围炎症、肾功能情况。MRI 水成像能显示梗阻性肾、输尿管积水情况。

二、输尿管炎

(一)病理和临床概述

输尿管炎指发生在输尿管壁的炎症，常由大肠埃希菌、变形杆菌、铜绿假单胞菌、葡萄球菌等致病菌引起。输尿管炎常继发于肾盂肾炎、膀胱炎等；也可因血行、淋巴传播或附近器官的感染蔓延而来(如阑尾炎、盲肠炎)；部分患者因医疗器械检查、结石摩擦及药物引起。急性输尿管炎表现为黏膜化脓性炎症；而慢性输尿管炎表现为输尿管壁扩张、变薄，输尿管逐渐延长，也可为管壁增厚、变硬、僵直，致输尿管狭窄。临床症状为尿频、尿急伴有腰痛乏力、尿液浑浊，严重时发生血尿、肾绞痛，尿培养可有细菌。

(二)诊断要点

急性输尿管炎CT检查无特异性。

慢性输尿管炎可表现为输尿管壁增厚,管壁不均匀,部分患者出现肾盂积水。输尿管周围炎可出现腹膜后输尿管纤维化(图12-16)。

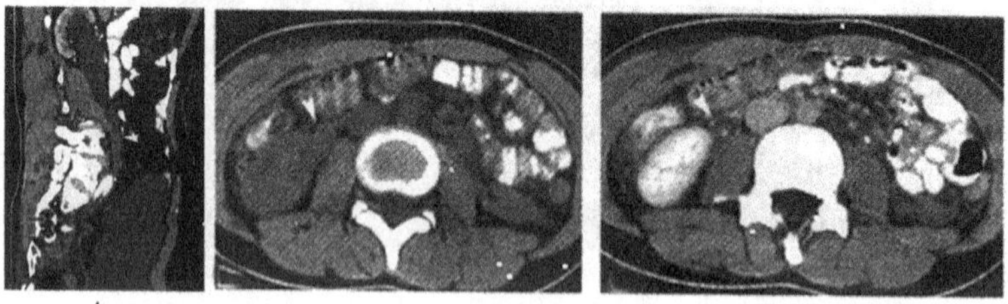

A　　　B　　　C

图12-16　输尿管炎

CT显示右输尿管中、下段管壁弥漫性增厚、强化,管腔狭窄,输尿管上段及肾盂、肾盏明显扩张、积水

(三)鉴别诊断

囊性输尿管炎、输尿管癌,难以鉴别;输尿管结核,表现为输尿管壁增厚,管腔狭窄,管壁常可见钙化,常伴有同侧肾脏结核。

(四)特别提示

输尿管炎的诊断应密切结合病史和辅助检查。静脉尿路造影表现为输尿管扩张或狭窄,扭曲变形。CT检查亦尤明显特异性。对可疑病变可行病理活检。

三、输尿管癌

(一)病理和临床概述

输尿管肿瘤多发生在左侧,尤其是在下1/3段。大部分为移行细胞癌,少数为鳞癌、腺癌。原发输尿管移行细胞癌较少见,好发年龄为50～70岁,男性多于女性。最常见的症状为间歇性无痛性肉眼或镜下血尿,少数患者可触及腹部肿块,阻塞输尿管可引起肾绞痛。

(二)诊断要点

CT表现输尿管不规则增厚、狭窄或充盈缺损,肿瘤近侧输尿管及肾盂扩张,三维重建显示最佳。输尿管肿瘤为少血供肿瘤,增强多无强化或轻度强化(图12-17)。

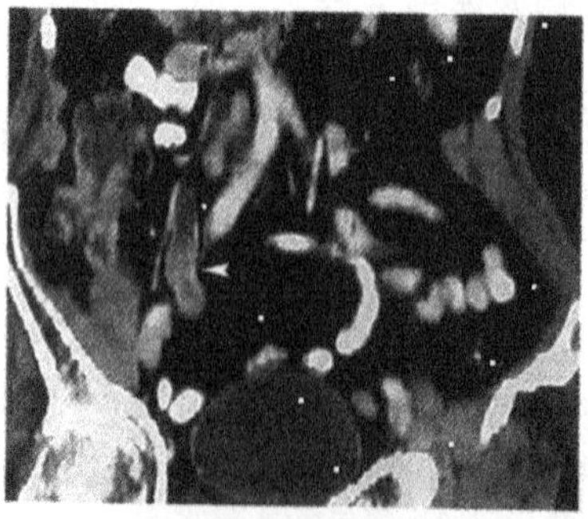

图12-17　右输尿管癌

CT显示输尿管中下段及膀胱入口区充满软组织影,管腔闭塞

(三)鉴别诊断

1.血凝块

为输尿管腔内充盈缺损,无强化,管壁不增厚。

2.阴性结石

输尿管内高密度灶,CT值常为100 HU以上。

3.输尿管结核

输尿管壁增厚、管腔狭窄,常伴有钙化。

(四)特别提示

随诊中应注意其余尿路上皮器官发生肿瘤的可能性。CT检查对诊断输尿管肿瘤起重要作用,不仅能显示肿瘤本身,也可了解肿瘤的侵犯程度,有无淋巴结转移。MRU对该病的诊断有一定的价值,但对尿路结石的鉴别有困难。

(刘茂林)

第四节　前列腺疾病CT诊断

一、前列腺增生症

(一)病理和临床概述

前列腺增生症又称前列腺肥大,是老年男性的常见病,50岁以上多见,随着年龄增长发病率逐渐增高。老龄和雌雄激素失衡是前列腺增生的重要病因。前列腺增生开始于围绕尿道精阜部位的腺体,即移行带和尿道周围的腺体组织,最后波及整个前列腺。临床症状主要有进行性排尿困难、尿频、尿潴留、血尿等。

(二)诊断要点

CT扫描能显示前列腺及其周围解剖并可测量前列腺体积。CT扫描前列腺上界超过耻骨联合上缘2～3 cm时,才能确诊为增大。增大前列腺压迫并突入膀胱内。增强扫描可见前列腺肥大,有不规则不均匀斑状强化,而肥大的前列腺压迫周围叶使之变扁,密度较低为带状,精囊和直肠可移位(图12-18)。

(三)鉴别诊断

前列腺癌较小癌灶CT难以鉴别,癌灶巨大伴有周围侵犯、转移时不难鉴别,前列腺一般行MRI检查。

(四)特别提示

前列腺肥大需做临床检查,经直肠超声检查为首选检查方法。CT扫描无特征性,临床常行MRI检查,表现为中央带增大,周围带受压、变薄。

二、前列腺癌

(一)病理和临床概述

前列腺癌好发于老年人,95%以上为腺癌,起自边缘部的腺管和腺泡。其余为移行细胞癌、大导管乳头状癌、内膜样癌、鳞状细胞癌。前列腺癌多发生在外周带,大多数为多病灶。前列腺癌大多数为激素依赖型,其发生和发展与雄激素关系密切。临床类型分为临床型癌、隐蔽型癌、偶见型癌、潜伏型癌。早期前列腺癌症状和体征常不明显。后期出现膀胱阻塞症状,如尿流慢、尿中断、排尿困难等。

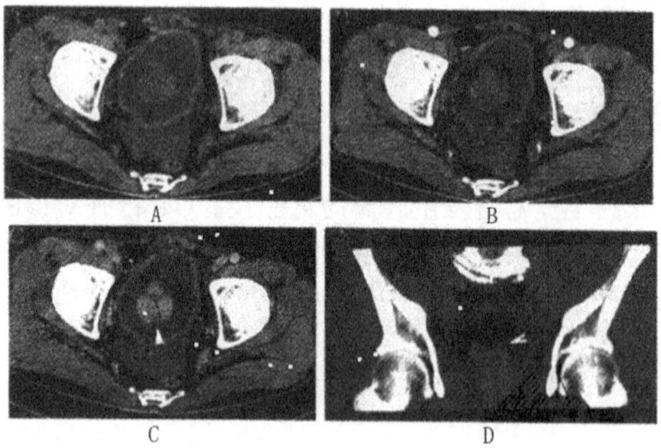

图 12-18　前列腺增生中央叶组织呈不规则状突入膀胱内

(二)诊断要点

癌结节局限于包膜内 CT 表现为稍低密度结节或外形轻度隆起,癌侵犯包膜外时常累及精囊,表现为膀胱精囊角消失,也可侵犯膀胱壁。淋巴结转移首先发生于附近盆腔淋巴结。前列腺癌常发生骨转移,以成骨型转移多(图 12-19)。

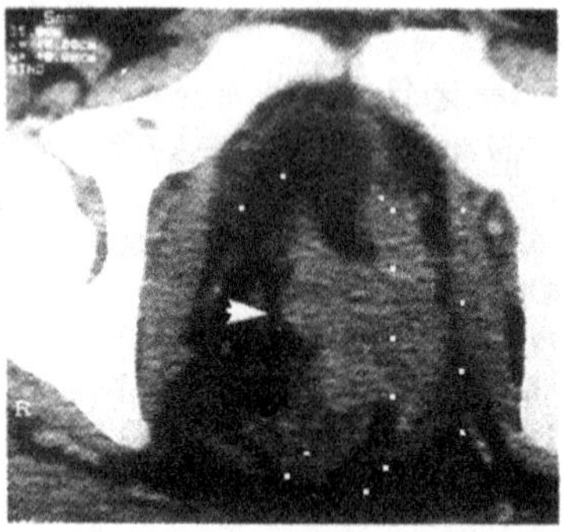

图 12-19　前列腺癌

CT 检查示前列腺内见一分叶状肿块,膀胱及直肠受累

(三)鉴别诊断

前列腺增生症不会发生邻近脏器侵犯、局部淋巴结转移、成骨转移等恶性征象。

(四)特别提示

前列腺的影像检查以 MRI 为主,MRI 能清晰显示癌灶。CT 不能发现局限于前列腺内较小的癌灶。前列腺 CT 检查的作用是在临床穿刺活检证实为前列腺癌后协助临床分期,并对盆腔、后腹膜淋巴结转移情况进行评估。

(刘德永)

第五节　子宫疾病 CT 诊断

一、子宫内膜异位症

(一)病理和临床概述

子宫内膜异位症一般仅见于育龄妇女，是指子宫内膜的腺体和间质出现在子宫肌层或子宫外，如在卵巢、肺、肾等处出现。当内在的子宫内膜出现在子宫肌层时，称子宫腺肌病；当内在的子宫内膜出现在子宫肌层之外的地方，称外在性子宫内膜异位症。子宫内膜异位症的主要病理变化为异位内膜随卵巢激素的变化而发生周期性出血，伴有周围结缔组织增生和粘连。主要症状有周期性发作出现继发性痛经、月经失调、不孕等。

(二)诊断要点

(1)外在性子宫内膜异位征 CT 表现为子宫外盆腔内薄壁含水样密度囊肿或高密度囊肿，多为边界不清，密度不均的囊肿。囊壁不规则强化，囊内容物为稍高密度改变；或为实性包块，边缘清楚。常与子宫、卵巢相连，可单个或多个。

(2)子宫腺肌病表现为子宫影均匀增大，肌层内有子宫膜增生所致的低密度影，常位于子宫影中央。

(三)鉴别诊断

盆腔真性肿瘤，CT 表现上难以区别，一般行 MRI 检查，可见盆腔内新旧不一的出血而加以鉴别。

(四)特别提示

子宫内膜异位征的诊断需结合临床典型病史，其症状随月经周期而变化。B 超为子宫内膜异位症的首选检查方法。CT、MRI 能准确显示病变，可作为鉴别诊断的重要手段。盆腔 MRI 检查可见盆腔内新旧不一的出血而较有特征性。

二、子宫肌瘤

(一)病理和临床概述

子宫肌瘤是女性生殖器中最常见的肿瘤。由子宫平滑肌组织增生而成，其间有少量纤维结缔组织。可单发或多发，按部位分为黏膜下、肌层和浆膜下肌瘤。好发年龄为 30～50 岁。发病可能与长期或过度卵巢雌激素刺激有关。子宫肌瘤恶变罕见，占子宫肌瘤 1%以下，多见于老年人。子宫肌瘤可合并子宫内膜癌或子宫颈癌。子宫肌瘤临床症状不一，取决于大小、部位及有无扭转。

(二)诊断要点

CT 表现子宫内外形分叶状增大或自子宫向外突出的实性肿块，边界清楚，密度不均匀，可见坏死、囊变及钙化，增强扫描肿瘤组织与肌层同等强化。存在变性时强化程度不一，多低于子宫肌层密度，大的肿瘤内可见云雾状或粗细不均的条状强化。部分患者有点状、环状、条状、块状钙化(图 12-20)。

(三)鉴别诊断

1.卵巢肿瘤

肿块以卵巢为中心或与卵巢关系密切，常为囊实性，肿块较大，子宫内膜异位症，CT 难以鉴别。

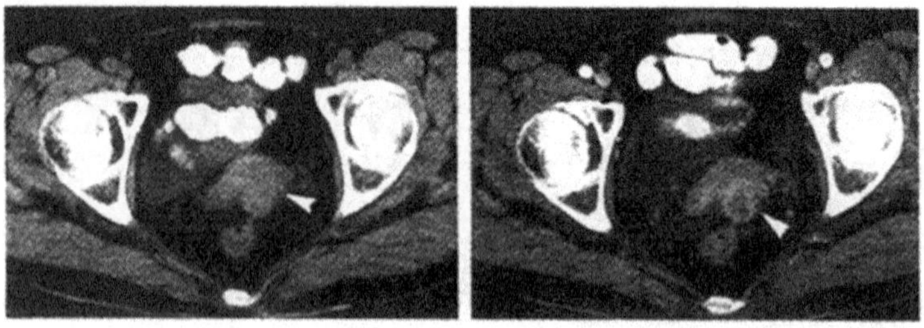

A　　B

图 12-20　子宫肌瘤

CT 检查示子宫后壁见一结节突出于轮廓外，密度与正常子宫组织相当；增强后结节强化不均，内见坏死区，而呈相对低密度

2.子宫恶性肿瘤

子宫不规则状增大，肿块密度不均，强化不均匀，可伴周围侵犯及转移等征象。

(四)特别提示

B 超检查方便、经济，是首选方法，但视野小，准确性取决于操作者水平。子宫肌瘤进一步检查一般选择 MRI，MRI 有特征性表现，可准确评估病变部位、大小、内部结构改变等情况。

三、子宫内膜癌及宫颈癌

(一)子宫内膜癌

1.病理和临床概述

子宫内膜癌是发生于子宫内膜的肿瘤，好发于老年患者，大部分在绝经后发病，近 20 年发病率持续上升，这可能同社会经济不断变化，外源性雌激素广泛应用、肥胖、高血压、糖尿病、不孕、晚绝经患者增加等因素有关。大体病理分为弥漫型和局限型，组织学大部分为起源于内膜腺体的腺癌。子宫内膜癌可与卵巢癌同时发生，也可先后发生乳腺癌、大肠癌、卵巢癌。临床应予以重视。临床症状主要有阴道出血，尤其是绝经后出血及异常分泌物等。

2.诊断要点

CT 平扫肿瘤和正常子宫肌层呈等密度。增强扫描子宫体弥漫或局限增大，肿块密度略低，呈菜花样。子宫内膜癌阻塞宫颈内口可见子宫腔常扩大积液。附件侵犯时可见同子宫相连的密度均匀或不均匀肿块，正常脏器外脂肪层界限消失。盆腔种植转移可见子宫直肠窝扁平的软组织肿块。有腹膜后及盆腔淋巴结肿大(图 12-21)。

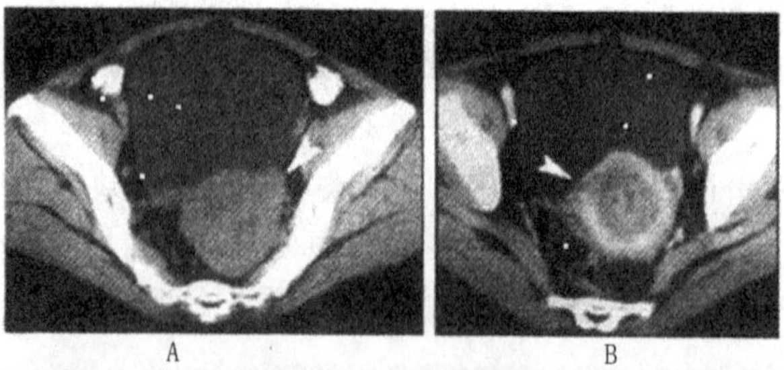

A　　B

图 12-21　子宫内膜癌

女性患者，65 岁，绝经后反复阴道出血年余，CT 检查子宫外形显著增大，宫腔内密度不均，增强呈不均匀强化

3.鉴别诊断

(1)宫颈癌：肿块发生于宫颈，一般不向上侵犯子宫体。

(2)子宫内膜下平滑肌瘤并发囊变：增强 CT 正常子宫组织和良性平滑肌瘤的增强比内膜癌明显，钙化和脂肪变性是良性平滑肌瘤的证据。

4.特别提示

MRI 结合增强检查准确率达 91%，目前国际上采用 MRI 评价治疗子宫内膜癌的客观指标。子宫内膜癌治疗后 10%～20%复发。CT 主要用于检查内膜癌术后是否复发或转移。同时对于制订子宫内膜癌宫腔内放疗计划也有帮助。

(二)宫颈癌

1.病理和临床概述

宫颈癌是女性生殖道最常见的恶性肿瘤，好发于育龄期妇女，其发病与早婚、性生活紊乱、过早性生活及某些病毒感染(如人乳头瘤病毒)等因素有关。宫颈癌好发于子宫鳞状上皮和柱状上皮移行区，由子宫颈上皮不典型增生发展为原位癌，进一步发展成浸润癌，95%为鳞癌，少数为腺癌，尚有腺鳞癌、小细胞癌、腺样囊性癌。临床症状主要有阴道接触性出血、阴道排液，继发感染可有恶臭等。

2.诊断要点

宫颈原位癌 CT 检查不能做出诊断。浸润期癌肿块有内生或外长两种扩散方式。内生性者主要是向阴道穹隆乃至子宫阔韧带浸润；外生性主要向宫颈表面突出，形成息肉或菜花样隆起。CT 表现为子宫颈增大，超过 3 cm，并形成软组织肿块，肿块局限于宫颈或蔓延至子宫旁。肿瘤内出现灶性坏死呈低密度区，宫旁受累时其外形不规则，呈分叶状或三角肿块影，累及直肠时直肠周围脂肪层消失(图 12-22)。

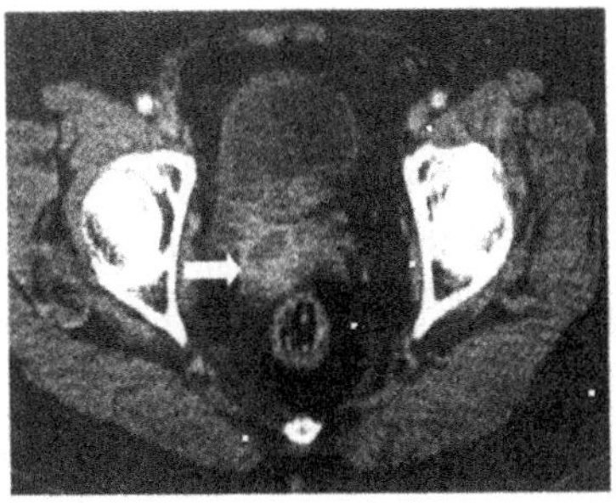

图 12-22　**子宫颈癌**

子宫颈见肿块，强化不均匀，膀胱壁受累及增厚

3.鉴别诊断

子宫内膜癌，肿瘤起源于子宫体，肿块较大时两者较难鉴别。

4.特别提示

CT 主要用于宫颈癌临床分期及术后随访。宫颈癌术后或放疗后 3 个月内应行 CT 扫描，以后每半年1 次，直至两年。CT 扫描有助于判断肿瘤是否复发、淋巴结转移及其他器官侵犯情况，但不能准确检出膀胱和直肠受累情况，也不能鉴别放射后纤维变。必要时 MRI 检查。

(李子园)

第十三章 颅脑疾病MR诊断

第一节 脑血管疾病 MR 诊断

一、高血压脑出血

(一)临床表现及病理特征

脑出血的常见原因之一就是高血压脑动脉硬化,大部分出血部位在幕上,小脑及脑干发生出血情况比较少见。患者多数有明确的病史,发病一般呈突发性,并且出血量较多,幕上出血常发生于基底核区,也可以出现在其他的部位。脑室内出血通常与尾状核或基底神经节血肿破入脑室有关,影像学检查结果显示脑室内血肿信号或者密度,同时可见液平面。脑干出血以脑桥病变居多,动脉破裂引起,如果出血过多,造成较大的压力,可以破入第四脑室。

(二)MR 影像表现

高血压动脉硬化所引起的脑内血肿的影像表现受血肿发生时间长短的影响。对于发生在早期的脑出血情况,CT 结果比 MR 影像结果更具有参考价值。CT 在急性期脑出血情况下,通常表现为高密度。有时小部分因为颅底骨性伪影导致少量幕下出血难以给出确切诊断,但是大部分脑出血均可以清楚地显示。通常情况下,出血后 6～8 周,因为出血发生溶解,在 CT 表现为脑脊液密度。血肿的 MR 影像信号不仅多变,而且受其他多种因素的影响,这些因素除了血红蛋白状态外,还包括氧合作用、磁场强度、脉冲序列、凝血块的时间、红细胞状态等。

MR 影像具有观察出血的溶解过程的优点。要想更好地理解出血信号在 MR 影像变化,必须要了解出血时的生理学改变。比如,急性出血因为含有氧合血红蛋白及脱氧血红蛋白,所以在 T_1WI 呈等至轻度低信号,在 T_2WI 呈灰至黑色(低信号);亚急性期出血(大部分指 3 天至 3 周)因为正铁血红蛋白的产生,在 T_1WI 及 T_2WI 呈现高信号表现。伴随着正铁血红蛋白遭遇巨噬细胞吞噬、转化成为含铁血黄素的过程,在 T_2WI 可以看到血肿周围形成一低信号环。以上内容便是出血过程在 MR 影像中的特征,此特征在高场强磁共振仪显像时更加明显。

二、超急性期脑梗死及急性脑梗死

(一)临床表现及病理特征

脑梗死具有高发病率、高死亡率及高致残率的特点,是临床中一类常见的疾病,它严重地威胁人类的健康生活。随着关于脑梗死专题的病理生理学研究进程发展，尤其是在“半暗带”概念提出及超微导管溶栓治疗问世之后，临床医师应当及时确诊，即发病超急性期便应当确诊，且对缺血脑组织血流灌注状态进行正确评估，如此结合实际情况来确定最佳效果的治疗方案。

临床上有效地诊断缺血性脑梗死的方法是进行 MR 影像检查。超急性期脑梗死指的是发生在6 小时之内的脑梗死情况。一般情况下，梗死在发生 4 小时之后，因为病患的病变区可能有较长时间的缺氧缺血，细胞膜离子泵出现衰竭，导致细胞毒性脑水肿。基本上 6 小时之后，血-脑屏障便会被破坏，引发血管源性脑水肿，此时，脑细胞慢慢坏死，1～2 周后，脑水肿情况变轻，坏死脑细胞液化，梗死区则产生了大量吞噬细胞清除坏死的组织。病变区的胶质细胞开始增生，肉芽组织逐渐形成。经过 8～10 周，会形成囊性的软化灶。小部分缺血性脑梗死患者在病发的1～2 天因血液再灌注而出现梗死区出血情况，继而转变成出血性脑梗死。

(二)MR 影像表现

一般在诊断脑梗死的早期就应用常规 MR 影像的方法。脑梗死一般需要在患者发病 6 小时以后才会显示出病灶，而常规 MR 影像的特异性比较低，无法明确半暗带的大小，也不能确定病变的具体范围，对于急性脑梗死与短暂性缺血发作无法高效地区分。因此 MR 影像不能提供足够的价值。但目前的 MR 影像成像技术已经进一步发展，功能性的检查能够带来丰富充足的诊断信息，从而导致缺血性脑梗死的诊断发生了突破性的进展。

脑梗死超急性期，T_2WI 上的脑血管将有异常的信号：原血管流空效应消失，增强扫描 T_1WI 出现动脉增强影像。该现象是因病患的脑血流的速度减慢，在发病 3～6 小时之后此征象便可出现，血管内强化的现象通常是发生在梗死区域或者周边位置，其中皮质部位梗死更加常见，其次是深部白质部位梗死，一般基底核、脑桥、内囊、丘脑的腔隙性梗死不会有血管强化现象，大范围脑干梗死时可能会见血管内强化。

因为脑脊液与脑皮质的部分容积效应，还有流动伪影的干扰，使用常规 T_2WI 并不能发现大脑皮质灰白质交界处的病灶及脑室旁的深部脑白质病灶，并且不容易对脑梗死的分期进行鉴别。FLAIR 序列对脑脊液信号有抑制作用，且能扩大 T_2 权重成分，减少背景信号干扰，如此可使得病灶与正常组织的差异性明显增加，更加容易发现病灶的所在。可以鉴别陈旧性及新鲜性梗死灶是有关 FLAIR 序列的另一特点。新鲜性梗死灶与陈旧性梗死灶于 T_2WI 中都是高信号。FLAIR 序列之中，陈旧性梗死灶易出现液化，其含自由水，使得 T_1 值同脑脊液类似，因而软化灶是低信号，或是低信号的周边环状高信号；且新病灶含结合水，导致 T_1 数值比脑脊液短，呈高信号。但是即使如此 FLAIR 序列仍然不能够对脑梗死做出精确的分期，并且 FLAIR 对低于 6 小时的超急性期病灶检出概率较低，而使用 DWI 技术则可以有效检出，因此在脑梗死中迅速应用开来。

DWI 对缺血变化十分敏感，尤其是超急性期，脑组织在出现急性缺血后，会出现缺氧症状，出现Na^+-K^+-ATP酶泵功能变弱，导致水钠滞留，引发细胞毒性水肿，且水分子弥散运动也会慢慢降低，ADC 数值降低，而后出现血管源性水肿，细胞溶解，产生软化灶。而 在亚急性期 ADC 值大部分发生降低。DWI 图与 ADC 图的信号表现相反，在 DWI 弥散快(ADC 值高)的组织通常呈现为低信号，而 DWI 弥散慢(ADC 值低)的组织呈现为高信号。人脑在发病 2 小时之后便可以使用 DWI 检查，此时可发现直径大小为 4 mm 的腔隙性病灶。急性期病例 T_2WI、T_1WI 都能正常显示，使用 FLAIR 可部分显示出病灶情况，DWI 技术能看到神经体征对应区域的高信号，病患发病 6 小时之后，通过 T_2WI 能看到存在病灶，但病变范围显著小于 DWI 检查。信号强度也比 DWI 检查要低，发病 1～3 天，使用 DWI 技术与 T_1WI、FLAIR、T_2W，其病变范围的显示结果都一致。3天后，患者进入慢性期阶段。随诊可以发现 T_2WI 仍然是高信号，DWI 信号降低，对于不同的病理进程，信号表现各有差异。DWI 信号随着患者病发时间延长而继续降低，表现是低信号。ADC 值显著升高。由此可见，使用 DWI 能够定性分析急性的脑梗死，还能定量分析，可区分陈旧脑梗死与新脑梗死，并对疗效与预后进行评价（定量分析是通过 ADC 与rADC 值计算来完成）。

DWI、T_1WI、FLAIR、T_2WI 的敏感性分析：FLAIR 序列在急性脑梗死的诊疗上优于 T_1WI、T_2WI，能更早显示出病变，可用 FLAIR 成像代替常规 T_2WI；而 DWI 对病变的显示则十分敏感，对比正常组织与病变组织具有良好的效果。其出现的异常信号范围会高于常规 T_2WI 及 FLAIR 序列，由此能够判定，DWI 的敏感程度最高，考虑到 DWI 空间分辨率偏弱，磁敏感性伪影会对实际的颅底部病变产生影响，诸如小脑、额中底部、颞极。在这一方面，FLAIR 能显示得更清晰。总而言之，FLAIR 技术同 DWI 在急性脑梗死病变评价诊疗上有重要的价值，通过合理的使用能够尽早并准确地判断出早期脑梗死，区分陈旧脑梗死与新脑梗死，对溶栓灌注治疗有重要意义。

PWI 显示脑梗死病灶比其他 MR 影像更早，且可定量分析 CBF。在大部分案例当中，DWI 同 PWI 的表现有一定差异。PWI 显示在超急性期，其脑组织血流灌注的异常区比 DWI 显示出的异常信号区要大。而 DWI 显示异常信号区主要在病灶中心。在急性期，围绕异常弥散中心的周边弥散组织为缺血半暗带，其在灌注下减少，因病程发展而日益加重。若不能及时加以治疗，DWI 显示的异常信号区将日益增大。慢慢同 PWI 所展示的血流灌注异常区域相同，最终成为梗死灶。使用 PWI 和 DWI 两项技术，有可能区分可恢复性缺血脑组织与真正的脑梗死。

核磁共振 S 可区分水质子信号与其他化合物或原子中质子产生的信号，使脑梗死的分析研究至细胞代谢水平，如此能够有效帮助脑梗死病理变化及生理变化的理解。在早期诊断及疗效和预后的判断上都有益处。急性脑梗死^{31}P-核磁共振 S^{31}P-MRS 以磷酸肌酸（PCr）与 ATP 数值降低为主，无机磷酸盐（Pi）升高，而 pH 慢慢降低。在病发后几周内便可通过^{31}P-核磁共振 S 显示的异常信号变化来判断梗死病变区域的代谢情况。脑梗死发生 24 小时内，^{1}H-核磁共振S 显示病变区乳酸持续性升高，这与葡萄糖无氧酵解有关。有时可见 NAA 降低，或因髓鞘破坏出现 Cho 升高。

三、静脉窦闭塞

（一）临床表现及病理特征

脑静脉窦血栓为特殊的脑血管病，其可以划分成感染性与非感染性两种。感染性多是因头面部感染、败血症、脑脓肿、化脓性脑膜炎引起，多是继发性，而非感染性脑静脉窦血栓则主要是因消耗性疾病、部分血液病、严重脱水、口服避孕药、妊娠、外伤等引起。脑静脉窦血栓的临床表现主要是颅内高压、视力下降、呕吐、偏瘫、头痛、偏侧肢体无力、视盘水肿等。

脑静脉窦血栓的发病机制与动脉血栓的产生不同，病理变化也不一样。因脑脊液吸收障碍及脑静脉回流障碍引发脑静脉窦血栓，在静脉窦阻塞，殃及大量侧支静脉，或是血栓延伸到脑皮质静脉的情况下便会导致脑静脉回流障碍，或是出现脑脊液循环障碍、颅内压增高，引发脑水肿、坏死、出血。在疾病晚期，颅内高压越发严重且静脉血流淤滞到严重程度的情况下，便会使得动脉血流速降低，出现脑组织缺氧缺血乃至梗死。脑静脉窦血栓的临床表现十分复杂，因病期差异、血栓范围差异、部位差异、病因差异都能影响其临床表现。

（二）MR 影像表现

脑静脉窦血栓的检查需要使用 MR 影像，其在诊断上具有良好的优势，通常情况下无须增强扫描。使用核 MRV 能代替 DSA 检查。目前来说，脑静脉窦血栓最为经常发生在上矢状窦，产生时间长短不同，MR 影像也不同，因此诊断难度大大增加。急性期静脉窦血栓往往具有显著高信号或者是中等信号。T_2WI 则显示出静脉窦内有非常低的信号，但静脉窦壁的信号却很高。随时间延长，T_1WI 与 T_2WI 都表现出高信号。有时是 T_1WI，血栓边缘则为高信号，中心位置为中等信号，该变化过程同脑内血肿变化相一致。T_2WI 表现的是静脉窦内流空信号，在病程不断发展之后便闭塞、萎缩。

（三）静脉窦闭塞

通过时间（TR）的缩短会让正常人脑静脉窦出现 T_1WI 信号升高的现象，这会同静脉窦血栓混淆。因磁共振流入增强效应，在 T_1WI 中，正常的脑静脉窦表现同静脉窦血栓的表现相同，都是从流空信号转变成明亮信号，此外，静脉窦信号强度还受血流速率影响，流速缓慢时，信号强度将增高。颈静脉球内涡流与乙状窦经常于 SE 图像中出现高信号。颞静脉有大逆流，能令一些小的横窦出现高信号。为此，这些病例表现十分容易混淆，需要注意区分，通过更改扫描层面、升高 TR 时间、使用核磁共振 V(MRV)检查等手段深入鉴别。

MRV 这一技术能够反映出脑静脉窦的血流情况及其形态。因此能为静脉窦栓的诊断提供帮助，静脉窦栓的表现主要是不规则狭窄，受累静脉窦闭塞，呈现充盈缺损。因静脉回流的障碍，将出现静脉血瘀滞、深部静脉扩张及脑表面静脉扩张，产生侧支循环。然而如果静脉窦发育不是十分完善，存在发育不良问题时，使用 MRV 诊断与 MR 影像将出现干扰。使用对比剂来增强 MRV 效果，能够获得十分清楚的图像。分析大脑的静脉系统，其分成深静脉系统与浅静脉系统，深静脉系统包括基底静脉和 Galen 静脉。使用对比剂增强效果时，深静脉的显示更加清楚。在 Galen 静脉有血栓形成的情况下，可以发现苍白球、壳核、尾状核、双侧丘脑等局部引流区有水肿现象，且侧脑室增大。通常认定 Monro 孔梗阻出现的原因不是静脉压升高而是水肿。

四、动脉瘤

（一）临床表现及病理特征

脑动脉瘤是脑动脉的局限性扩张，发病率较高。患者主要症状有出血、局灶性神经功能障碍、脑血管痉挛等。大部分的囊性动脉瘤不是因为单一因素引起，是先天因素与后天因素共同作用的结果，先天血管发育不完善加之后天脑血管病变作用产生。此外，动脉瘤因素还与感染、烟酒、可卡因的滥用、高血压、部分遗传因素、避孕药、创伤等因素有关。

动脉瘤破裂危险因素包括瘤体大小、部位、形状、多发、性别、年龄等。瘤体大小是最主要因素，尤其是基底动脉末端动脉瘤，极易出血，烟酒、高血压因素都会引发其破裂。32%～52%的蛛网膜下腔出血为动脉瘤破裂引起。治疗时机不同，治疗方法、预后和康复差别很大。对于未破裂的动脉瘤，目前主张早期诊断及早期外科手术。

（二）MR 影像表现

影像中，动脉瘤具有十分清楚的边界低信号，且同动脉相连。产生血栓之后，动脉瘤的信号强度差异能够帮助确定瘤腔大小、血栓范围及是否有并发出血现象。瘤腔大部分位于动脉瘤中央位置，一般是低信号（血液滞留则出现高信号）。血红蛋白代谢处于不同的阶段，那么血栓的信号也不一样。

动脉瘤破裂时常伴蛛网膜下腔出血。两侧大脑间裂蛛网膜下腔出血往往同前交通动脉瘤的破裂存在联系，第四脑室内出现的血块则往往是因小脑后下动脉的动脉瘤破裂，外侧裂蛛网膜下腔出血则是同大脑中动脉的动脉瘤破裂相关联，第三脑室内血块往往是由于前交通动脉瘤破裂，双侧侧脑室则受大脑中动脉动脉瘤破裂影响。

五、血管畸形

(一)临床表现及病理特征

血管畸形与胚胎发育异常有关，包括毛细血管扩张症、脑静脉畸形、海绵状血管瘤、静脉瘤等。动静脉畸形是最为常见的脑血管畸形，动脉同静脉之间无毛细血管而直接连接(动静脉短路)。出现畸形的血管团，其大小各不相等，多发于大脑中动脉系统之中。因动静脉畸形是动静脉直接连接，局部脑组织常处于低灌注状态易梗死或缺血，且畸形血管本身容易破裂而导致自发性出血。症状主要是进行性的神经功能障碍、血管性头痛、癫痫发作等。

(二)MR 影像表现

脑动静脉畸形时，MR 影像显示脑内流空现象，即低信号环状或线状结构，代表血管内高速血流。在注射 Gd 对比剂后，高速血流的血管通常不增强，而低速血流的血管往往明显增强。GRE 图像有助于评价血管性病变。CT 可见形态不规则、边缘不清楚的等或高密度点状、弧线状血管影，钙化。

中枢神经系统的海绵状血管瘤并不少见。典型 MR 影像表现为，在 T_1WI 及 T_2WI，病变区域为混杂信号或者出现高信号，有些患者则出现了网络状结构或是桑葚状结构；T_2WI 中，出现了低信号含铁血黄素。在 GRE 图像，因磁敏感效应的提升，有更显著的低信号，能更快检出小海绵状血管瘤。MR 影像的诊断敏感性、特异性及对病灶结构的显示均优于 CT。部分海绵状血管瘤具有生长趋势，MR 影像随诊可了解其发展情况，脑出血也受毛细血管扩张症的影响。使用 CT 扫描或是使用常规血管造影的结果为阴性。使用 MR 影像检查可发现小微出血，能够帮助诊断。因血流较缓慢，使用对比剂后可见病灶增强。

脑静脉畸形或静脉瘤较少引起脑出血，典型 MR 影像表现为注射 Gd 对比剂后，病灶呈“水母头”样，经中央髓静脉引流。合并海绵状血管瘤时，可有出血表现。注射对比剂前，较大的静脉分支在 MR 影像呈流空低信号。有时，质子密度像可见线样高或低信号。静脉畸形的血流速度缓慢，MRA 成像时如选择恰当的血流速度，常可显示病变。血管造影检查时，动脉期表现正常，静脉期可见扩张的髓静脉分支。

(张　叶)

第二节　颅脑外伤 MR 诊断

一、硬膜外血肿

(一)临床表现及病理特征

大约 30%的外伤性颅内血肿均属于硬膜外血肿，其血肿位于颅骨内板与硬脑膜之间。引起出血的原因包括上矢状窦或横窦，骨折线经静脉窦致出血；而若是脑膜中动脉，则是其经棘孔至颅内后，沿颅骨内板脑膜中动脉沟走行，于翼点分成两支，均可破裂出血；膜前动脉和筛前、筛后动脉；膜中静脉；主要是导血管或者板障静脉，颅骨板障内存在穿透颅骨导血管与网状板障静脉，出现损伤引发出血，而后沿骨折线至硬膜外产生血肿。

大多数发生急性硬膜外血肿的患者均有外伤史，所以临床可以快速诊断。一般慢性硬膜外血肿比较少见，占3.5%～3.9%，并且其发病机制、临床表现及影像征象均与急性血肿有所不同。慢性硬膜外血肿的临床上多表现为慢性颅内压增高，其症状轻微但是持续时间较长，可表现为头痛、呕吐及视盘水肿。大部分没有脑局灶定位体征。

(二)MR 影像表现

临床上最快速、最简单、最准确的诊断硬膜外血肿的方法是进行头颅 CT 检查。其最佳征象表现为高密度双凸面脑外占位。在 MR 影像可见血肿与脑组织之间的细黑线，即移位的硬脑膜。急性期硬膜外血肿在多数序列与脑皮质信号相同。

(三)鉴别诊断

需要与转移瘤、脑膜瘤及硬膜结核瘤进行鉴别诊断。转移瘤可能伴随发生邻近颅骨病变。脑膜瘤及硬膜结核瘤均可以看出明显的强化病灶。

二、硬膜下血肿

(一)临床表现及病理特征

临床中最常见的颅内血肿情况为硬膜下血肿，主要发生于硬脑膜及蛛网膜之间。这种情况大部分是因为直接颅脑外伤而引起，但间接外伤也可以导致。1/3～1/2 的情况表现为双侧性的血肿。如果外伤撕裂了横跨硬膜下的桥静脉，可以导致硬膜下出血。

临床上由于部位不同及进展快慢略有差异，所以临床表现会有很多样化。慢性型患者自发生外伤到有症状出现这之间有一静止期，大多数由皮质小血管或者矢状窦旁桥静脉损伤引起。如果血液流入到硬膜下间隙并且发生自行凝结，此时出血量少，便可无明显症状表现。大约3 周之后血肿周围开始形成纤维囊壁，其血肿渐渐液化，其蛋白分解，囊内渗透压升高，脑脊液通过渗入到囊内，导致血肿体积逐渐增大，而压迫脑组织出现症状。

(二)MR 影像表现

依据血肿的形态、密度及一些间接征象可以进行 CT 诊断。大部分表现为颅骨内板下新月形均匀一致的高密度。有些为条带弧状或梭形混合性硬膜外、下血肿，CT 无法分辨。MR 影像在显示较小硬膜下血肿和确定血肿范围方面更具优势。矢状面与冠状面 MR 影像能够帮助检测出颞叶下的中颅凹内血肿、头顶部血肿、大脑镰及靠近小脑幕的血肿。在核磁共振检查中，其影像是低信号，如此能便于血肿位置的确定，判定是在硬膜外还是硬膜下。在 FLAIR 序列，硬膜下血肿表现为条弧状、月牙状高信号，与脑回、脑沟分界清楚。

(三)鉴别诊断

在诊断中需要与硬膜下水瘤，硬膜下渗出及由慢性脑膜炎、分流术后、低颅内压等所致硬脑膜病进行鉴别诊断。

三、外伤性蛛网膜下腔出血

(一)临床表现及病理特征

本病为颅脑损伤后由于脑表面血管破裂或脑挫伤出血进入蛛网膜下腔，并积聚于脑沟、脑裂和脑池。因病患本身出血量存在差异，其出血的部位及病患的年龄都会对症状产生不同的影响作用，有些患者在症状较轻时基本没有症状，而有些患者则出现昏迷等严重症状。大部分的病患在外伤之后，会出现脑膜刺激征，其表现为剧烈头痛、呕吐、颈项强直等。少数患者早期可出现精神症状。腰椎穿刺脑脊液检查可确诊。

相关的病理过程如下：蛛网膜下腔流入血液，颅内体积因此增大，颅内压随之升高，脑脊液刺激脑膜，引发化学性脑膜炎；血性脑脊液直接刺激血管或血细胞产生多种血管收缩物质，引起脑血管痉挛，导致脑缺血、脑梗死。

(二)MR 影像表现

CT 可见蛛网膜下腔高密度，多位于大脑外侧裂、前纵裂池、后纵裂池、鞍上池和环池。但 CT 阳性率随时间延长而慢慢减少，经调查发现，出现外伤 24 小时内超过 95%，但 1 周之后便低于 20%，到 2 周后基本为零。而 MR 影像在亚急性和慢性期可以弥补 CT 的不足。在 GRE T_2WI，蛛网膜下腔出血呈沿脑沟分布的低信号。本病急性期在常规 T_1WI、T_2WI 无特异征象，在 FLAIR 序列则显示脑沟、脑裂、脑池内条弧线状高信号。

四、弥漫性轴索损伤

(一)临床表现及病理特征

脑弥漫性轴索损伤(DAI)又称 shear injury，中文为剪切伤，这是一种严重的闭合性颅脑损伤病变，具有高致残率和死亡率，临床症状严重。可能出现脱髓鞘改变及轴索微胶质增生，可能伴有出血。神经轴索会断裂、折曲，而导致轴浆外溢，产生轴索回缩球，或产生微胶质细胞簇。存在不同程度的脑实质胶质细胞变形肿胀，出现血管周围的间隙扩大现象。毛细血管也会有损伤引发脑实质和蛛网膜下腔出血。

DAI 病患常有明显的神经学损害，并出现丧失意识的现象，很多患者在受伤后便出现原发性的持久昏迷，有出现清醒期的，清醒时间较短。DAI 病患意识丧失主要是因为广泛性大脑轴索损伤，这会中断皮质下中枢与皮质的联系，昏迷时间长短同轴索损伤程度及其数量相关，临床上将 DAI 划分成重度、中度与轻度三种。

(二)MR 影像表现

CT 影像可观察到，脑组织存在弥漫性肿胀，灰质同白质间的边界并不清晰，交界处有一些斑点状的高密度出血灶，患者常伴有蛛网膜下腔出血。脑池脑室会因压力而变小，没有局部占位现象。MR 影像特征如下。①弥漫性脑肿胀：两侧大脑半球的皮髓质交界位置有较模糊的长 T_1、长 T_2 信号，在 FLAIR 序列出现斑点状不均匀的中高信号；观察可见脑组织饱满，脑沟、脑池因压力而出现闭塞或变窄，大多是脑叶受累。②脑实质出血灶：有单发性与多发性两种，直径基本低于 2.0 cm，不产生血肿，没有显著的占位效应；多是位于皮髓质交界部、脑干上端、小脑、基底核区、胼胝体周围；急性期有短 T_2、长 T_1 信号，而亚急性期则是长 T_2、短 T_1 信号，在 FLAIR 出现斑点状高信号。③脑室和(或)蛛网膜下腔出血：蛛网膜下腔出血一般是发生于脑干周围，环池、四叠体池、幕切迹；脑室出血则主要是第三脑室、侧脑室；出血超急性期与急性期，T_1WI、

T_2WI 平扫显示不明显，而亚急性期，则出现长 T_2 信号、短 T_1 信号，FLAIR 出现高信号。④其他损伤：合并颅骨骨折，硬膜下、硬膜外血肿。

(三)鉴别诊断

1.DAI 同脑挫裂伤之间的差异

DAI 的出血位置同外力作用没有关联，出血主要见于皮髓质交界区、胼胝体、小脑、脑干等位置，有斑点状或类圆形，直径基本低于 2.0 cm；而脑挫裂伤者是在于对冲部位或者着力部位，一般是不规则形状或者斑片状，直径可大于 2.0 cm，常累及皮质。

2.DAI 与单纯性硬膜外、硬膜下血肿鉴别

DAI 合并出现的硬膜下血肿与硬膜外血肿是新月形或者“梭形”，较为局限，无显著占位效应。这可能是因为 DAI 患者出血量较少，存在弥漫性肿胀。

五、脑挫裂伤

(一)临床表现及病理特征

脑挫裂伤是最常见的颅脑损伤之一。脑组织的深浅层存在点状出血，伴随静脉淤血、脑组织水肿等症状便是脑挫伤，如果是血管断裂、软脑膜断裂或是脑组织断裂则是脑裂伤，两个都统一叫作脑挫裂伤。挫裂伤的部位主要是额颞叶。脑挫裂伤病情与其部位、范围和程度有关。范围越广、越接近颞底，临床症状越重，预后越差。

(二)MR 影像表现

MR 影像征象复杂多样，与挫裂伤后脑组织水肿、液化、出血相关联。出血性的脑挫裂伤，是因血肿组织中的血红蛋白变化而变化的，最初的含氧血红蛋白因缺氧而变为去氧血红蛋白，再转变成正铁血红蛋白，最后为含铁血黄素，病灶的 MR 影像信号也随之变化。对于非出血性脑损伤病灶，大多是长 T_1、长 T_2 信号。因脑脊液流动有伪影，且有的相邻脑皮质出现部分容积效应，使得灰白质交界位置与大脑皮质病灶不容易显示出来，且不容易鉴别出软化与水肿的差异。FLAIR 序列会对自由水有抑制作用，仅显示结合水，因此在脑挫裂伤的鉴别评估上能够给予重要的帮助，尤其是病变范围的确定，蛛网膜下腔是否出血的判断，重要功能区的病灶检出等都有重要价值。

(张　叶)

第三节　颅内肿瘤 MR 诊断

一、星形细胞瘤

(一)临床表现及病理特征

中枢神经系统中最为常见的原发性肿瘤便是神经胶质瘤，发生概率大概是脑肿瘤的 40%，预后较差。于胶质瘤中，最常见的便是星形细胞瘤，占比达到 75%左右，幕上多见。根据 WHO 肿瘤分类标准，可以将星形细胞瘤划分成Ⅰ～Ⅳ四个级别，其中Ⅲ级是间变型，Ⅳ级是多形性胶质母细胞瘤。

(二)MR 影像表现

MR 影像中，星形细胞瘤的征象也各有差异，一般来说，较低级别的，其边界大都清晰可见，水肿程度轻，信号均匀，占位效应也较轻，很少出血。而较高级别也就是高度恶性的，其边界模糊，有明显的水肿现象与占位效应，较常出血，信号不均匀。尽管不同级别的信号强度有差，异但没有统计学意义。使用常规 T_1WI 进行扫描增强可发现血-脑屏障被破坏后，其对比剂聚集组织间隙的情况，没有组织特异性。该疾病破坏血-脑屏障的机制主要是因为肿瘤导致毛细血管被破坏，或者新生的异常毛细血管形成了病变组织血管。对于肿瘤强化与否这一问题，反映的是生成肿瘤血管上存在局限性。

虽然使用 MR 影像能够较为准确地诊断星形细胞瘤，然而对于治疗方案，仍有局限性。因治疗方法的选择，应以病理分级不同而异。一些新的扫描序列，如 DWI、PWI、核磁共振 S 等，有可能对星形细胞瘤的诊断、病理分级、预后及疗效做出更准确的判断。

PWI 能对血流微循环进行评价，判定毛细血管床血流分布特征。现阶段，PWI 法是在活体评价肿瘤血管生成最可靠的方法之一，可对星形细胞瘤的术前分级及肿瘤侵犯范围提供有价值信息。

MRS 基于化学位移与核磁共振现象可分析特定原子核及其化合物，能在没有损伤的情况下进行活体组织生化变化分析，并定量分析化合物，研究组织代谢。脑肿瘤因其对神经元破坏情况差异、组成差异、细胞分化程度差异，使得最终的 MRS 表现各不相同。MRS 对星形细胞瘤定性诊断和良恶性程度判断具有一定特异性。

二、胶质瘤病

(一)临床表现及病理特征

在颅内疾病中比较少见，症状包括精神异常、性格改变、记忆力下降与头痛等，病程数周至数年不等。该肿瘤大都侵犯大脑半球的两个以上部位(含两个)，可累及皮质乃至皮质下白质。胶质瘤细胞一般是星形细胞，于人体的中枢神经系统中过度增生，并沿神经轴突周围及血管周围浸润性生长，神经结构则较为正常。该病灶多累及脑白质，少数累及大脑灰质，病变的脑组织区域出现弥漫性的轻度肿胀，无清晰边界。

(二)MR 影像表现

MR 影像特征如下：T_1WI 出现片状弥散性的低信号，而在 T_2WI 则出现强度较均匀的高信号。T_2WI 显示病变则更加清晰，病灶的边界十分模糊，经常出现脑水肿，累及的脑组织出现肿胀，脑沟消失或者变浅，脑室变小。因神经胶质细胞仅弥漫性瘤样增生，其原神经解剖结构没有变化，因而 MR 影像没有显著的出血现象或坏死现象。

(三)鉴别诊断

脑胶质瘤病虽然归属肿瘤疾病，然而肿瘤细胞浸润性分散生长，没有成团，影像的表现并不典型，容易出现误诊现象，为此需要留意一些疾病，排除后方可确诊。

1.多中心胶质瘤

胶质瘤细胞弥漫浸润性生长，颅内有超过两个的原发胶质瘤，各瘤体无组织学联系，分离生长，影像为大片状。

2.多形性胶质母细胞瘤等恶性浸润胶质瘤

该类胶质瘤存在坏死囊变现象，核磁共振的影像有显著的占位效应，且信号不均，增强扫描则有不同的显著强化表现。

3.各病毒性脑炎与脑白质病

此类疾病同脑胶质瘤病早期影像近似，多数患者在使用大量的激素类药物与抗生素药物出现进行性病情加重现象，核磁共振复查影像可发现有逐渐明显的占位效应，出现肿瘤细胞浸润发展，如此可以区分。

三、室管膜瘤

(一)临床表现及病理特征

室管膜瘤起源于室管膜或室管膜残余部位，比较少见。本病主要发生在儿童和青少年，5岁以下占50%，居儿童期幕下肿瘤第三位。男多于女。其病程与临床表现主要取决于肿瘤的部位，位于第四脑室者病程较短，侧脑室者病程较长。常有颅内压增高表现。

颅内好发部位依次为第四脑室、侧脑室、第三脑室和导水管。幕下占60%～70%，特别是第四脑室。好发部位在于脑顶叶、枕叶、颞叶交界之处，大部分含大囊，一半出现钙化。病理学诊断主要依靠瘤细胞排列成菊形团或血管周假菊形团这一特点。肿瘤细胞脱落后，可随脑脊液种植转移。

(二)MR影像表现

(1)脑室内肿物，或者出现围绕脑室的肿物，多为不规则形，无整齐边界，或出现了呈分叶状的实质性占位病变。

(2)脑室内病变边缘较为光滑，周边位置没有水肿，质地较为均匀，内部含有小囊变区，或是斑点状钙化区；脑实质周围有水肿带，内有大片囊变区，不规则的钙化区。

(3)脑室系统者常有不同的脑积水，脑室系统受压变化。

(4)在CT实质成分多为混杂密度，或者稍高密度的病灶；在T_1WI呈略低信号，T_2WI呈略高信号或高信号，增强扫描不均匀强化。

(三)鉴别诊断

室管膜瘤的诊断需要鉴别以下疾病。

1.髓母细胞瘤鉴别

限于第四脑室的室管膜瘤大都良性，发展缓慢而病程长，有钙化、囊变；髓母细胞瘤是恶性肿瘤，源于小脑蚓部，起病急，发展迅速，对比室管膜瘤强化表现明显，很少出现囊变，也很少有钙化，信号大都均匀，髓母细胞瘤的瘤体周边有一个环形水肿区。

2.脉络丛乳头状瘤

常见于第四脑室，结节状肿瘤，有清晰的边界，能浮于脑脊液，更早出现脑积水现象，且症状更严重，出现显著脑室扩大现象，对比室管膜瘤，钙化现象更明显，强化也更明显。

3.与侧脑室内脑膜瘤鉴别

侧脑室内脑膜瘤常发生于侧脑室三角区，表面光整、形状较规则，密度均匀，有明显的强化。室管膜瘤则经常发生在孟氏孔边位置，位于侧脑室内，有清楚边界，有轻微强化或无强化，很少见到钙化或脑水肿现象。

4.与脑脓肿鉴别

脑脓肿发病急骤，有脑膜脑炎表现，对比室管膜瘤，水肿更严重，强化更明显。

5.星形细胞瘤及转移瘤

多发生于40岁以上人群，显著的花环状强化，有明显占位效应与瘤周水肿。

四、神经元及神经元与胶质细胞混合性肿瘤

神经元及神经元与胶质细胞混合性肿瘤包括神经节细胞瘤、小脑发育不良性节细胞瘤、神经节胶质瘤、中枢神经细胞瘤。这些肿瘤的影像表现，特别是 MR 影像表现各具有一定特点。

（一）神经节细胞瘤

1.临床表现及病理特征

神经节细胞瘤为单纯的神经元肿瘤，不存在胶质成分和异变倾向，与正常脑的组织结构相似，无新生物的性征。基本表现为脑部发育不良，变异于小脑或者大脑皮质两处。单侧出现巨脑畸形时可发现伴随星形细胞体积及数量增加的奇异神经元。

2.MR 影像表现

在 T_2WI 为稍高信号，T_1WI 为低信号，MR 影像确诊困难。与其他脑畸形合并是，T_1WI 信号无异常或仅轻度异常，但会发现局部灰质变形，T_2WI 呈等或低信号，PD 呈相对高信号。CT 平扫可为高密度或显示不明显。注射对比剂后，肿瘤不强化或轻度强化。

（二）神经节胶质瘤

1.临床表现及病理特征

临床表现主要有存活时间长，长期出现颅内压高及抽搐的症状，多发于青年。目前，该病种的发病机制有两种不同的学说，一是真性肿瘤学说，该学说认为神经节胶质瘤的特征表现为混合胶质细胞（以星形细胞为主，有时为少枝细胞）和分化良好的瘤性神经节细胞。二是先天发育不全学说，神经细胞原本发育不良，以此为基础，肿瘤形成后，细胞瘤性增生，幼稚神经细胞受刺激分化成含有胶质细胞和神经元的真性肿瘤。神经节胶质瘤或存在神经元分泌能力，囊性及实性各占一半，囊伴壁结节，生长迟缓，局部伴随恶变和浸润的可能。

2.MR 影像表现

幕上发生为主要的影像表现，尤其是颞叶和额叶的囊性病灶，同时出现加强型的壁结节。肿瘤在 T_1WI 呈低信号团块，囊性部分信号更低。在质子密度的影像上，蛋白成分含量偏高的肿瘤囊腔，呈现的信号比囊壁和肿瘤自身要高，在 T_2WI 中，肿瘤和囊液呈现偏高信号，部分灰白质的界限模糊。使用 Gd-DTPA 后，病变由不强化至明显强化，以结节、囊壁及实性部分强化为主。1/3病例伴有钙化，CT 可清楚显示，MR 影像不能显示。

3.鉴别诊断

在影像学诊断中，诊断神经节胶质瘤需要同以下几种病种加以区别：一是 CSF 信号且在脑外的蛛网膜囊肿；而是信号相似但位于脑外的表皮样囊肿。

（三）中枢神经细胞瘤

1.临床表现及病理特征

本病多见于年龄 31 岁以上的青年，发病低于 6 个月的，临床呈现高颅内压及头疼的症状，在原发肿瘤中占0.5%。1982 年由 Hassoun 首次报道，具有特殊的形态学及免疫组织学特征。

肿瘤来源于 Monro 孔之透明隔下端，呈现局部分叶状，边界清晰。多见有囊变灶和坏死。小量为富血管，伴随出血。肿瘤细胞分化良好，大小相同，类似于胞质不空的少枝胶质细胞，也与缺少典型之菊花团的室管膜瘤相似，存在无核纤维区域。通过电镜能看到有内分泌样的小体在细胞质内。有研究表明免疫组化显示神经元标记蛋白。

2.MR 影像表现

中枢神经细胞瘤位于侧脑室体部邻近莫氏孔，宽基附于侧室壁。在 T_1WI 呈不均匀等信号团块，钙化和肿瘤血管呈现稍低信号或者流空；在 T_2WI，局部出现较高信号，局部呈现与皮质相同的信号，使用 Gd-DTPA 后，强化不均匀；可见脑积水。CT 显示丛集状、球状钙化。

3.鉴别诊断

包含室管膜瘤、室管膜下巨细胞星形细胞瘤、低级或间变星形细胞瘤、脑室内少枝胶质细胞瘤。

（四）小脑发育不良性神经节细胞瘤

1.临床表现及病理特征

本病又称 LD 病（Lhermitte-Duclos Disease），结构不良小脑神经节细胞瘤，为一种低级小脑新生物，小脑为主发部位，且多发于青年时期。临床表现有恶心、呕吐、头痛、共济障碍等。无异变小脑的结构为内层颗粒细胞层，中层浦肯野细胞层，外层则为分子层，但本病的小脑脑叶偏肥大，中央白质变少，外层出现奇怪的髓鞘，内层变厚有众多异常的大神经元，免疫组化染色分析发现多数异常的神经元并非出自中层的浦肯野细胞，而是内层的颗粒细胞。本病可单独存在，也可合并 Cowden 综合征、多指畸形、巨脑、异位症、局部肥大及皮肤血管瘤。

2.MR 影像表现

MR 影像显示小脑结构破坏和脑叶肿胀，边界清楚，无水肿。病变在 T_1WI 呈低信号，在 T_2WI 呈高信号，注射对比剂后无强化。脑叶结构存在，病灶呈条纹状（高低信号交替带）为本病特征。可有邻近颅骨变薄，梗阻性脑积水。

五、胚胎发育不良神经上皮肿瘤

（一）临床表现及病理特征

胚胎发育不良神经上皮肿瘤（dysembryoplastic neuroepithelial tumor，DNET）多见于儿童和青少年，常于 20 岁之前发病。患者多表现为难治性癫痫，但无进行性神经功能缺陷。经手术切除 DNET 后，一般无须放疗或化疗，预后好。

（二）MR 影像表现

DNET 多位于幕上表浅部位，颞叶最常见，占 62%～80%，其次为额叶、顶叶和枕叶。外形多不规则，呈多结节融合脑回状，或局部脑回不同程度扩大，形成皂泡样隆起。MR 影像平扫，在 T_1WI 病灶常呈不均匀低信号，典型者可见多个小囊状更低信号区；在 T_2WI 大多数肿瘤呈均匀高信号，如有钙化则显示低信号。病灶边界清晰，占位效应轻微，水肿少见，是本病影像特点。T_1WI 增强扫描时，DNET 表现多样，多数病变无明显强化，少数可见结节样或点状强化。

六、脑膜瘤

（一）临床表现及病理特征

很多肿瘤在患病初期症状并不明显，在患者感觉到之前可潜伏很长时间，有的甚至达数年之久。当病变严重到一定程度后，会因颅内高压而导致喷射状呕吐、剧烈头痛、血压升高及眼底视盘水肿。

脑膜瘤起源于蛛网膜颗粒的内皮细胞和成纤维细胞，是颅内最常见非胶质原发脑肿瘤，占颅内肿瘤的 15%～20%。单发和偶发的现象都有，单发的概率大一些，如果肿瘤过大，可分叶。WHO 根据细胞形态和组织学特征，于 1989 年将脑肿瘤分为以下几种类型：过渡型、化生型脑膜瘤，乳头型、脑膜细胞型、成纤维细胞型、透明细胞型、脊索样脑膜瘤和富于淋巴浆细胞的脑膜瘤。

(二)MR 影像表现

常见脑膜瘤 T_1WI 表现为灰质等信号或略低信号，T_2WI 表现为等或略高信号，T_1WI 和 T_2WI 信号总体强度表现均匀，少数信号不均匀，在 T_1WI 可呈等信号、高信号、低信号。由于无血-脑屏障破坏，绝大多数患者在增强扫描时，T_1WI 表现强化均匀，由硬脑膜尾征特异性判断患脑膜瘤概率达 81%。MR 影像可以显示脑脊液/血管间隙，骨质增生或受压变薄膨隆，脑沟扩大，广基与硬膜相连，邻近脑池、静脉窦阻塞等脑外占位征象。

在脑膜瘤患者，约 15%的影像显示症状不明显，主要是因为：①少数患者脑膜瘤发生整个瘤体弥漫性钙化，亦称沙粒型脑膜瘤。此状态增强扫描表现轻度钙化，T_1WI 和 T_2WI 信号低弱；②囊性脑膜瘤；③发生在上矢状窦旁、脑凸面、蝶骨嵴、大脑镰旁、鞍上及脑室内的多发性脑膜瘤。

(三)鉴别诊断

根据相应的诊断标准，常见部位的脑膜瘤很容易确诊，对于发生在少见部位的脑膜瘤在诊断鉴别时要防止与其他肿瘤弄混产生误判。

(1)颅骨致密骨肿瘤与位于大脑半球凸面、完全钙化的脑膜瘤症状相似，鉴别方法是通过增强 MR 影像显示强化，无强化者为颅骨致密骨肿瘤，有强化者为脑膜瘤。

(2)突入鞍上的垂体巨腺瘤与鞍上脑膜瘤症状相似，诊断标准：脑膜瘤鞍结节有骨硬化表现，无蝶鞍扩大，通过 MR 影像检查，显示矢状面肿瘤中心位于鞍结节上方，鞍隔位置正常。若位于垂体腺上方，则可排除脑膜瘤，做垂体巨腺瘤进一步诊断。

(3)脉络丛乳头状瘤、室管膜瘤与侧脑室内脑膜瘤应症状相似，鉴别方法：首先从患者年龄上判断，在此部位儿童和少年患脑膜瘤的概率远小于成年人，可做侧脑室内脉络丛乳头状瘤和室管膜瘤的初步判断；因为脉络丛乳头状瘤会导致脑脊液分泌过多，会表现为脑室扩大范围较广，如果仅有同侧侧脑室颞角扩大，可以判断为脑膜瘤；从表现形状上看，脑膜瘤边缘较圆滑，而脉络丛乳头状瘤表面多为颗粒状；从强化上看，相对于室管膜瘤，脑膜瘤强化更为均匀。

七、脉络丛肿瘤

(一)临床表现及病理特征

脉络丛肿瘤(CPT)是指起源于脉络丛上皮细胞的肿瘤，WHO 中枢神经系统肿瘤分类将其分为良性的脉络丛乳头状瘤、非典型脉络丛乳头状瘤和恶性的脉络丛癌三类，分属Ⅰ级、Ⅱ级和Ⅲ级肿瘤。绝大多数为良性，恶性仅占 10%～20%。CPT 好发部位与年龄有关，儿童多见于侧脑室，成人多见于第四脑室。脑室系统外发生时，最多见于桥小脑角区。CPT 的特征指向为脑积水，致病诱因如下。①梗阻性脑积水：肿瘤增大压迫脑脊液循环，致通路梗阻；②交通性脑积水：肿瘤发生干扰脑脊液功能，导致生成和吸收紊乱。CPT 发生的脑积水、颅内压增高及局限性神经功能障碍多为渐进性，但临床上部分患者急性发病，应引起重视。

(二)MR 影像表现

MR 影像检查多可见“菜花状”的特征性表现，肿瘤表面不光滑不平整，常呈粗糙颗粒状；而肿瘤信号无有异于其他的特征，信号 T_1WI 表现为低或等，T_2WI 高，强化特征明显。CT 平扫多表现为等或略高密度病灶，类圆形，部分呈分叶状，边界清楚，增强扫描呈显著均匀强化。

(三)鉴别诊断

1.与室管膜瘤鉴别

室管膜瘤囊变区多而广,常有散在点、团状钙化,增强扫描显示强化程度为中等均匀或不均匀;与发病年龄的关联是,年长者多发生于幕上,年幼者多发生于幕下。

2.与脑室内脑膜瘤鉴别

脑室内脑膜瘤与前者有共性特征,并多在侧脑室三角区呈现积水症状较轻,且患者成年女性居多。

八、髓母细胞瘤

(一)临床表现及病理特征

髓母细胞瘤是一种高度恶性小细胞瘤,极易沿脑脊液通道转移。好发于小儿,特别是10岁左右儿童,约占儿童脑瘤的20%。本病起病急,病程短,多在3个月之内。多数患者有明显颅内压增高,致病原因是肿瘤推移与压迫第四脑室,导致梗阻性脑积水。

肿瘤起源于原始胚胎细胞残余,多发生于颅后窝小脑蚓部,少数位于小脑半球。大体病理检查可见肿瘤边界清楚,无包膜,出血,颜色为灰红色或粉红色,钙化及坏死少,柔软易碎。镜下观察肿瘤细胞大量密集,胞核大、胞质少且浓染,部分肿瘤细胞呈菊花团状排列。

(二)MR影像表现

MR影像对肿瘤诊断比较全面,可明确肿瘤大小、形态,观察其周围结构,易与其他肿瘤鉴别。MR影像检查时,肿瘤的实质部分多表现为长 T_1、长 T_2 信号,增强扫描时实质部分强化明显;第四脑室变形变窄,且被向前推移;合并幕上脑室扩张及脑积水较为多见。MR影像较CT有一定优势,能清楚显示肿瘤与周围结构及脑干的关系;矢状面或冠状面MR影像易显示沿脑脊液种植的病灶。

(三)鉴别诊断

本病需与星形细胞瘤、室管膜瘤、成血管细胞瘤及脑膜瘤相鉴别。

1.星形细胞瘤

多发生在儿童,常见颅内肿瘤病灶位于小脑半球,肿块边缘以不规则形态呈现,极少有幕上脑室扩大,信息呈 T_1WI低、T_2WI高状态,增强扫描强化程度不及髓母细胞瘤。

2.室管膜瘤

病灶部位位于第四脑室内,肿块被环形线状包绕,周围可见脑脊液,瘤体内囊变及钙化较多见,肿物信号常不均匀。

3.脑膜瘤

常发生于第四脑室内,信号表现为 T_1WI等、T_2WI高状态,增强扫描时均匀强化,可见脑膜尾征。

4.成血管细胞瘤

病灶常见于小脑半球,呈大囊小结节,囊壁强化较轻或无,但壁结节强化明显。

九、生殖细胞瘤

(一)临床表现及病理特征

生殖细胞瘤多发于颅内中线,常见于松果体和鞍区,占颅内肿瘤的11.5%,以松果体区最多。

发生在基底核和丘脑者占4%～10%。发生在鞍区及松果体区生殖细胞瘤，为胚胎时期神经管嘴侧部分的干细胞变异；发生在基底核及丘脑生殖细胞瘤，为第三脑室发育过程中的生殖细胞异位。

本病男性儿童多见，男女比例约2.5∶1。好发年龄在12～18岁。早期无临床表现。肿瘤压迫周围组织时，出现相应神经症状。鞍区肿瘤主要出现视力下降、下丘脑综合征及尿崩症；松果体区出现上视不能、听力下降；基底核区出现偏瘫；垂体区出现垂体功能不全及视交叉、下丘脑受损表现。患者均可有头痛、恶心等高颅压表现。因松果体是一个神经内分泌器官，故肿瘤可能影响内分泌系统。性早熟与病变的部位和细胞种类相关。

（二）MR影像表现

生殖细胞瘤的发生部位不同，MR影像表现也不相同。

1.松果体区

瘤体多为实质性，质地均匀，圆形、类圆形或不规则形态，可呈分叶状或在胼胝体压部有切迹，边界清楚。一般呈等T_1、等或稍长T_2信号。大多数瘤体显著强化，少数中度强化，强化多均匀。少数瘤体内有单个或多个囊腔，使强化不均匀。

2.鞍区

根据肿瘤具体部位，共分三类。

（1）Ⅰ类：成型于第三脑室内，或从第三脑室底向上长入第三脑室而成型，瘤体一般较大，常有出血、囊变和坏死。

（2）Ⅱ类：位于第三脑室底，仅累及视交叉、漏斗、垂体柄、视神经和视束，体积较小，形态多样。可沿漏斗垂体柄分布，呈长条状；或沿视交叉视束分布，呈椭圆形。一般无出血、囊变、坏死，MR影像多呈等或稍长T_1、稍长T_2信号，明显或中等程度均匀强化。

（3）Ⅲ类：仅位于蝶鞍内，MR影像显示鞍内等T_1、等或长T_2信号，明显或中度均匀强化。MR影像信号无特征，与垂体微腺瘤无法区别。

3.丘脑及基底核区

肿瘤早期在T_1WI为低信号，T_2WI信号均匀，显著均匀强化，无中线移位，边缘清晰。晚期易发生囊变、坏死和出血，MR影像多呈混杂T_1和混杂长T_2信号，不均匀强化。肿瘤体积较大，但占位效应不明显，瘤周水肿轻微。肿瘤可沿神经纤维束向对侧基底核扩散，出现斑片状强化；同侧大脑半球可有萎缩。

4.鉴别诊断

发生在鞍区的生殖细胞瘤将影响到神经垂体、垂体柄和下丘脑。较大的瘤体与垂体瘤相似，易混淆。垂体瘤也表现为等T_1、等T_2信号，但多为直立性生长，而生殖细胞瘤向后上生长，可资鉴别。若瘤体全部居于鞍内时，表现类似垂体微腺瘤，此时MR影像垂体饱满，后叶T_1高信号消失。若垂体腺瘤为腺垂体肿瘤，瘤体较小时仍存在后叶T_1高信号，可作为两者鉴别参考。另有以下两种情况可做生殖细胞瘤判断：强扫描下只见神经垂体区强化；瘤体有沿垂体柄生长趋势。

十、原发性中枢神经系统淋巴瘤

（一）临床表现及病理特征

淋巴肉瘤、小胶质细胞瘤、网织细胞肉瘤、非霍奇金淋巴瘤（NHL）等都是中枢神经系统淋巴瘤的别名，有原发性和继发性之分。其中由淋巴细胞起源，且不存在中枢神经系统以外淋巴瘤病变称为原发性中枢神经系统淋巴瘤；原发于全身其他部位，后经播散累及中枢神经系统的肿瘤，称为继发性中枢神经系统淋巴瘤。现在根据免疫功能状态的不同，淋巴瘤又有免疫功能正常型、免疫功能低下型之分。其中免疫功能低下型多与器官移植后免疫抑制剂使用、人体免疫缺陷病毒（HIV）感染或先天遗传性免疫缺陷有关。

中枢神经系统淋巴瘤一生均可发病，发病年龄特征不明显，40～50岁居多。发病人群中，若存在免疫功能缺陷，发病年龄较早，男女发病比例为2∶1。其中局灶性神经功能障碍临床症状表现为步态异常、感觉障碍、无力或癫痫发作。非局灶性神经功能障碍临床症状表现为由颅内压增高引起的视盘水肿、头痛、呕吐或认知功能进行性下降。

（二）MR影像表现

中枢神经系统淋巴瘤病灶多位于脑内幕上区，集中于深部白质，与脑室临近。病灶形态多为团块状，较典型表现如同“握拳”者。位于胼胝体压部的病灶沿纤维构形，形如蝴蝶，颇具特征。瘤周水肿呈高信号，说明该部位脑间质水分增加，且部分水分由肿瘤细胞沿血管周围间隙浸润播散所致。另一特征为肿瘤体积占位较大，周边水肿表现轻微，两者表现不一致。非免疫功能低下者发生淋巴瘤时，瘤体内囊变、坏死少见。本病也可发生在中枢神经系统的其他部位，脑外累及部位包括颅骨、颅底、脊髓等。

（三）鉴别诊断

以下疾病可通过中枢神经系统淋巴瘤的鉴别诊断得出。

1.转移癌

病灶常见于灰白质交界处，MR影像多为长T_1、长T_2信号，淋巴瘤信号呈T_1低或等、T_2等；注射对比剂后观察，可见转移癌呈结节状强化明显，较大病灶出现中心坏死，淋巴瘤无此特征；普遍存在转移癌周围水肿明显，有中枢神经系统以外肿瘤病史患者易发概率更高。

2.胶质瘤

MR影像浸润性生长特征明显，信号多为长T_1、长T_2，瘤体境界模糊，个别（如少枝胶质细胞瘤）瘤体出现钙化，中枢神经系统淋巴瘤几乎无钙化。胶质母细胞瘤呈环形或分枝状，强化不均匀，规则性差。

3.脑膜瘤

发病于脑表面靠近脑膜部位，类圆形，边界清晰，瘤体周围有灰质拥挤。发病于中枢神经系统的淋巴瘤很少有这种特征。CT高密度是脑膜瘤共性特征，MR影像等T_1、等T_2信号；注射对比剂后有脑膜增强“尾征”，强化均匀。

4.感染性病变

发病年龄相对年轻，部分有发热病史。MR影像增强扫描时，细菌性感染病变特征为常见环状强化，而多发性硬化特征多表现为斑块状强化。HIV感染可导致免疫功能低下，因此，近年来由此引起的免疫功能低下型淋巴瘤增多，此淋巴瘤病灶常多发，环状强化多见，肿瘤中心坏死多见。

十一、垂体瘤

（一）临床表现及病理特征

垂体瘤系颅内常见肿瘤，起源于脑腺垂体，约占颅内肿瘤的10%，是常见良性肿瘤。发病年龄，一般在20～70岁，高峰在40～50岁，10岁以下罕见。临床症状多为占位效应引起，表现为特异性头痛、视野障碍、头晕、视力下降等。亦可根据分泌紊乱程度来鉴别，如月经减少、闭经、泌乳等为PRL腺瘤常见症状；ACTH及TSH腺瘤可引起肾上腺功能不全及继发甲状腺功能低下，对垂体正常功能影响最大；GH腺瘤的明显特征表现是肢端肥大症。普遍情况下都可根据以上临床表现做出判断，亦有个别患者不表现如上临床症状，或症状不明显。

依据生物学行为，垂体腺瘤分为侵袭性垂体腺瘤和微腺瘤。垂体腺瘤生长、突破包膜，并侵犯邻近的硬脑膜、视神经、骨质等结构时称为侵袭性垂体腺瘤。后者的组织学形态属于良性，而生物学特征却似恶性肿瘤，且其细胞形态大部分与微腺瘤无法区别。直径小于10 mm者称为微腺瘤。

(二)MR影像表现

肿块起自鞍内，T_1WI多呈中等或低信号，当有囊变、出血时呈更低或高信号。T_2WI多呈等或高信号，有囊变、出血时，T_1、T_2信号更高且波动性大，增强扫描时肿瘤均有强化(囊变、出血、钙化区外)。

MR影像显示对于检查和确诊垂体微腺瘤功能强大，诊断可同时结合患者的典型临床表现及实验室对内分泌异常检测分析结果。依据：高场强3 mm薄层核磁共振下，影像示以低、中信号为主的垂体内局限性信号异常；垂体柄位置偏移或易位、鞍底受压侵蚀；垂体高度异常，上缘呈局限性隆起，状态呈不对称性。依据病灶部位，可对各种微腺瘤进行功能诊断。腺垂体内有5种主要的内分泌细胞，基于功能的差异分别排列在相关位置：中间位置排列着分泌TSH和促性腺激素的细胞；两侧排列着分泌PRL和GH的细胞，分泌ACTH的细胞主要分布在中间偏后部位。垂体腺瘤的发生率与分泌细胞的这种位置解剖关系是一致的。注射Gd-DTPA后即刻扫描，微腺瘤的低信号与正常垂体组织对比明显，冠状面T_1WI显示更清晰。在增强扫描下，肿瘤信号早期低于正常垂体信号，晚期高于或等于正常垂体信号。

MR影像可预测肿瘤侵袭与否。垂体腺瘤浸润性生长的指征：海绵窦边缘向外膨隆，异于正常形态，且两者分界模糊，在增强扫描下，早期常见海绵窦受侵表现，如肿瘤强化等；垂体腺瘤向蝶窦内突出，且已突破鞍底；斜坡骨质边缘不光整，且信号异常；颈内动脉因被包绕而致管径变窄或缩小，亦有颈内动脉分支受累等指征。

(三)鉴别诊断

绝大多数垂体大腺瘤具有典型MR影像表现，可明确诊断。但鞍内颅咽管瘤及鞍上脑膜瘤与巨大侵袭性生长的垂体腺瘤有时鉴别较难。

1.颅咽管瘤

鞍内颅咽管瘤，或对来源于鞍内、鞍上不甚明确时，以下征象有利于颅咽管瘤诊断：①MR影像显示囊性信号区，囊壁相对较薄，伴有或不伴有实质性部分；②CT显示半数以上囊壁伴蛋壳样钙化，或瘤内斑状钙化；③在T_1WI囊性部分呈现高信号，或含有高、低信号成分，而垂体腺瘤囊变部分为低信号区。

2.鞍上脑膜瘤

脑膜瘤在MR影像信号强度及强化表现方面颇似垂体瘤。少数鞍上脑膜瘤可向鞍内延伸，长入视交叉池，与垂体瘤难以区分。以下MR影像所见有利于脑膜瘤诊断：①显示平直状鞍隔，无“腰身征”；②鞍结节或前床突有骨质改变；③肿瘤内存在流空信号，尤其是显示肿瘤内血管蒂，为脑膜瘤佐证。

十二、神经鞘瘤

(一)临床表现及病理特征

神经鞘瘤来源于神经鞘膜的施万细胞，是可以发生于人体任何部位的良性肿瘤，25%～45%在头颈部。脑神经发生的肿瘤中，多为神经鞘瘤，其中发生在听神经和三叉神经的概率最大。由于第Ⅳ～Ⅻ对脑神经起源及脑神经出颅前必经颅后窝，故颅后窝是脑神经肿瘤多发区域。这些肿瘤的临床症状与相应脑神经的吻合性不高，肿瘤患者的表现症状常见其他脑神经和小脑异常，表现症状与某些病症雷同，不是唯一指证，若仅从临床表现来判断存在片面性。

神经鞘瘤的病理特征是肿瘤于神经干偏心生长，有完整包膜，瘤内组织黄色，质脆。生长过大时，瘤体可出现液化和囊变。瘤细胞主要是梭形 Schwan 细胞，按其排列方式分为Antoni A 型和Antoni B 型，以前者为主。

(二)MR 影像表现

MR 影像为颅后窝神经肿瘤检查的首选。核磁共振下，大多数神经鞘瘤影像提示脑实质外囊实性肿瘤，瘤体边界清楚，较易确诊。其 MR 影像信号的特点为：实性部分低或等 T_1WI 信号，囊性部分低 T_1WI 信号；实性部分稍高或高 T_2WI 信号，囊性部分信号更高于实性部分；增强扫描时强化程度不同，肿瘤整体多呈环状或不均匀强化，其中实性部分强化明显，囊性部分不强化。若神经鞘瘤<1.5 cm 的可呈均匀实性改变，且与相应脑神经关系密切，有助于诊断。

(张　叶)

第十四章 心血管疾病MR诊断

第一节 心肌病MR诊断

心肌病是一类伴有特定的形态、功能、电生理等方面改变的心肌疾病。1980年世界卫生组织及国际心脏病学会联合会心肌病定义分类委员会将心肌病定义为“原因不明的心肌疾病”，并将其分为扩张型、肥厚型及限制型3类。

一、扩张型心肌病

扩张型心肌病在心肌病中发病率最高，多见于40岁以下中青年，临床症状缺乏特异性。

(一)临床表现与病理特征

起病初期部分病例可有心悸气短，但大多数病例早期表现隐匿且发展缓慢。随着病程发展，临床表现为心脏收缩能力下降所致的充血性心力衰竭，各类心律失常，以及心腔内血栓引起的体动脉栓塞。听诊一般无病理性杂音。心电图可显示双侧心室肥厚、各类传导阻滞及异常Q波等。

病理改变为心室腔扩大，主要累及左心室，有时累及双侧心室。室壁通常正常，部分病例可出现与心腔扩张不相匹配的室壁增厚。心室肌小梁肥大，肉柱呈多层交织、隐窝深陷，常见附壁血栓。心腔扩大显著者，可造成房室瓣环扩大，导致房室瓣关闭不全。心肌细胞萎缩与代偿性心肌细胞肥大并存，可见小灶性液化性心肌溶解，或散在小灶性心肌细胞坏死，以及不同程度的间质纤维化。总体而言病理所见缺少特异性。

(二)MRI表现

1.心肌信号变化

本病于SE序列T_1WI、T_2WI心肌多表现为较均匀等信号，少数病例T_2WI可呈混杂信号。心腔内附壁血栓在T_2WI多呈高信号。

2.心腔形态改变

以电影MRI短轴位及心腔长轴位观察，一般心室横径增大较长径明显；仅有左心室腔扩大者为左心室型，室间隔呈弧形凸向右心室；仅有右心室扩大者为右心室型，室间隔呈弧形凸向左心室；左右心室均扩大者为双室型。

3.心室壁改变

部分病例早期受累心腔心室壁可稍增厚，晚期则变薄或室壁厚薄不均，左心室的肌小梁粗大。

4.心脏功能改变

电影 MRI 显示左心室或双侧心室的心肌收缩功能普遍下降，收缩期室壁增厚率减低，呈弥漫性改变，EF 值多在 50%以下(图 14-1)。

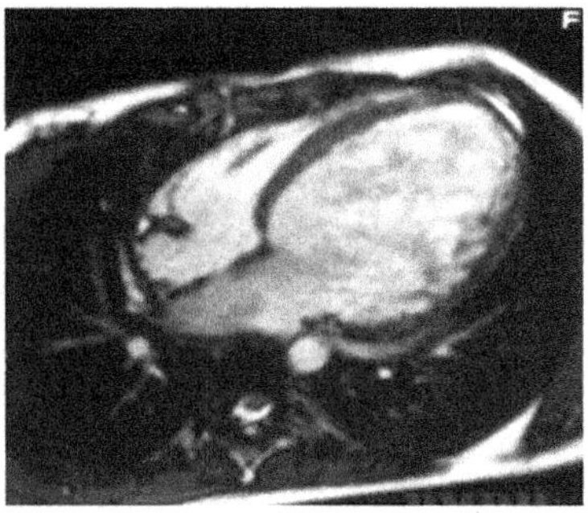

图 14-1 **扩张型心肌病**

真实稳态进动快速成像(True FISP)亮血序列四腔心层面见左心室腔扩大，左心室游离壁肌小梁肥厚

(三)鉴别诊断

本病有时需与晚期缺血性心脏病(心腔扩大时)相鉴别。缺血性心脏病有长期慢性的冠心病病史。在形态学方面，冠心病陈旧心肌梗死多呈节段性室壁变薄，病变区域左心室肌小梁稀少、心肌内壁光滑；而扩张型心肌病的室壁厚度改变广泛均一，左心室心肌小梁肥厚。

二、肥厚型心肌病

肥厚型心肌病好发于青壮年，心肌肥厚是其主要病变形态。病因可能与遗传有关。约半数患者为家族性发病，属常染色体显性遗传。

(一)临床表现与病理特征

男女发病率无明显差别。早期症状主要为心慌、气短，缺少特征。相当数量病例无症状或症状轻微，常在体检时发现。晚期可发生心力衰竭、晕厥甚至猝死。心前区可闻及收缩期杂音并可触及震颤。心电图表现为左心室肥厚(部分表现为双室肥厚)、房室传导阻滞等。

心肌肥厚可以累及心室任何区域，但以左心室的肌部室间隔最为常见，非对称性室间隔肥厚(即室间隔向左心室腔凸出明显，室间隔与左心室后壁厚度比≥1.5)为该病的特征性表现。功能改变为舒张期肥厚心肌的顺应性降低，收缩功能正常甚至增强。基底部和中部室间隔肥厚引起左心室流出道梗阻，根据压力阶差可分为梗阻性与非梗阻性肥厚型心肌病。病理改变包括心肌细胞肥大、变性、间质结缔组织增生等。有时见心肌细胞错综排列(细胞间联结紊乱、重叠、迂曲、交错和异常分支)，正常的心肌细胞排列消失。心肌壁内小冠状动脉可发生管腔变窄、管壁肥厚等。

(二)MRI 表现

MRI 征象包括以下几种。

1.心肌信号变化

在 SE 序列 T_1WI、T_2WI 肥厚心肌一般呈等信号，与正常心肌相同。有时，肥厚心肌在 T_2WI 呈混杂信号，提示病变区域缺血纤维化。

2.心室壁肥厚

可累及两侧心室的任何部位，但以室间隔最常见，还可累及左心室游离壁、心尖、乳头肌等。病变部位心肌显著肥厚，常超过15 mm。测量室壁厚度应在短轴像心室舒张末期进行。本病几乎不累及左心室后壁，故以肥厚心肌/左心室后壁厚度≥1.5 为诊断标准，其特异性达 94%。

3.心腔形态改变

以垂直于室间隔长轴位及双口位（左心室流入道和流出道位于同一层面）和短轴位电影 MRI 观察，左心室腔窄小，室间隔肥厚时心室腔呈“倒锥形”，心尖肥厚时心室腔呈“铲形”。

4.心脏功能改变

病变部位肥厚心肌的收缩期增厚率减低，而正常部位收缩期增厚率正常或增强。心脏整体收缩功能正常或增强，EF 值多正常或增加。晚期心功能不全时，EF 值下降。室间隔部的肥厚心肌向左心室流出道凸出可造成左心室流出道梗阻，此时于双口位电影 MRI 可见收缩期二尖瓣前叶向室间隔的前向运动，即超声心动图检查中的“SAM 征”，进一步加重流出道梗阻。收缩期于左心室流出道至主动脉腔内可见条带状低信号喷射血流，左心房内可见由二尖瓣反流引起的反流低信号。

5.心肌灌注及心肌活性检查

病变部位心肌纤维化并常伴局部小冠状动脉损害，可造成负荷心肌灌注减低，提示心肌缺血。心肌活性检查时，部分病变部位可出现点片状高信号，反映灶性纤维化（图 14-2）。

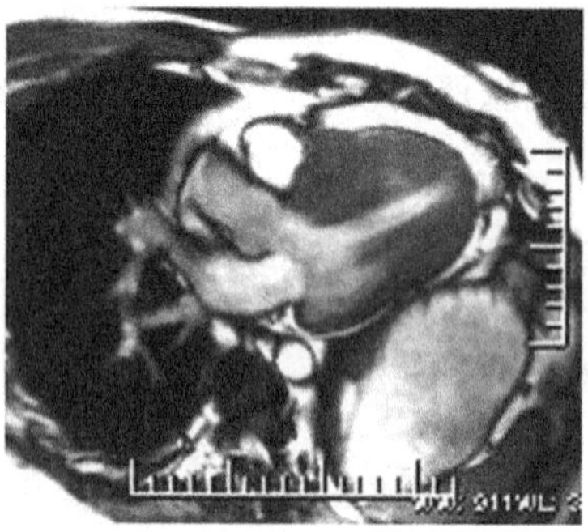

图 14-2　**肥厚型心肌病**

电影 MRI 双口层面见室间隔肥厚并向左心室流出道突出

（三）鉴别诊断

本病需与高血压性心脏病引起的心肌肥厚相鉴别。高血压性心脏病的左心室肥厚均匀，无左心室流出道狭窄，无二尖瓣反向运动，收缩期室壁增厚率正常，不难鉴别。

三、限制型心肌病

限制型心肌病国内相当少见。因心肌顺应性降低，两侧心室或某一心室舒张期容积减小，致心室充盈功能受限。根据受累心室不同可分为右心室型、左心室型及双室型，以右心室型最常见。

（一）临床表现与病理特征

1.临床表现

轻者常无临床症状。右心房压升高时出现全身水肿、颈静脉怒张、肝淤血及腹水等右心功能不全的症状。左心房压升高时出现左心功能不全表现。有时表现为心悸、胸痛及栓塞症等。心电图表现无特征性，最常见异常 Q 波，心房颤动等心房异常。

2.病理特征

病理表现缺乏特异性。可有病变区域结缔组织和弹力纤维增生，心肌细胞肥大，错综排列，心内膜增厚等。由于心室舒张功能受限及心室容积减少，心室舒张末期压力升高，进而导致受累心室心功能不全，甚至全心衰竭。

(二)MRI 表现

MRI 征象包括以下几种。

1.右心室型

黑血及亮血 MRI 显示横轴面右心室流入道缩短、变形，心尖部闭塞或圆隆，流出道扩张；心室壁厚薄不均，以心内膜增厚为主；心内膜面凹凸不平；右心房明显扩大，上下腔静脉扩张；电影 MRI 可见三尖瓣反流及右心室室壁运动幅度减低；SE 序列 MRI 常可见心包积液和(或)胸腔积液。

2.左心室型

表现为以心内膜增厚为主的心室壁不均匀增厚，左心室腔变形，心尖圆钝；心内膜面凹凸不平，有钙化时可见极低信号；左心房明显扩大；电影 MRI 可见二尖瓣反流。

3.双心室型

兼有上述两者的征象，一般右心室征象更明显(图 14-3)。

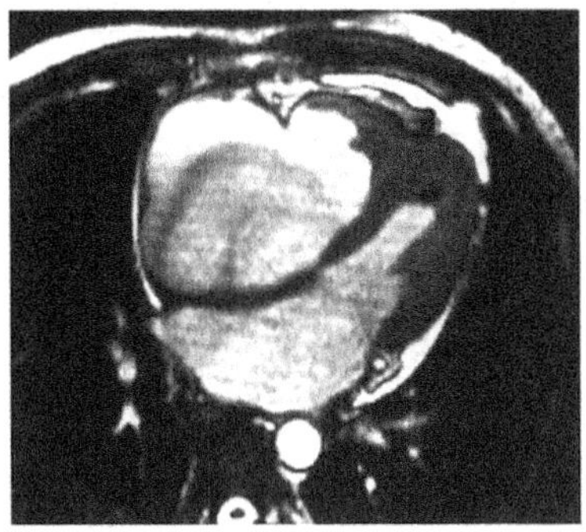

图 14-3　限制型心肌病

True FISP 亮血序列显示右心室心尖部闭塞并室壁增厚，心内膜面凹凸不平

(三)鉴别诊断

该病有时需与缩窄性心包炎、先天性心脏病三尖瓣下移畸形相鉴别。缩窄性心包炎时，MRI 显示心包局限或广泛性增厚。限制型心肌病可见特征性的心尖变形、闭塞及心室壁不均匀增厚，与其他疾病鉴别不难。

(高　娜)

第二节　缺血性心脏病 MR 诊断

缺血性心脏病是指由于冠状动脉阻塞所造成的心肌缺血、心肌梗死及由此导致的一系列心脏形态及功能改变。心脏MRI可对缺血性心脏病进行全面的检查,包括形态学、局部及整体心功能评价、心肌灌注成像、心肌活性检查,正在成为一项能够全面、准确地评价缺血性心脏病的现代影像技术。

一、心肌缺血

心脏的血液供应主要由冠状动脉提供,冠状动脉各支分布供应不同的心脏节段,前降支供应左心室前壁、室间隔中段和尖段,回旋支供应左心室后壁,右冠状动脉供应右心室及左心室下壁、室间隔基底段。左心室下壁尖段由前降支和右冠状动脉双重供血,左心室侧壁尖段由回旋支和前降支双重供血。冠状动脉阻塞是心肌缺血的根本原因。严重缺血时,心肌缺氧所造成的各类致痛因子如缓激肽、前列腺素等的释放将导致心绞痛。

(一)临床表现与病理特征

临床表现为心前区可波及左肩臂或至颈咽部的压迫或紧缩性疼痛,也可有烧灼感。其诱因常为剧烈体力活动或情绪激动,也可由寒冷、吸烟、心动过速等诱发。疼痛出现后逐步加重,一般于5分钟内随着停止诱发症状的活动或服用硝酸甘油缓解逐步消失。根据临床特征的不同,心绞痛可分为稳定型心绞痛、变异型心绞痛及不稳定型心绞痛。但无论哪种类型的心绞痛,其疼痛强度均较心肌梗死轻,持续时间较短。

心肌缺血最常见的原因是由动脉粥样硬化斑块造成的冠状动脉狭窄,这类狭窄大多分布于心外膜下的大冠状动脉。动脉硬化斑块早期由血管内皮细胞受损、平滑肌细胞增殖内移发展而来,进而发生内皮下脂质沉积、纤维结缔组织增生。斑块阻塞面积在40%以下时,基本不影响心肌灌注,一般无临床症状。随着斑块阻塞面积的加大,在冠状动脉轻至中度狭窄(阻塞面积达到50%~80%)时,静息状态下狭窄冠脉远端的阻力血管将发生不同程度的扩张以维持相当的心肌灌注,静息状态下无明显临床表现。重度的冠脉狭窄(阻塞面积90%左右)则静息时亦无法保证适当的心肌灌注,在静息时就可出现灌注异常,临床上出现静息痛。除冠状动脉粥样硬化外,心肌缺血还有以下病因:①冠状血管神经、代谢及体液调节紊乱导致的冠状动脉痉挛;②冠状动脉微血管内皮功能状态异常导致的心肌灌注下降;③冠状动脉炎症、先天发育畸形及栓子栓塞。

(二)MRI表现

心肌缺血严重(即缺血性心肌病)时,可出现心肌内广泛或局灶性纤维结缔组织增生、局部或整体心肌变薄、心腔扩大等改变。MRI可显示相应形态异常。但在大多数情况下,心肌缺血仅表现为功能性心肌灌注异常。根据缺血程度不同,MRI心肌灌注可表现为:①静息状态各段心肌灌注正常,负荷状态心内膜下心肌或全层心肌透壁性灌注减低或缺损(图14-4);②静息状态缺血心肌灌注减低或延迟,负荷状态灌注缺损(图14-5);③静息状态缺血心肌灌注缺损(图14-6)。灌注异常区域多数与冠脉供血区相吻合,与核素心肌灌注检查的符合率达87%~100%,与目前仍作为冠心病诊断"金标准"的X线冠状动脉造影的诊断符合率达79%~87.5%。此外,严重心肌缺血时(如长时间心肌严重缺血,心肌细胞结构完整但局部室壁减弱或消失,称心肌冬眠;短暂心肌严重缺血,心肌结构未损害但收缩功能需较长时间恢复,称心肌顿抑),MRI心脏电影可发现心室壁运动异常,平行于室间隔长轴位、垂直于室间隔长轴位及无间隔连续左心室短轴位检查可准确判断运动异常的室壁范围。

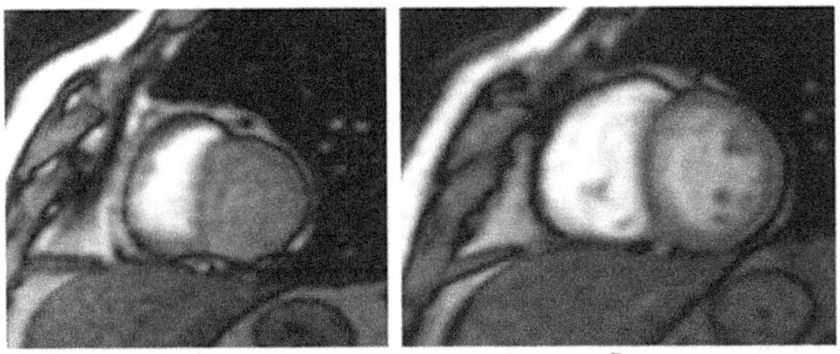

图 14-4 心脏短轴位左心室中部层面静息及负荷心肌灌注成像

A.静息灌注成像，显示心肌灌注均匀一致；B.腺苷负荷后心肌灌注成像，显示间隔壁心肌灌注减低

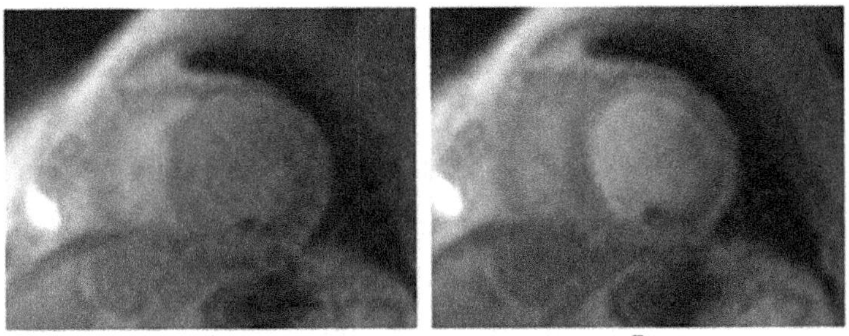

图 14-5 心脏短轴位左心室中部层面静息及负荷心肌灌注成像

A.静息灌注成像，显示下壁灌注减低；B.负荷后灌注成像，显示该区域灌注减低更为明显，为灌注缺损表现

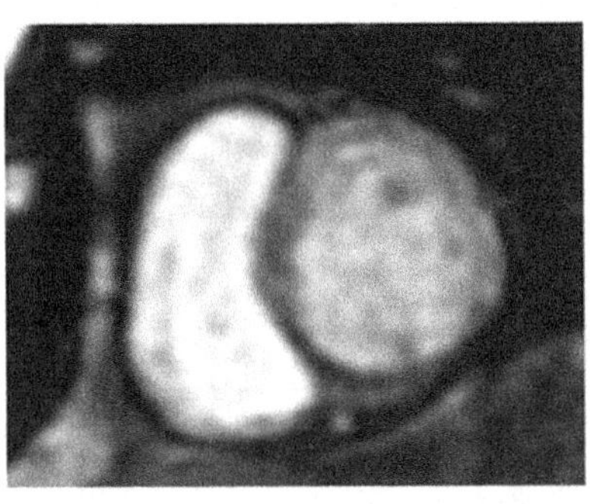

图 14-6 心脏短轴位左心室中部层面静息及负荷心肌灌注成像

静息时即可显示下间隔壁灌注缺损

(三)鉴别诊断

心肌缺血的 MRI 检查包括形态、灌注、运动功能等诸多方面。其他心脏疾病，如扩张型心肌病也表现为心腔扩大、心室壁变薄，肥厚型心肌病也会出现室壁运动减弱，甚至小范围的心肌灌注异常，但结合临床表现和综合 MRI 检查，与心肌缺血鉴别不难。

(四)专家指点

MRI 诊断心肌缺血的核心是心肌灌注成像。MRI 心肌灌注的基础及相关临床研究始于 20 世纪80 年代中期，至 90 年代中后期已取得相当的成绩。90 年代后期 MRI 设备在快速梯度序列多层面成像方面取得突破，一次注射对比剂后覆盖整个左心室的多层面首过灌注成像成为可能(虽然还存在扫描间隔)，使 MRI 心肌灌注可用于临床诊断。近年来 MRI 心脏专用机进入临床，提高了成像速度（可完成无间隔的心脏成像）及时间、空间分辨率，有望成为诊断心肌缺血的“金标准”。

二、心肌梗死

继发于冠状动脉粥样硬化斑块破裂及血栓形成基础上的急性冠状动脉闭塞是心肌梗死最常见的原因。

（一）临床表现与病理特征

急性心肌梗死的主要症状是持久的胸骨后剧烈疼痛。典型者为胸骨后挤压性或压榨性疼痛，往往放射至颈部或左上肢。疼痛持续 15～30 分钟或更长，与心绞痛比较，疼痛程度重且时间长为其特点。其他临床表现有呼吸短促、出汗、恶心、发热，白细胞计数、血清酶增高及心电图改变等。急性心肌梗死的并发症包括恶性心律失常、休克、左心室室壁瘤形成、室间隔穿孔、乳头肌断裂及心力衰竭等。病程＞6 周者为陈旧性心肌梗死，临床表现除可能继续存在的心肌缺血症状外，主要为急性心肌梗死并发症的相应表现。

当冠状动脉闭塞持续 20～40 分钟后，随着缺血缺氧的进一步发展，细胞膜的完整性破坏，心肌酶漏出，心肌细胞发生不可逆性的损伤，即发生梗死。8～10 天后，坏死的心肌纤维逐渐被溶解，肉芽组织在梗死区边缘出现，血管和成纤维细胞继续向内生长，同时移除坏死的心肌细胞。到第 6 周梗死区通常已经成为牢固的结缔组织瘢痕，其间可散布未受损害的心肌纤维。心肌梗死一般首先发生在缺血区的心内膜下心肌，后逐渐向心外膜下及周边扩展。根据梗死范围，病理上分为 3 型：①透壁性心肌梗死，梗死范围累及心室壁全层；②心内膜下心肌梗死，仅累及心室壁心肌的内 1/3 层，并可波及乳头肌，严重者坏死灶扩大、融合，形成累及整个心内膜下心肌的坏死，称为环状梗死；③灶性心肌梗死，病灶较小，临床上多无异常表现，生前常难以发现，病理呈不规则分布的多发性小灶状坏死，分布常不限于某一支冠状动脉的供血范围。

（二）MRI 表现

1.心肌信号

在 SE 序列 MRI，心肌为类似骨骼肌信号强度的中等信号，有别于周围心外膜下脂肪的高信号和相邻心腔内血流呈“黑色”的低信号。急性心肌梗死时，坏死心肌及周围水肿使相应区域的 T_1 及 T_2 延长，在 T_2WI 呈高信号。急性心梗 24 小时内即可在 T_2WI 观察到信号强度增加，并可维持至第 10 天。但由于急性梗死灶周围存在水肿带，所以高信号范围大于真实的梗死区域。在亚急性期（心肌梗死发生 72 小时内）心肌信号异常范围与实际梗死区域大致相当。慢性期（梗死发生 6 周以上）由于梗死后瘢痕形成，水分含量较正常心肌组织降低，在 SE 序列呈低信号，T_2WI 较 T_1WI 明显。

2.心肌厚度

节段性室壁变薄是陈旧性心肌梗死的形态特征，坏死心肌吸收、纤维瘢痕形成是心肌变薄的病理基础，陈旧透壁性心肌梗死后室壁变薄更明显。前降支阻塞可造成左心室前、侧壁和（或）前间壁变薄，右冠状动脉阻塞则造成左心室后壁和（或）下壁变薄。MRI 可直接显示心肌组织，心外膜面和心内膜面边界清晰，可精确测量心肌变薄。电影 MRI 通过测量室壁厚度判断存在心肌梗死的标准为：病变区域室壁厚度小于或等于同一层面正常心肌节段室壁厚度的 65%；判断透壁性心肌梗死的标准为病变区域舒张末期室壁厚度＜5.5 mm。

3.室壁运动功能改变

电影 MRI 是评价心脏整体及局部舒缩功能的最佳影像技术。通过无间隔连续左心室短轴位、平行于室间隔左心室长轴位及垂直于室间隔左心室长轴位电影 MRI，可精确评价急性及慢性心肌梗死的一系列功能变化，如整体或局部室壁运动状态、收缩期室壁增厚率、EF 值、心腔容积等。

4.心肌灌注成像

可显示心肌梗死后的组织坏死或瘢痕形成所致的灌注减低及缺损。由于急性心肌梗死时常存在心肌的再灌注，灌注检查可无异常表现。因此，单纯心肌灌注成像无法准确诊断急性梗死心肌。

5.对比增强延迟扫描心肌活性检查

心肌梗死区域表现为高信号。MRI 的高空间分辨率，使其可精确显示梗死透壁程度。后者分为以下 3 种类型。①透壁强化：表现为全层心肌高信号，多为均匀强化；②非透壁强化：为心内膜下心肌或心内膜下至中层心肌区域强化，而心外膜下至中层或心外膜下心肌信号正常（存活心肌）；③混合性强化：同一心肌段内透壁和非透壁强化并存。

如果在大面积延迟强化区域内观察到信号减低区，就需与存活心肌鉴别。病理研究表明，这一位于延迟强化区域中心或紧贴心内膜下，被称为“无再灌注区”或“无复流区”的信号减低区，为继发于心肌梗死的严重微血管损伤，毛细血管内存在大量的红细胞、中性粒细胞及坏死心肌细胞，阻塞与充填使对比剂不能或晚于周围结构进入这一区域。它并非存活心肌，而是重度的不可恢复的心肌坏死。其与存活心肌的影像鉴别要点如下：①“无再灌注区”周围常有高强化区环绕且常位于心内膜下，在连续的短轴像可以观察这一征象；②在首过心肌灌注成像中，这一区域没有首过强化；③在上述表现不明显，仍难与存活心肌鉴别时，可在延长延迟时间后再次扫描，如延迟 30～40 分钟。此时由于组织间隙的渗透作用，“无再灌注区”将出现强度不等的延迟强化。

6.并发症 MRI

(1)室壁瘤：分为假性室壁瘤和真性室壁瘤。前者常发生于左心室下壁及后壁，为透壁性梗死心肌穿孔后周围心包等包裹形成，瘤口径线小于瘤体直径为其主要特征，电影 MRI 可见瘤体通过一瘤颈与左心室腔相通，瘤内可见血流信号；后者为梗死心肌几乎完全被纤维瘢痕组织替代，丧失收缩能力，在心室收缩期和(或)舒张期均向心腔轮廓外膨出，常位于前壁及心尖附近，瘤壁菲薄(可至1 mm)，瘤口径线大于瘤体直径。电影 MRI 显示左心室腔局部室壁明显变薄，收缩期矛盾运动，或收缩期及舒张期均突出于左心室轮廓外的宽基底囊状结构。

(2)左心室附壁血栓：为附着于心室壁或充填于室壁瘤内的团片样充盈缺损(GRE 序列)。SE 序列血栓的信号强度随血栓形成的时间(即血栓的年龄)而异，亚急性血栓 T_1WI 常表现为中等至高信号，T_2WI 呈高信号，而慢性血栓在 T_1WI 和 T_2WI 均呈低信号。

(3)室间隔穿孔：表现为肌部室间隔连续性中断，以横轴面及四腔位显示清晰，电影 MRI 可见心室水平异常血流信号。

(4)乳头肌断裂：平行于室间隔长轴位或垂直于室间隔长轴位电影 MRI 可显示继发于乳头肌断裂的二尖瓣关闭不全所致左心房反流信号。

(5)心功能不全：连续短轴像结合长轴位电影 MRI 可评价继发于心肌梗死的左心室局部及整体运动功能异常，测量各种心功能指数。

（高 娜）

第三节　胸主动脉疾病 MR 诊断

胸主动脉疾病并不少见，且逐年增多。这与人口老龄化，医学影像技术进步和临床医师对本病的认识提高有关。主要疾病包括主动脉夹层、胸主动脉瘤、主动脉壁间血肿、穿透性动脉硬化溃疡、胸主动脉外伤等。现就临床较为常见的前两种疾病加以讨论。

一、主动脉夹层

主动脉夹层(AD)是一类病情凶险、进展快、病死率高的急性胸主动脉疾病，其死亡率及进展风险随着时间的推移而逐步降低。急性 AD 指最初的临床症状出现 2 周以内，而慢性 AD 指症状出现 2 周或 2 周以上。国外报道，未经治疗的急性 Stanford A 型主动脉夹层，最初 48～72 小时每小时的死亡率为 1%～2%，即发病 2～3 天死亡率约 50%，2 周内死亡 80%。

(一)临床表现与病理特征

胸部和背部剧烈疼痛且无法缓解是急性 AD 最常见的初发症状，心电图无 ST-T 改变。疼痛多位于胸部的正前后方，呈刺痛、撕裂痛或刀割样疼痛。常突然发作，很少放射到颈、肩及左上肢，这与冠心病心绞痛不同。患者常因剧痛出现休克貌，但血压不低或升高。部分患者疼痛不显著，可能与起病缓慢有关。随着病情发展，部分患者出现低血压，为心脏压塞、急性重度主动脉瓣反流、夹层破裂所致。大约 38%的患者两上肢血压及脉搏不一致，此为夹层累及或压迫无名动脉及左锁骨下动脉所造成的“假性低血压”。胸部 AD 体征无特征性，累及升主动脉时可闻及主动脉瓣关闭不全杂音，主动脉弓部分支血管受累可致相应动脉搏动减弱或消失，夹层破入心包腔引起心脏压塞时听诊闻及心包摩擦音。此外，AD 累及冠状动脉引发急性心肌梗死，夹层破裂入胸腔或内膜撕裂后主动脉壁通透性改变可造成单侧或双侧胸腔积液，累及肾动脉可造成血尿、无尿和急性肾衰竭，累及腹腔动脉、肠系膜上下动脉时出现急腹症及肠坏死。

典型 AD 始发于主动脉内膜和中层撕裂，主动脉腔内血液在脉压驱动下，经内膜撕裂口穿透病变中层，分离中层并形成夹层。由于管腔内压力不断推动，分离在主动脉壁内推进不同的长度。广泛者可自升主动脉至腹主动脉分叉部，并累及主动脉各分支血管，甚至闭塞分支血管。典型夹层为顺向分离，即自近端内膜撕裂口处向主动脉远端扩展，但有时从内膜撕裂口逆向进展。

主动脉壁分离层之间充盈血液，形成一个假腔，出现所谓“双腔主动脉”。剪切力导致内膜片(分离主动脉壁的内层部分)进一步撕裂，形成内膜再破口或出口。血液的持续充盈使假腔进一步扩张，内膜片则突入真腔，真腔可受压变窄或塌陷。内膜撕裂口多发生在主动脉内壁流体动力学压力最大处，即升主动脉(窦上数厘米处)外右侧壁，或降主动脉近端(左锁骨下动脉开口以远)动脉韧带处。少数发生在腹主动脉等处。

高血压和马方综合征是 AD 的主要诱因。有一组 74 例 AD 患者中，有高血压病史者 44 例(占 59.5%)，马方综合征者 9 例(占 12.2%)。胸主动脉粥样硬化性病变是否为 AD 的诱因，目前存在争议。国外一组 17 例 AD 患者中，11 例高血压者均有广泛而严重的主动脉粥样硬化。在这组 74 例 AD 患者中，16 例有粥样硬化改变，其中 13 例有高血压病史，3 例血压正常但均为高龄患者(67～78 岁)。先天性心血管疾病,如主动脉瓣二叶畸形和主动脉缩窄,妊娠期内分泌变化等也与 AD 发生有关。

AD 主要有两种分型。Debakey 分型根据原发内破口起源位置及夹层累及范围:Debakey Ⅰ型,破口位于升主动脉,夹层范围广泛;Debakey Ⅱ型,破口位于升主动脉,夹层范围局限于升主动脉;Debakey Ⅲ型,升主动脉未受累,破口位于左锁骨下动脉远端,其中,夹层范围局限者为Ⅲ甲,广泛者为Ⅲ乙(图 14-7)。Stanford 分型仅依赖病变累及范围:凡夹层累及升主动脉者均为 A 型,余者为 B 型。

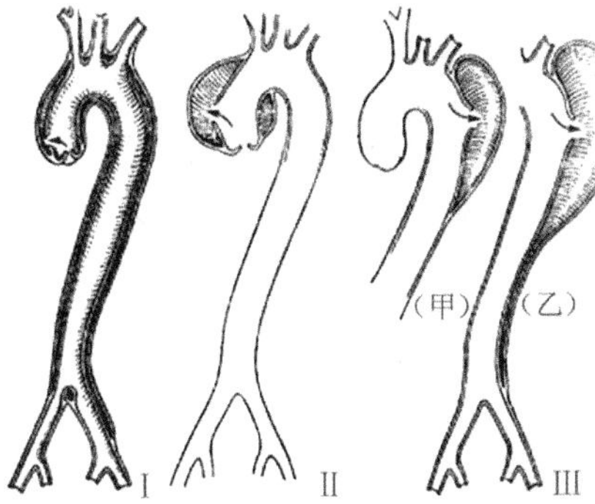

图 14-7　胸主动脉夹层 Debakey 分型模式图

(二)MRI 表现

MRI 征象有以下几种表现。

1.内膜片

内膜片是 AD 的直接征象,在 MRI 呈线状结构,将主动脉分隔为真腔和假腔;内膜片沿主动脉长轴方向延伸,于横轴面显示清晰,与主动脉腔信号相比可呈低信号或高信号。

2.真腔和假腔

形成"双腔主动脉",是 AD 的另一直接征象;通常真腔小,假腔大;在升主动脉,假腔常位于右侧(即真腔外侧);在降主动脉,常位于左侧(同样是真腔外侧);在主动脉弓部,常位于真腔前上方;内膜片螺旋状撕裂时,假腔可位于任何方位;假腔可呈多种形态,如半月形、三角形、环形和多腔形;根据 MRI 序列和血流速度不同,真假腔的信号强度可以相同,亦可不同。

3.内膜破口和再破口

在黑血和亮血 MRI 表现为内膜连续性中断;MRI 电影可见破口处血流往返,或假腔内血流信号喷射征象;CE-MRA 显示破口优于亮血与黑血序列。

4.主要分支血管受累

直接征象为内膜片延伸至血管开口或管腔内,引起受累血管狭窄和闭塞,间接征象为脏器或组织缺血、梗死或灌注减低;MPR 是观察分支血管受累的最佳方法。

5.并发症和并存疾病

MRI 可显示主动脉瓣关闭不全、左心功能不全、心包积液、胸腔积液、主动脉破裂或假性动脉瘤,以及假腔血栓形成等异常(图 14-8)。

(三)鉴别诊断

综合运用各项 MRI 技术,可清晰显示该病的直接征象、间接征象及各类并发症,做出准确的定性诊断及分型诊断,不存在过多的鉴别诊断问题。

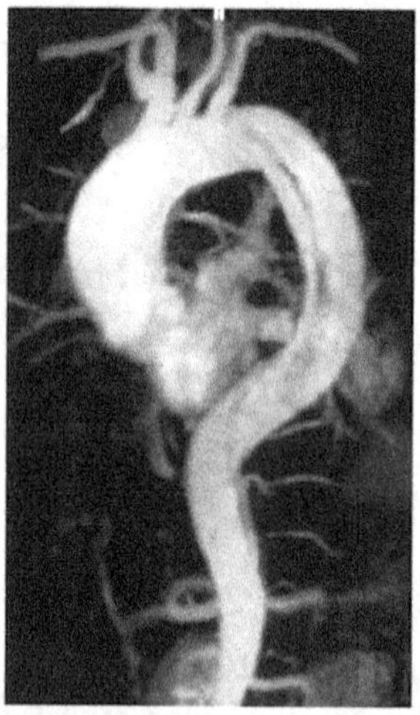

图 14-8　胸主动脉夹层 Debakey Ⅲ型
CE-MRA 后 MIP 斜矢状面重组图像，主动脉自弓降部以远增宽，呈双腔主动脉，内膜片呈螺旋状撕裂

二、胸主动脉瘤

胸主动脉瘤是指局限性或弥漫性胸主动脉扩张，其管径大于正常主动脉 1.5 倍或以上。按病理解剖和瘤壁的组织结构分为真性和假性动脉瘤。前者是由于血管壁中层弹力纤维变性、失去原有坚韧性，形成局部薄弱区，在动脉内压力作用下，主动脉壁全层扩张或局限性向外膨突；后者是指因主动脉壁破裂或内膜及中层破裂，造成出血或外膜局限性向外膨突，瘤壁由血管周围结缔组织、血栓或血管外膜构成，常有狭窄的瘤颈。

（一）临床表现与病理特征

本病临床表现变化差异较大且复杂多样，主要取决于动脉瘤大小、部位、病因、压迫周围组织器官的程度及并发症。轻者无任何症状和体征。有时胸背部疼痛，可为持续性和阵发性的隐痛、闷胀痛或酸痛。突发性撕裂或刀割样疼痛类似于 AD 病变，常提示动脉瘤破裂，病程凶险。动脉瘤压迫周围结构可出现气短、咳嗽、呼吸困难、肺炎和咯血等呼吸道症状，也可有声音嘶哑、吞咽困难、呕血和胸壁静脉曲张。胸部体表可见搏动性膨突及收缩期震颤，可闻及血管性杂音。如病变累及主动脉瓣，可有主动脉瓣关闭不全、左心功能不全的表现。

病因可分为动脉粥样硬化性、感染性、创伤性、先天性、大动脉炎性、梅毒性、马方综合征和白塞病等，以粥样硬化性主动脉瘤最常见。任何主动脉瘤均有进展、增大的自然过程，破裂是其最终后果。瘤体越大，张力越大，破裂可能性越大。主动脉瘤倍增时间缩短或形状改变，是破裂前的重要变化。

（二）MRI 表现

MRI 征象包括以下几点。

（1）在 SE 序列，横轴面和冠状面 MRI 显示胸主动脉呈囊状或梭囊状扩张的低信号，以及动脉瘤内血栓、瘤壁增厚及瘤周出血；脂肪抑制 MRI 有助于区别脂肪组织与血肿或粥样硬化增厚；矢状面或斜矢状面可确定瘤体部位及累及范围。

（2）亮血与黑血序列 MRI 的优点是成像速度快；图像分辨率和对比度高，伪影少。

(3)对 CE MRA 原始图像重组，可形成 MIP 和 MPR 图像；MIP 类似于传统 X 线血管造影，可显示主动脉瘤形态、范围、动脉瘤与主要分支血管的关系；MPR 可多角度连续单层面显示主动脉瘤详细特征，包括瘤腔形态、瘤腔内血栓、瘤壁特征、瘤周出血或血肿、瘤周软组织结构，以及瘤腔与近端和远端主动脉及受累分支血管的关系。

(三)鉴别诊断

MRI 与多排螺旋 CT 同是显示胸主动脉瘤的无创性影像技术，诊断该病极为准确，不存在过多鉴别诊断问题。

(高　娜)

第十五章　乳腺疾病MR诊断

第一节　乳腺脂肪坏死 MR 诊断

一、临床表现与病理特征

乳腺脂肪坏死常为外伤或医源性损伤导致局部脂肪细胞坏死液化后引起的非化脓性无菌性炎症反应。虽然乳腺内含有大量的脂肪组织，但发生脂肪坏死者并不多见。根据病因可将乳腺脂肪坏死分为原发性和继发性两种。绝大多数为原发性脂肪坏死，由外伤后引起，外伤多为钝器伤，尽管有些患者主诉无明显外伤史，但一些较轻的钝器伤如桌边等的碰撞也可使乳腺脂肪组织直接受到挤压而发生坏死。继发性乳腺脂肪坏死可由于导管内容物淤积并侵蚀导管上皮，使具有刺激性的导管内残屑溢出到周围的脂肪组织内，导致脂肪坏死，也可由于手术、炎症等原因引起。

脂肪坏死的病理变化随病期而异。最早表现为一局限出血区，脂肪组织稍变硬。镜下可见脂肪细胞浑浊及脂肪细胞坏死崩解，融合成较大的脂滴。3～4 周后形成一圆形硬结，表面呈黄灰色，并有散在暗红区，切面见油囊形成，囊大小不一，其中含油样液或暗褐色的血样液及坏死物质。后期纤维化，病变呈坚实灰黄色肿块，切面为放射状瘢痕样组织，内有含铁血黄素及钙盐沉积。

脂肪坏死多发生在巨大脂肪型乳腺患者。发病年龄可从 14～80 岁，但多数发生在中、老年。约半数患者有外伤史，病变常位于乳腺表浅部位的脂肪层内，少数可发生于乳腺任何部位。最初表现为病变处黄色或棕黄色瘀斑，随着病变的发展，局部出现肿块，界限多不清楚，质地硬韧，有压痛，与周围组织有轻度粘连。后期由于大量纤维组织增生，肿块纤维样变，使其边界较清楚。纤维化后可有牵拽征，如皮肤凹陷、乳头内陷等，应注意与乳腺癌鉴别。部分患者肿块最后可缩小、消失。少数患者由于炎症的刺激可伴有同侧腋窝淋巴结肿大。

二、MRI 表现

乳腺脂肪坏死表现典型者病变多位于皮下脂肪层表浅部位（图 15-1），当脂肪坏死发生在乳腺较深部位与腺体重叠而表现为边缘欠清的肿块性病变时易误诊为乳腺癌。病变早期，若皮肤有红肿、瘀斑，则可显示非特异性的皮肤局限增厚与皮下脂肪层致密浑浊。在 MRI 上较早期的脂肪坏死表现为形状不规则，边界不清楚，病变在 T_1WI 上表现为低信号，在 T_2WI 上表现为高信号，内部信号不均匀。

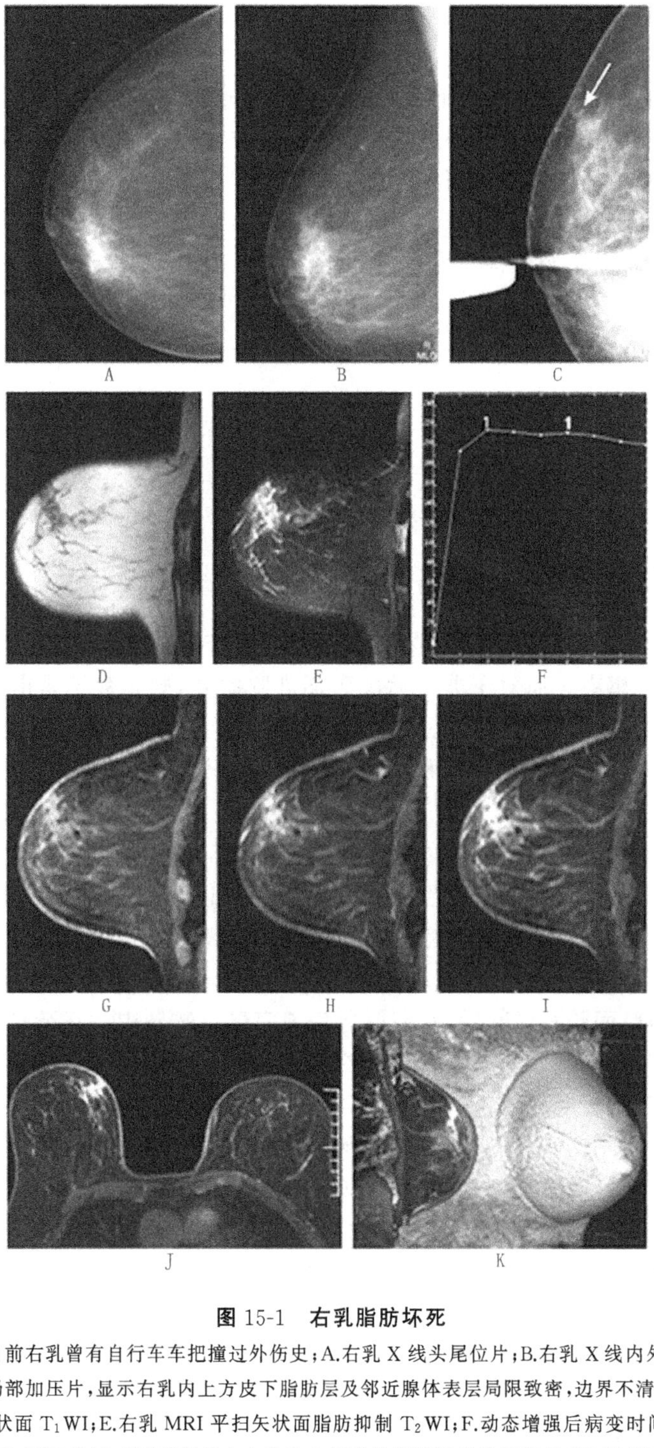

图 15-1　右乳脂肪坏死

63 岁，女，2 个月前右乳曾有自行车车把撞过外伤史；A.右乳 X 线头尾位片；B.右乳 X 线内外侧斜位片；C.右乳病变切线位局部加压片，显示右乳内上方皮下脂肪层及邻近腺体表层局限致密，边界不清，密度中等；D.右乳 MRI 平扫矢状面 T_1WI；E.右乳 MRI 平扫矢状面脂肪抑制 T_2WI；F.动态增强后病变时间-信号强度曲线图；G、H、I.分别为 MRI 平扫、动态增强后 1、8 分钟；J.增强后延迟时相横轴面 T_1WI；K.VR 图，显示右乳内上方皮下脂肪层及邻近腺体表层局限片状异常信号，边界欠清，于 T_1WI 呈较低信号，T_2WI 呈较高信号，动态增强后病变呈明显不均匀强化，时间-信号强度曲线呈平台型，局部皮肤增厚动态增强检查病变可呈快速显著强化，与恶性肿瘤鉴别困难。病变后期纤维化后，动态增强检查有助于脂肪坏死的诊断，其强化方式缺乏典型恶性病变具有的快进快出特点。

三、鉴别诊断

本病应与乳腺癌鉴别。发生在皮下脂肪层表浅部位的乳腺脂肪坏死诊断不难。对于无明显外伤史，脂肪坏死又发生在乳腺较深部位且与腺体重叠时，与乳腺癌较难鉴别。通常乳腺癌的肿块呈渐进性增大，而脂肪坏死大多有缩小趋势。对于较早期的脂肪坏死，单纯依靠 MRI 动态增强后的曲线类型与乳腺癌鉴别困难。病变后期纤维化后，动态增强检查有助于脂肪坏死的诊断，其强化方式缺乏典型恶性病变具有的快进快出特点。

（刘志伟）

第二节　乳腺脓肿 MR 诊断

一、临床表现与病理特征

乳腺脓肿既可发生于产后哺乳期妇女，也可发生于非产后哺乳期妇女。乳腺脓肿可由乳腺炎形成，少数来自囊肿感染。而对于非产后哺乳期乳腺脓肿，则多数不是由急性乳腺炎迁延而来，临床表现不典型，常无急性过程，患者往往以乳腺肿块而就诊，因缺乏典型的乳腺炎病史或临床症状，更由于近年来乳腺癌的发病率上升，容易将其误诊为乳腺肿瘤。

二、MRI 表现

乳腺脓肿在 MRI 上比较具有特征性表现，MRI 平扫 T_1WI 上表现为低信号，T_2WI 呈中等或高信号，边界清晰或部分边界清晰，脓肿壁在 T_1WI 上表现为环状规则或不规则的等或略高信号，在 T_2WI 上表现为等或高信号，且壁较厚。当脓肿形成不成熟时，环状壁可厚薄不均匀或欠完整，外壁边缘较模糊；而脓肿成熟后，其壁厚薄均匀完整。脓肿中心坏死部分在 T_1WI 呈明显低信号、在 T_2WI 呈明显高信号。水肿呈片状或围绕脓肿壁的晕圈，在 T_1WI 上信号较脓肿壁更低、在 T_2WI 上信号较脓肿壁更高。

在增强 MRI，典型的脓肿壁呈厚薄均匀的环状强化，多数表现为中度、均匀、延迟强化。当脓肿处于成熟前的不同时期时，脓肿壁亦可表现为厚薄均匀或不均匀的环状强化，强化程度亦可不同。脓肿中心坏死部分及周围水肿区无强化。部分脓肿内可见分隔状强化。较小的脓肿可呈结节状强化。当慢性脓肿的脓肿壁大部分发生纤维化时，则强化较轻。如在脓肿周围出现子脓肿时对诊断帮助较大（图 15-2）。

三、鉴别诊断

（一）良性肿瘤和囊肿

乳腺脓肿在 MRI 上具有特征性表现，脓肿壁较厚，增强后呈环状强化，中心为无强化的低信号区。如行 DWI 检查，乳腺脓肿与良性肿瘤或囊肿表现不同，脓液 ADC 值较低。

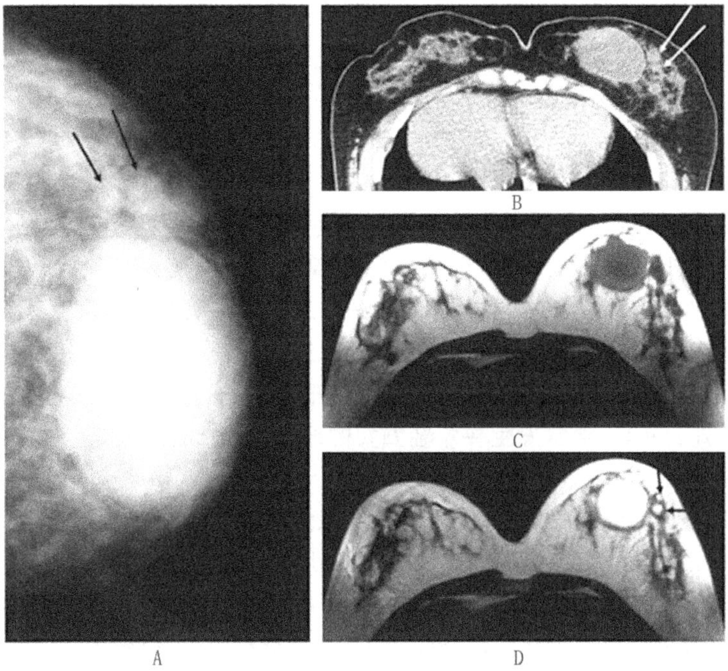

图 15-2　**左乳腺脓肿**

A.左乳 X 线头尾位片，显示左乳内上高密度肿物，肿物大部分边缘清晰、规则，部分后缘显示模糊，其内未见钙化，该肿物外侧尚可见两个小结节（黑箭），密度与腺体密度相近，边缘尚光滑；B.CT 平扫，显示左乳内侧肿物，边界清楚，其内部 CT 值为 11.4 HU，肿物壁密度稍高且较厚，其外侧亦可见两个小结节（白箭），边界清楚；C.MRI 平扫横轴面 T_1WI；D.MRI 平扫横轴面 T_2WI，显示左乳内侧类圆形肿物，肿物于 T_1WI 呈低信号，T_2WI 呈高信号，表现为液体信号特征，边界清楚，肿物外周可见一厚度大致均匀的壁，内壁光滑整齐，该肿物外侧亦可见两个信号与之相同的小结节（黑箭），边界清楚

（二）肿块型乳腺癌

乳腺癌多表现为形态不规则，边缘毛刺，临床以无痛性肿块为主要表现。在动态增强 MRI，乳腺癌信号强度多为快速明显增高且快速减低，强化方式多由边缘向中心渗透，呈向心样强化。而脓肿呈环状强化，壁较厚，中心为无强化的低信号区。

（刘志伟）

第三节　乳腺纤维腺瘤 MR 诊断

一、临床表现与病理特征

乳腺纤维腺瘤是最常见的乳腺良性肿瘤，多发生在 40 岁以下妇女，可见于一侧或两侧，也可多发，多发者约占 15％。患者一般无自觉症状，多为偶然发现，少数可有轻度疼痛，为阵发性或偶发性，或在月经期明显。触诊时多为类圆形肿块，表面光滑，质地韧，活动，与皮肤无粘连。病理上，纤维腺瘤是由乳腺纤维组织和腺管两种成分增生共同构成的良性肿瘤。在组织学上，可表现为以腺上皮为主要成分，也可表现为以纤维组织为主要成分，按其比例不同，可称之为纤维腺瘤或腺纤维瘤，多数肿瘤以纤维组织增生为主要改变。其发生与乳腺组织对雌激素的反应过强有关。

二、MRI 表现

纤维腺瘤的 MRI 表现与其组织成分有关。在平扫 T_1WI，肿瘤多表现为低信号或中等信号，轮廓边界清晰，圆形或卵圆形，大小不一。在 T_2WI 上，依肿瘤内细胞、纤维成分及水的含量不同而表现为不同的信号强度：纤维成分含量多的纤维性纤维腺瘤信号强度低；而水及细胞含量多的黏液性及腺性纤维腺瘤信号强度高。发生退化、细胞少、胶原纤维成分多者在 T_2WI 上呈较低信号。约 64%的纤维腺瘤内可有由胶原纤维形成的分隔，分隔在 T_2WI 上表现为低或中等信号强度（图 15-3～图 15-6）。通常发生在年轻妇女的纤维腺瘤细胞成分较多，而老年妇女的纤维腺瘤则含纤维成分较多。

动态增强 MRI 扫描，纤维腺瘤表现亦可各异，大多数表现为缓慢渐进性的均匀强化或由中心向外围扩散的离心样强化，少数者，如黏液性及腺性纤维腺瘤亦可呈快速显著强化，其强化类型有时难与乳腺癌鉴别，所以准确诊断除依据强化程度、时间-信号强度曲线类型外，还需结合病变形态学表现进行综合判断，必要时与 DWI 和 MRS 检查相结合，以减少误诊。

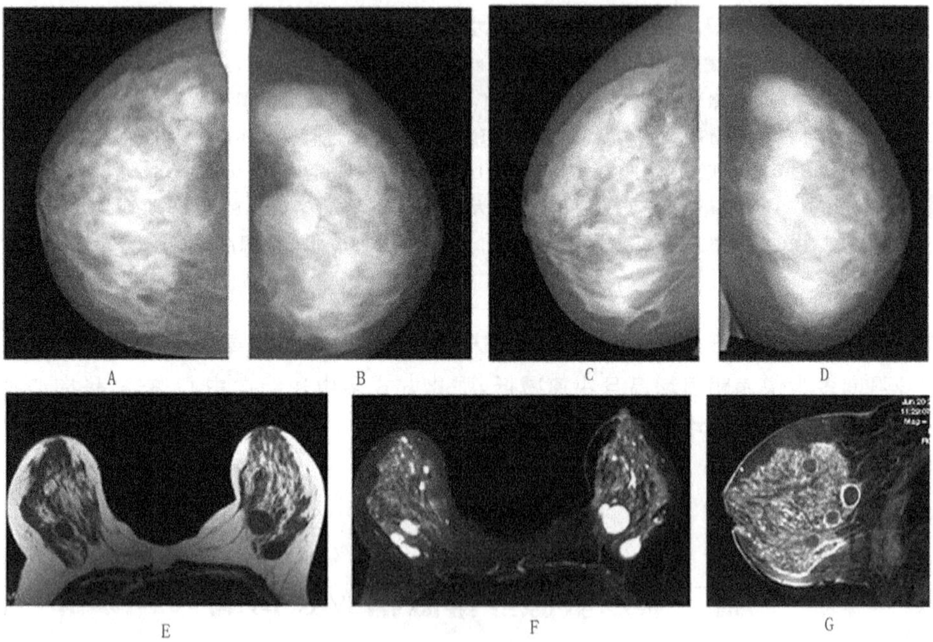

图 15-3 双侧乳腺囊性增生病

A、B.右、左乳 X 线头尾位片；C、D.右、左乳 X 线内外侧斜位片，显示双乳呈多量腺体型乳腺，其内可见多个大小不等圆形或卵圆形肿物，部分边缘清晰光滑，部分边缘与腺体重叠显示欠清，未见毛刺、浸润征象，肿物密度与腺体密度近似；E.MRI 平扫横轴面 T_1WI；F.MRI 平扫横轴面脂肪抑制 T_2WI，显示双乳腺内可见多发大小不等肿物，T_1WI 呈低信号，T_2WI 呈高信号，边缘清晰光滑，内部信号均匀；G.MRI 增强后矢状面 T_1WI，显示部分肿物未见强化，部分肿物边缘可见规则环形强化

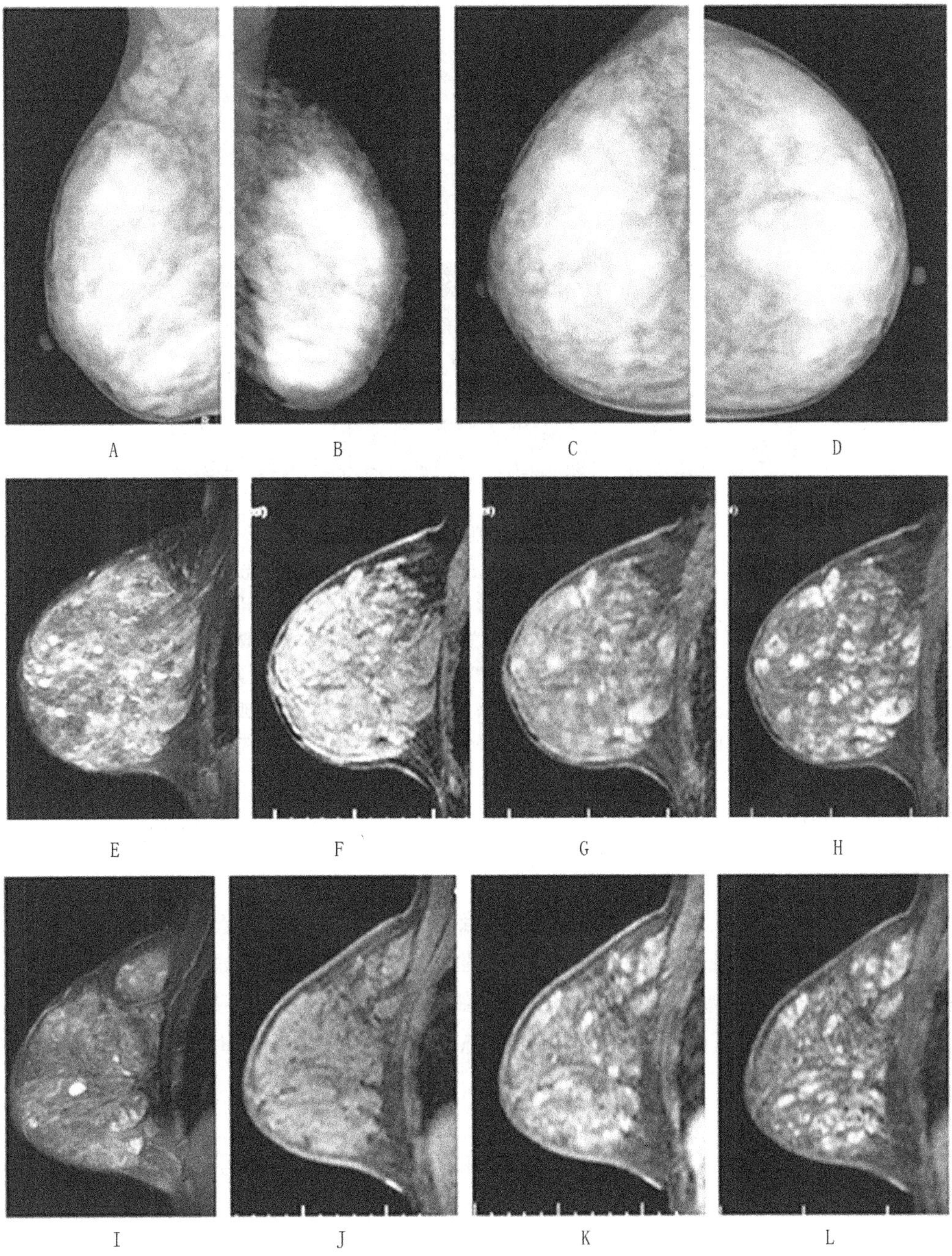

图 15-4 双乳增生

A、B.右、左乳 X 线内外侧斜位片；C、D.右、左乳 X 线头尾位片，显示双乳呈多量腺体型乳腺，其内可见多发斑片状及结节状影，与腺体密度近似；E.左乳 MRI 平扫矢状面脂肪抑制 T_2WI；F、G、H.分别为左乳 MRI 平扫、动态增强后 1、8 分钟；I.右乳 MRI 平扫矢状面脂肪抑制 T_2WI；J、K、L.分别为右乳 MRI 平扫、动态增强后 1、8 分钟，显示双乳呈多量腺体型乳腺，平扫 T_2WI 双乳腺内多发大小不等液体信号灶，动态增强后双乳腺内弥漫分布多发斑点状及斑片状渐进性强化，随时间的延长强化程度和强化范围逐渐增高和扩大

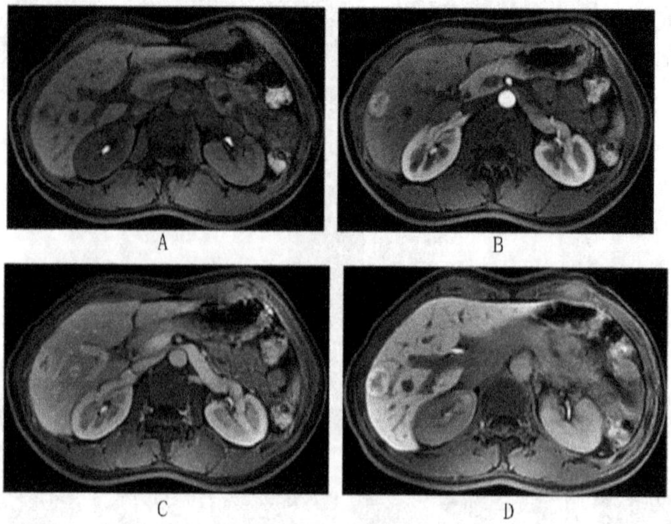

图 15-5 （右乳腺）腺泡型腺病

A.右乳 X 线内外侧斜位片，外上方腺体表面局限性突出，呈中等密度，所见边缘光滑，相邻皮下脂肪层及皮肤正常；B.MRI 平扫矢状面 T_1WI；C.MRI 平扫矢状面脂肪抑制 T_2WI，显示右乳外上方不规则形肿物，呈分叶状，T_1WI 呈较低信号，T_2WI 呈中等、高混杂信号，边界尚清楚；D.DWI 图，病变呈异常高信号，ADC 值略降低；E、F、G、H.分别为 MRI 平扫、动态增强后 1、2、8 分钟；I、J.动态增强后病变和正常腺体感兴趣区测量及时间-信号强度曲线，显示动态增强后病变呈明显强化且随时间延迟信号强度呈逐渐升高趋势；K.病变区 MRS 定位像；L.MRS图，于病变区行 MRS 检查，在 3.2 ppm 处可见异常增高胆碱峰

三、鉴别诊断

（一）乳腺癌

患者多有临床症状。病变形态多不规则，边缘呈蟹足状。MRI 动态增强检查时，信号强度趋于快速明显增高且快速减低，即时间-信号强度曲线呈流出型，强化方式由边缘向中心渗透，呈向心样强化趋势。ADC 值减低。少数纤维腺瘤（如黏液性及腺性纤维腺瘤）亦可呈快速显著强化，其强化类型有时难与乳腺癌鉴别，需结合形态表现综合判断，必要时结合 DWI 和 MRS 信息，以减少误诊。

（二）乳腺脂肪瘤

脂肪瘤表现为脂肪信号特点，在 MRI T_1WI 和 T_2WI 上均呈高信号，在脂肪抑制序列上呈低信号。其内常有纤细的纤维分隔，而无正常的导管、腺体和血管结构。周围有较纤细而致密的包膜。

（三）乳腺错构瘤

乳腺错构瘤为由正常乳腺组织异常排列组合而形成的一种瘤样病变。病变主要由脂肪组织（可占病变的 80%）构成，混杂不同比例的腺体和纤维组织。影像特征为肿瘤呈混杂密度或信号，具有明确的边界。

（四）乳腺积乳囊肿

比较少见，是由于泌乳期一支或多支乳导管发生阻塞、乳汁淤积形成，常发生在哺乳期或哺乳期后妇女。根据形成的时间及内容物成分不同，MRI 表现亦不同：病变内水分含量较多时，积乳囊肿可呈典型液体信号，即在 T_1WI 呈低信号，在 T_2WI 呈高信号；如脂肪、蛋白或脂质含量较高，积乳囊肿在 T_1WI 和 T_2WI 均呈明显高信号，在脂肪抑制序列表现为低信号或仍呈较高信号；如病变内脂肪组织和水含量接近，在反相位 MRI 可见病变信号明显减低。在增强 MRI，囊壁可有轻至中度强化。临床病史也很重要，肿物多与哺乳有关。

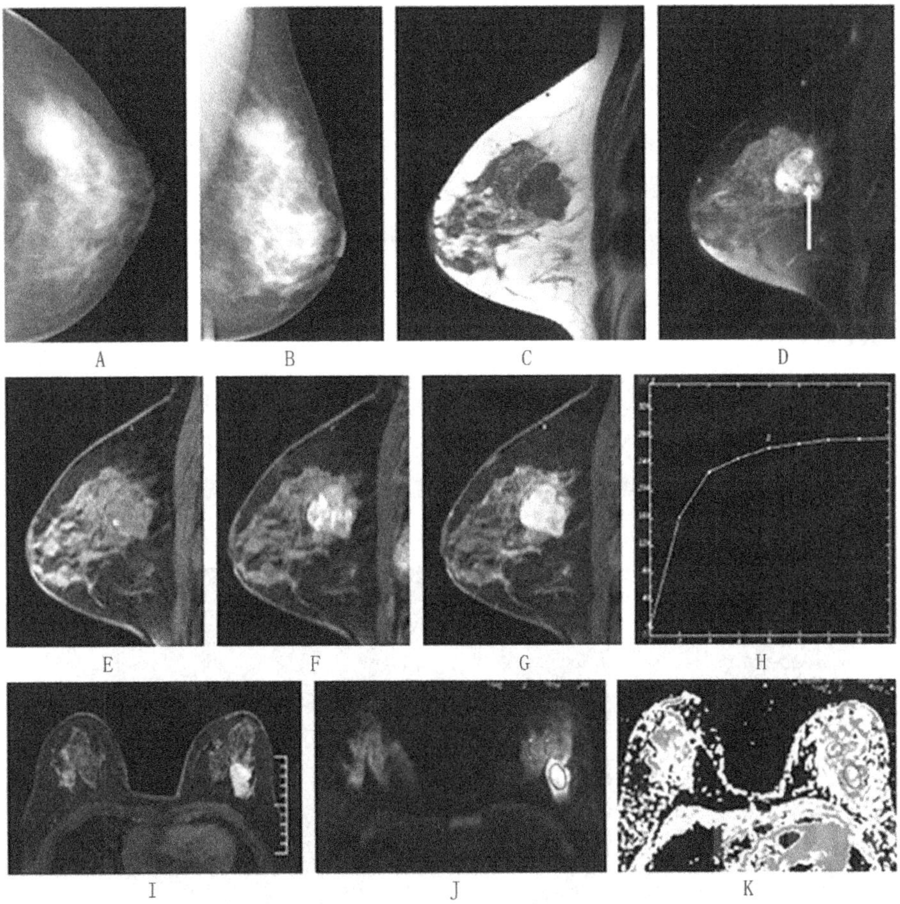

图 15-6　(左乳腺)纤维腺瘤伴黏液变性

A.左乳 X 线头尾位片；B.左乳 X 线内外侧斜位片，显示左乳外上方分叶状肿物，密度比正常腺体密度稍高，肿物部分边缘模糊，小部分边缘可见低密度透亮环；C.左乳 MRI 平扫矢状面 T_1WI；D.左乳 MRI 平扫矢状面脂肪抑制 T_2WI，显示左乳外上方分叶状肿物，内部信号不均匀，T_1WI 呈较低信号且其内可见小灶性高信号，T_2WI 呈混杂较高信号且其内可见多发低信号分隔(白箭)，边界清楚；E、F、G.分别为 MRI 平扫、动态增强后 1、8 分钟；H.动态增强后病变区时间-信号强度曲线图；I.增强后延迟时相横轴面，显示动态增强后病变呈不均匀渐进性强化，时间-信号强度曲线呈渐增型；J.DWI 图；K.ADC 图，于 DWI 上病变呈高信号，ADC 值无降低(肿物 ADC 值为 $1.9\times10^{-3}\ mm^2/s$，正常乳腺组织 ADC 值为 $2.0\times10^{-3}\ mm^2/s$)

(刘志伟)

第四节 乳腺脂肪瘤 MR 诊断

一、临床表现与病理特征

乳腺脂肪瘤不多见。患者多为中年以上的妇女，一般无症状。脂肪瘤生长缓慢，触诊时表现为柔软、光滑、可活动的肿块，界限清晰。在大体病理上，脂肪瘤与正常脂肪组织类似，但色泽更黄，周围有纤细的完整包膜。镜下观察脂肪瘤由分化成熟的脂肪细胞构成，其间有纤维组织分隔。

二、MRI 表现

脂肪瘤由脂肪组织和包膜组成，通常乳腺 X 线检查能够做出诊断，因此不需进行 MRI 检查，一般多由于其他原因行乳腺 MRI 检查而发现。脂肪瘤在 T_1WI 和 T_2WI 呈高信号，在脂肪抑制序列上呈低信号，其内无正常的导管、腺体和血管结构，有时可见肿瘤周围的低信号包膜。增强后脂肪瘤无强化(图 15-7)。

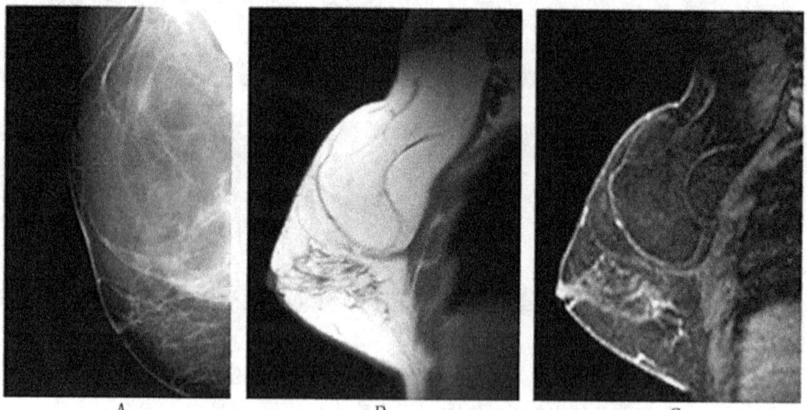

图 15-7 (右乳腺)巨大脂肪瘤

A.右乳 X 线内外侧斜位片，显示右乳腺上方巨大肿物，该肿物前下缘边界清晰，上及后缘未包括全，密度与脂肪组织相近，内部密度欠均匀，可见分隔；B.右乳 MRI 平扫矢状面 T_1WI；C.右乳 MRI 增强后矢状面脂肪抑制 T_1WI，显示右乳腺上方巨大肿物，于 T_1WI 和 T_2WI 均呈高信号，行脂肪抑制后呈低信号，肿物内部可见分隔，增强后肿物无强化表现

三、鉴别诊断

(一)错构瘤

脂肪瘤内不含纤维腺样组织，在高信号的脂肪组织内常可见纤细的纤维分隔；而错构瘤包括脂肪组织及纤维腺样组织，MRI 特点为信号混杂。

(二)透亮型积乳囊肿

积乳囊肿常发生在哺乳期妇女，脂肪瘤多发生在中、老年妇女；X线上，脂肪瘤的体积常较积乳囊肿大；脂肪瘤的周围围有纤细而致密的包膜，形态可为分叶状，而积乳囊肿多为圆形，且囊壁较厚；脂肪瘤的透亮区内可见纤细的纤维分隔，而积乳囊肿则无；脂肪瘤为实质性低密度病变，而透亮型积乳囊肿为低密度囊性病变，超声检查有助于两者鉴别。积乳囊肿强化后其壁有强化，而脂肪瘤的壁无强化。

(三)正常乳腺内局限脂肪岛

X线上，脂肪瘤具有完整纤细而致密的包膜，而正常乳腺内局限脂肪岛在不同透照位置上观察缺乏完整边缘。

(刘志伟)

第五节　乳腺大导管乳头状瘤MR诊断

一、临床表现与病理特征

乳腺大导管乳头状瘤临床表现与病理特征是发生于乳晕区大导管的良性肿瘤，乳腺导管上皮增生突入导管内并呈乳头样生长，因而称其为乳头状瘤。常为单发，少数也可同时累及几支大导管。本病常见于经产妇，以40～50岁多见。发病与雌激素过度刺激有关。乳腺导管造影是诊断导管内乳头状瘤的重要检查方法。主要临床症状为乳头溢液，可为自发性或挤压后出现，溢液性质可为浆液性或血性。约2/3患者可触及肿块，多位于乳晕附近或乳房中部，挤压肿块常可导致乳头溢液。

在大体病理上，病变大导管明显扩张，内含淡黄色或棕褐色液体，肿瘤起源于乳导管上皮，腔内壁有数量不等的乳头状物突向腔内，乳头一般直径为数毫米，大于1 cm者较少，偶有直径达2.5 cm者，乳头的蒂可粗可细，当乳头状瘤所在扩张导管的两端闭塞，形成明显的囊肿时，即称为囊内乳头状瘤或乳头状囊腺瘤。

二、MRI表现

MRI检查不是乳头溢液的首选检查方法。乳头状瘤在MRI T_1WI上多呈低或中等信号，T_2WI上呈较高信号，边界规则，发生部位多在乳腺大导管处，增强扫描时纤维成分多、硬化性的乳头状瘤无明显强化，而细胞成分多、非硬化性的乳头状瘤可有明显强化，时间-信号强度曲线亦可呈流出型，而类似于恶性肿瘤的强化方式(图15-8)。因此，单纯依靠增强后曲线类型有时难与乳腺癌鉴别。重T_2WI可使扩张积液的导管显影，所见类似乳腺导管造影。

三、鉴别诊断

(1)典型者根据临床表现(乳头溢液)、病变部位及乳腺导管造影的特征性表现，与其他良性肿瘤鉴别不难。

(2)本病的MRI形态学和DWI信号多呈良性特征，但动态增强后时间-信号强度曲线有时呈流出型，与恶性病变相似。故单纯依靠曲线类型鉴别良、恶性较为困难，需综合分析形态学和DWI表现。

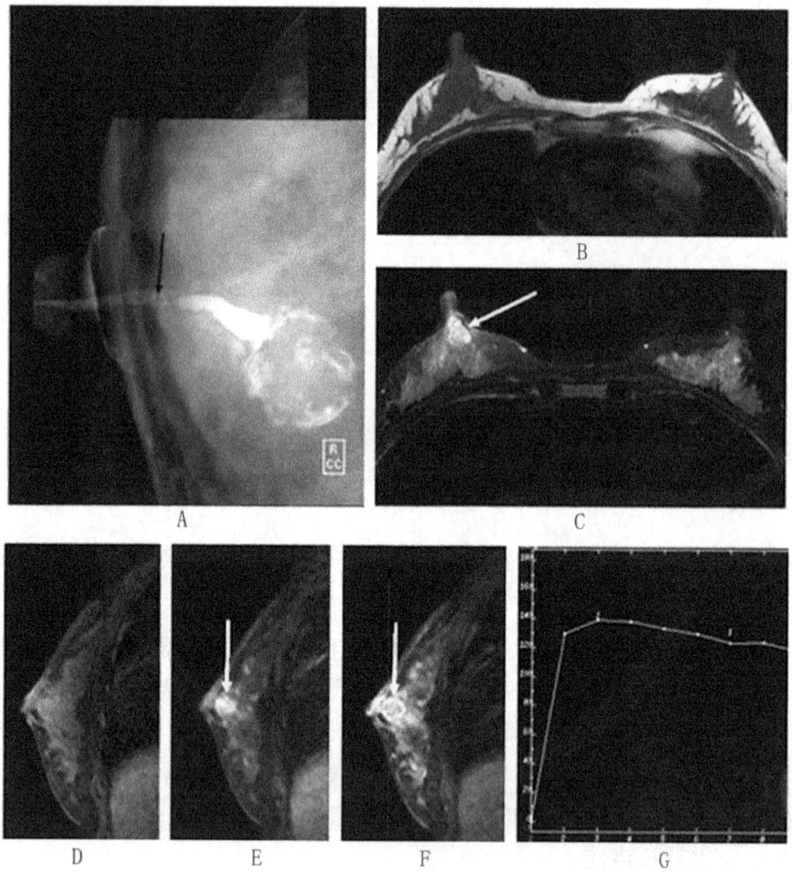

图 15-8　**右乳腺大导管乳头状瘤**

A.右乳导管造影局部放大片，显示乳头下大导管扩张，管腔内可见一 0.8 cm×1.0 cm 充盈缺损，充盈缺损区边缘和内部可见对比剂涂布，充盈缺损以远导管未见显影，扩张大导管腔内多发小的低密度影为气泡（黑箭）；B.MRI 平扫横断面 T_1WI；C.MRI 平扫横断面脂肪抑制 T_2WI，显示右乳头后方类圆形边界清楚肿物，T_1WI 呈中等信号，T_2WI 呈较高信号（白箭），内部信号欠均匀；D、E、F.分别为 MRI 平扫和动态增强后 1、8 分钟（白箭）；G.动态增强后病变时间-信号强度曲线图，显示动态增强后病变呈明显不均匀强化，时间-信号强度曲线呈流出型，于延迟时相病变边缘强化较明显

（刘志伟）

第六节　乳腺癌 MR 诊断

乳腺恶性肿瘤中约 98％为乳腺癌，我国乳腺癌发病率较欧美国家为低，但近年来在大城市中的发病率正呈逐渐上升趋势，已成为女性首位或第二位常见的恶性肿瘤。乳腺癌的 5 年

生存率在原位癌为100%，Ⅰ期为84%～100%，Ⅱ期为76%～87%，Ⅲ期为38%～77%，表明乳腺癌早期发现、早期诊断和早期治疗是改善预后的重要因素。目前在乳腺癌一级预防尚无良策的阶段，乳腺癌的早期诊断具有举足轻重的作用，而影像检查更是早期检出、早期诊断的重中之重。

乳腺X线摄影和超声检查为乳腺癌的主要影像检查方法，尤其是乳腺X线摄影对显示钙化非常敏感。MRI检查对致密型乳腺内瘤灶的观察、乳腺癌术后局部复发的观察、乳房假体后方乳腺组织内癌瘤的观察及对多中心、多灶性病变的检出、对胸壁侵犯和胸骨后、纵隔、腋窝淋巴结转移的显示要优于其他方法，这对乳腺癌的诊断、术前分期及临床选择恰当的治疗方案非常有价值。此外，MRI不仅可观察病变形态，还可通过动态增强检查了解血流灌注情况，有助于鉴别乳腺癌与其他病变，并间接评估肿瘤生物学行为及其预后。

一、临床表现与病理特征

乳腺癌好发于绝经期前后的40～60岁妇女，临床症状常为乳房肿块、伴或不伴疼痛，也可有乳头回缩、乳头溢血等。肿瘤广泛浸润时可出现整个乳腺质地坚硬、固定，腋窝及锁骨上触及肿大淋巴结。

乳腺癌常见的病理类型有浸润性导管癌、浸润性小叶癌、黏液腺癌、髓样癌及乳腺导管原位癌等，其中以浸润性导管癌最为常见。WHO新分类中的非特殊型浸润性导管癌包括了国内传统分类中的浸润性导管癌(肿瘤切片中以导管内癌成分为主，浸润性成分不超过癌组织半量者)、单纯癌(癌组织中主质与间质成分的比例近似)、硬癌(癌的主质少而间质多，间质成分占2/3以上)、腺癌(腺管样结构占半量以上)、髓样癌(癌主质多而间质少，主质成分占2/3以上，缺乏大量淋巴细胞浸润，国内又称为不典型髓样癌)。病理上根据腺管形成，细胞核大小、形状及染色质是否规则，以及染色质增多及核分裂象情况，将浸润性导管癌分成Ⅰ、Ⅱ、Ⅲ级。

二、MRI表现

乳腺癌在MRI平扫T_1WI上表现为低信号，当其周围由高信号脂肪组织围绕时，则轮廓清楚；若病变周围为与之信号强度类似的腺体组织，则轮廓不清楚。肿块边缘多不规则，可见毛刺或呈蟹足状改变。在T_2WI上，其信号通常不均且信号强度取决于肿瘤内部成分，胶原纤维所占比例越大则信号强度越低，细胞和水含量高则信号强度亦高。MRI对病变内钙化的显示不直观，特别是当钙化较小且数量较少时。

增强MRI检查是乳腺癌诊断及鉴别诊断必不可少的步骤，不仅使病灶显示较平扫更为清楚，且可发现平扫上未能检出的肿瘤。动态增强MRI检查，乳腺癌边缘多不规则呈蟹足状，信号强度趋于快速明显增高且快速减低即时间-信号强度曲线呈流出型(图15-9)，强化方式多由边缘强化向中心渗透呈向心样强化趋势。

实际上MRI对比剂Gd-DTPA对乳腺肿瘤并无生物学特异性，其强化方式并不取决于良、恶性，而与微血管的数量及分布有关，因此，良、恶性病变在强化表现上亦存在一定的重叠，某些良性病变可表现为类似恶性肿瘤的强化方式，反之亦然。MRI强化表现类似于恶性的良性病变常包括：①少数纤维腺瘤，特别是发生在年轻妇女的细胞及水分含量多的黏液性及腺性纤维腺瘤；②少数乳腺增生性病变，特别是严重的乳腺增生性病变的强化MRI表现可类似于乳腺恶性病变；③乳腺炎症；④手术后时间<6个月或放疗后时间<9个月的新鲜瘢痕组织，由于炎症和术

后反应强化 MRI 表现可类似于乳腺癌；⑤新鲜的脂肪坏死；⑥部分导管乳头状瘤。MRI 强化表现类似于良性的恶性病变包括部分以纤维成分为主的小叶癌及导管癌；部分缺乏血供的恶性病变；导管内及小叶内原位癌等。因此，对于强化表现存在一定重叠的少数不典型的乳腺良、恶性病变的 MRI 诊断须结合其相应形态学表现及 DWI 和 MRS 进行综合分析，以提高对乳腺病变诊断的特异性。

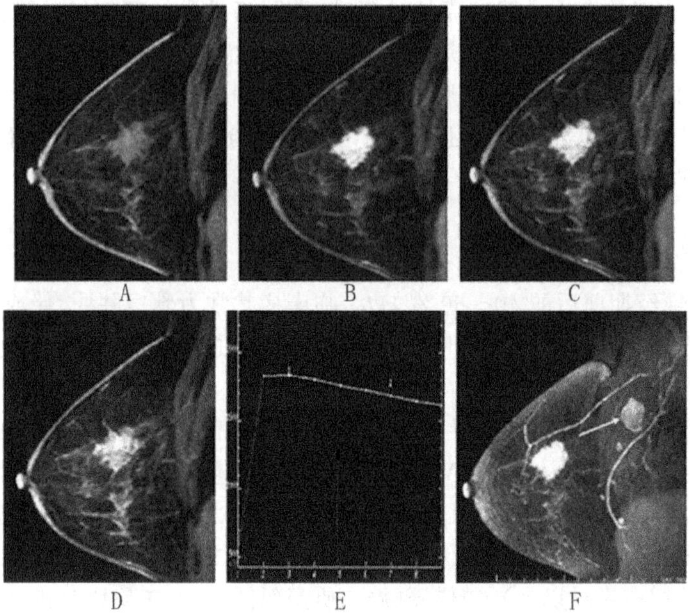

图 15-9 （右乳腺）非特殊型浸润性导管癌伴右腋下多发淋巴结转移

A.MRI 平扫；B、C、D.MRI 增强后 1、2、8 分钟；E.动态增强病变时间-信号强度曲线图；F.MIP 图，显示右乳外上方不规则肿块，边缘分叶及蟹足状浸润，动态增强后肿块呈明显强化，病变时间-信号强度曲线呈“快进快出”流出型，右腋下相当于胸外侧动脉周围可见多发淋巴结（白箭）

乳腺癌通常在 DWI 上呈高信号，ADC 值降低，而乳腺良性病症症变 ADC 值较高，良、恶性病变 ADC 值之间的差异具有统计学意义，根据病变 ADC 值鉴别乳腺肿瘤良、恶性具有较高的特异性。值得注意的是，部分乳腺病变于 DWI 上呈高信号，但所测得的 ADC 值较高，因此要考虑到在 DWI 上部分病变呈高信号为 T_2 透射效应所致，而并非扩散能力降低。在 ^{1}H-MRS 上乳腺癌在 3.2 ppm 处可出现胆碱峰，但目前 ^{1}H-MRS 成像技术仍受到诸多因素的制约和影响（如磁场均匀度和病变大小等）。

MRI 对乳腺导管原位癌的检测敏感性低于浸润性癌，仅 50％的原位癌具恶性病变的快速明显、不规则灶性典型强化表现，另一部分则呈不典型的延迟缓慢强化表现。对乳腺良、恶性病变的诊断标准通常包括两方面，一方面依据病变形态学表现，另一方面依据病变动态增强后血流动力学表现特征，而对于非浸润性的导管内原位癌（DCIS）而言，由于其发生部位、少血供及多发生钙化等特点，形态学评价的权重往往大于动态增强后血流动力学表现，如形态学表现为沿导管走行方向不连续的点、线状或段性强化，并伴有周围结构紊乱，即使动态增强曲线类型不呈恶性特征亦应考虑恶性可能（图 15-10）。

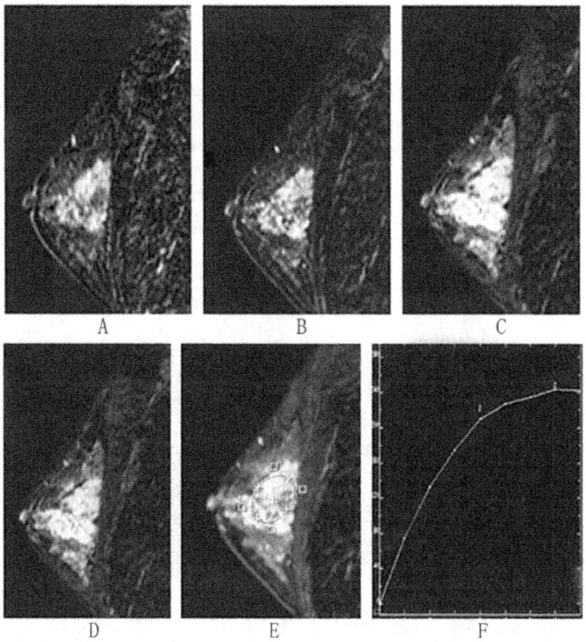

图 15-10　(左乳腺)乳腺导管原位癌

A、B、C、D.分别为 MRI 动态增强后 1、2、3、8 分钟与增强前的减影图像；E、F.病变兴趣区测量及动态增强时间-信号强度曲线图，显示左乳腺内局限段性分布异常强化，尖端指向乳头，病变区时间-信号强度曲线呈渐增型

另外，浸润性癌如乳腺黏液腺癌，影像表现不同于乳腺最常见的非特殊型浸润性导管癌，颇具特殊性。黏液腺癌在 MRI 平扫 T_1WI 呈低信号，T_2WI 呈高或明显高信号，其形态学表现多无典型乳腺癌的毛刺及浸润征象。在动态增强 MRI 检查，黏液腺癌于动态增强早期时相多表现为边缘明显强化，而肿块内部结构呈渐进性强化，强化方式呈由边缘环状强化向中心渗透趋势，当测量感兴趣区放置于整个肿块时，时间-信号强度曲线多呈渐增型；部分黏液腺癌也可表现为不十分均匀的渐进性强化或轻微强化，对于表现为轻微强化的黏液腺癌，可因肿瘤周围腺体组织延迟强化病变反而显示不如平扫 T_2WI 和 DWI 明显。在 DWI 上，黏液腺癌呈明显高信号，但 ADC 值不减低，反而较高，明显高于其他常见病理类型乳腺癌的 ADC 值，甚至高于正常腺体的 ADC 值(图 15-11)。乳腺黏液腺癌在 T_2WI 上明显高信号及在 DWI 上较高的 ADC 值表现与其本身特殊病理组织成分有关。

三、鉴别诊断

(一)影像表现为肿块性病变的乳腺癌需与纤维腺瘤鉴别

形态学上，纤维腺瘤表现为类圆形肿块，边缘光滑、锐利，有时可见粗颗粒状钙化；特征性 MRI 表现是肿瘤在 T_2WI 可见低信号分隔；MRI 动态增强检查时，大多数纤维腺瘤呈渐进性强化，时间-信号强度曲线呈渐增型，强化方式有由中心向外围扩散的离心样强化趋势；ADC 值无明显减低。少数纤维腺瘤(如黏液性及腺性纤维腺瘤)可快速显著强化，其强化类型与乳腺癌不易鉴别，诊断需结合病变形态表现，必要时结合 DWI 和 MRS 检查。

(二)影像表现为非肿块性强化的乳腺癌需与乳腺增生性病变鉴别

应观察强化分布、内部强化特征和两侧病变是否对称，如呈导管样或段性强化常提示恶性病变，尤其是 DCIS；区域性、多发区域性或弥漫性强化多提示良性增生性改变；多发的斑点状强化常提示正常乳腺实质或纤维囊性改变；而双侧乳腺对称性强化多提示良性。

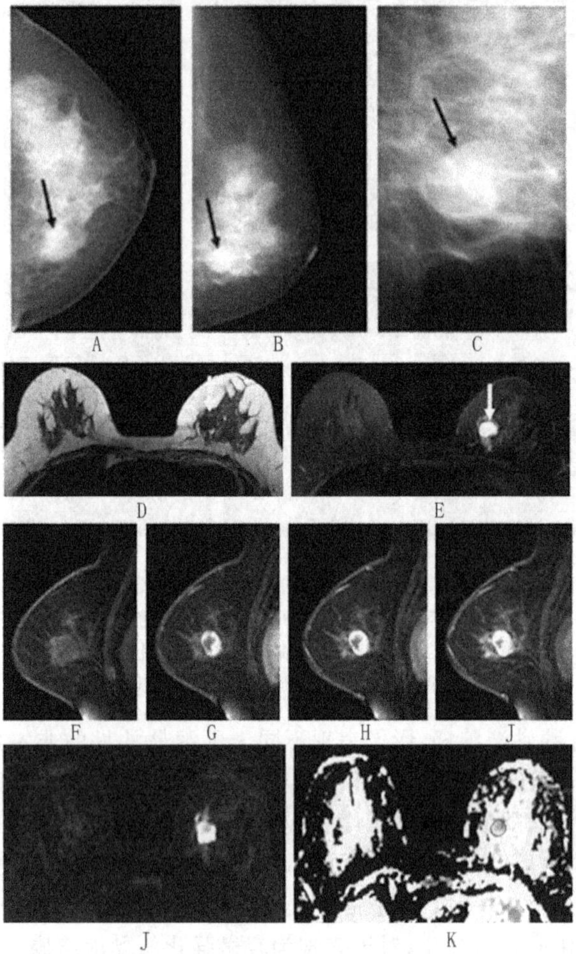

图 15-11　(左乳腺)黏液腺癌

A.左乳 X 线头尾位片；B.左乳 X 线内外侧斜位片；C.左乳肿物局部放大片，显示左乳内侧密度中等类圆形肿物，大部分边缘光滑，周围可见透亮环；D.MRI 平扫横轴面 T_1WI；E.MRI 平扫横轴面脂肪抑制 T_2WI；F.MRI 平扫；G、H、I.MRI动态增强后 1、2、8 分钟；J.DWI 图；K.ADC 图，显示左乳类圆形肿物于 T_1WI 呈较低信号，T_2WI 呈高信号，边界清楚，动态增强后肿物呈明显不均匀强化，边缘带强化较明显，对应 DWI 图病变呈较高信号，ADC 值较高

(高慧娟)

第十六章　肝脏疾病MR诊断

第一节　肝脏肿块 MR 诊断

因可疑的或已知的肝脏肿块接受 MRI 检查和诊断的患者逐年增多。在 MRI 检查中，可以观察到一些特定类型的肝脏肿块，并以此对其分类。MRI 检查的主要目的是评估：①肝脏异常改变的数量和大小；②异常改变的部位与肝血管的关系；③病变的性质，即鉴别良恶性；④病变的起源，如原发与继发。

人们还不知道良性肝脏肿块的确切患病率，可能超过 20%。有研究显示，在那些已知恶性肿瘤的患者中，CT 显示<15 mm 的肝脏病灶中超过 80%是良性的。随着多排螺旋 CT 和薄层准直器的应用，更多的肝脏病灶将被发现。为了了解病灶的特征，需要其他的成像方法进行印证，如磁共振成像。

良性病变与转移瘤和原发恶性病变的鉴别诊断非常重要。一些恶性肿瘤，如乳腺、胰腺以及结直肠恶性肿瘤易于转移到肝脏。结直肠癌常转移到肝脏，死者中超过 50%可能有肝脏转移。另外，在结直肠癌肝转移的患者中，仅 10%～25%适合外科手术切除。5 年生存率如下：孤立结直肠癌肝转移切除术高达 38%，不做任何治疗 5 年生存率不到 1%；剩余 75%～90%的结直肠癌肝转移者不适合做外科手术。欣慰的是，一些新的放化疗手段已经比较成熟。人群中硬化性肝癌的发病率为 1%～2%，积极治疗可使 5 年生存率高达 75%，未经治疗者 5 年生存率不足 5%。

一、非实性肝脏肿块

(一)肝囊肿

1.临床表现与病理特征

肝囊肿是常见的疾病，分为单房(95%)和多房。肝囊肿的发病机制尚不清楚，有先天性和后天性假说。病理上肝囊肿内壁衬以单层立方柱状上皮，被覆上皮依附于潜在的纤维间质。

2.MRI 表现

磁共振成像时，囊肿在 T_1WI 上呈低信号，在 T_2WI 上呈高信号，并且在长回波时间(>120 毫秒)的 T_2WI 仍保持高信号强度。在钆对比剂增强扫描时，囊肿不强化。延迟增强扫描(超过 5 分钟)有助于鉴别诊断囊肿与乏血供逐渐增强的转移瘤(图 16-1)。

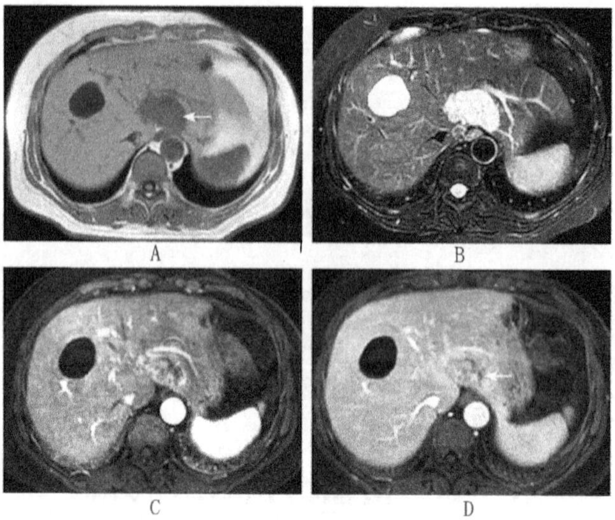

图 16-1　典型肝囊肿

A.轴面 T_1WI,肝右叶圆形低信号,边缘锐利,第二个病灶(箭头)在肝左叶外侧段主动脉前方,为稍低信号的转移瘤;B.轴面脂肪抑制 FSE T_2WI,囊肿呈高信号且边缘锐利,左叶转移瘤为稍高信号;C.T_1WI 薄层(4 mm)动态增强扫描动脉期,肝囊肿未见强化,边缘锐利,左叶转移瘤呈现厚薄不均的环状强化;D.延迟期显示肝囊肿仍无强化,转移瘤呈现不均匀强化,容易鉴别

钆对比剂增强 MRI 诊断囊肿优于 CT 图像,囊肿几乎没有 MR 信号,而囊肿在增强 CT 图像呈低密度。单脉冲屏气 T_2WI(如单次激发 FES 序列)显示囊肿非常有效。在病灶比较小,且已知患者患有原发恶性肿瘤时肝脏 MRI 检查价值更大,可鉴别囊肿、转移瘤与原发肿瘤。出血性囊肿或含蛋白质囊肿可能在 T_1WI 呈高信号,T_2WI 呈低信号,但增强扫描表现与单纯囊肿相同。否则应被视为复杂囊肿或囊性恶性肿瘤。

3.鉴别诊断

(1)MRI 有较高的软组织分辨率和独特的成像技术,容易鉴别囊肿、转移瘤与原发肿瘤。有些囊性病变(如出血性囊肿或含蛋白质囊肿)可能在 T_1WI 呈高信号,T_2WI 呈低信号,但增强扫描表现与单纯囊肿相同,鉴别诊断不难。

(2)当囊肿的 T_2WI 信号和增强扫描信号不典型时,应考虑复杂囊肿或囊性恶性肿瘤可能,囊壁无强化是单纯囊肿的特点。

(二)胆管错构瘤

1.临床表现与病理特征

胆管错构瘤是良性胆管畸形,被认为是肝脏纤维息肉类疾病的一种,是由导管板畸形引起,这是胆管错构瘤共同的本质。估计出现在大约 3%的人群中。胆管错构瘤由嵌入的纤维间质和胆管组成,包含少量血管通道。胆管狭窄与扩张并存、不规则并且分叉状。一些管腔内含有浓缩胆汁。肿瘤可能是单发,也可能是多发。肿瘤多发时呈弥漫分布。

2.MRI 表现

在 MRI 和 MRCP,胆管错构瘤单个病灶较小,直径通常<1 cm,容易辨认。由于含有较多的液性成分,这些病灶在 T_1WI 呈低信号,T_2WI 呈高信号,边界清楚。在重 T_2WI,病灶信号可进一步增高,接近脑脊液信号。在 MRCP,病灶呈现肝区多发高信号小囊病变,散在分布,与引

流胆汁的胆管树无交通，较大的肝内胆管和肝外胆管无发育异常。在钆增强扫描的早期及延迟期几乎不强化。这些表现与单纯囊肿相似，但胆管错构瘤在钆增强早期及延迟期扫描中出现薄壁（图 16-2）。胆管错构瘤的环形薄壁强化与组织病理学上病灶边缘受压的肝实质有关。相反，转移瘤边缘的环形增强在组织病理学上反映了肿块最外层血管形成的部分。

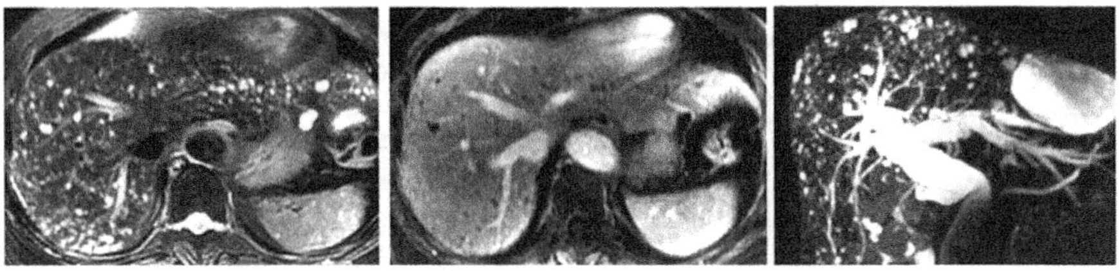

A　　　B　　　C

图 16-2　胆管错构瘤

A.脂肪抑制 T_2WI 显示肝区多发高信号囊灶，肝右叶病灶更明显，一些病灶呈粗细不匀管状，肝左叶直径 5 cm 大囊性病变为单纯肝囊肿；B.钆对比剂增强扫描延迟期，部分病灶周边出现稍高信号薄壁强化；C.MRCP 显示病灶弥漫分布于肝实质内和肝叶边缘，外形呈圆形、卵圆形或不规则管形，胆囊已切，胆囊管残留，肝总管直径 14 mm

3.鉴别诊断

（1）单纯肝囊肿：鉴别要点是胆道错构瘤在钆增强早期及延迟期扫描中可出现薄壁。

（2）肝脓肿和肝转移瘤：有时不易鉴别。应结合临床病史分析，或追随病灶的大小变化。

（3）肝胆管囊腺瘤：囊壁上常可见结节，病灶较大；囊内出血时，T_1WI 可见明显高于纯黏液或胆汁成分的高信号；T_2WI 瘤内分隔呈低信号。

二、实性肝脏肿块

（一）肝转移瘤

肝转移瘤是较常见的肝脏恶性肿瘤，表现为孤立或多发的结节状病灶，较少出现相互融合。病变可伴有中央坏死和液化。乳腺癌、胰腺癌、结直肠恶性肿瘤喜好转移至肝脏。MRI 检查可以检出病变，并显示灶性病变的特征。

以结直肠转移瘤为例介绍如下。

1.临床表现与病理特征

结直肠癌与其他类型的癌不同，出现远处转移不影响根治疗法。结直肠癌肝转移患者中，10％～25％有机会做外科切除手术；剩余 75％～90％的患者不适合手术切除，可进行放疗、化疗和射频消融等微创治疗。大约 25％的结直肠癌肝转移患者没有其他部位的远处转移。MRI 序列组合、相控阵线圈、组织特异性对比剂等的应用使其诊断能力远超 CT。

2.MRI 表现

大部分结直肠癌转移瘤的 MRI 表现具有典型征象（图 16-3）。病变在 T_1WI 呈低信号，肿瘤内部解剖不易观察。在压脂 T_2WI，转移瘤呈中等高信号强度（通常与脾比较）。在 T_2WI，中等大小到巨大结直肠癌转移瘤的内部解剖结构呈环形靶征，具体表现如下：病灶中央因为凝固坏死信号最高；病灶外带因为成纤维反应表现为较低的信号，成纤维反应促进了肿瘤细胞带生长，而且形成肿瘤基质；病灶最外层为稍高信号，是由含有较多血管和较少结缔组织所组成的致密肿瘤组织。最外层厚仅几毫米，为转移瘤的生长边缘。病灶周围可有受压的肝组织及水肿。在钆对比剂动态增强扫描中，大部分结直肠癌转移瘤在动脉期呈不规则的、连续的、环形强化。这种环形强化显示肿瘤的生长边缘，与血管瘤不连续的、结节状强化不同。在门静脉期及延迟期扫描，转移瘤常显示外带的流出效应和中央的逐渐强化。较大病灶可出现菜花样强化。小的转移瘤中央多缺乏凝固性坏死和液性信号。

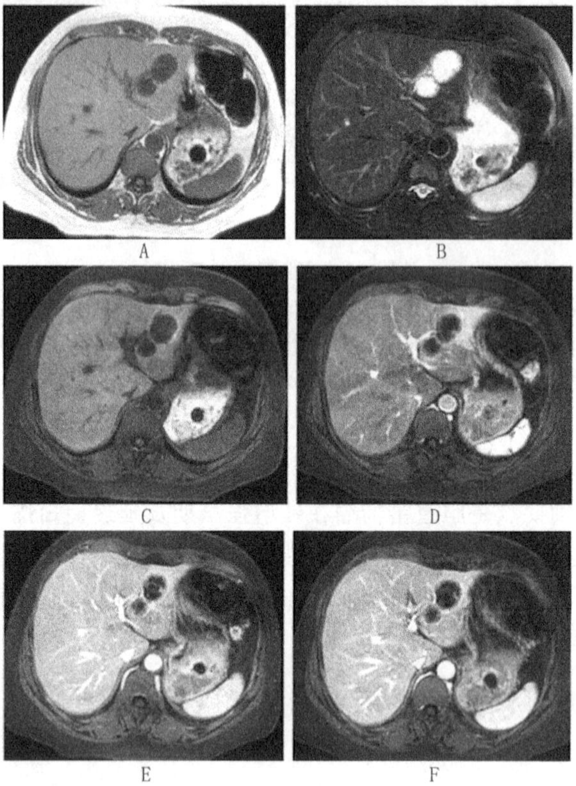

图 16-3　结直肠癌肝转移

A.轴面屏气 FSPGR，肝左叶转移瘤呈低信号，边界清楚；B.轴面脂肪抑制 FSE T_2WI 显示外带中度高信号，中央液性高信号的靶环样结构；C.轴面 T_1WI 平扫，转移瘤呈低信号；D.动态增强扫描动脉期，转移瘤显示连续的不规则环形强化，这种强化模式提示转移瘤病灶外带或外围生长带血供丰富；E、F.延迟扫描显示对比剂缓慢向病灶内填充，这种强化模式提示病灶中央血供少，对比剂需要更多的时间才能填充

结直肠癌和胰腺导管癌的转移瘤在病灶周围和节段性强化方面有所不同。典型结肠癌的周边强化是环周的，具有不确定性，而胰腺导管癌常是边界清楚的楔形强化。显微镜下观察发现，肝脏转移瘤的周围组织成分变化多样，由受压的肝实质、结缔组织增生、炎性浸润等构成。

3.鉴别诊断

(1)少数血供丰富的转移瘤和存在瘤内坏死时，T_2WI 可呈明显的高信号，与肝血管瘤 T_2WI 表现相似。增强扫描尤其是动态加上延迟扫描有助于鉴别肝转移瘤、肝血管瘤和肝癌。临床有无炎症反应、甲胎蛋白是否升高以及短期追随病变变化有助于鉴别肝脓肿和肝癌。

(2)与肉芽肿性疾病鉴别时，应仔细询问病史，也可抗感染后短期随诊，观察其影像表现的变化。利用重 T_2WI，可鉴别小的转移瘤与肝内小囊性病灶。

(二)肝结节

肝实质的多种病变可导致肝炎、肝纤维化、甚至肝硬化。硬化的肝脏包含再生结节(RN),也可包含发育不良结节和原发性肝癌。

1.临床表现与病理特征

除局灶性结节性增生(FNH)发生于肝脏损害之前外,肝脏结节多发生于肝脏损害之后。肝脏损害可能由以下几个因素造成。

(1)地方病:在非洲和亚洲,黄曲霉菌产生的黄曲霉素是导致肝癌的重要原因。

(2)代谢性或遗传性疾病:如血色素病、肝豆状核变性、α_1-抗胰蛋白酶缺乏。

(3)饮食、肥胖、糖尿病(Ⅱ型)乙醇中毒肝脏的脂肪浸润(脂肪变性)、脂肪性肝炎和肝硬化。

(4)病毒:如乙肝病毒和丙肝病毒引起的病毒性肝炎。

1995年后,一种改良的肝结节分类命名法将肝结节分为两类:再生性病变和发育不良性或肿瘤性病变。再生结节(RN)由肝细胞和起支撑作用的间质局灶性增生而成。再生性病变包括再生结节、硬化性结节、叶或段的超常增生、局灶性结节性增生。发育不良性或肿瘤性病变是由组织学上异常生长的肝细胞形成。一些假设的或已被证明的基因改变导致肝细胞异常生长。这些病变包括腺瘤样增生、巨大再生结节、结节性增生、发育不良性结节(dysplastic nodules,DN)或肿瘤性结节、肝细胞癌(HCC)等。发育不良性病变的相关名词繁多而复杂,使不少研究结果之间无法比较。最近文献统一命名为DN,是指发生于有肝硬化或无肝硬化背景下的肝内肿瘤性病变。

2.MRI表现

(1)再生结节(RN):RN是在肝硬化基础上肝组织局灶性增生而形成的肝实质小岛。大部分结节直径在0.3～1.0 cm。在MRI上,RN在T_1WI和T_2WI多呈等或高信号;有些结节在T_1WI呈稍高信号,在T_2WI呈低信号。T_2WI低信号可能与含铁血黄素沉着,或周围的纤维间隔有关。含铁血黄素能有效缩短T_2,降低T_2信号,使RN呈低信号;纤维间隔则由于炎性反应或血管扩张,使其含水量增加而形成小环形或网状高信号,而使RN呈相对低信号。在钆对比剂动态增强扫描时,动脉期再生结节不强化(图16-4)。

有些RN因含有铁离子,在T_1WI和T_2WI呈低信号。这些含铁结节在T_2序列上呈现磁敏感效应,发生肝细胞癌的危险性较不含铁结节高。

(2)发育不良结节(DN):DN是一种较RN大的结节,直径常>1.0 cm,无真正包膜,被认为是一种癌前病变,可见于15%～25%的肝硬化患者中。组织学上,低度DN含有肝细胞,无细胞异型性或细胞结节,但大量细胞发育不良,轻度异常。而高度DN有局灶或广泛结构异常,有细胞异型性。

DN在T_1WI呈高或等信号,在T_2WI呈等或低信号,这两种信号结合被认为是DN的特征性表现(图16-5)。DN的MR信号特征与小肝细胞癌(<2.0 cm)部分重叠或相似。两者均可表现为T_1WI高信号,T_2WI低信号。在T_2WI呈稍高信号为肝细胞癌的特征性表现。DN与肝细胞癌的区别在于其在T_2WI几乎不呈高信号,也无真正包膜。

DN中含有肝细胞癌结节灶时,其倍增时间<3个月。当癌灶仅在显微镜下可见时,无论在活体或离体组织标本上,MRI常难以显示。当癌灶增大时,MRI出现典型的"结中结"征象,即在T_2WI低信号结节中出现灶性高信号。有时在慢性门脉纤维化时亦可出现假性"结中结"征。因此,一旦发现"结中结"征象,即使血液检查或细胞学穿刺检查呈阴性,也应及时治疗或追踪观察。

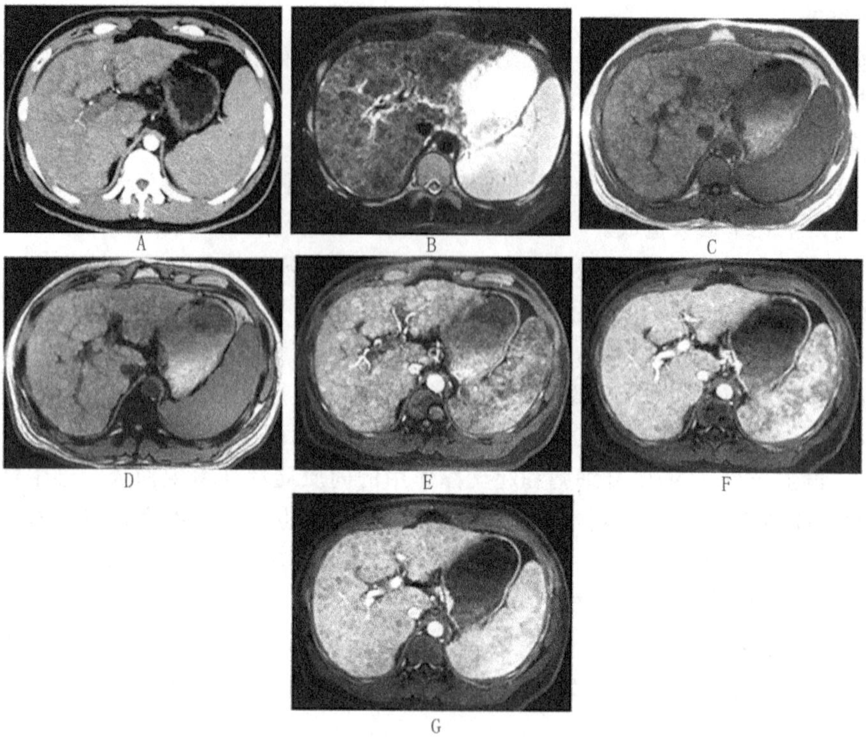

图 16-4　肝再生结节

A.CT 增强扫描动脉期见肝实质多发结节影；B.轴面 T_2WI，多发肝硬化结节呈低信号，大部分结节周围环绕高信号分隔；C、D.梯度回波序列同反相位图像显示肝内多发高信号结节，肝脏外形不规则，第Ⅲ和Ⅳ肝段萎缩导致肝裂增宽，脾脏增大提示门静脉高压；E、F.轴面二维梯度回波序列动态增强扫描 T_1WI，动脉期显示结节未强化；G.延迟扫描显示典型肝硬化改变，分隔强化

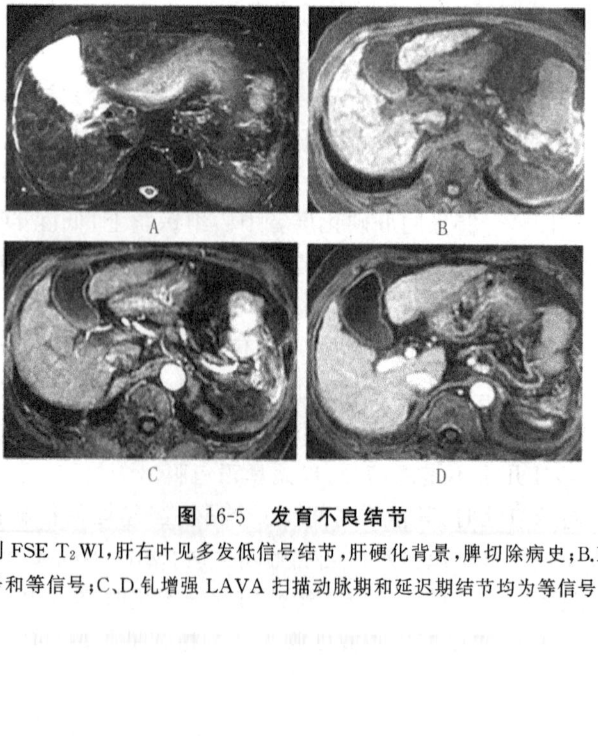

图 16-5　发育不良结节

A.脂肪抑制 FSE T_2WI，肝右叶见多发低信号结节，肝硬化背景，脾切除病史；B.LAVA 蒙片为高信号和等信号；C、D.钆增强 LAVA 扫描动脉期和延迟期结节均为等信号

此外，肝硬化再生结节和良性退变结节中含有 Kupffer 细胞，能吞噬超顺磁性氧化铁 Feridex(SPIO)。SPIO 缩短 T_2，使结节在 T_2WI 呈低信号。而肝细胞癌无 Kupffer 细胞，或其吞噬功能降低，在 T_2WI 呈高信号。由此，肝硬化再生结节和良性退变结节可与肝细胞癌鉴别。

根据病灶体积和细胞密度逐渐增大情况，可对肝细胞癌分级：依序是再生结节(RN)、发育不良结节(DN)、小肝癌和大肝癌(图 16-6)。根据这种途径，RN 中局部肝细胞突变、增多，形成小灶状小肝癌，再生长为大肝癌。肿瘤血管生成对原发性肝细胞癌的生长很重要，也有利于早期影像检出。

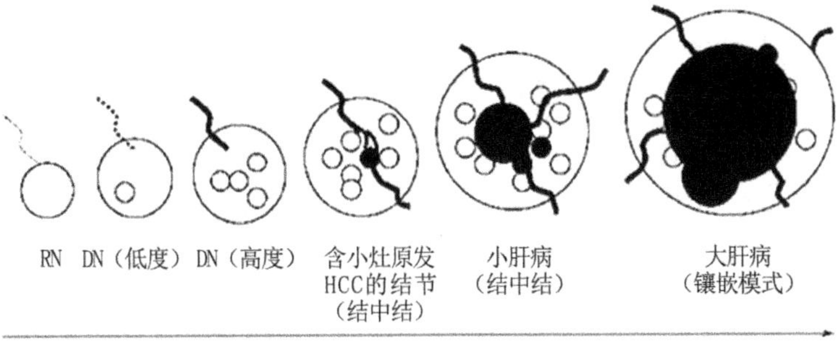

图 16-6 肝癌逐渐形成过程示意图

图中包括结节大小、细胞构成、血管生成等因素；肝脏存在潜在的疾病，如肝炎、肝纤维化、肝硬化；原发性肝癌的形成过程是再生结节到发育不良结节到肝癌的渐进发展过程，在这个过程中肿瘤血管生成(图中曲线)起重要作用；RN：再生结节，DN：发育不良结节，HCC：肝细胞癌

3.鉴别诊断

肝硬化再生结节在 MRI 上能较好地与肝细胞癌鉴别，但较难与 DN 鉴别。在 T_2WI，DN 不呈高信号，而肝细胞癌可呈高信号，以此区别两者不难。此外，良性 DN 在非立磁增强的 T_2WI 呈低信号。大部分高级别 DN(如前面提到的腺瘤样增生)和分化较好的小肝癌，在 T_1WI 可呈高信号。

(三)局灶性结节增生

局灶性结节增生(focal nodular hyperplasia，FNH)是一种肝脏少见的良性占位病变。病因不明，无恶变倾向及并发症。影像表现虽有特征，但缺乏特异性。临床确诊率不高。

1.临床表现与病理特征

FNH 主要发生于育龄期女性，偶见于男性和儿童。常在影像检查时意外发现，大部分不需要治疗。但需要与其他的肝内局限性病变鉴别，如原发性肝细胞癌、肝细胞腺瘤和富血供转移瘤。

FNH 呈分叶状，好发于肝包膜下，虽无包膜但边界清楚。大体病理的特异性表现是中央有放射状的隔膜样瘢痕。这些瘢痕将病灶分为多个异常肝细胞结节，周围环绕正常肝细胞。中央瘢痕含有厚壁肝动脉血管，给病灶提供丰富的动脉血。直径>3.0 cm 的 FNH 均有典型的中央瘢痕。组织学上，典型 FNH 的特征是出现异常的结节、畸形的血管和胆小管的增生。非典型 FNH 常缺少异常结节和畸形血管中的一项，但往往会有胆小管增生。Kupffer 细胞依然存在。超过 20%的 FNH 含有脂肪。

2.MRI 表现

FNH 在 T_1WI 呈略低信号，T_2WI 呈略高信号。有时在 T_1WI 和 T_2WI 均呈等信号。不像肝腺瘤，FNH 的信号强度在 T_1WI 很少高于肝脏。中央瘢痕在 T_2WI 常呈高信号。在 Gd-DTPA 增强扫描时，动脉期 FNH 呈明显同步强化，中央瘢痕和放射状间隔呈延迟强化（图 16-7）。强化模式以“快进慢出”为特点，与肝癌的“快进快出”不同，其中以动脉期瘢痕显著均匀强化为特征。经门脉期至延迟期，信号仍等于或略高于肝实质，中央瘢痕明显强化。动脉期病灶中央或周边出现明显增粗迂曲的血管（供血动脉）亦是 FNH 的特征，但并不多见。特异性对比剂，如 SPIO 和锰剂分别作用于 Kupffer 细胞和肝细胞，可证实病灶的肝细胞起源。Kupffer 细胞摄取 SPIO 后，病灶和正常肝实质在 T_2WI 和 T_2WI 呈低信号；中央瘢痕呈相对高信号。MRI 诊断 FNH 的敏感性（70%）和特异性（98%）高于 B 超和 CT。

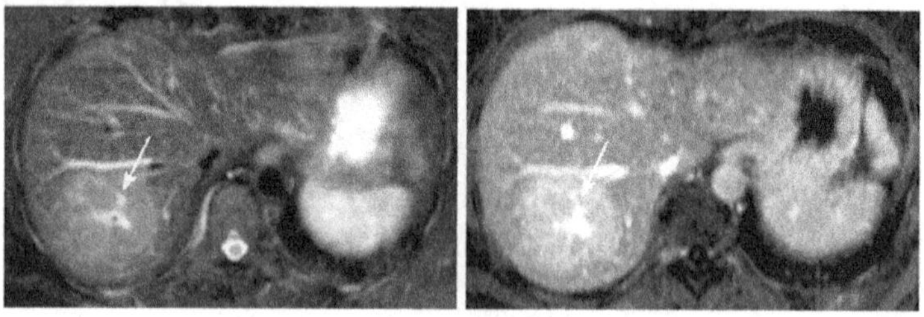

图 16-7 局灶性结节增生

A.轴面 T_2WI 显示稍高信号病灶，高信号中央有瘢痕和分隔（箭头）；B.二维梯度回波增强扫描轴面 T_1WI 静脉期显示病灶均匀强化，中央瘢痕延迟明显强化（箭头）

FNH 的非典型表现有：动脉期强化不显著而低于肝实质；动脉期出现动脉-门脉、动脉-静脉分流；门脉期及延迟期呈低信号和（或）中央瘢痕不强化；中央瘢痕不显示；延迟期出现包膜样强化。不典型征象导致术前确诊率不高。

3.鉴别诊断

表现不典型的 FNH 需与原发性肝癌、肝血管瘤（<3.0 cm）以及肝腺瘤鉴别。判断良恶性最关键。FNH 存在 Kupffer 细胞，有吞噬胶体的功能，所以核素标记胶体肝脏显像可用于鉴别 FNH、肝腺瘤和肝癌。^{18}FDG PET 是肿瘤阳性显像，肿瘤病变因高代谢而表现异常放射性浓聚。FNH 的肝细胞无异型性，^{18}FDG PET显像时无异常放射性浓聚。但高分化肝癌的^{18}FDG PET 显像也往往表现为阴性，鉴别两者需要借助于^{11}C-乙酸肝脏显像。

（四）肝细胞腺瘤

肝细胞腺瘤是一种良性新生物，好发于有口服避孕药史的年轻女性。偶见于应用雄性激素或促同化激素的男性，或有淀粉沉积疾病的患者。

1.临床表现与病理特征

通常无临床症状，肝功能正常。大病灶常出现疼痛和出血。肝细胞腺瘤由类似于正常肝细胞的细胞团所组成。与 FNH 不同，肝细胞腺瘤缺少中央瘢痕和放射状分隔。出血和坏死常导致疼痛。有人认为肝细胞腺瘤是癌前病变，有潜在的恶性。大的腺瘤（>5 cm）首选外科手术治疗。

70%～80%的肝腺瘤为单发。组织学见肿瘤由良性可分泌胆汁的肝细胞组成，排列成片状，内含丰富的脂肪和糖原。瘤内有胆汁淤积及局灶出血、坏死，有时可压迫周围肝组织形成假包膜，也可有薄的纤维包膜。周围的肝实质也可脂肪变。肿瘤由肝动脉供血，血供丰富。可有 Kupffer 细胞，但数量常少于正常肝实质。腺瘤中没有胆管和门管结构。

2.MRI 表现

在 T_1WI 和 T_2WI，典型的腺瘤与周围肝实质信号差别不明显。病灶在 T_1WI 呈中等低信号至中等高信号，T_2WI 呈中等高信号。动态增强扫描时，动脉期即早期强化，呈均匀强化（强化程度常弱于典型 FNH）；在门脉期强化减退，呈等信号；延迟期与肝脏信号几乎相等。在脂肪抑制 T_1WI 和 T_2WI，腺瘤与肝脏相比可呈高信号。腺瘤在 T_1WI 呈高信号，部分原因为含有脂肪。在脂肪抑制 T_2WI，在较严重的脂肪肝，肝脏信号的压低较腺瘤明显，使腺瘤呈高信号。瘤内出血时，T_1WI 和 T_2WI 呈高、低混杂信号（图 16-8）。

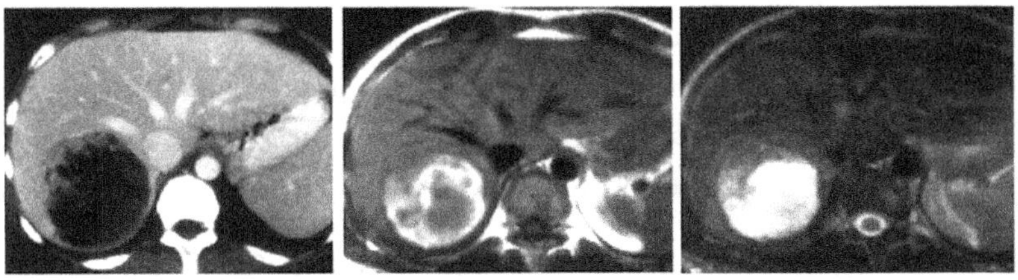

A　　B　　C

图 16-8　肝细胞腺瘤

A.CT 增强扫描门静脉期肿块边缘少许强化，中央大部为低密度，无明确出血表现；B.T_1WI，肿块内见散在高信号，提示瘤内出血；C.T_2WI，肿块呈不均匀混杂信号

有时，在腺瘤边缘显示完整或不完整的假包膜，通常较薄，在 T_1WI 呈低信号。在 T_2WI，假包膜较肝细胞癌的真性纤维包膜信号高。

（五）肝细胞癌

肝细胞癌（hepato cellular carcinoma，HCC）是由肝细胞分化而来的恶性新生物。

1.临床表现与病理特征

早期常无症状。小肝癌的定义为肿瘤直径＜2 cm。在病理学上，鉴别小肝癌和高级别不典型增生的标准尚无明确的界定。偏向于恶性的所见包括：①细胞核明显的异型性；②高的核浆比例，2 倍于正常的细胞核密度；③3 倍或更高的细胞浓度，有大量无伴随动脉；④中等数量的核分裂象；⑤间质或门脉系统受侵袭。很多小肝癌和不典型增生在组织学上无法鉴别。

2.MRI 表现

相对于正常肝实质，小肝癌病灶在 T_2WI 呈小片高信号或略高信号，T_1WI 信号多变，可为等信号、低信号或高信号。钆对比剂动态增强扫描时，动脉期明显强化（不均匀或均匀），门脉期和延迟期呈流出效应（图 16-9）。有时出现“结中结”征象，特别在铁质沉着的增生结节中发生的点状小肝癌。

大肝癌（直径＞2 cm）可能出现附加的特征，如镶嵌征、肿瘤包膜、卫星灶、包膜外浸润、血管侵犯、淋巴结和远处转移等肝外播散。

镶嵌征是由薄层间隔和肿瘤内坏死组织分隔的小结节融合形成。这种表现很可能反映肝细胞癌的组织病理学特点和增殖模式。＞2 cm 的肝癌 88％出现镶嵌征。有镶嵌征的病灶在 T_1WI 和 T_2WI 信号多变，在动态增强扫描动脉期和延迟期呈不均匀强化（图 16-10）。

肿瘤包膜是（大）肝细胞癌的一个特点，见于 60％～82％的病例。有报道 72 例肝细胞癌中，56 例在组织学上出现肿瘤包膜，75％肿瘤包膜病灶＞2 cm。随着瘤体增大，肿瘤包膜逐渐变厚。肿瘤包膜在 T_1WI 和 T_2WI 呈低信号。肿瘤包膜外侵犯指形成局部放射状或紧贴病灶的卫星灶，见于 43％～77％肝细胞癌。

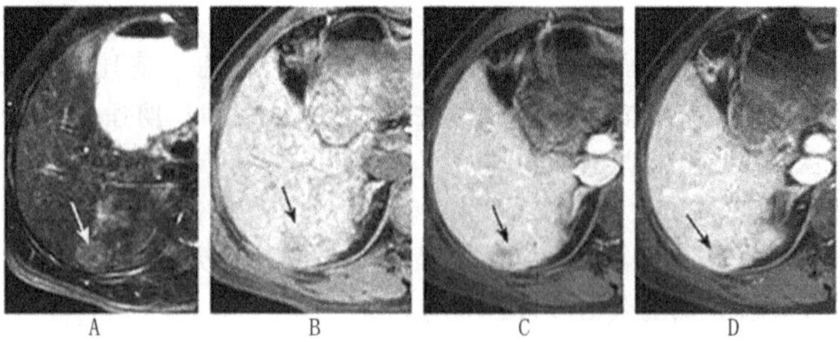

图 16-9　小肝癌

A.轴面 T_2WI 显示肝右叶后下段稍高信号结节(箭头)；B.轴面二维梯度回波增强扫描 T_1WI 动脉期显示结节不均匀强化；C.门静脉期显示肝内结节强化；D.延迟期显示肿瘤周围包膜强化(箭头)；随访患者 7 个月后，肿物增大至 9.6 cm

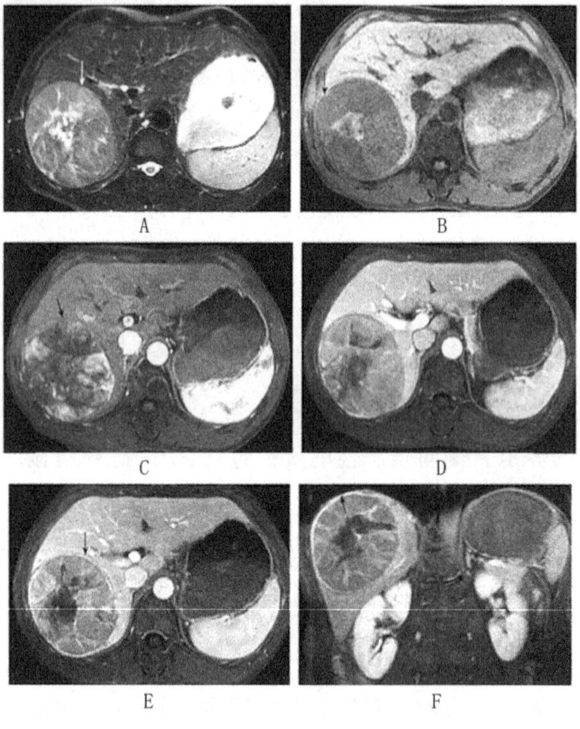

图 16-10　大肝癌

A.轴面 T_2WI 显示病灶大部分为高信号，局部为低信号，病灶边缘为低信号肿瘤包膜(箭头)，T_2WI 低信号提示由纤维组织构成，与良性病变的假包膜不同；B.梯度回波 T_1WI 显示大的圆形病灶，大部分呈低信号，病灶边缘为低信号肿瘤包膜(箭头)；C.梯度回波轴面 T_1WI 动脉期显示整个病灶明显不均匀强化，呈镶嵌样改变(箭头)；D、E、F.轴面和冠状面 T_1WI 延迟期扫描，肿瘤强化呈流出效应，肿瘤包膜强化(箭头)，中央无强化

门静脉和肝静脉血管侵犯也常见。在梯度回波序列 T_1WI 和流动补偿 FSE T_2WI 表现为流空消失，动态增强扫描 T_1WI 表现为动脉期异常强化，晚期呈充盈缺损。

不合并肝硬化的肝细胞癌：在西方社会，超过 40%的肝癌患者无肝硬化。而在东南亚地区，地方性病毒性肝炎多发，仅 10%的肝细胞癌患者无肝硬化。但不合并肝硬化和其他潜在肝病的肝细胞癌患者，确诊时常已是晚期。病灶较大，肿瘤直径的中位数是 8.8 cm，常单发并有中央瘢痕(图 16-11)。这些患者更适合外科手术，且预后较好。

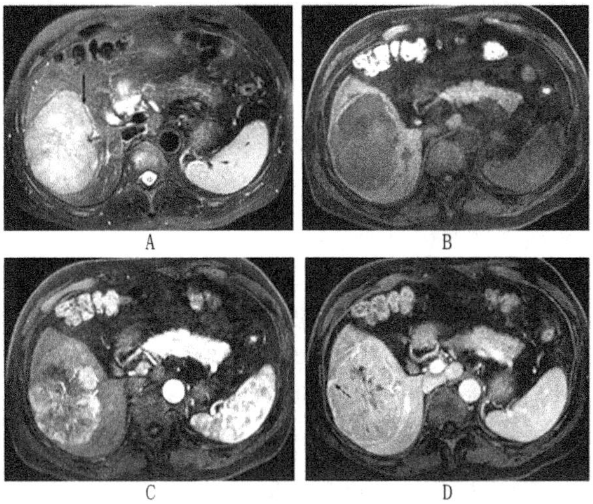

图 16-11　非肝硬化患者肝癌

A.轴面 FSE 序列 T_2WI 显示肝内巨大病灶，病灶大部分呈条索状中高信号，中心呈高信号，由厚的肿瘤包膜包绕(箭头)；B.二维梯度回波轴面 T_1WI 肿瘤呈低信号；C.轴面 T_1WI 增强扫描动脉期，病灶明显不均匀强化；D.延迟期，病灶强化呈流出效应，而肿瘤包膜明显强化；本例肝脏轮廓光滑，肝实质强化均匀，脾脏不大；病灶切除后病理证实为纤维板层肝细胞癌

3.鉴别诊断

不合并肝硬化的肝细胞癌应与腺瘤、FNH、肝内胆管癌、纤维板层型癌和高血供转移瘤鉴别。合并肝硬化的肝细胞癌需与所谓的“肝脏早期强化病灶”(EHLs)鉴别。

(1)肝内胆管癌：占胆管癌的 10%，表现为大的团块，伴肝内胆管扩张，脐凹征(肿瘤被膜收缩形成)，强化模式与巨大结直肠转移瘤和肝细胞癌有部分重叠。也可出现肝细胞癌和肝内胆管癌的混合型病灶，影像表现与肝细胞癌不易鉴别。

(2)纤维板层型肝癌：与常规肝细胞癌的临床表现和病理存在差别，故被认为是一种单独病变。组织学上，瘤体较大，由排列成层状、束状、柱状的巨大嗜酸性细胞、多边形赘生性细胞、平行层状排列的纤维分隔组成。在 T_1WI 呈低信号，T_2WI 呈高信号，强化不均匀。中央的纤维瘢痕在 T_1WI 和 T_2WI 均呈低信号。

(3)FNH：中央瘢痕在 T_2WI 多为高信号，但仅依据中央瘢痕在 T_1WI 和 T_2WI 的表现不足以判断肿瘤的良、恶性。少数肝癌也见纤维瘢痕，并可因炎症而在 T_2WI 呈高信号。

(4)EHLs：多数呈圆形或椭圆形，也可呈楔形、地图形或三角形。这类病灶应除外高级别 DN 和小肝癌。无间隔生长的小 EHLs 表现类似血管分流和假性病灶。

(5)Budd-Chiari 综合征的结节多发，在动脉期明显均匀强化，在晚期几乎与周围肝实质等信号。

(刘传梅)

第二节　肝脏弥漫性病变 MR 诊断

MRI 能够评价肝脏的正常解剖或变异。静脉注射对比剂扫描能提供血流灌注和异常组织血供来源、血管大小与数量、血管壁完整性等更多信息。MRI 也是不断发展的解剖和分子影像工具，是一种有可能实现非侵袭性病理目标的技术。

常规 MRI 检查由 FSE T_2WI 或单次激发 T_2WI、屏气 T_1WI 以及钆对比剂多期增强扫描组成。T_1WI 同、反相位图像可以评估肝内脂肪和铁的含量。钆对比剂增强 T_1WI 动脉期图像，对显示急性肝炎非常重要，静脉期和平衡期则可证实急性肝炎或纤维化，发现扭曲的异常血管。在肝硬化患者，钆对比剂增强扫描对于 RN、DN 和肝细胞癌的检出和定性非常重要。

肝脏弥漫性病变包括脂肪代谢异常疾病、铁沉积疾病、灌注异常导致的肝炎与纤维化、血管闭塞导致的梗死或出血等。根据病灶分布和 MR 信号强弱，可将其分为 4 种类型：均匀型、节段型、结节型和血管周围型。现分述如下。

一、均匀型弥漫病变

均匀型弥漫病变包括肝细胞本身及网状内皮系统的病变。肝实质信号在 T_1WI 或 T_2WI 表现为均匀增高或均匀降低。

(一)铁沉积病

铁元素通过两种机制沉积于肝脏：即通过正常的代谢螯合机制沉积在肝细胞内，或通过网状内皮系统的 Kupffer 细胞吞噬作用，沉积在网状内皮细胞内。原发性血色素病是一种相对常见的遗传性疾病，因不适当的调节使小肠摄取铁过多，导致全身铁沉积。85%～95%的遗传性血色素病患者纯合子发生点突变(282 位密码子的酪氨酸突变为胱氨酸)。继发性血色素病的铁沉积机制不同于原发性血色素病，是由于网状内皮系统吸收衰老或异常的红细胞增加，导致血红素中的铁被过多吸收。与原发性血色素病相比，继发性血色素病的典型表现是胰腺不沉积铁。血色素病的临床意义是很多患者发展为肝硬化，约 25%的患者发展为肝细胞癌。这个过程可由肝脏 MRI 评价。

MRI 对肝内铁浓度敏感。铁有顺磁性，影响 T_2 和 T_2 弛豫，导致单次激发屏气 T_2WI 和屏气 SPGR 序列 T_1WI 信号减低。在 SPGR 序列和 SE 序列测量 T_2 和 T_2 值，可定量研究肝内铁含量。在轴面 T_2WI，扫描野肝脏、脾脏和腰大肌可在同一层面显示，肝脏 MRI 信号强度通常在低信号肌肉和高信号脾脏之间。在铁沉积超负荷者，肝脏信号可与骨骼肌相同或低于骨骼肌。GRE 序列 T_2WI 对磁敏感效应更敏感。肝脏铁浓度增加时，在 T_1WI 肝实质信号通常降低。较长回波时间(TE=4.4 毫秒)的肝脏信号低于较短回波时间(TE=2.2 毫秒)的肝脏信号(图 16-12)。在继发性铁沉积超负荷时，脾脏信号同样变暗。骨髓信号异常也可发生，如骨髓纤维化。正常骨髓脂肪的高信号被低信号的增生骨髓细胞和硬化取代。

(二)脂肪肝

肝细胞内脂肪聚集是继发于多种病因的肝功能损害。非乙醇性脂肪肝由炎症反应引起，患者无酗酒史，无肥胖、糖尿病、高脂血症及神经性厌食。该病有时与急性肝衰竭相关，少数发展为肝硬化。肝组织学表现为弥漫性脂肪浸润、肝实质炎症伴纤维化和 Mallory's 小体。肝内脂肪沉积可是弥漫性、弥漫性与局灶性并存或局灶性。MRI 能够检出肝内脂肪异常聚集，比较 SPGR 序列同相位与反相位图像的肝脏信号，就能发现异常脂肪信号。在 T_1WI，肝脏信号均匀增高。在脂肪抑制图像，信号均匀降低。炎性病理改变并不影响 MRI 表现。

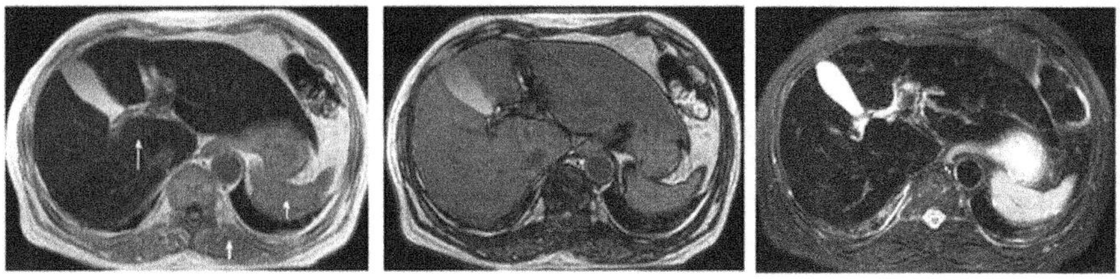

A　　B　　C

图 16-12　铁沉积疾病

女，78 岁，营养性巨幼红细胞性贫血，有反复输血史；A.GRE 序列同相位，肝脏信号(大箭头)均匀降低，低于脾信号(小箭头)和竖脊肌信号(小箭头)；B.GRE 序列反相位，肝脏信号高于同相位肝脏信号；C.脂肪抑制 T_2WI，肝脏信号低于脾信号和竖脊肌信号，脾信号正常

常规 SE 序列和 GRE 序列不能区别水与脂肪的质子共振频率，诊断脂肪肝较难。通过脂肪饱和 MRI 技术检测脂肪成像时间长，扫描层数少，对磁场、射频场不均匀较敏感。GRE 化学位移 MRI 利用 Dixon 的相位位移原理抑制脂肪，结合快速成像技术，实现水和脂肪质子信号相互叠加或抵消，获得水和脂肪的同相位和反相位图像。同相位的效果是水和脂肪信号之和，而反相位的效果是两者信号之差。对比两者，反相位序列脂肪的信号强度减低。与脂肪饱和成像技术比较，GRE 化学位移技术可更有效显示混有脂肪和水组织导致的信号强度减低，更适合检测脂肪肝的脂肪含量。脾脏没有脂肪沉积，因此可作为反相位肝脏信号减低的参照。铁沉积也可改变脾脏信号。所以，肾脏和骨骼肌的信号能更可靠地评估肝脏信号在同、反相位的改变。

对脂肪肝鼠模型研究发现，当肝组织脂肪含量超过 18%时，同、反相位的信号强度差值随着脂肪含量的增加而增加。临床研究证实脂肪肝在 MRI 反相位的信号强度较同相位明显下降。肝脂肪变 MRI 指标与病理活检脂肪变分级成正相关($r=0.84$)，脂肪含量＞20%者可明确诊断。但是，脂肪饱和 SE 图像较 GRE 反相位图像对肝脂肪定量，尤其是肝硬化患者的脂肪定量更准确(图 16-13)。

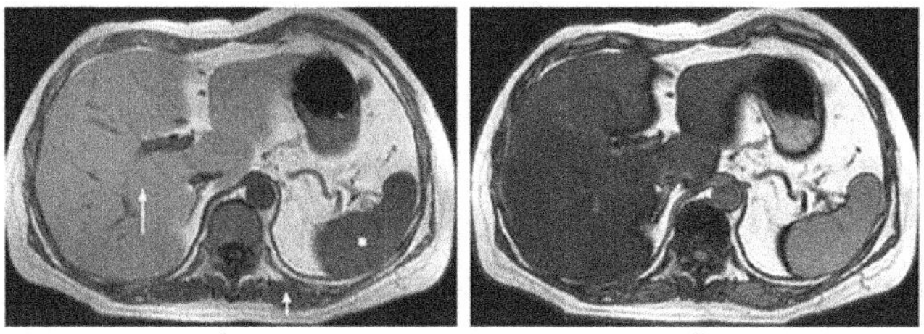

A　　B

图 16-13　肝脏弥漫性脂肪浸润

A.梯度回波序列同相位，肝脏信号(白箭头)高于脾脏(星号)和肌肉(白箭头)；B.梯度回波序列反相位，与同相位图像相比，肝脏信号弥漫性减低，低于脾脏和肌肉信号，而正常肝脏信号应介于脾脏和肌肉之间

MRS 检查为精确量化脂肪肝提供了广阔前景。活体 1H-MRS 检测到的最强信号是水和脂肪的信号，因此，可用于对水和脂肪量化测定。MRS 诊断脂肪肝的敏感度为 100%，特异度为

83%，准确度为 86%。MRS 脂水比值随着肝脂肪变程度的增加而增高。健康志愿者、1 级、2 级、3 级非乙醇性脂肪肝患者的脂水比值依次为 0.11±0.06、4.3±2.9、13.0±1.7、35.0±5.0。也可利用 DWI 的 ADC 值量化研究肝脏病变。脂肪肝的 ADC 值是$(1.37\pm0.32)\times10^{3}$ mm^2/s，与肝硬化等疾病的 ADC 值不同($P<0.05$)。

二、节段型弥漫病变

节段型弥漫病变包括节段型脂肪肝、亚急性肝炎和局灶性纤维化融合。

(一)脂肪肝

节段型脂肪肝的特点是脂肪浸润呈节段分布，与肝灌注有关。肝细胞脂肪变出现在糖尿病、肥胖、营养过剩、肝移植、酗酒及化学中毒的患者。典型的局灶型脂肪聚集发生在镰状韧带、胆囊窝或下腔静脉旁(图 16-14)。SE 序列 T_1WI 上，由于节段脂肪浸润，肝脏局部区域信号轻度增高。GRE 化学位移同相位像上，正常肝实质和脂肪浸润区的信号相似，反相位像显示病变区的信号强度减低。用脂肪抑制技术观察脂肪浸润引起的低信号最有效。

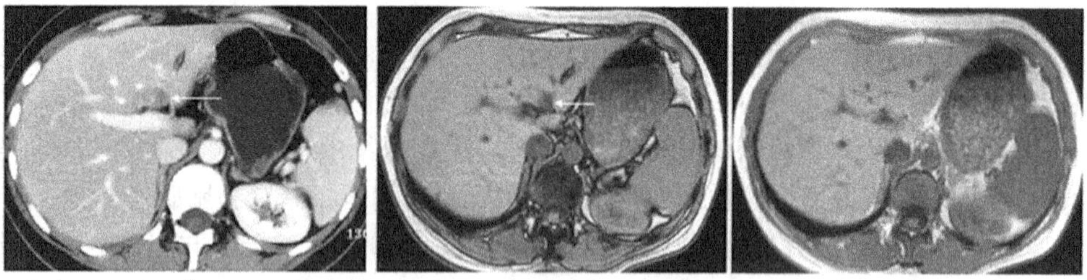

A　　　　B　　　　C

图 16-14　肝脏局灶性脂肪浸润

A.增强 CT 示肝左叶内侧段近胆囊窝处 2 cm 大小的稍低密度影，边界不清(箭头)；B.同一患者 MRI 扫描反相位图像，近肝门部可见 1 cm 大小的低信号区(箭头)；C.同相位图像，相应部位呈等信号；MRI 动态增强扫描时局部有轻度强化，脂肪抑制 T_2WI 显示该部位信号与肝实质信号相同(未展示)

(二)急性和亚急性肝炎

肝脏炎性疾病由许多病因引起，包括原发性、药物性、病毒性、乙醇性以及结石造成的胆管阻塞。肝损害严重时，肝实质信号在 T_1WI 减低，在 T_2WI 增高。另外，节段性肝萎缩可表现为轻度信号异常。

MRI 检查是了解急性肝炎的方法之一，但应用经验不多。最敏感的序列是屏气 GRE 钆对比剂动态增强扫描动脉期成像(图 16-15)。动脉期扫描时间的精确性决定其对轻度急性肝炎的敏感性。在门静脉填满而肝静脉未填充对比剂时，能显示肝脏不规则强化。这种异常强化具有标志性，可保持到静脉期和延迟期，并随病情加重而加重，随病情缓解而缓解。对于大多数患者，最佳动脉期扫描时间是在肘前静脉给药后 18～22 秒，注射速度 2 mL/s，20 mL 生理盐水冲洗。目前没有其他影像技术对急性肝炎更敏感。MRI 是唯一可评价轻度肝炎的影像方法。

急性肝炎时肝实质不均匀强化的机制不明。动脉期相对高信号的区域可能代表异常。门静脉炎性改变可能降低门脉肝内分支的压力，导致相应节段的肝动脉优先供血。炎症也可能改变血管的调节作用，使血管扩张，相应区域的肝动脉血流增加。对比剂动态增强 MRI 有独特的优势，所显示包括血流动力学在内的病理生理学改变是病理组织学检查难以完全揭示的。

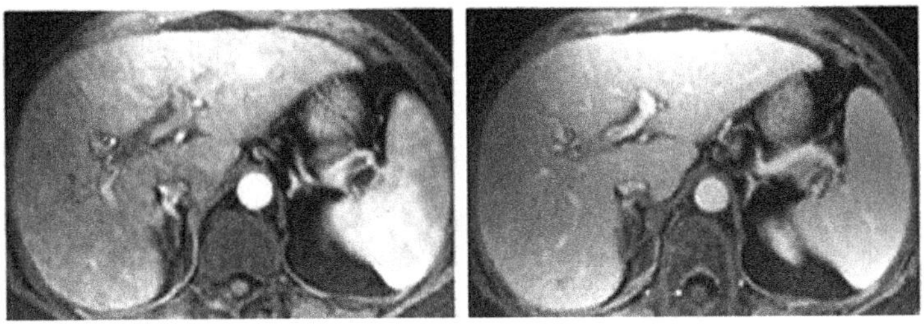

A　　　　　　　　B

图 16-15　急性病毒性肝炎

A.SPGR 增强扫描 20 秒动脉期显示肝动脉灌注区域不规则斑片状强化；B.60 秒门静脉期显示不规则强化斑片与周围组织融合，肝实质强化趋于均匀

(三)放射后肝纤维化

当放疗的视野包含肝脏时，就有发生放射后纤维化的危险。急性期伴随炎症和水肿，慢性期病变包括纤维化和组织萎缩。影像特点是异常的肝脏信号沿着外照射轮廓分布，而不是按照解剖叶段分布。急性期 T_2WI 信号升高，T_1WI 信号降低。钆对比剂扫描时动脉期强化，延迟期扫描时强化持续或强化更明显。门静脉分支对放射性纤维化、萎缩和闭塞更敏感，导致受累肝组织肝动脉优先供血。肝静脉也优先受累，导致钆对比剂流出延迟。此外，由于纤维化组织血管通透性增加，组织间隙内钆对比剂也增多。这两种因素促成延迟期明显强化。

三、结节型弥漫病变

结节型弥漫病变的特征为肝内出现多发的结节状异常信号灶，包括肝硬化、Willson 病、肝结节病和巴德-吉(基)亚利综合征等疾病。

(一)病毒感染后肝硬化

肝硬化是肝细胞反复损害所致的一种慢性反应，以再生和纤维化为特征。常见病因有酗酒及乙型、丙型肝炎病毒感染。肝细胞再生形成满布肝内的结节。

伴随肝硬化的纤维化病变的 MRI 特征是在延迟扫描时逐步强化。这是钆对比剂由血管内进入纤维化区域的细胞间隙所致。肝硬化的典型强化模式为由细网状和粗线状纤维带勾画出再生结节的轮廓(图 16-16)。如果出现活动性肝炎，纤维组织带发生水肿，并在 T_2WI 呈高信号；肝组织在动脉期多呈不规则斑片状不均匀强化。门静脉扩张和食管胃底静脉丛曲张提示门脉高压症。

RN 发生在肝硬化基础上，内含相对更多的肝实质，主要由门脉系统供血。这些结节直径常$<$1 cm，在门脉期达到强化高峰。RN 聚集铁，在 GRE T_1WI 和单次激发脂肪饱和 FSE T_2WI 呈低信号，在钆对比剂增强扫描时轻度强化。

DN 是癌前病变，其发育不良有逐渐升级可能性，最终发展成肝细胞癌。典型的 DN$>$RN，几周或几个月后会增大。DN 的 MRI 表现与肝细胞癌重叠，也会轻度升高 T_1WI 信号和降低 T_2WI 信号。肝细胞癌的特点是 T_2WI 信号增高、标志性的动脉期快进快出强化、静脉期及平衡期边缘强化、直径常$>$3 cm。高级别 DN 与肝细胞癌的重叠率可能更高，且有快速转变为肝细胞癌的潜力(图 16-17)。

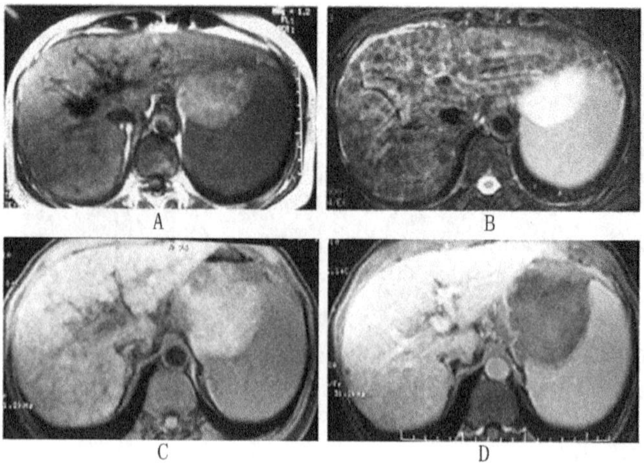

图 16-16　肝硬化小再生结节

A.肝脏 SE T_1WI，肝内见散在高信号结节；B.脂肪抑制 FSE T_2WI，肝内见散在低信号结节，并见不规则线状、网格状高信号带弥漫分布；C.梯度回波屏气扫描 T_1WI，肝脏信号明显不均匀；D.动态增强扫描延迟期显示肝内渐进性强化的粗条和细网格状结构，很多直径 3～4 mm 的小结节轻度强化

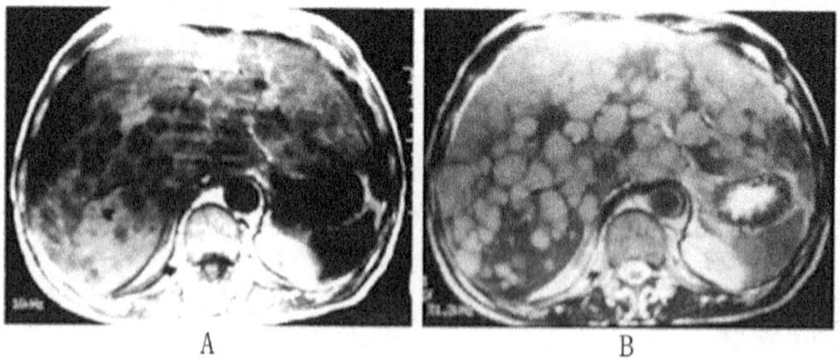

图 16-17　结节型弥漫肝癌

A.T_1WI 显示肝大，肝内多发低信号结节；B.轴面 T_2WI 显示肝内高信号结节，弥漫分布

（二）Willson 病

发病机制为铜经胆排泌减少，导致铜在肝脏、大脑、角膜蓄积中毒。铜在肝内门脉周围区域及肝血窦周围沉积，引起炎性反应与肝硬化。铜在肝细胞内与蛋白质结合，故无顺磁性效应。Willson 病最常见的表现是肝硬化。因 RN 内铁沉积，T_2WI 表现为全肝小结节影，弥漫分布，信号强度与病毒感染所致肝硬化相似。

（三）结节病

结节病为一种常见的系统性肉芽肿病变。偶见于肝、脾和膈下淋巴结。周边纤维化的非干酪性上皮样肉芽肿发生于门脉及其周围区域。肝大、脾大，伴有或不伴有大量微小结节。在 T_2WI 结节信号低于肝实质，注射 Gd-DTPA 后强化。

（四）巴德-吉（基）亚利综合征（BCS）

巴德-吉（基）亚利综合征是一种由于肝静脉或下腔静脉阻塞导致的临床综合征。临床表现无特征性，但有潜在致命性。原发的巴德-吉（基）亚利综合征由急性肝静脉血栓形成。现在，巴德-吉（基）亚利综合征被用来描述任何形式的病理为肝静脉或下腔静脉血栓形成的疾病。肝静脉内血栓形成常源于高凝状态，多发生于女性，特别在妊娠、产后状态、狼疮、败血症、红细胞增多症、新生物如肝细胞癌的基础之上。

肝静脉流出受阻导致充血和局部缺血。时间过长导致萎缩和纤维化，形成肝弥漫性再生结节（nodular regenerative hyperplasia，NRH）。未累及肝叶代偿性肥大。尾叶的血液直接汇入下腔静脉，尾叶通常不受累，代偿性肥大明显。肝静脉回流是可变的，其他肝叶通常备用，故代偿性肥大的区域可变。

在巴德-吉（基）亚利综合征急性期，缺乏肝内和肝外血管的侧支代偿。肝静脉阻塞后，肝组织继发性充血水肿、区域压力增高，使肝动脉和门静脉血供减少，但尾叶和中心区肝实质受累相对较轻。在 T_2WI，急性期外周区域的肝实质信号不均匀增高；在 MRI 增强扫描动脉期强化程度减低，且强化不均匀，反映肝组织局部血流减少。

在亚急性期，MRI 平扫时肝实质信号特点与急性期相似，而动态强化特点则有本质的不同。动脉期外周区肝实质的强化较尾叶和中心区明显；延迟期全肝强化渐均匀，仅周边不均匀轻度强化。外周区肝实质的早期强化可能反映了肝内静脉侧支血管形成。屏气 GRE 静脉期和延迟期显示急性期和亚急性期肝静脉血栓最佳（图 16-18）。

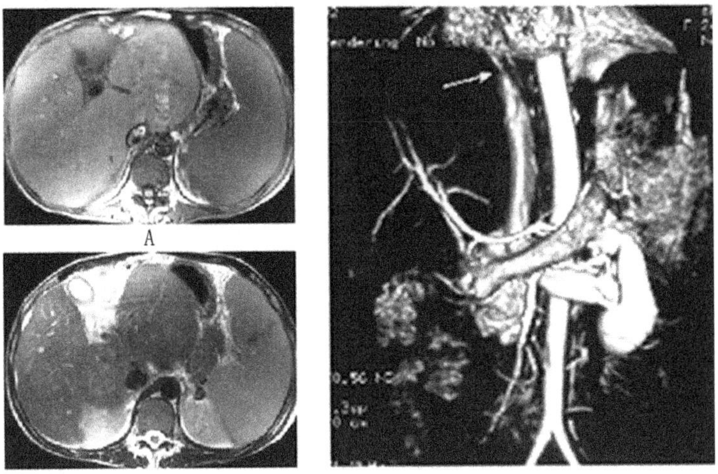
A　B　C

图 16-18　巴德-吉（基）亚利综合征

A.屏气轴面 T_1WI 显示巨脾；B.FSE 轴面 T_2WI 见肝叶增大，信号异常；C.钆对比剂增强三维重组图像显示下腔静脉第二肝门处明显狭窄（箭头）

在慢性期，由于肝动脉和门静脉之间交通，门静脉的血液反流以及肝内、肝外小静脉侧支形成，血液向外分流，肝组织压力逐渐恢复正常，尾叶和中心区肝实质与外周区肝实质在 MRI 平扫和增强扫描时的信号差别均减少。另外，逐渐形成的肝实质纤维化使 T_2WI 信号减低。所以，T_2 信号可以反映急性期水肿和慢性期纤维化的程度。此期在 MRI 很少能见到直观的肝静脉血栓。但尾叶代常性肥大具有特征性，其他未受累肝叶也同样代偿性肥大。受累肝叶萎缩、纤维化。纤维化区域在延迟期强化并逐渐增强。

本病 NRH 的组织成分类似于正常肝细胞和 Kupffer 细胞，故 MRI 不易显示。通常在 T_1WI 呈高信号，在 T_2WI 呈等或低信号（与腺瘤类似），GRE 钆增强扫描时动脉-静脉期明显强化。应与肝细胞癌鉴别。由肿瘤直接侵犯形成的肝静脉栓塞最常见于肝细胞癌。GRE 屏气 T_1WI 钆对比剂增强扫描时，如栓子呈软组织强化，提示肿瘤栓塞。

四、血管周围型病变

肝血管周围型病变发生于门静脉周围淋巴管及肝纤维囊。肝淤血常引起门静脉周围的肝组织信号增高，日本血吸虫则累及肝纤维囊，纤维囊和分隔在 T_2WI 呈高信号。

（一）肝淤血

肝淤血是由于肝实质内静脉血淤滞而致静脉引流代偿。它是充血性心力衰竭、缩窄性心包炎及由于肺癌肺动脉栓塞导致的右心衰竭表现。病理学改变呈“肉豆蔻肝”。在慢性病例，一些患者发展成肝硬化。肝充血 MRI 可出现心脏增大、肝静脉扩张、肝病性水肿和肝脏不均匀强化。T_2WI 显示门脉周围高信号，可能为血管周围淋巴水肿所致。增强扫描时肝实质强化不均匀，斑片状网状交织。肝硬化时延迟期出现或粗或细的网格状、线性强化。

（二）日本血吸虫病

日本血吸虫感染可导致严重的肝脏病变。血吸虫生活在肠腔中，并在肠系膜内产卵。虫卵钻进静脉血管内，随血流到门静脉并阻塞其末支，引起血管压力增高，激发肉芽肿反应。

炎性反应导致虫卵的纤维化及肝脏的弥漫性纤维化。虫卵死亡后钙化，CT 可见门脉周围及肝纤维囊周围分隔的特征性钙化，即所谓“龟背”样钙化，钙化与非钙化区均可强化。钙化的分隔常见于肝右叶的膈下部，CT 表现为线条样异常密度。纤维分隔在 T_1WI 呈低信号，T_2WI 呈高信号。

（刘传梅）

第十七章　妇产科疾病超声诊断

第一节　卵巢疾病超声诊断

卵巢疾病主要包括卵巢瘤样病变和卵巢肿瘤。

卵巢瘤样病变又称卵巢非赘生性囊肿，包括卵巢生理性囊肿、黄素化囊肿、多囊卵巢综合征和卵巢子宫内膜异位症。

卵巢肿瘤种类繁多，根据其来源可分为上皮性肿瘤、性索间质肿瘤、生殖细胞肿瘤和转移性肿瘤。其中主要良性肿瘤包括卵巢浆液性/黏液性囊腺瘤、卵巢成熟性畸胎瘤、卵巢泡膜细胞瘤-纤维瘤。主要恶性肿瘤包括卵巢浆液性/黏液性囊腺癌、卵巢子宫内膜样癌、卵巢透明细胞癌、卵巢颗粒细胞瘤、卵巢未成熟畸胎瘤、卵巢无性细胞瘤、内胚窦瘤和卵巢转移癌。

各类卵巢肿瘤均可并发肿瘤蒂扭转，出现妇科急腹症。

一、卵巢生理性囊肿(滤泡囊肿、黄体囊肿)

(一)病理与临床

本病常见于生育年龄段妇女，通常无症状，少数病例可出现一侧下腹部隐痛。多数生理性囊肿可在1～3个月自行消失，无须特殊治疗。滤泡囊肿是最常见的卵巢单纯性囊肿，为卵泡发育至成熟卵泡大小时不破裂，且其内液体继续积聚所致，囊内液体清亮透明，直径一般小于5 cm，偶可达7～8 cm，甚至10 cm。一般无症状，多在4～6周内逐渐消失。正常排卵后形成的黄体直径一般为1.5 cm左右。当黄体腔内积聚较多液体或卵泡壁破裂引起出血量较多而潴留于黄体腔内，形成直径达2.5 cm以上的囊肿时，称为黄体囊肿，也有称黄体血肿、出血性黄体囊肿等。黄体囊肿的直径可达到4 cm左右，一般不超过5 cm，偶可达10 cm。较大的黄体囊肿破裂时可出现腹痛、腹膜刺激征等急腹症症状，是妇科较常见的急腹症之一。

(二)声像图表现

1.滤泡囊肿

于一侧卵巢内见无回声区，壁薄而光滑，后方回声增强，一侧或周边可见少许卵巢回声(图17-1)。

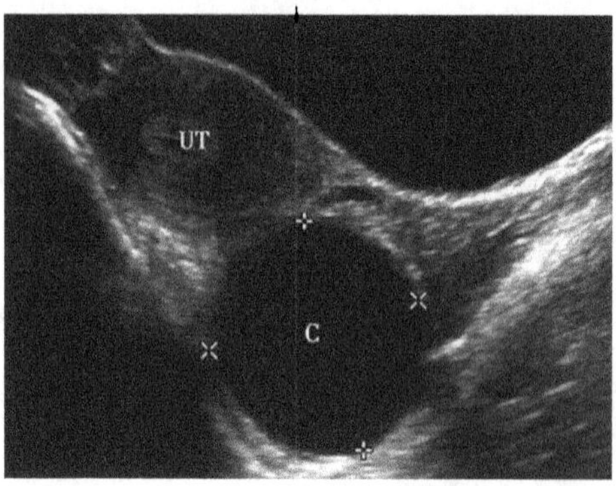

图 17-1　卵巢滤泡囊肿

纵切面显示子宫(UT)左后方无回声(C),壁薄而光滑、透声好

2.黄体囊肿

其超声表现在不同病例中变化较大,与囊内出血量的多少、残余卵泡液的多少及机化血块的大小和形成时间长短等相关。早期,急性出血可表现为强回声,可能被误认为实性肿物;此后囊内血液机化形成不规则中低或中高回声;后期血块溶解时可以见到低回声网状结构。囊肿壁塌陷时则形成类圆形实性中等或中高回声。CDFI 表现为囊肿周边有环绕血流,频谱呈低阻型。而囊内包括机化的血块等则均不显示血流信号(图 17-2)。

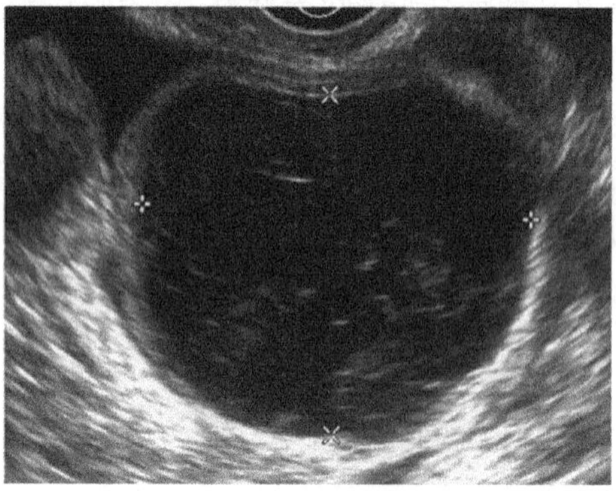

图 17-2　卵巢黄体囊肿

卵巢内见混合回声,类圆形,内见网状中等回声

(三)鉴别诊断

黄体囊肿的超声表现多样,应与卵巢肿瘤相鉴别。囊壁上有血块附着时,可能被误认为是卵巢囊性肿瘤壁上的乳头;囊内较多急性出血或囊肿壁塌陷时可能被误认为是卵巢实性肿瘤或卵巢子宫内膜异位囊肿。鉴别要点包括:①滤泡囊肿和黄体囊肿为单侧、单发囊肿,多于 1～3 个月自行消失;而巧克力囊肿可多发、双侧,不会自行消失。随诊复查,可帮助两者的鉴别。②黄体囊肿周边有环绕血流信号,走行规则,频谱呈低阻型,内部未见血流信号,而卵巢实性肿瘤的实性成分内可见血流信号,必要时进行微泡超声造影剂的超声造影检查,有助于明确诊断。

黄体囊肿破裂需与宫外孕破裂相鉴别,前者常发生在月经周期的后半段,表现为一侧卵巢增大、结构模糊,卵巢内见不规则囊性包块。后者多有停经史,超声表现为一侧附件区包块,多位于卵巢与子宫之间,形态不规则,双侧卵巢均可见。

二、黄素化囊肿

(一)病理与临床

见于促排卵治疗时出现的卵巢过度刺激综合征(外源性 HCG 过高)患者和滋养细胞疾病(内源性 HCG 过高)患者。临床症状表现为恶心、呕吐等,严重者可伴有胸腔积液、腹水,出现胸闷、腹胀症状。卵巢过度刺激综合征患者停促排卵药物后囊肿缩小、症状逐渐消失;滋养细胞肿瘤患者化疗后 HCG 水平下降、囊肿也随之缩小。

(二)声像图表现

卵巢过度刺激综合征患者双侧卵巢呈对称性或不对称性增大,内见多个卵泡回声,体积较正常卵泡大;另直肠子宫陷凹可见少量至中等量的积液。滋养细胞肿瘤的黄素化囊肿可出现在单侧,囊肿数目通常并不多。

(三)鉴别诊断

此类疾病的诊断主要依靠病史和声像图特点,多数情况下容易诊断。当因黄素化囊肿而增大的卵巢发生扭转时,患者可出现一侧下腹部剧痛等急腹症症状,此时需与其他妇科急诊相鉴别,例如卵巢黄体囊肿破裂、宫外孕破裂、卵巢畸胎瘤扭转等。根据其声像图特点并结合病史,可资鉴别。

三、多囊卵巢综合征(PCOS)

(一)病理与临床

本病由于女性内分泌功能紊乱导致生殖功能障碍、糖代谢异常,体内雄激素增多,卵泡不能发育成熟,无排卵。临床表现为月经稀发或闭经、不孕,多毛、肥胖、胰岛素抵抗等。本病常见于青春期女性,关于其发病机制至今尚不十分清楚。大体病理上,60%～70%的多囊卵巢综合征患者表现为双侧卵巢对称性增大,少数病例卵巢无增大或仅单侧增大;切面显示卵巢白膜明显增厚,白膜下排列多个卵泡,数个至数十个不等,直径 0.2～0.6 cm。

(二)声像图表现

典型病例中,子宫略小于正常水平;双侧卵巢增大,长径大于 4 cm,卵泡数目增多,最大切面卵泡数≥10 个,沿卵巢周边分布(图 17-3);卵泡直径较小,平均在 5 mm 左右,无优势卵泡;卵巢髓质部分增多、回声增强。不典型病例中,卵巢体积可在正常范围内,或仅一侧卵巢体积增大,卵泡数目、大小和分布特点同上,超声发现卵巢的卵泡数目增多时,应提示卵巢的卵泡数目增多或卵巢多囊样改变,请临床注意除外多囊卵巢综合征。

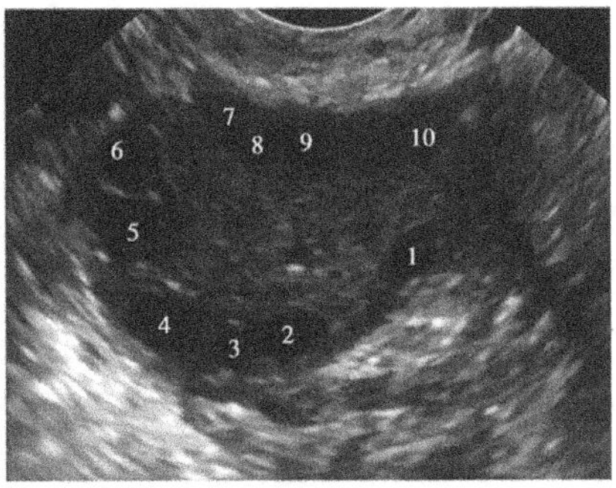

图 17-3　多囊卵巢综合征

卵巢内可见多个小卵泡,沿卵巢周边分布(数字标示 1～10 为卵泡)

(三)鉴别诊断

根据其临床表现、实验室激素水平检测结果,结合超声声像图特点,不难对本病作出判断。但仍应注意与其他因素引起的卵巢多囊性改变相鉴别,如慢性盆腔炎时卵巢的多囊性改变等。

四、卵巢子宫内膜异位症

(一)病理与临床

卵巢子宫内膜异位症是指具有生长功能的子宫内膜组织异位到卵巢上,与子宫腔内膜一样发生周期性的增殖、分泌和出血所致的囊肿,临床上本病又称为"巧克力囊肿",简称巧囊。巧克力囊肿是子宫内膜异位症最常见的类型之一。卵巢子宫内膜异位症的发生学说包括子宫内膜种植、体腔上皮化生、转移等,其中以种植学说得到最为广泛认同,认为子宫内膜及间质组织细胞随月经血通过输卵管逆流进入盆腔,种植到卵巢和盆腔腹膜上,经过反复增生、出血形成囊肿,囊内液通常呈暗褐色、黏稠。由于子宫内膜异位症导致盆腔粘连,卵巢可固定于盆壁或子宫后方。临床表现主要有继发性、渐进性加重的痛经和不孕,部分患者痛经于月经来潮前即出现,来潮后2～3天即缓解;部分患者还有月经失调的表现。约有25%的患者可无任何症状。卵巢内异症囊肿破裂或合并急性感染时亦可引起急腹症。

(二)声像图表现

子宫内膜异位症的声像图表现多样,典型的子宫内膜异位囊肿特点包括以下几点。

(1)囊肿内充满均匀的点状低回声。

(2)有时囊内可见不规则中等回声或网状回声,为出血机化表现(图17-4)。

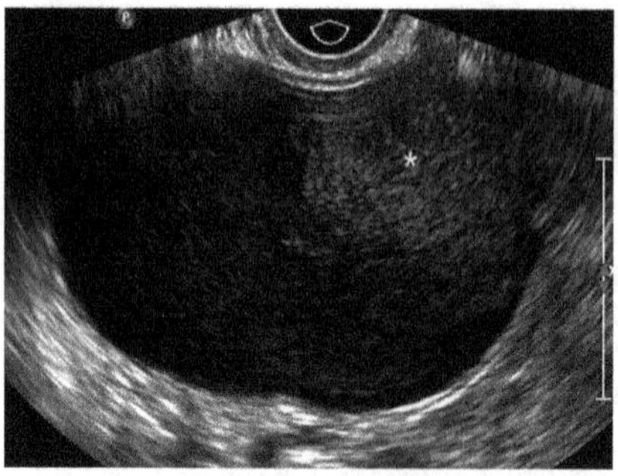

图17-4　卵巢子宫内膜异位症

病变内见均匀点状低回声,一侧可见不规则中等回声(*)

(3)囊肿壁较厚。有时一侧卵巢内出现多个囊肿,聚集而形成一个较大的多房性囊肿,之间有厚的分隔。

(4)1/3～1/2的病例呈双侧性发生,囊肿出现于双侧卵巢。

(5)含有巧克力囊肿的卵巢与周围组织粘连,可固定于子宫的后方。

(6)CDFI:囊肿壁上可探及少许血流信号。

(三)鉴别诊断

卵巢子宫内膜异位症虽有较特异的超声声像图特点,多数病例诊断并不困难。但少数不典型病例的卵巢内异症囊肿内血液完全机化,可出现实性不规则的中等或中高回声,或出现厚薄不均的网状分隔,应注意与卵巢肿瘤、卵巢黄体囊肿等相鉴别。CDFI肿物内部是否探及血流信号是鉴别诊断的关键,巧克力囊肿内不论是否存在实性回声均不出现血流信号;鉴别困难时,可行静脉超声造影检查明确肿物内血供情况，对鉴别诊断帮助很大。经腹超声检查时，应注意调高仪器 2D 增益，使用仪器的谐波功能或观察囊内有无密集的点状低回声，以与卵巢的滤泡囊肿相鉴别。

五、卵巢冠囊肿

（一）病理与临床

卵巢冠囊肿并不直接来自卵巢，而是来源于卵巢系膜里的中肾管。以生育年龄妇女多见，通常囊肿直径在 3～5 cm，但也可像卵巢囊腺瘤一样大。少数情况下，囊肿合并囊内出血；极少数情况下，囊内有分隔。囊肿体积较小时患者通常无明显不适症状，当囊肿长大到一定程度时，患者可出现腹部隆起、腹胀或一侧下腹隐痛的症状；当其合并囊肿蒂扭转时，则出现急性腹痛等症状。

（二）声像图特点

卵巢冠囊肿表现为一侧附件区的囊性肿物，壁薄、透声好，最主要的特点是同侧卵巢形态完整，位于其旁（图 17-5）。

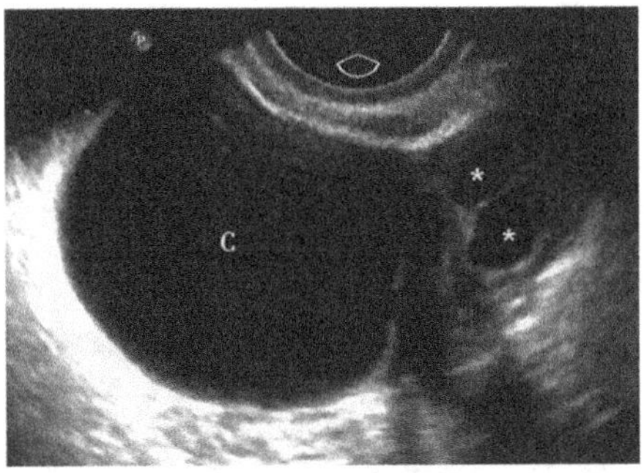

图 17-5　卵巢冠囊肿

卵巢的一侧可见薄壁无回声（C），类圆形，内部无分隔，透声好，其旁可见卵巢回声（＊：卵巢内的卵泡）

（三）鉴别诊断

本病应与卵巢生理性囊肿和卵巢内异症囊肿等相鉴别，能够观察到卵巢的完整结构位于其旁是鉴别的关键。

六、卵巢囊腺瘤

（一）病理与临床

卵巢囊腺瘤是最常见的卵巢良性肿瘤之一，分为浆液性囊腺瘤和黏液性囊腺瘤。浆液性肿瘤大体病理上为囊性肿物，大多单侧发生，直径 1～20 cm，单房或多房；囊内壁及外壁均光滑，多数囊内含清亮的浆液，少数也可能含较黏稠液；囊内壁有乳头者为乳头状囊腺瘤。黏液性囊腺瘤大体病理上为囊性肿物，多呈圆形、体积巨大；表面光滑，切面常为多房性，囊壁薄而光滑，有时因房过密而呈实性。囊腔内充满胶冻样黏稠液，但少数囊内为浆液性液；较少出现乳头。卵巢囊腺瘤早期体积小，多无症状。中等大的肿瘤常引起腹胀不适。巨大的肿瘤占据盆、腹腔出现压迫症状，腹部隆起，可触及肿块。合并感染时出现腹水、发热、腹痛等症状。黏液性囊腺瘤可发生破裂，种植于腹膜上形成腹膜黏液瘤病，肿瘤体积巨大，压迫但不侵犯实质脏器。

(二)声像图表现

浆液性和黏液性囊腺瘤超声特点有所不同。

(1)浆液性囊腺瘤:中等大小,外形呈规则的类圆形,表面光滑,内部呈单房或多房囊性,分隔薄而规则,囊内透声好。浆液性乳头囊腺瘤囊内见单个或多个内生性和(或)外生性乳头,乳头形态较为规则(图 17-6);CDFI 乳头内可见血流信号。少数病例发生于卵巢冠,仍可见部分正常卵巢组织的回声。

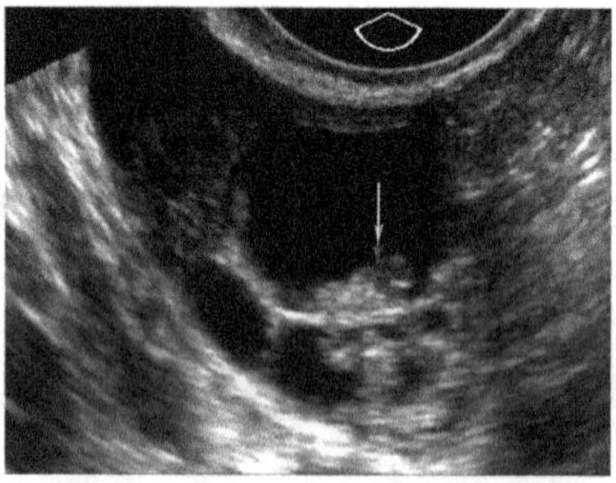

图 17-6　卵巢浆液性乳头状囊腺瘤

卵巢内见无回声,内含网状分隔,隔上可见多个乳头样中高回声(箭头所指为乳头)

(2)黏液性囊腺瘤:常为单侧发生,常呈多房性囊肿,体积通常较大,直径可达 15～30 cm;分隔较多而厚(图 17-7),内部可见散在的点状回声,为黏液性肿瘤的特征性表现;本病较少出现乳头。

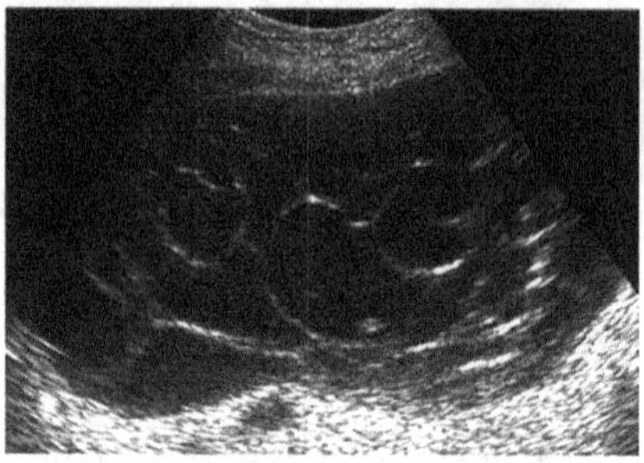

图 17-7　卵巢黏液性乳头状囊腺瘤

附件区见多房性无回声,大小约 20 cm×18 cm×9 cm,内含较密集的网状分隔,内部可见散在的点状回声

(3)腹膜黏液瘤病表现为腹腔内见多个病灶,回声表现与单发病变相似,分隔更多、囊腔更小。

(4)交界性囊腺瘤的表现与上述相似,但乳头可能更多、更大,CDFI 可能显示乳头上较丰富血流信号。

(三)鉴别诊断

注意与卵巢生理性囊肿、卵巢子宫内膜异位症、输卵管积水及炎性包块等疾病相鉴别。

七、卵巢囊腺癌

(一)病理与临床

卵巢囊腺癌是卵巢原发的上皮性恶性肿瘤,包括浆液性囊腺癌和黏液性囊腺癌,其中浆液性囊腺癌是最常见的卵巢恶性肿瘤。浆液性囊腺癌肿瘤直径 10～15 cm，切面为囊实性，以形成囊腔和乳头为特征，有多数糟脆的乳头和实性结节，囊内容为浆液性或混浊血性液；黏液性囊腺癌切面呈多房性，囊腔多而密集，囊内壁可见乳头及实性区，囊液为黏稠黏液或血性液，但有约 1/4 囊内为浆液性液。组织学可分为高、中、低分化三级。卵巢囊腺癌患者早期多无明显症状。出现症状时往往已届晚期，迅速出现腹胀、腹痛、腹部肿块及腹水。预后较差。目前筛查卵巢肿瘤的主要方法是盆腔超声和肿瘤标志物 CA125 的检测，两者联合应用，可提高诊断准确性。

(二)声像图特点

(1)肿物通常体积巨大，外形不规则。

(2)可双侧发生，双侧等大或一侧大而另一侧小。

(3)肿物表现为混合回声，常为一个巨大的肿物内部可见低回声及无回声与分隔。当肿物以低回声为主时，低回声内部明显不均匀、不规则(图 17-8)。以囊性成分为主时，肿瘤内可见多个厚薄不均、不规则的分隔，并可见乳头样中等或中高回声，数目多、体积大、形态不规则，乳头内有圆形无回声区域。囊内有时可见充满细密光点。黏液性囊腺癌超声表现与浆液性囊腺癌相似，不同的是黏液性囊腺癌的无回声区内常见充满密集或稀疏点状回声，为黏液的回声。

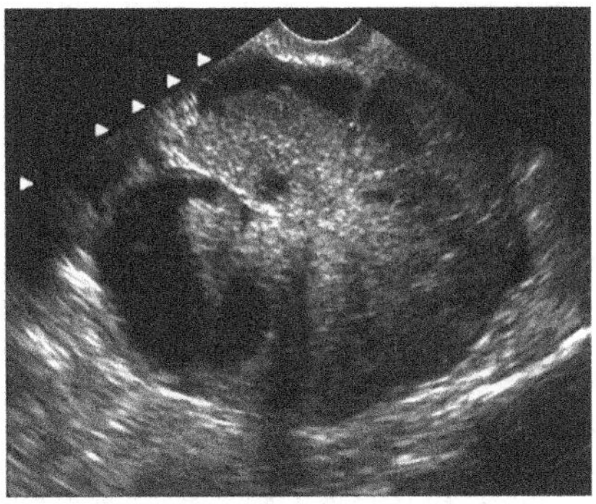

图 17-8　卵巢浆液性乳头状囊腺癌

附件区可见巨大混合回声，形态不规则，内部以不规则中等回声为主，间以不规则无回声区

(4)CDFI：分隔、乳头及肿瘤内低回声区可见较丰富条状血流信号，频谱呈低阻型(RI<0.5)。

(5)常合并腹水。

(三)鉴别诊断

超声检查通常难以在术前确定卵巢恶性病变的病理类型，主要的鉴别诊断包括良性病变与恶性病变的鉴别、卵巢肿瘤与炎性包块的鉴别。鉴别要点如下。

(1)二维形态：①有实性成分的单房或多房囊肿，乳头数目较多、不规则时要考虑到恶性病变。②以实性为主的囊实性病变，或回声不均匀的实性肿瘤则大多为恶性。恶性肿瘤较大时形态不规则、边界欠清、内部回声明显不均，可见厚薄不均的分隔，多合并腹水。③良性肿瘤多表现为囊性或以囊性为主的混合性包块，如单房囊肿、无实性成分或乳头，或多房囊肿，有分隔，但无实性成分或乳头，且分隔薄而均匀时，一般为良性；有乳头但数目少且规则，也多为良性。④盆腔炎性包块的二维及 CDFI 特征与卵巢恶性肿瘤有不少相似之处，是超声鉴别诊断的难点。通过仔细观察输卵管炎症的腊肠样回声，以及是否有正常的卵巢回声结构是鉴别诊断的关键，若在附件区域或病灶内见到正常卵巢结构，则首先考虑为炎性病变。当然，盆腔炎症明显累及卵巢(如输卵管-卵巢脓肿)时,单凭超声表现是很难确定的,必须密切结合临床病史、症状及体征进行综合判断。

(2)CDFI 对卵巢肿瘤良恶性鉴别的帮助也是肯定的。恶性肿瘤由于其大量新生血管及动静脉瘘形成、血管管壁缺乏平滑肌,CDFI 可见丰富血流信号,动脉血流多呈低阻型,多数学者认为 RI<0.4可作为诊断恶性卵巢肿瘤的 RI 阈值。

因卵巢肿瘤组织学的种类繁多,除典型的畸胎瘤、浆液性囊性瘤和黏液性囊腺瘤外,超声检查通常无法判断其组织学类型。根据卵巢肿物二维声像图上的形态学特点,可以对一部分肿瘤的性质作出良恶性鉴别。但是非赘生性囊肿合并出血、不典型的卵巢子宫内膜异位症囊肿及盆腔炎时声像图变异很大,给良恶性肿瘤的鉴别诊断带来困难。

八、卵巢子宫内膜样癌

(一)病理与临床

卵巢子宫内膜样癌为卵巢上皮来源恶性肿瘤,大体病理上,肿物为囊实性或大部分为实性,直径为10~20 cm,囊内可有乳头状突起。部分肿瘤为双侧性。镜下组织结构与子宫内膜癌极相似。临床表现包括盆腔包块、腹胀、腹痛、不规则阴道出血、腹水等。本病可能为子宫内膜异位囊肿恶变,也可与子宫内膜癌并发,因此当发现囊实性类似囊腺癌的肿块时,若有内膜异位症病史,或同时发现子宫内膜癌,应注意卵巢子宫内膜样癌的可能性。

(二)声像图特点

本病声像图特点类似卵巢乳头状囊腺癌,呈以中等回声为主的混合回声,或无回声内见多个乳头状中等回声或形态不规则的中等回声(图 17-9)。

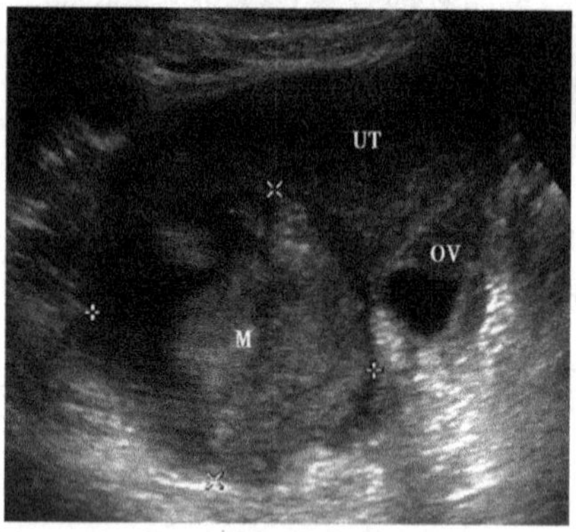

图 17-9 卵巢子宫内膜样癌

附件区可见混合回声包块,部分边界不清、形态欠规则,内见不规则中高回声(M:肿物;UT:子宫;OV:另一侧的卵巢)

(三)鉴别诊断

见卵巢囊腺癌。

九、卵巢颗粒细胞瘤

(一)病理与临床

卵巢颗粒细胞瘤为低度恶性卵巢肿瘤,是性索间质肿瘤的主要类型之一;75%以上的肿瘤分泌雌激素。自然病程较长,有易复发的特点。大体病理上,肿瘤大小不等,圆形、卵圆形或分叶状，表面光滑；切面实性或囊实性，可有灶性出血或坏死；少数颗粒细胞瘤以囊性为主，内充满淡黄色液体，大体病理上似囊腺瘤。颗粒细胞瘤可分为成人型及幼年型，成人型约占 95%，而幼年型约占 5%。幼年型患者可出现性早熟症状。成人患者好发年龄为 40～50 岁妇女及绝经后妇女，主要临床症状包括月经紊乱、月经过多、经期延长或闭经，绝经后阴道不规则出血；高水平雌激素的长期刺激使子宫内膜增生，或出现息肉甚至癌变，还会出现子宫肌瘤等。其他临床症状包括盆腔包块、腹胀、腹痛等。

（二）声像图特点

（1）颗粒细胞瘤可以为实性、囊实性或囊性，因而声像图表现呈多样性。小者以实性不均质低回声为主，后方无明显声衰减。大者可因出血、坏死、囊性变而呈囊实性或囊性，可有多个分隔而呈多房囊实型，有时表现为实性包块中见蜂窝状无回声区；囊性为主包块可表现为多房性甚或大的单房性囊肿。

（2）CDFI：由于颗粒细胞瘤产生雌激素，使瘤体内部血管扩张明显，多数肿瘤实性部分和分隔上可检出较丰富血流信号。

（3）子宫：肿瘤产生的雌激素可导致子宫内膜增生、息肉甚至内膜癌表现。

（三）鉴别诊断

实性卵巢颗粒细胞瘤需与浆膜下子宫肌瘤鉴别；多房囊实性者需与其他卵巢肿瘤如浆液性囊腺癌、黏液性囊腺瘤/癌等相鉴别；囊肿型颗粒细胞瘤内含清亮液体回声且壁薄，需与囊腺瘤甚或卵巢单纯性囊肿鉴别。鉴别困难时，需密切结合临床资料综合判断。

十、卵泡膜细胞瘤-纤维瘤

（一）病理与临床

卵泡膜细胞瘤和卵巢纤维瘤均为性索间质肿瘤，为良性肿瘤。前者可与颗粒细胞瘤合并存在，分泌雌激素，出现子宫内膜增生症、月经不规律或绝经后出血等相关症状。后者不分泌激素，但有时并发腹水或胸腔积液，此时称为 Meigs 综合征。卵泡膜细胞瘤与卵巢纤维瘤常混合存在，故有泡膜纤维瘤之称。病理检查前者由短梭形细胞构成，细胞质富含脂质，类似卵巢卵泡膜内层细胞；后者瘤细胞呈梭形、编织状排列，内含大量胶原纤维。卵泡膜细胞瘤好发于绝经前后，约 65%发生在绝经后；卵巢纤维瘤也多发于中老年妇女。卵泡膜细胞瘤的临床症状包括月经紊乱、绝经后阴道出血等雌激素分泌引起的症状及腹部包块等。卵巢纤维瘤的主要临床症状包括腹痛、腹部包块，以及由于肿瘤压迫引起的泌尿系统症状等。卵巢纤维瘤多为中等大小、光滑活动、质实而沉，很容易扭转而发生急性腹痛。也有相当的病例并没有临床症状，于体检及其他手术时发现，或因急性扭转始来就诊。

（二）声像图表现

两者均为单侧实性肿物，肿物类圆形、边界清晰，内部回声均匀或不均匀。泡膜细胞瘤表现为中高或中低水平回声区，透声性尚好，后方回声可轻度增强（图 17-10）。CDFI：内可见散在血流信号。少数病例呈囊实性表现。卵巢纤维瘤特点为圆形或椭圆形低回声区（回声水平多较子宫肌瘤更低），边界轮廓清晰，常伴后方衰减，此时后方边界不清（图 17-11）。有时难与带蒂的子宫浆膜下肌瘤或阔韧带肌瘤鉴别。

（三）鉴别诊断

应与浆膜下子宫肌瘤、卵巢囊肿等相鉴别。多数情况下，可以发现浆膜下肌瘤与子宫相连的蒂，鉴别较易；不能观察到蒂时，若见双侧完整、正常的卵巢结构，则有助判断为浆膜下子宫肌瘤，若同侧的卵巢未显示或不完整，则卵巢纤维瘤可能性大。少数质地致密的纤维瘤，声像图上回声极低，尤其经腹扫查时可表现为类似无回声样的包块，可能误诊为卵巢囊肿，经阴道超声仔细观察囊肿后方回声增强的特征及病灶内有否血流信号可帮助明确诊断。

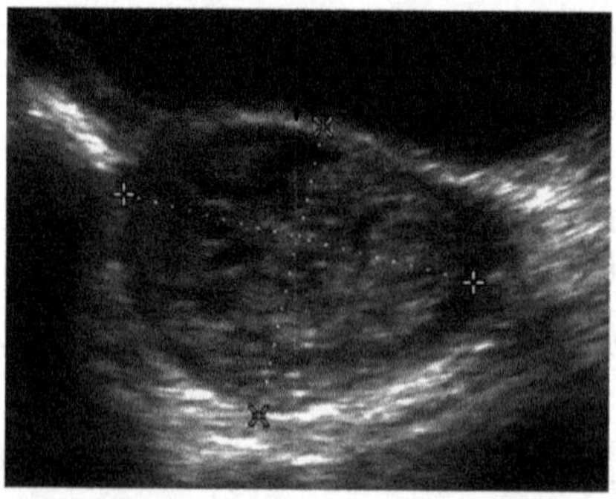

图 17-10　卵泡膜细胞瘤图像

病变呈混合回声，类圆形、边界清晰，内见中等回声及少许无回声

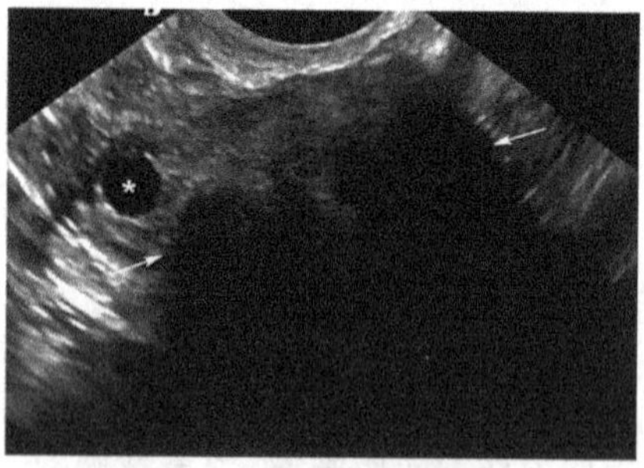

图 17-11　卵巢纤维瘤图像

病变呈低回声（箭头），后方回声衰减，其旁可见卵巢回声（*：卵泡）

十一、成熟性畸胎瘤（皮样囊肿）

（一）病理与临床

成熟性畸胎瘤即良性畸胎瘤，肿瘤以外胚层来源的皮肤附件成分构成的囊性畸胎瘤为多，故又称为皮样囊肿，是最常见的卵巢良性肿瘤之一。大体病理上，肿瘤最小的仅 1 cm，最大可达 30 cm或充满腹腔，双侧性占 8%～24%；肿瘤为圆形或卵圆形，包膜完整光滑；切面单房或多房。囊内含黄色皮脂样物和毛发等。囊壁内常有一个或数个乳头或头结节。头结节常为脂肪、骨、软骨，有时可见到一个或数个完好的牙齿。成熟畸胎瘤可发生在任何年龄，但 80%～90%为生育年龄妇女。通常无临床症状，多在盆腔检查或影像检查时发现。肿瘤大者可及腹部包块。并发症有扭转、破裂和继发感染。由于肿瘤成分多样、密度不一，易发生蒂扭转，扭转和破裂均可导致急腹症发生。

（二）声像图表现

由于本病组织成分多样，其声像图表现也多种多样，诊断主要依靠以下特征性表现（图 17-12）。

（1）为类圆形混合回声，边界较清晰，外形规则。

（2）内部可见散在点状、短线样强回声（落雪征），为毛发的回声。

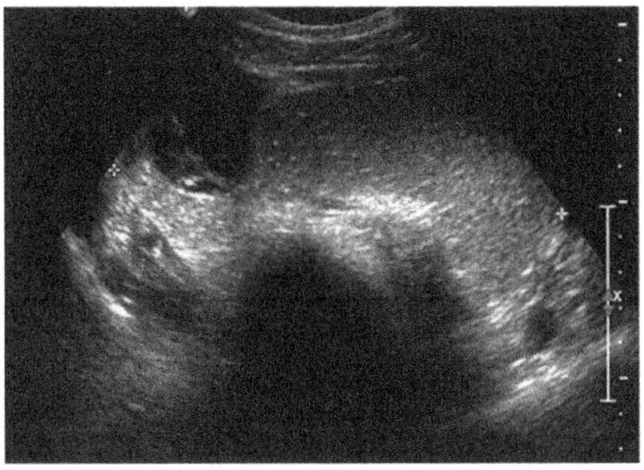

图 17-12　卵巢成熟畸胎瘤图像

腹盆腔巨大混合回声，内部可见点状回声、线状回声、无回声以及强回声光团后伴声影

(3)内有多发强回声光团后伴声影，其组织学类型为毛发和油脂，有时几乎充满整个囊腔，易被误认为肠道气体造成漏诊。

(4)脂-液分层征，高回声油脂密度小而浮在上层、含有毛发和上皮碎屑的液性成分密度大而沉于底层。两者之间出现分界线，此界线于患者发生体位变化时(平卧、站立和俯卧等)随之变化。

(5)囊壁上可见强回声，后方声影明显，此为壁立结节征，其成分为骨骼或牙齿。

(6)杂乱结构征：肿瘤内因同时含有多种不同成分而同时出现落雪征、强光团和脂液分层征象。

(三)鉴别诊断

成熟性畸胎瘤的声像图表现较典型，鉴别较易。但仍需与巧克力囊肿、黄体囊肿、肠管等相鉴别。畸胎瘤内密集点状回声的回声水平常高于巧克力囊肿，且常见有后方声影的团状强回声；黄体囊肿囊内回声水平较畸胎瘤低。特别需要注意的是与肠管及肠道胀气相鉴别，应仔细观察肠管蠕动，必要时嘱患者排便后复查。此外，还应注意有无畸胎瘤恶变及畸胎瘤复发。

十二、未成熟性畸胎瘤和成熟畸胎瘤恶变

(一)病理与临床

少见的卵巢恶性肿瘤，好发于儿童和青年女性。成熟畸胎瘤恶变发生率为 1%～2%，主要发生于年龄较大妇女。可出现血 AFP 升高。大体病理上，大多数肿瘤为单侧性巨大肿物。瘤体包含三个胚层来源的组织。未成熟畸胎瘤中除三胚层来的成熟组织外还有未成熟组织，最常见的成分是神经上皮。肿瘤多数呈囊实性，实性部分质软，肿瘤可自行破裂或在手术中撕裂。可见毛发、骨、软骨、黑色脉络膜及脑组织等，但牙齿少见。未成熟畸胎瘤多见于年轻患者，年龄为17～19 岁。常见症状为腹部包块、腹痛等；因腹腔种植率高，60%有腹水。血清 AFP 可升高。

(二)声像图表现

肿瘤结构杂乱，以囊实性表现为主，声像图与其他卵巢癌无特征性差异(图 17-13)。有时可见伴声影的团状强回声。

(三)鉴别诊断

本病超声表现与其他原发卵巢癌相似，鉴别依靠病理。

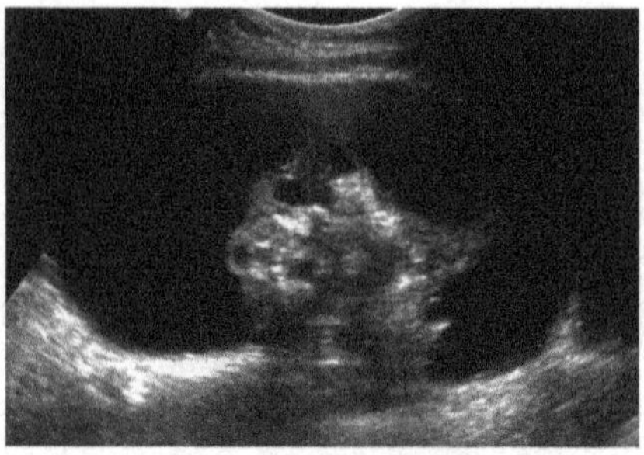

图 17-13　未成熟畸胎瘤

盆腹腔巨大混合回声，边界尚清、外形欠规则，内可见不规则中高回声、分隔及无回声

十三、卵巢转移癌

(一)病理与临床

卵巢转移癌的原发部位主要是胃和结肠，其次还有乳腺、肺、泌尿道、淋巴瘤、生殖器官(子宫、阴道、宫颈、对侧卵巢等)。通常发生在生育年龄妇女。60%～80%为双侧发生。库肯勃瘤(Krukenburg's Tumor)特指内部含有“印戒”细胞的卵巢转移性腺癌，原发于胃肠道，肿瘤呈双侧性、中等大小，多保持卵巢原状或呈肾形。一般与周围组织无粘连，切面实性、胶质样、多伴腹水。镜下见典型的印戒细胞，能产生黏液；周围是结缔组织或黏液瘤性间质。本病预后差。

(二)声像图表现

双侧卵巢增大，但多保持原有形状，有时外缘不规则呈结节状，有清晰轮廓。为以实性成分为主的实性包块，或间以囊性成分的囊实性包块(图 17-14)，内部呈中高、中等或低回声，后方回声可衰减；CDFI 显示瘤内血流丰富。常伴腹水。

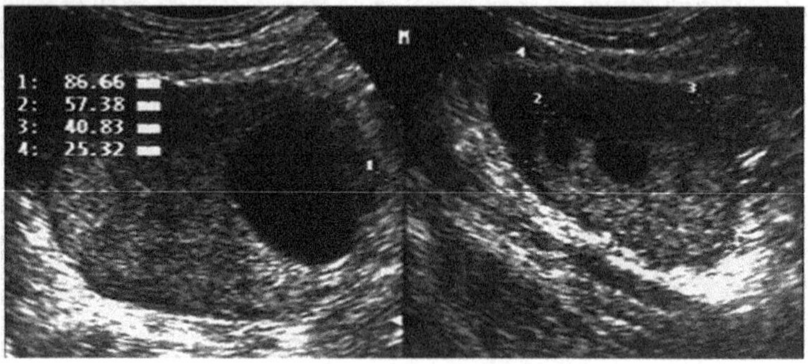

A　　　　　　　　B

图 17-14　卵巢库肯勃瘤

右侧(A)及左侧(B)附件区混合回声，边界尚清，均呈类圆形、以中等回声为主

(三)鉴别诊断

卵巢原发肿瘤和继发肿瘤的鉴别相当重要，因为两者的临床治疗方式和预后有很大差别。本病的主要特点是双侧、以实性为主、具有一定的活动度的附件区肿物。如患者有消化道、乳腺等部位的恶性肿瘤病史或有不适症状，应考虑到转移性卵巢癌的可能。

十四、卵巢肿瘤蒂扭转

(一)病理与临床

卵巢肿瘤蒂扭转是常见的妇科急腹症,单侧常见。卵巢畸胎瘤、卵巢冠囊肿和卵巢过度刺激综合征等是造成扭转的常见病因,卵巢体积增大导致其蒂部相对变细而使卵巢易发生扭转;正常卵巢发生扭转少见。蒂由输卵管、卵巢固有韧带和骨盆漏斗韧带组成。急性扭转发生后,静脉、淋巴回流受阻,瘤内有出血,瘤体急剧增大,可导致卵巢发生坏死。慢性扭转症状不明显,间歇性或不完全扭转时,卵巢明显水肿。急性扭转的典型症状是突然发生一侧下腹剧痛,常伴恶心呕吐甚至休克。妇科检查可触及张力较大的肿块,压痛以瘤蒂处最为剧烈。卵巢蒂扭转一经确诊应立即手术。

(二)声像图表现

卵巢蒂扭转的声像图表现取决于扭转发生的时间、扭转的程度(完全性扭转、不完全性扭转)、伴发的肿瘤或卵巢内出血的情况,所以在扭转的早期声像图无特征性表现,往往给早期诊断带来困难。典型的病例声像图特征包括以下几点。

(1)扭转的卵巢多位于子宫的上方、靠近中线的部位。

(2)扭转的卵巢体积弥散性增大,并包含一个或多个出血性坏死导致的低回声或中等回声区(图 17-15)。

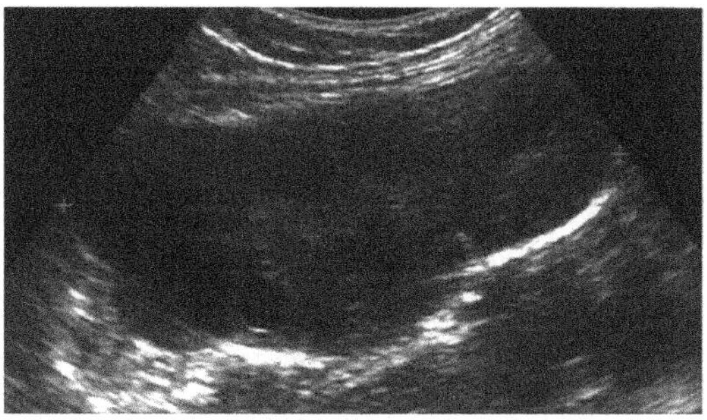

图 17-15　卵巢刺激综合征合并卵巢蒂扭转

患者曾行 IVF-EP,后行减胎术。患侧卵巢增大(卡尺之间),边界尚清,形态不规则,内部多个低-无回声,边界模糊;卵巢实质回声普遍减低

(3)在蒂部有时可以见到低回声的缠绕的血管结构,由多普勒检查可以沿卵巢韧带和漏斗韧带显示卵巢血供,如果检测到高阻动脉或动静脉血流缺失,可以帮助超声作出特异性诊断。

(4)非特异性表现:附件区无回声、混合回声,壁厚,内部有出血,盆腔积液。

(三)鉴别诊断

本病多出现于妇科急诊患者,临床症状对于诊断非常有帮助。超声医师往往由于卵巢的肿瘤性疾病容易为超声所观察到,而忽略本病的存在导致漏诊。因此,应提高对本病的认识。

(王成娟)

第二节 子宫疾病超声诊断

一、子宫先天性发育异常

子宫先天性发育异常是生殖器官发育异常中最常见的，临床意义亦比较大。

(一)病理与临床

女性生殖器官在胚胎发育过程中，若受到某些内在或外来因素的影响，两侧副中肾管在演化过程的不同阶段停止发育，形成各种子宫发育异常。副中肾管发育不全所致异常包括先天性无子宫、始基子宫、子宫发育不良或幼稚子宫、单角子宫、残角子宫等；副中肾管融合障碍所致异常包括双子宫、双角子宫；副中肾管融合后中隔吸收受阻所致异常为纵隔子宫。女性生殖系发育异常多于青春期后发现，患者常因原发性闭经、周期性腹痛、自然流产等就医。

(二)声像图表现

1.先天性无子宫

于充盈的膀胱后做纵向、横向扫查，均不能显示子宫的声像图。常合并先天性无阴道，不能探及阴道回声；双侧卵巢可显示正常。

2.始基子宫

于充盈的膀胱后方探及条索状呈低回声的肌性结构，长径<2 cm，难辨宫体宫颈结构，无宫腔线和内膜回声。常不能探及阴道回声，双侧卵巢可显示正常。

3.子宫发育不良

又称幼稚子宫。表现为青春期后妇女子宫的各径线均小于正常，宫体前后径<2 cm，宫颈相对较长，宫体与宫颈的长径之比≤1。可显示宫腔线和内膜回声，内膜较薄。

4.单角子宫

单角子宫的二维超声表现常不明显，有时可见子宫向一侧稍弯曲，宫底横切面显示子宫横径偏小，仅见一侧宫角；三维超声上对诊断帮助较大，于三维成像的子宫冠状切面上仅可见一个宫角，并向一侧略弯曲(图 17-16)。

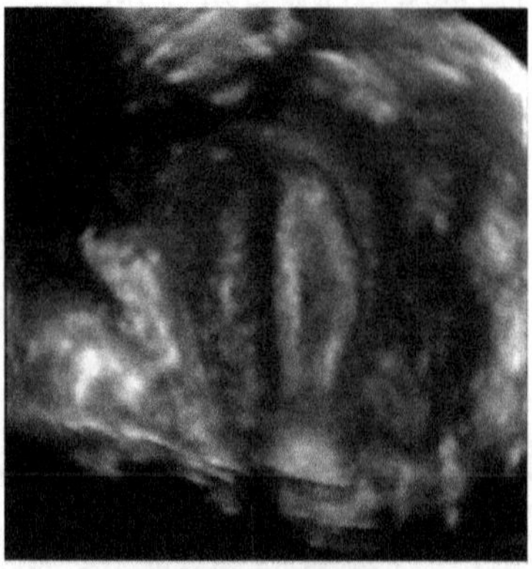

图 17-16 单角子宫

三维超声成像显示左侧宫角缺如，仅见右侧宫角

5.残角子宫

(1)无内膜型残角子宫的声像图表现:盆腔内见一发育正常子宫,其一侧可见一低回声包块,回声与子宫肌层相似,但与宫颈不相连,需与浆膜下肌瘤相鉴别。

(2)有内膜相通型残角子宫,表现为子宫一侧见与子宫相连的低回声包块,中央可见内膜回声(图 17-17)。

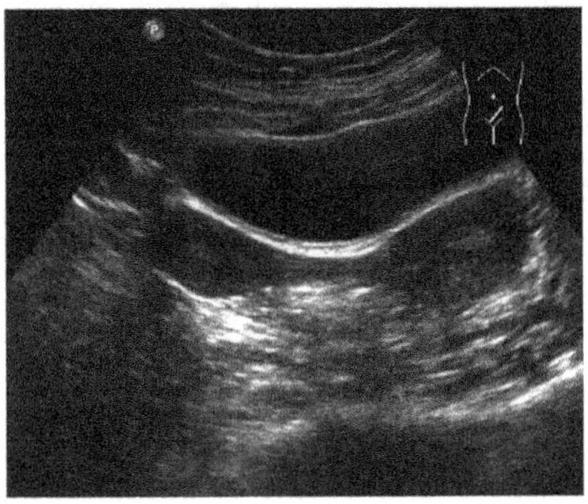

图 17-17　**残角子宫**

图像显示附件区见一实性低回声包块与子宫相连,其中心可见内膜回声

(3)有内膜不相通型残角子宫,月经初潮后即形成残角子宫腔积血,表现为子宫一侧见中心为无回声的囊实性包块。

6.双子宫

在动态纵向及斜向扫查时可见两个完全分开的独立子宫回声,均有完整的内膜、肌层和浆膜层。横切面观察尤为清楚,见两个子宫体完全分开,之间有深的凹陷,内部均可见内膜回声。两个子宫大小相近或其中之一稍大。常可探及两个宫颈管及阴道的回声(图 17-18)。

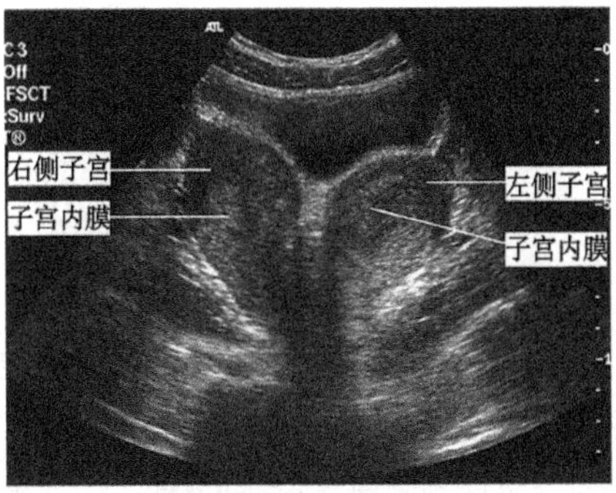

图 17-18　**双子宫**

图像显示两个独立完整的子宫

7.双角子宫

子宫外形异常,见两个分开的宫角,即子宫上段完全分开,子宫下段仍部分融合;子宫横切面观察,可见子宫底部增宽,中间凹陷呈 Y 形;子宫腔内膜回声也呈 Y 形。三维超声获得的子宫冠状切面显示宫底部凹陷,见两个分开的宫角,整个子宫外形呈 Y 形,内膜形态也呈 Y 形。

8.纵隔子宫

子宫底部横径稍增宽,连续横切面扫查显示宫腔中部见从宫腔下段至宫底处逐渐增厚的低回声带,将子宫内膜分隔开来。三维超声获得的子宫冠状切面显示宫底形态正常,内膜呈 V 形

(完全性纵隔子宫)或 Y 形(不完全性纵隔子宫)。三维超声不仅可以清晰显示宫腔中的纵隔长度,鉴别完全性与不完全性纵隔子宫,而且还可以显示纵隔的形态、厚度等(图 17-19)。

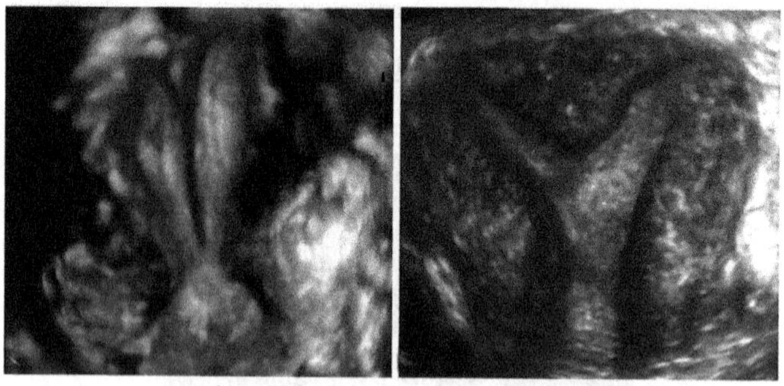

A　　B

图 17-19　纵隔子宫

A.完全性纵隔子宫;B.不完全性纵隔子宫

(三)鉴别诊断

残角子宫应与浆膜下肌瘤、卵巢实性肿瘤、宫外孕包块等相鉴别。双角子宫应注意与部分性纵隔子宫相鉴别,前者子宫外形及宫腔内膜回声均呈 Y 形;后者宫腔内膜回声呈 Y 形,但子宫外形正常。

二、子宫腺肌症

(一)病理与临床

子宫腺肌症是指子宫内膜腺体及间质侵入子宫肌层,是子宫内膜异位症最常见的形式之一。多发生在 30～50 岁妇女。其发病机制尚未完全阐明。异位的子宫内膜弥散于子宫肌壁(以后壁多见),在性激素作用下发生周期性少量出血,在局部形成微小囊腔,肌纤维弥散性反应性增生。大体病理上,于肌层组织内见增粗的肌纤维和微囊腔。局灶性的子宫腺肌症病灶称为子宫腺肌瘤。

子宫腺肌症的主要临床表现为痛经进行性加重,经期延长及月经量多。妇科检查时扪及增大而质硬的子宫。

(二)声像图表现

见图 17-20。

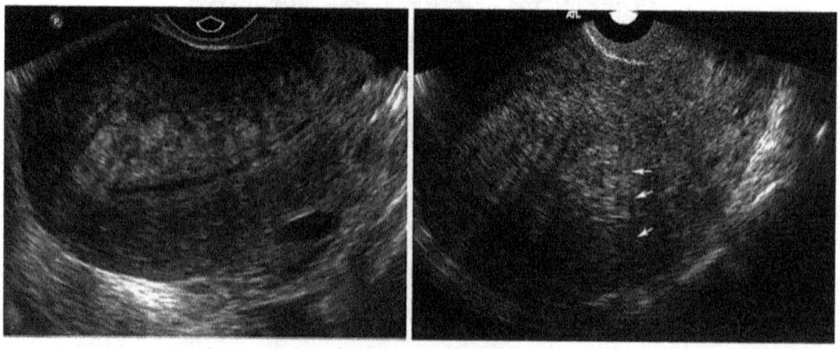

A　　B

图 17-20　子宫腺肌症

A.子宫前壁肌层弥漫增厚,回声不均,可见条索状及片状中强回声,间以蜂窝状小低回声区;B.箭头示栅栏状细线样声影

(1)子宫增大,形态饱满,前后壁肌层多不对称性增厚,后壁肌层增厚较前壁多见;或仅表现

为后壁或前壁的明显增厚。

(2)受累肌层回声增强、明显不均，见紊乱的点状或条索状强回声，间以蜂窝状小低回声区，有时也可见散在的小无回声区，仅数毫米。

(3)肌层内及子宫后方常伴有栅栏状细线样的声影。

(4)腺肌瘤时，可见肌层内局灶性中低回声区，单发多见，边界不清，周边无包膜回声及声晕，内部见点条状血流信号。

(5)可伴发卵巢巧克力囊肿。

(三)鉴别诊断

局灶性的子宫腺肌瘤需与子宫肌瘤相鉴别。子宫肌瘤周边有假包膜，边界清楚，周边可见环绕或半环绕的血流信号。

三、子宫肌瘤

(一)病理与临床

子宫肌瘤是女性生殖器最常见的良性肿瘤，由子宫平滑肌组织增生而成。多见于中年妇女。大多数患者无明显症状，仅是在妇科检查时偶然发现。根据生长部位的不同分为肌壁间肌瘤、浆膜下肌瘤及黏膜下肌瘤。子宫肌瘤的临床症状与肌瘤的生长部位、生长速度、大小等有关。主要症状包括：①月经改变，如月经周期缩短、经量增多、经期延长。②压迫症状，如尿频、排尿障碍、便秘等。③疼痛，肌瘤本身不引起疼痛，一般最常见的症状是下腹坠胀、腰背酸痛等。④阴道分泌物增多。⑤贫血等。

(二)声像图表现

子宫肌瘤的声像图表现各异，取决于肌瘤的大小、部位和生长时间长短。

1.子宫的形态和大小

肌瘤为多发或位于子宫表面时，子宫体积增大、形态失常；有蒂的浆膜下肌瘤有时可清楚地观察到肌瘤与子宫相连的蒂(图 17-21A)；单发的小肌瘤位于肌层内，子宫形态和大小无明显异常。

2.宫腔线位置

宫腔线可因肌瘤的压迫变形、移位，黏膜下肌瘤时内膜基底处可见内膜线中断，宫腔内见低回声或中等回声区(图 17-21B)。

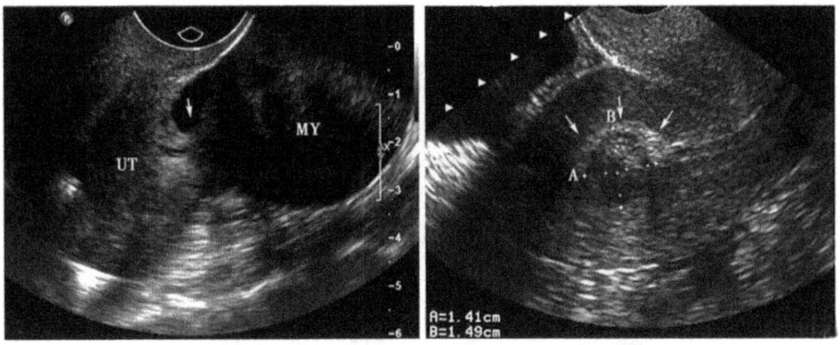

A　　B

图 17-21　子宫肌瘤

A.子宫左侧实性低回声包块，箭头所指为其与子宫相连的蒂部；B.子宫黏膜下肌瘤子宫后壁内膜下方见 1.5 cm×1.8 cm×1.4 cm 低回声，约 50%的体积突向宫腔，其前方可见内膜受压弯曲(箭头所示)

3.肌瘤的回声特征

子宫肌瘤声像图以低回声为主，根据平滑肌组织及纤维组织的构成和排列不同，其回声分布有所差异。以平滑肌组织成分为主的肌瘤，回声低，后方可有声衰减；纤维组织增多时，肌瘤的回声相对增强；肌瘤较大时可发生囊性变，出现回声明显不均区域及无回声区。若肌瘤有钙化时，钙化部分呈强回声带，肌瘤内见灶状、团块状、半环状或环状强回声区，后方伴声影，肌瘤钙化更多见于绝经后。较大的肌瘤内部可呈旋涡状回声，并伴有不同程度的后方衰减。

4.彩色多普勒血流

血流信号多分布在肌瘤病灶的周边区域，病灶周边的假包膜区域常见环状或半环状血流，包绕肌瘤。

(三)鉴别诊断

1.子宫黏膜下肌瘤与子宫内膜息肉鉴别

子宫黏膜下肌瘤多为低回声，基底处可见内膜线中断。子宫内膜息肉多为中强回声，基底处内膜连续性无中断。

2.卵巢肿瘤

子宫浆膜下肌瘤突出于子宫表面，应与卵巢实性肿瘤鉴别。鉴别要点在于观察包块是否与子宫相连，包块血流来源及包块同侧是否可见正常卵巢。

四、子宫内膜增生

(一)病理与临床

子宫内膜增生症是由于子宫内膜受雌激素持续作用而无孕激素拮抗，发生不同程度的增生性改变，多见于青春期和更年期。大体病理见子宫内膜呈灰白色或淡黄色，表面平坦或呈息肉状突起，可伴有水肿，切面有时可见扩张腺体形成的腔隙。根据子宫内膜增殖的程度分为单纯型、复杂型和不典型增生。临床最常见的症状是月经紊乱、经期延长或不规则阴道出血，可伴贫血。

(二)声像图表现

(1)内膜增厚。育龄妇女的子宫内膜厚度超过 15 mm，绝经妇女的内膜厚度超过 5 mm。

(2)宫腔线清晰。

(3)内膜回声偏强，回声均匀或不均匀。

(4)服用三苯氧胺的患者，增厚的内膜中常可见到小囊状无回声区(图 17-22)。

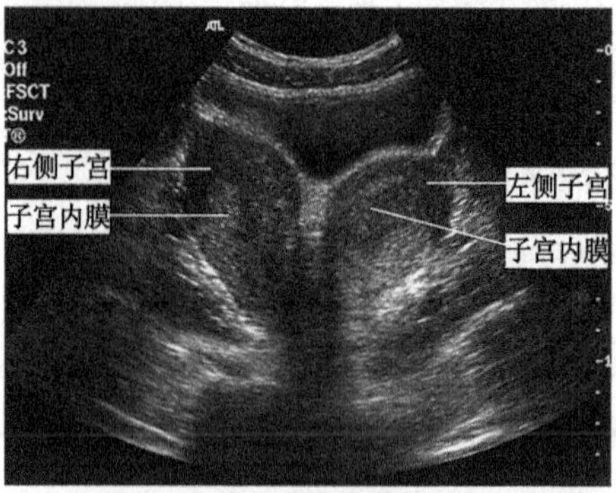

图 17-22　子宫内膜囊性增生

子宫内膜增厚，与子宫肌层分界清晰(箭头所示)，内可见多个小囊状无回声区

(5)血流信号轻度增加或无明显异常。

(三)鉴别诊断

子宫内膜癌:多发生于绝经后的妇女,常有阴道不规则出血。超声检查发现宫腔内局限性或弥散性中强回声,形态不规则,与子宫肌层分界不清,肌层局部变薄。CDFI 显示其内部可见丰富血流信号,血流形态及分布不规则,可探及低阻动脉频谱。需要注意的是,早期的内膜癌与内膜增生在声像图上很难鉴别。因此,对于有阴道不规则出血的绝经后妇女,应行诊断性刮宫明确诊断。

五、子宫内膜息肉

(一)病理与临床

子宫内膜息肉是由内膜腺体及间质组成的肿块,向宫腔突出,是妇科常见的一种宫腔良性病变。子宫内膜息肉形成的原因,可能与炎症、内分泌紊乱,特别是体内雌激素水平过高有关。单发较小的息肉一般无临床症状,多发息肉或较大的息肉可引起月经过多、月经不规则、经间出血(月经间期出血)或绝经后出血等症状。

(二)声像图表现

见图 17-23。

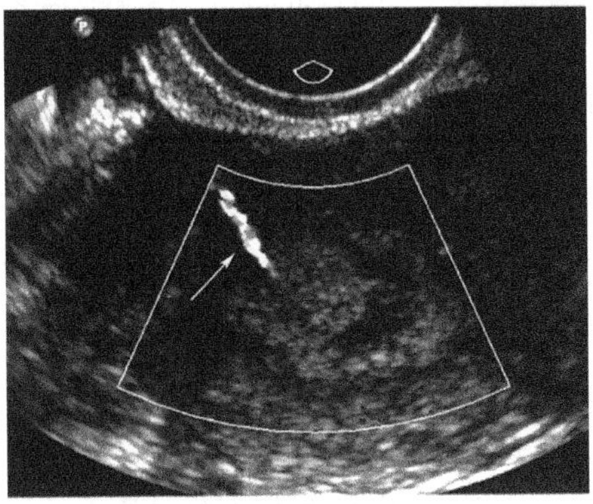

图 17-23　子宫内膜息肉

宫腔内见一形态规则边界清晰的中强回声,CDFI 显示一条状滋养血流穿入其内(箭头所示)

(1)宫腔内见一个或多个团状中高回声区,形态规则,边界清晰。

(2)病灶处宫腔线分开并弯曲。

(3)内部回声较均匀,少数伴囊性变者内部可见蜂窝状小无回声区。

(4)CDFI 可见滋养血管自蒂部伸入病灶中心区域内。

(三)鉴别诊断

1.子宫内膜癌

多发生于绝经后的妇女,常有阴道不规则出血。超声检查发现宫腔内局限性或弥散性中强回声,形态不规则,边界不清,病灶内部可见较丰富血流信号。

2.黏膜下肌瘤

黏膜下肌瘤多为低回声,基底处内膜线中断。

六、子宫颈癌

(一)病理与临床

子宫颈癌是女性生殖系统常见的恶性肿瘤之一，发病年龄以 40～50 岁多见，近些年呈现年轻化趋势。子宫颈癌的组织发生可能来源于子宫颈阴道部或移行带的鳞状上皮或子宫颈管黏膜柱状上皮。子宫颈癌 80%～95%为鳞状细胞癌，其次为腺癌。浸润型宫颈癌肉眼观主要表现为内生浸润型、溃疡型或外生乳头、菜花型。子宫颈癌的主要扩散途径为直接蔓延和经淋巴道转移，向两侧可侵犯或压迫输尿管而引起肾盂积水。宫颈癌浸润范围的判断对治疗方式的选择具有重要意义。子宫颈癌的主要症状为阴道分泌物增多、接触性出血或阴道不规则出血。

(二)声像图表现

见图 17-24。

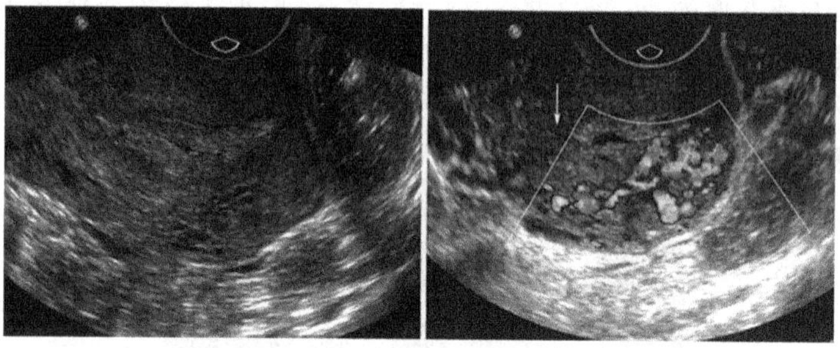

A　　B

图 17-24　宫颈癌

宫颈后唇低回声(A)，边界不清，彩色多普勒显示其内丰富血流信号(箭头所示)，病理证实为宫颈癌

超声不能识别和诊断早期宫颈癌，子宫颈刮片细胞学检查是发现宫颈癌前病变和早期宫颈癌的主要方法。浸润性宫颈癌声像图表现如下。

(1)宫颈结构紊乱，可见低回声区病灶。

(2)内生浸润型和溃疡型病灶常边界不清，外生型病灶则多边界清。

(3)CDFI 显示病灶内见丰富血流信号。

(4)宫旁浸润时，宫旁结构不清，呈低回声，与宫颈病灶相延续。

(5)肿瘤引起宫颈狭窄时，可见宫腔积液；肿瘤向宫旁浸润至输尿管下段受累，或肿瘤压迫输尿管时，可见一侧或双侧肾积水。

(三)鉴别诊断

与宫颈肌瘤相鉴别：多无明显临床症状，超声表现为宫颈内低回声占位，形态规则，圆形或椭圆形，边界清晰，回声不均，血流信号较稀疏，沿周边分布。

七、子宫内膜癌

(一)病理与临床

子宫内膜癌是女性生殖道常见的肿瘤之一，多发生在 50～65 岁的绝经后妇女。子宫内膜癌的发病一般认为与雌激素对子宫内膜的长期持续刺激有关，镜下最常见的病理类型为子宫内膜样腺癌。临床症状主要为阴道不规则出血或绝经后阴道出血、白带增多等。

(二)声像图表现

见图 17-25。

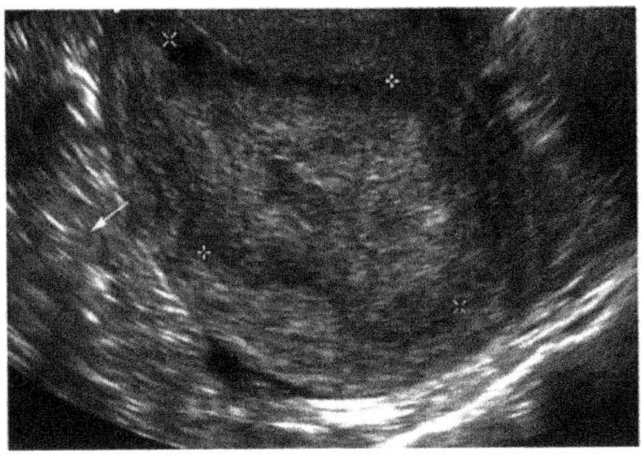

图 17-25　**子宫内膜癌**

宫腔线消失，宫腔内充满中等回声，局部与子宫肌层分界不清，子宫肌层变薄(箭头所示)，病理证实为子宫内膜癌伴深肌层浸润

(1)子宫内膜不均匀增厚：当育龄期妇女的内膜厚度＞15 mm，绝经后妇女的内膜厚度＞5 mm时，应视为内膜增厚。内膜厚度不均匀，形态不规则。

(2)大多数的内膜癌表现为弥散性或局限性不规则的中等回声，少数可以是低回声。

(3)肿瘤浸润肌层时，增厚的内膜与肌层间的低回声分界消失，肌层局部变薄。

(4)宫腔内有积液、积脓时，可见无回声区或无回声区内有点状回声。

(5)彩色多普勒显示肿瘤病灶周边及内部有较多的点状或迂曲条状彩色血流信号，呈低阻型动脉频谱。

(三)鉴别诊断

子宫内膜癌需与良性子宫内膜病变相鉴别。子宫内膜增生时，内膜呈均匀性增厚，与子宫肌层分界清晰，血流不丰富。子宫内膜息肉表现为局限性中强回声，形态规则，边界清晰，中心部可见条状滋养血流。但内膜癌与局灶性内膜增生，以及部分表现不典型的内膜息肉在超声上仍较难鉴别，需通过诊断性刮宫获得病理诊断。

八、子宫肉瘤

(一)病理与临床

子宫肉瘤是一种罕见的高度恶性的女性生殖器肿瘤，来源于子宫肌层或肌层内结缔组织。子宫肉瘤组织学成分复杂，包括子宫平滑肌、内膜间质、结缔组织、上皮或非上皮等成分。分类繁多，且分类仍未统一。根据不同的组织发生来源主要分为平滑肌肉瘤、内膜间质肉瘤和恶性苗勒管混合瘤。子宫肉瘤好发于围绝经期妇女，最常见的症状是不规则阴道流血，部分患者自诉下腹部包块在短时间内迅速长大。

(二)声像图表现

(1)子宫肌层或盆腔单发巨大占位：病灶位于子宫肌层，使子宫不规则增大，或取代子宫肌层结构，显示为盆腔占位。平均直径＞8 cm，多呈分叶状或不规则形态，边界不清。

(2)常见的病灶内部回声呈不均匀中、低回声或不均质混合回声，内部失去旋涡状的典型平滑肌瘤样回声，可见不规则无回声区。

(3)肿瘤内部、周边血流信号显著增多，流速增快，血管形态不规则，排列紊乱，管径粗细不均。

(4)可探及高速低阻动脉频谱。

(三)鉴别诊断

子宫肉瘤主要与子宫肌瘤相鉴别,内部回声及血流丰富程度是鉴别重点。体积较大的子宫肌瘤内部回声呈旋涡状,周边可见环状或半环状血流信号,形态规则。

(王成娟)

第三节 异位妊娠超声诊断

当孕卵在子宫体腔以外的部位着床发育,称异位妊娠,着床在子宫以外的部位,也叫宫外孕,包括输卵管妊娠、卵巢妊娠、宫角妊娠、宫颈妊娠、腹腔妊娠、残角子宫妊娠、剖宫产瘢痕妊娠等。

一、病因及病理

各种原因引起的输卵管功能性或器质性病变,如慢性输卵管炎、输卵管发育不全、发育异常、输卵管手术后和盆腔子宫内膜异位症等,使受精卵经过输卵管时受到阻碍、时间延长,不能按时将受精卵运送到宫腔而在输卵管内种植着床。宫内放置节育器后也可能引起慢性输卵管炎。一侧的卵巢排卵后未向同侧输卵管移行而向对侧移行,称孕卵游走。移行时间的延长使孕卵发育到着床阶段时仍未抵达宫腔,便就地着床,引起了输卵管妊娠、腹腔妊娠、对侧卵巢妊娠等。

病理上,输卵管妊娠最为常见。其中,尤以输卵管壶腹部居多,壶腹部约占70%,其次是峡部约占22%,伞部及间质部约5%。

孕卵着床于输卵管后,由于输卵管黏膜不能形成完整的蜕膜层,孕卵的滋养层便直接侵蚀输卵管肌层和肌层微血管,引起局部出血。输卵管管壁薄弱,管腔狭小,不能适应胚胎的生长发育,发展到了一定程度即可发生输卵管妊娠流产或输卵管妊娠破裂。

输卵管妊娠流产是指妊娠囊向管腔突出并突破包膜,妊娠囊与管壁分离,落入管腔,经输卵管逆蠕动排至腹腔。输卵管妊娠流产有完全及不完全两种,完全流产时腹腔内出血不多,不完全流产时由于滋养细胞继续侵蚀管壁形成反复出血。由于输卵管肌层的收缩力较差,开放的血管不易止血,盆腔内形成血肿。偶尔,输卵管妊娠流产至腹腔内后,胚胎仍然存活,绒毛组织附着于腹盆腔内的其他器官重新种植而获得营养,胚胎继续生长,最终形成腹腔妊娠。

输卵管妊娠破裂是指妊娠囊向管壁方向侵蚀肌层及浆膜,最后穿通浆膜而破裂,往往出血量很大。若短时间内大量出血患者则可迅速陷入休克状态;若反复出血则在盆腔内形成血肿。血肿可机化吸收,亦可继发感染化脓。

壶腹部妊娠当以流产为多见,一般发生在妊娠第8～12周。峡部妊娠因管腔狭小,多发生破裂,而且时间较早,大多数在妊娠第6周左右出现体征。间质部妊娠与宫角妊娠的部位相当接近,且相对少见,但后果很严重,其结局几乎都是破裂。由于该处肌层较厚,故破裂较迟,多在妊娠4个月时发生。又因周围血供丰富,故破裂后出血甚多,往往在极短时间内发生致命性腹腔内出血。

剖宫产瘢痕妊娠破裂的机会极高,可发生在任何孕周。

二、临床表现及检查

宫外孕临床表现主要有停经、腹痛及阴道流血。早期宫外孕可能无症状，一般腹痛及阴道流血多发生在妊娠 6～8 周。输卵管妊娠流产、破裂等都可引起腹痛，还可伴恶心、呕吐、肛门坠胀感等。腹腔内急性大量出血往往由宫外孕破裂造成，血容量的急剧减少可引起昏厥，甚至休克。患者可有阴道流血，但一般不很多。有时虽然宫外孕已破裂，腹腔内出血也很多，但阴道内流血仍为少量，与内出血量及症状不成比例。

妇科检查子宫饱满，但小于停经周数。宫颈举痛明显，一侧附件可触及软包块。腹盆腔内出血时，腹肌紧张，附件触痛明显，子宫有漂浮感，移动性浊音阳性。出血较多时患者呈贫血貌，大量出血时面色苍白，表现出休克症状。

三、诊断

目前，超声是诊断宫外孕的主要方法，声像图上，宫外孕的特征有以下几种。

（一）宫腔空虚

宫腔内未见妊娠囊，内膜较厚。经阴道超声一般在末次月经后 5 周就能见到宫内妊娠囊，尽管此时还不能见到妊娠囊中的胚芽和胎心搏动。但若见到卵黄囊，就可以肯定宫内妊娠的诊断（自然妊娠者宫内、宫外同时妊娠的机会极小）。宫外孕时子宫内膜呈蜕膜样反应，有时高分泌型的内膜可分泌少量液体积聚在宫腔内，或是宫腔内存有少量血液，此时声像图上也可显现一小囊状结构，称假妊娠囊。有报道，异位妊娠时，宫腔内假妊娠囊的出现率高达 10%～12%及 13%～48%。真假妊娠囊的鉴别要点是真妊娠囊位于子宫内膜内，假妊娠囊位于宫腔内；真妊娠囊周围有发育良好的绒毛，呈“双环征”，假妊娠囊的囊壁是子宫内膜，无典型双环征；真妊娠囊为独立的囊，与颈管不通，假妊娠囊是游离液体，其形态常取决于宫腔的形态，有时可一直延续至颈管内。然而，有时真、假妊娠的鉴别仍不容易，尤其是较小的假妊娠囊。

（二）附件包块

子宫外、附件处、卵巢旁发现包块回声，多数为混合性包块。如果异位妊娠尚未发生流产或破裂，有时在包块内能见到妊娠囊，甚至卵黄囊、胚芽及胎心搏动。有人描述输卵管妊娠的妊娠囊呈“甜圈圈”样，其特征是较厚的中强回声环围绕着一个小的无回声区，有一定的立体感。若输卵管妊娠流产或破裂，混合性包块往往较大，包块内主要是血块、流产或破裂后的妊娠组织，以及输卵管、卵巢结构。输卵管妊娠的附件包块经阴道超声检查比经腹超声检查更易观察。宫外孕包块的径线常很不一致，在早期未流产未破裂病例中包块可小至仅 1 cm 左右。当大量血块与附件交织在一起时，包块可达 10 cm 以上。

间质部妊娠或宫角妊娠时胚囊多位于一侧宫角处，表现为妊娠囊远离宫腔，妊娠囊与宫腔之间有肌层相隔，有时肌层内的弓状动脉也能清晰显示。但是妊娠囊周围的子宫肌层则很薄。

（三）盆腹腔游离液体

异位妊娠流产或破裂后，血液积聚在盆腹腔内。声像图上可见直肠子宫陷凹游离液体。若出血量较多，子宫及包块周围出现大量游离液体，患者仰卧位时，游离液体出现在腹腔内。

有报道，86%的宫外孕患者第一次超声检查就能作出明确诊断，经过一次或多次超声检查 95%的宫外孕患者都能获得检出。超声诊断异位妊娠的特异性为 99.7%。另一组一次或数次经阴道超声检查，诊断异位妊娠的敏感性可达 100%，特异性 98.2%，阳性预测值 98%，阴性预测值

100%。其中，未破裂宫外孕占66%，其内见胎心搏动的宫外孕占23%。可见，超声是发现及诊断宫外孕的极好手段，但也常常需要一次以上的复查。

腹腔镜下超声，可以发现极早期的异位妊娠。有报道，利用腹腔镜超声探头(7.5 MHz)，成功诊断出了非常早期的输卵管壶腹部妊娠。

血β-HCG是辅助诊断宫外孕的一个有效方法。虽然大多数病例经超声检查，特别是经阴道超声检查可清楚地识别宫内妊娠或宫外妊娠，但还有一小部分患者超声检查后既不能肯定宫内妊娠，也不能排除宫外妊娠。这些患者中多数孕周界于4～6周，有人称这段时期为“妊娠盲区”。处于这段时期有时超声不能识别和作出妊娠诊断。而血β-HCG定量分析可相对准确地判断孕龄。停经4～6周超声宫内未见妊娠囊，妊娠试验阳性、血β-HCG>750 mIU/mL、有腹痛、阴道流血者，须高度怀疑异位妊娠，尤其是当超声提示可疑有附件肿块存在时。早期宫内妊娠流产，妊娠囊变形塌陷时声像图也难以识别，24～48小时后重复β-HCG定量测定，如果测值呈上升趋势并超过750 mIU/mL，不管超声是否见到异位妊娠，都应当考虑进行腹腔镜检查。这里需要指出，很多即将流产的宫内妊娠β-HCG可呈下降趋势，少数异位妊娠β-HCG也呈下降趋势，这可能与种植在输卵管内的妊娠囊绒毛发育不良，或与输卵管妊娠流产型(胚胎死亡)有关。

血孕酮有时也用来判断异位妊娠。与正常妊娠相比，宫外孕患者和异常妊娠患者的血孕酮水平明显偏低。正常妊娠者以孕酮值20 ng/mL或以上作为标准，其敏感性为92%，特异性为84%。血孕酮测定对鉴别正常妊娠和有并发症的妊娠，其阳性预测值为90%，阴性预测值为87%。若用血孕酮值低于15 ng/mL作为界限，所有异位妊娠患者(28例)血孕酮都低于15 ng/mL，所有正常宫内妊娠者都高于15 ng/mL，大部分都高于20 ng/mL。94%的异常宫内妊娠者血孕酮含量界于15～20 ng/mL。

直肠子宫陷凹游离液体是诊断宫外孕的一个标志。输卵管妊娠流产或破裂时，血液积聚在盆腹腔内，最容易积聚的部位是直肠子宫陷凹。有人注意到异位妊娠中，81%的患者可检测到直肠子宫陷凹积液。然而，正常宫内妊娠者中也有22%可以检出到直肠子宫陷凹积液。阴道后穹隆穿刺抽取直肠子宫陷凹内游离液体可证实其是否为不凝固血液，将有助于作出异位妊娠的诊断和鉴别诊断。

腹腔镜目前已被广泛用来诊断及治疗异位妊娠。腹腔镜下可直接观察输卵管是否增粗肿大，盆腔内有无不凝固血液，卵巢等盆腔脏器是否正常。同时，对很多超声已诊断的异位妊娠病例，也可在腹腔镜下进行手术治疗，如输卵管切开去除妊娠物或输卵管切除术等。

四、鉴别诊断

异位妊娠时的宫内假妊娠囊要与宫内妊娠的真妊娠囊相鉴别。前面已经提到鉴别方法是观察囊的位置、有无双环征、囊的形态结构。但是，当宫内妊娠流产时，妊娠囊也会失去张力、双环征不明显等，此时鉴别有一定困难。

异位妊娠的附件包块或附件包块合并直肠子宫陷凹积液，要与其他非异位妊娠如卵巢内卵泡、卵巢肿瘤、盆腔炎性包块和黄体破裂等的附件包块相鉴别。后者临床表现及声像图酷似异位妊娠破裂。仔细询问病史、测定血β-HCG含量可以协助作出诊断与鉴别诊断。但在急性内出血时，腹腔镜是一项快速诊断及治疗的方法。

有时，宫内妊娠早孕的妊娠囊偏于宫腔一侧，甚至偏于宫角处，与间质部妊娠或宫角妊娠相似。鉴别要点是妊娠囊内侧与子宫内膜紧贴，之间无肌层相隔(图17-26)。

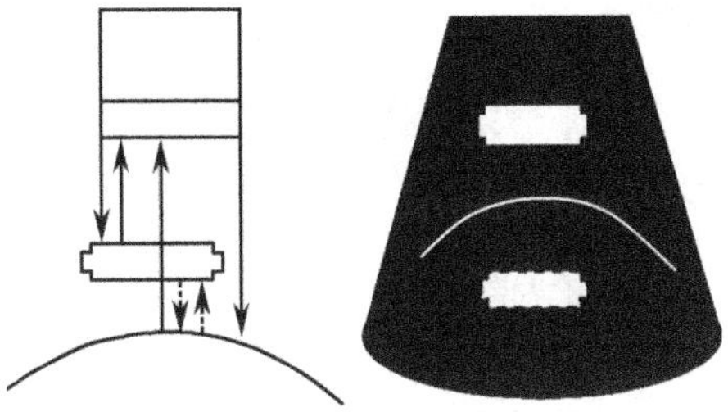

图 17-26　宫内早孕

停经 6 周，妊娠囊位于宫腔偏左宫角处

五、预后

异位妊娠若早发现早处理，预后均很好。处理方法可以在腹腔镜下或剖腹手术中切开输卵管，刮除妊娠物或行输卵管切除术。有时，早期未流产未破裂的输卵管妊娠，或宫角妊娠、剖宫产瘢痕妊娠及宫颈妊娠，也可全身应用甲氨蝶呤（MTX），配合超声监视下向妊娠囊内或胚体内注射氯化钾或 MTX，但一般仅用于血 β-HCG 偏低，估计胚胎已经死亡的病例。之后，还必须密切随访超声及血 β-HCG，观察有无异位妊娠破裂的迹象。保守治疗成功与否与操作技术、术后观察治疗经验密切相关。

宫外孕破裂大量内出血若不及时手术，患者将很快进入休克状态，严重者可以致死，故及时诊断迅速处理非常重要。

陈旧性宫外孕患者如无明显腹痛症状，血 β-HCG 下降至正常，月经恢复正常，则无须特殊处理，仅需定期随访包块吸收情况。

（王成娟）

第四节　胎盘异常超声诊断

一、胎盘大小异常

（一）胎盘过小

胎盘过小是指成熟胎盘厚度小于 2.5 cm，见于 FGR、染色体异常、严重的宫内感染、糖尿病、羊水过多等。胎盘变薄或过小，羊水过多时常可见胎盘受压呈很薄一层。FGR 者，胎盘多显示小于正常。

（二）胎盘过大

胎盘过大是指成熟胎盘厚度大于 5.0 cm（图 17-27）。分为两类：①非均质型见于水泡状胎块、三倍体、胎盘出血、间质发育不良等。②均质型见于糖尿病、贫血、水肿、感染、非整倍体等。

（三）胎盘水肿

胎盘厚度＞5 cm，见于 Rh 血型不合和非免疫性胎儿水肿（图 17-28）。

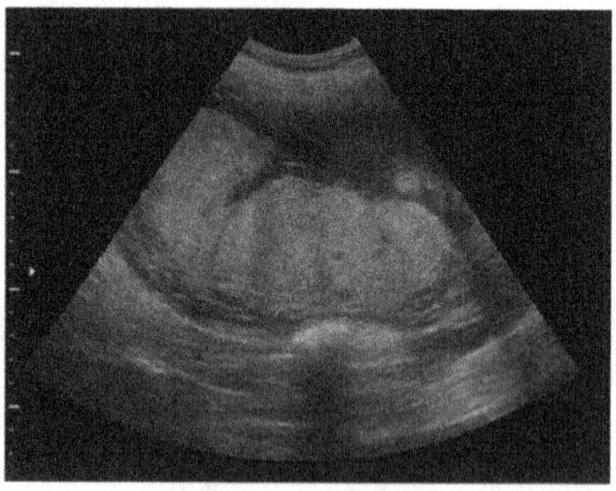

图 17-27　胎盘过大

胎盘增厚与母亲糖尿病、贫血、水肿、胎盘出血、宫内感染、肿瘤、畸胎瘤、染色体异常有关

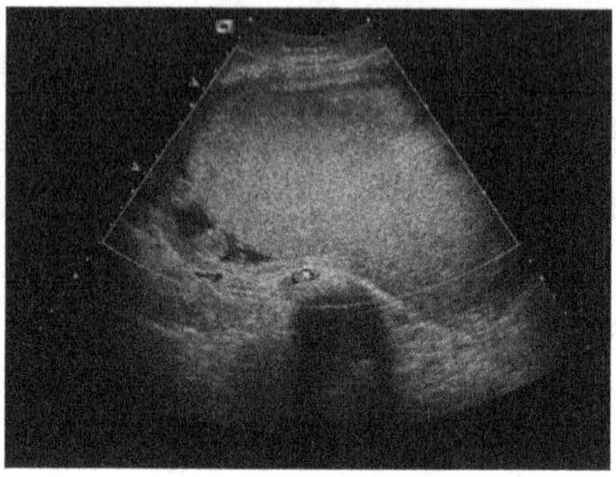

图 17-28　胎盘水肿

二、胎盘形状异常

(一)副胎盘

发生率 3%,在离主胎盘的周边一段距离的胎膜内,有一个或数个胎盘小叶发育(图 17-29)。副胎盘与主胎盘之间有胎儿来源的血管相连。跨过宫颈内口到对侧的副胎盘可能出现血管前置。

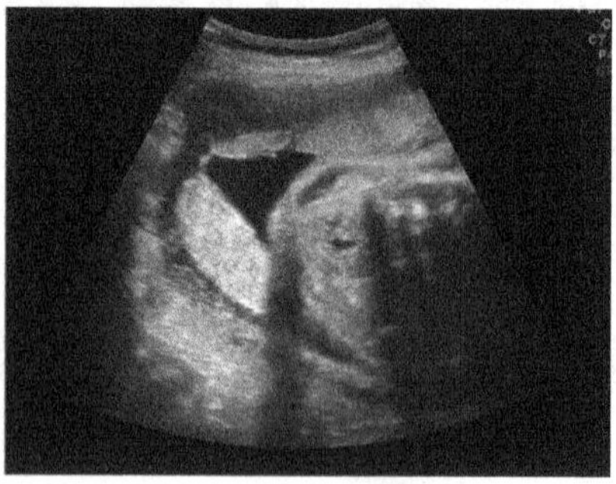

图 17-29　副胎盘

(二)轮廓胎盘

胎盘子面比母面小,子面周边由双折的羊膜和绒毛膜形成环。大血管中断于环的边缘(图 17-30)。轮廓状胎盘与胎盘早剥、早产、FGR、围生儿死亡增加有关。副胎盘、轮廓状胎盘可增加胎儿死亡和母亲出血的危险。

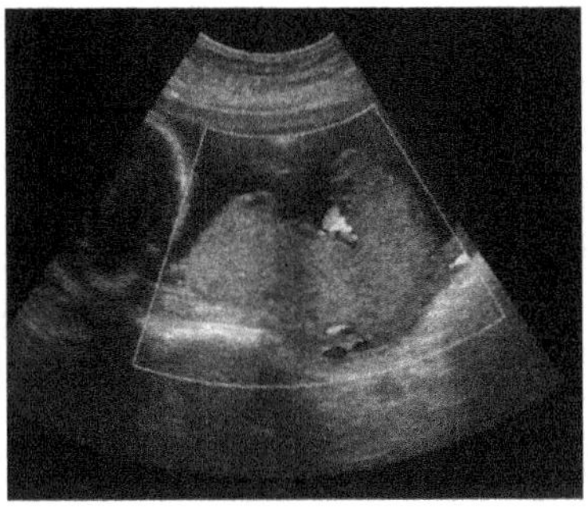

图 17-30 轮廓状胎盘

三、胎盘异常

(一)前置胎盘

1.检查方法

前置胎盘是晚期妊娠出血的常见原因之一,中孕期发生率为 5%,而足月为0.5%,一般在晚孕期经腹部二维超声检查可明确诊断。检查前要求孕妇适度充盈膀胱,超声诊断通过观察胎盘与宫颈内口的关系来做诊断,以子宫颈内口与胎盘最低点为准,测量宫颈内口与胎盘下界之间的距离。

超声诊断前置胎盘准确性较高,但也有假阳性或假阴性。妊娠中期因胎盘分布相对较大,子宫下段又未完全形成,容易造成胎盘低置假象。膀胱充盈过度可致假阳性。胎盘附着在子宫后壁时也常使探查困难,用手轻轻将儿头向上推,可能有助于观察。此外,子宫下段肌瘤或子宫下段收缩时,常被误诊为前置胎盘。建议中晚期孕妇应当有一次检查胎盘,对严重的前置胎盘应密切随访。

2.前置胎盘的分型

据胎盘下缘与子宫内口关系分三型。

(1)完全性前置胎盘(中央性前置胎盘):胎盘完全覆盖子宫颈内口(图 17-31)。

(2)部分性前置胎盘:胎盘部分覆盖子宫颈内口(图 17-32)。

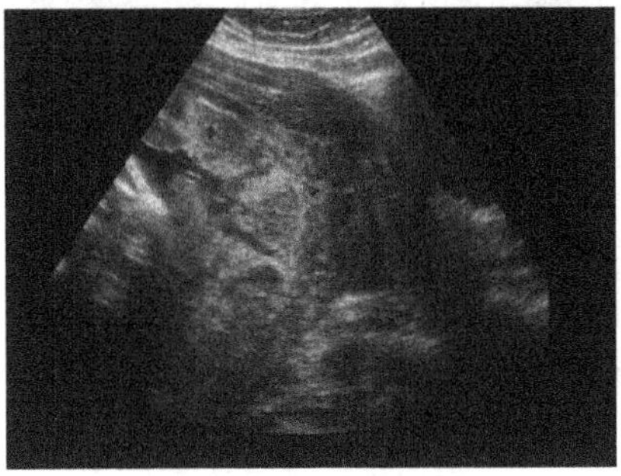

图 17-31 完全性前置胎盘

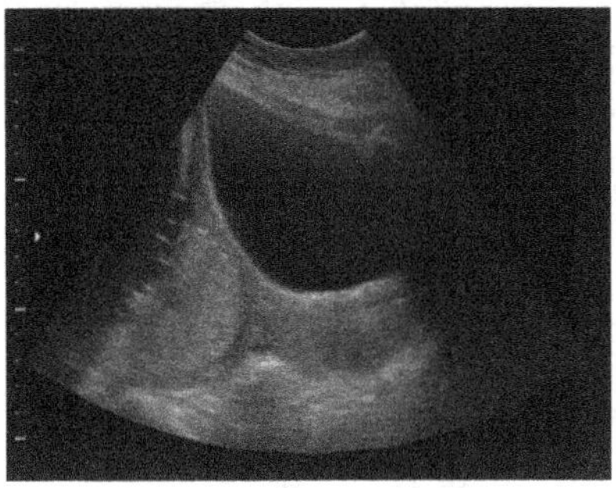

图 17-32 部分性前置胎盘

(3)边缘性前置胎盘:胎盘下缘达子宫颈内口(图 17-33)。

(4)低置胎盘:胎盘下缘距离宫颈内口 3 cm 以内者,还有学者认为胎盘下缘距宫颈口 2 cm 以内者(图 17-34)。

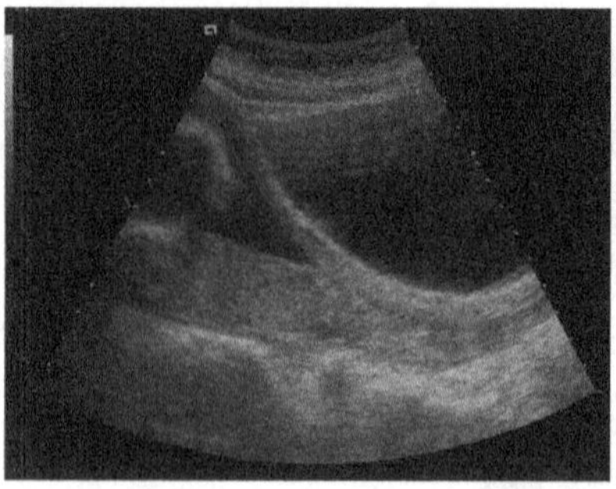

图 17-33 边缘性前置胎盘

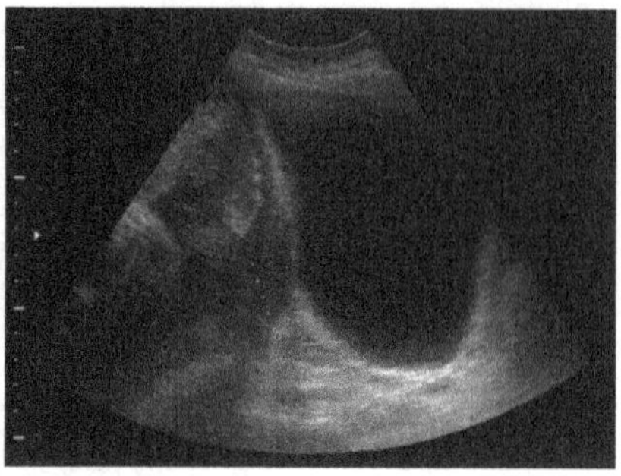

图 17-34 低置胎盘

(二)血管前置

指胎膜血管位于胎儿先露前方跨越宫颈内口或接近宫颈内口，是绒毛的异常发育所致。发生率为1/5 000～1/2 000。

(三)胎盘早剥

1.定义

晚期胎盘早剥的发生率为0.5%～1.3%。植入位置正常的胎盘在胎儿娩出前部分或全部从子宫壁剥离。

2.分型

分为显性(胎盘剥离血液经阴道流出)、隐性(胎盘剥离血液积聚在子宫和胎盘之间)、混合性(出血多时积聚在子宫和胎盘之间的血液冲开胎盘边缘外流)三种。根据剥离面积分型:①轻度，外出血为主，剥离面<1/3，多见于分娩期;②重度，以隐性、混合性为主，剥离面>1/3，同时有较大的血肿。

3.超声表现

胎盘早剥时胎盘后方可出现不规则暗区，其大小、形态视出血及发病缓急和时间长短而异，表现多种多样。声像图表现为正常胎盘与子宫肌层之间均匀一致低回声网状结构消失，胎盘及子宫肌壁间出现不规则无回声或低回声，或局部增厚(图 17-35、图 17-36)。

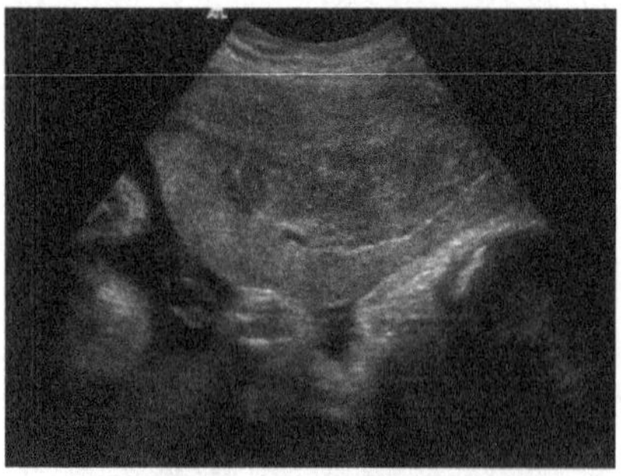

图 17-35 胎盘早剥

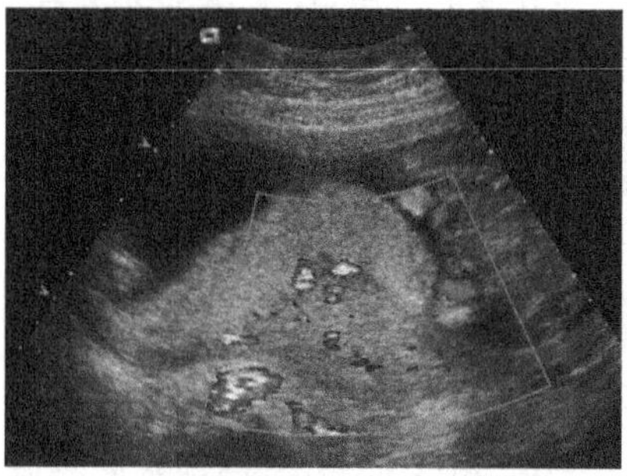

图 17-36 子宫收缩

异常回声范围的大小与剥离程度有关，若大部或全部剥离，则胎盘增厚明显。少量小范围出血可在胎盘后形成出血灶。轻型的胎盘早剥，由于剥离面小，出血量少，超声检查易出现假阴性。局部底蜕膜回声增强，呈眉线样改变，为胎盘早剥的早期征象;胎盘与宫壁之间出现局限性无回声或低回声区，为胎盘早剥的典型声像;胎盘非均质增厚是胎盘早剥的明显图像;当二维图像不典型或诊断困难时，可采用彩色多普勒显像及频谱探查帮助诊断(胎盘后方血流信号消失);无明显原因的胎儿脐动脉血流异常可能是胎盘早剥直接迹象，需提高警惕。

超声在胎盘早剥的诊断中也存在一定的局限性，胎盘早剥诊断困难，且常易与胎盘后的静脉丛、血管扩张等相混，有时变性的肌瘤也可致误诊。应结合临床情况分析，也可用彩色多普勒探测血流帮助诊断。

（四）胎盘植入

发生率为（1～500）/70 000 妊娠。既往有剖宫产史；前壁胎盘合并前置胎盘时应警惕。

超声表现：胎盘植入声像可表现为：在胎盘与子宫浆膜、膀胱壁之间看不到低回声带或只有极薄层回声带，胎盘后方子宫肌层消失或变薄≤2 mm；子宫与膀胱壁的强回声线变薄、不规则或中断；胎盘组织的强回声超越过了子宫浆膜，甚至侵入邻近器官如膀胱壁；胎盘内常存在多个无回声腔“硬干酪”（图 17-37）。

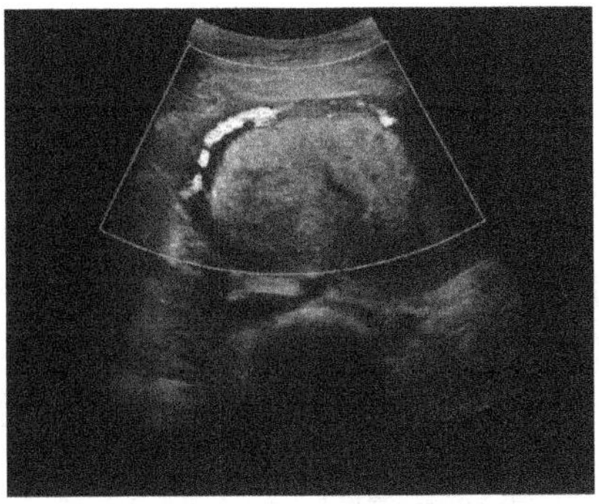

图 17-37　胎盘植入

（五）胎盘血肿

胎盘血肿分为羊膜下、绒毛下、胎盘内、胎盘后的血肿（图 17-38、图 17-39）。

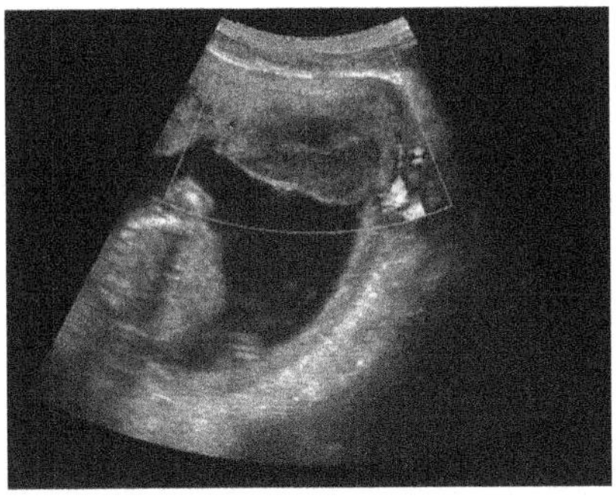

图 17-38　胎盘内血肿

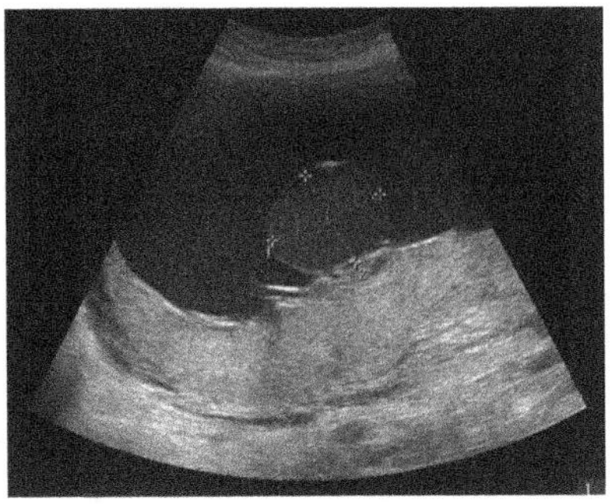

图 17-39　胎盘羊膜下积血

（六）胎盘内绒毛膜下血池

10%～15%的妊娠合并胎盘内绒毛膜下血池（图 17-40）。正常中、晚期妊娠时胎盘内常见形态各异的无回声区或低回声区，原因各异，可为正常胎盘内血窦。胎盘实质小叶内无回声为螺旋动脉射血的部位，边缘为血窦，中心血窦可较大延伸到基底，与胎盘或胎儿异常无关，当受累范围增大，影响胎儿发育时有意义。如果很明显直径大于 3 cm，或 5 个以上的胎盘内无回声灶可能与 Rh 血型不合，或母体 AFP 升高有关。

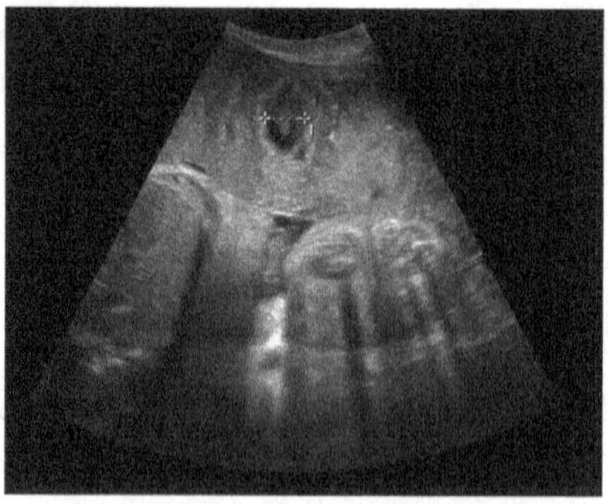

图 17-40 胎盘内绒毛膜下血池

(七)胎盘肿瘤

常见的为绒毛膜血管瘤,多呈实性、边界清楚的肿块,可位于胎盘内任何部位,但多向羊膜腔突出(图 17-41A、B)。有的可合并羊水过多或 AFP 升高,肿瘤较大者可致胎儿发育不良。其他如畸胎瘤多呈半囊半实性,极为罕见。乳腺癌、黑色素瘤等也可转移至胎盘内。

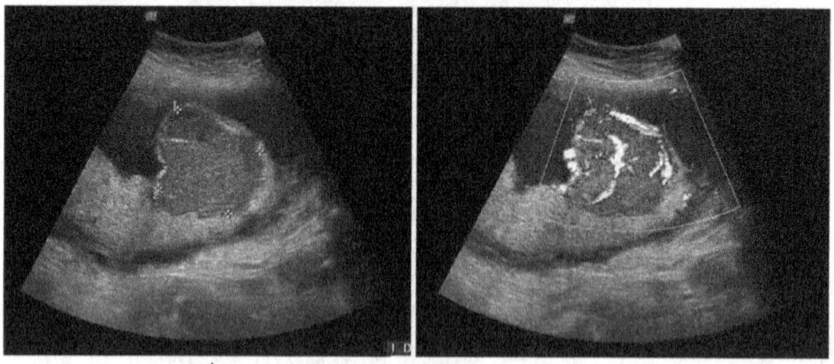

A　　B

图 17-41 胎盘肿瘤

A.胎盘内绒毛膜血管瘤;B.胎盘内绒毛膜血管瘤

(王成娟)

参考文献

[1] 马飞虹.现代医学影像学诊断精要[M].北京:中国纺织出版社,2022.
[2] 李宏军,陆普选,沈文,等.实用肝胆疾病影像学[M].北京:人民卫生出版社,2023.
[3] 贾文霄,王云玲,邢艳.医学影像疑难病例解析[M].北京:科学出版社,2022.
[4] 高剑波,杜勇.X线/CT医学影像诊断学[M].北京:科学出版社,2022.
[5] 孙风华,陈金华,叶少辉.临床医学诊疗与医学影像技术[M].汕头:汕头大学出版社,2022.
[6] 孙伟.医学影像诊断与超声技术[M].青岛:中国海洋大学出版社,2023.
[7] 李怀波,崔峥,于璟,等.实用医学影像检查与常见疾病影像诊断[M].西安:西安交通大学出版社,2022.
[8] 詹松华,陈克敏,曹厚德.现代医学影像技术学[M].上海:上海科学技术出版社,2023.
[9] 李玉华,刘瑞军,杨杰栋.实用医学影像诊断技术[M].汕头:汕头大学出版社,2022.
[10] 罗春.实用影像诊断与临床应用[M].济南:山东大学出版社,2023.
[11] 贾海涛,郭丽丽,司晓辉.影像诊断学[M].北京:中国纺织出版社,2023.
[12] 裴红霞,王星伟,杨泽权.医学影像检查技术及应用[M].北京:中国纺织出版社,2022.
[13] 王燕.临床影像诊断研究[M].武汉:湖北科学技术出版社,2022.
[14] 徐振宇,陈初阳,邵小慧.医学影像理论与实践[M].北京:中国纺织出版社,2023.
[15] 代京翠.临床医学影像诊断与实践[M].长春:吉林科学技术出版社,2022.
[16] 常利芳.医学影像诊断学[M].北京:中国纺织出版社,2023.
[17] 吕仁杰.现代影像诊断实践[M].北京:中国纺织出版社,2022.
[18] 高娜.医学影像技术与诊断[M].长春:吉林科学技术出版社,2023.
[19] 居胜红,彭新桂.影像诊断思维[M].北京:人民卫生出版社,2023.
[20] 李艳,贾立伟,许凤娥,等.医学影像基础与临床[M].哈尔滨:黑龙江科学技术出版社,2022.
[21] 文静,叶印泉,李燕.医学影像诊断与临床实践[M].上海:上海交通大学出版社,2023.
[22] 蓝博文,代海洋,杨健.临床影像疑难病例解析[M].北京:人民卫生出版社,2023.
[23] 王骏.感悟医学影像技术学[M].沈阳:辽宁科学技术出版社,2022.
[24] 屈春晖.医学影像临床诊断[M].上海:上海科学技术文献出版社,2023.
[25] 张红,张伟,于佳.实用医学影像诊断与技术[M].沈阳:辽宁科学技术出版社,2023.
[26] 刘洋,张娇雷,张学庆.医学影像诊断[M].上海:上海交通大学出版社,2023.
[27] 张雪松,耿航,陶乙宣.医学影像与临床实践应用[M].北京:中国纺织出版社,2023.
[28] 丁元欣.实用医学影像技术临床应用[M].北京:中国纺织出版社,2022.

[29] 陈国梁，张华，张明鹏.医学影像诊断与鉴别诊断[M].上海：上海交通大学出版社，2023.
[30] 窦斌.医学影像学理论与应用[M].上海：上海科学技术文献出版社，2023.
[31] 安红卫.临床医学影像诊断与实践[M].上海：上海交通大学出版社，2023.
[32] 刘军，李咏梅.思维导图式急诊影像诊断[M].北京：科学出版社，2023.
[33] 朱光宇.现代影像学诊断技术与临床应用[M].北京：中国纺织出版社，2022.
[34] 高素娟，刘建新，赵宇博，等.医学影像学读片指南[M].上海：上海交通大学出版社，2023.
[35] 王文荣.医学影像技术与诊断精粹[M].济南：山东大学出版社，2022.
[36] 李爱敏.妇科超声检查诊断绝经后阴道出血的临床价值分析[J].实用妇科内分泌电子杂志，2023，10(27)：108-110.
[37] 刘松国，张涛，孟祥福，等.颅脑 CT 灌注联合头颈 CT 血管造影成像对早期急性缺血性脑卒中患者的临床应用价值[J].实用医学影像杂志，2022，23(4)：335-337.
[38] 徐维敏，郑博文，秦耿耿，等.对比增强能谱乳腺 X 线摄影量化参数联合强化特点鉴别乳腺良、恶性肿块[J].中国医学影像技术，2022，38(7)：1023-1028.
[39] 黄挺，王静羽，张伟，等.近十年定量核磁共振法应用研究进展[J].化学试剂，2023，45(6)：123-130.
[40] 陈黎佶，朱刚.颅脑 CT 血管成像对急性缺血性脑卒中患者脑侧支循环及预后评估的价值[J].影像研究与医学应用，2023，7(9)：7-9.